全国中医药行业高等职业教育"十二五"规划教材

药物应用护理

（供护理专业用）

主　编　刘文艳（辽宁医药职业学院）
副主编　孙文燕（北京中医药大学）
　　　　刘志杰（赤峰学院医学院）
　　　　曾宪平（南阳医学高等专科学校）
　　　　罗红波（遵义医药高等专科学校）
　　　　赵丽晶（吉林大学护理学院）
编　委　（以姓氏笔画为序）
　　　　刘冬雪（黑龙江省中医药学校）
　　　　刘晓舒（辽宁医药职业学院）
　　　　李　伟（黑龙江中医药大学佳木斯学院）
　　　　李　娜（长春中医药大学）
　　　　邹艳萍（四川中医药高等专科学校）
　　　　张海红（江西卫生职业学院）
　　　　张戟风（沧州医学高等专科学校）
　　　　季新燕（山西中医学院）
　　　　赵　喆（铁岭卫生职业学院）
　　　　赵永军（安阳职业技术学院）
　　　　唐瑰琦（湖南中医药高等专科学校）
　　　　董寿堂（保山中医药高等专科学校）
　　　　韩宗其（邢台医学高等专科学校）

中国中医药出版社
·北　京·

图书在版编目（CIP）数据

药物应用护理 / 刘文艳主编 . —北京：中国中医药出版社，2016.12

全国中医药行业高等职业教育"十二五"规划教材

ISBN 978 - 7 - 5132 - 3948 - 6

Ⅰ . ①药… Ⅱ . ①刘… Ⅲ . ①药物—应用—高等职业—教育—教材 Ⅳ . ① R97

中国版本图书馆 CIP 数据核字（2017）第 001377 号

中国中医药出版社出版

北京市朝阳区北三环东路 28 号易亨大厦 16 层

邮政编码 100013

传真 010 64405750

北京中艺彩印包装有限公司印刷

各地新华书店经销

开本 787 × 1092 1/16 印张 27 字数 630 千字

2016 年 12 月第 1 版 2016 年 12 月第 1 次印刷

书号 ISBN 978 - 7 - 5132 - 3948 - 6

定价 66.00 元

网址 www.cptcm.com

社长热线 010 64405720

购书热线 010 64065415 010 64065413

微信服务号 zgzyycbs

书店网址 csln.net/qksd/

官方微博 http：//e.weibo.com/cptcm

淘宝天猫网址 http：//zgzyycbs.tmall.com

全国中医药职业教育教学指导委员会

张美林（成都中医药大学附属医院针灸学校党委书记、副校长）

张登山（邢台医学高等专科学校教授）

张震云（山西药科职业学院副院长）

陈　燕（湖南中医药大学护理学院院长）

陈玉奇（沈阳市中医药学校校长）

陈令轩（国家中医药管理局人事教育司综合协调处副主任科员）

周忠民（渭南职业技术学院党委副书记）

胡志方（江西中医药高等专科学校校长）

徐家正（海口市中医药学校校长）

凌　娅（江苏康缘药业股份有限公司副董事长）

郭争鸣（湖南中医药高等专科学校校长）

郭桂明（北京中医医院药学部主任）

唐家奇（湛江中医学校校长、党委书记）

曹世奎（长春中医药大学职业技术学院院长）

龚晋文（山西职工医学院/山西省中医学校党委副书记）

董维春（北京卫生职业学院党委书记、副院长）

谭　工（重庆三峡医药高等专科学校副校长）

潘年松（遵义医药高等专科学校副校长）

秘　书　长　周景玉（国家中医药管理局人事教育司综合协调处副处长）

前　言

　　中医药职业教育是我国现代职业教育体系的重要组成部分，肩负着培养中医药多样化人才、传承中医药技术技能、促进中医药就业创业的重要职责。教育要发展，教材是根本，在人才培养上具有举足轻重的作用。为贯彻落实习近平总书记关于加快发展现代职业教育的重要指示精神和《国家中长期教育改革和发展规划纲要（2010—2020年）》，国家中医药管理局教材办公室、全国中医药职业教育教学指导委员会紧密结合中医药职业教育特点，充分发挥中医药高等职业教育的引领作用，满足中医药事业发展对于高素质技术技能中医药人才的需求，突出中医药高等职业教育的特色，组织完成了"全国中医药行业高等职业教育'十二五'规划教材"建设工作。

　　作为全国唯一的中医药行业高等职业教育规划教材，本版教材按照"政府指导、学会主办、院校联办、出版社协办"的运作机制，于2013年启动了教材建设工作。通过广泛调研、全国范围遴选主编，又先后经过主编会议、编委会议、定稿会议等研究论证，在千余位编者的共同努力下，历时一年半时间，完成了84种规划教材的编写工作。

　　"全国中医药行业高等职业教育'十二五'规划教材"，由70余所开展中医药高等职业教育的院校及相关医院、医药企业等单位联合编写，中国中医药出版社出版，供高等职业教育院校中医学、针灸推拿、中医骨伤、临床医学、护理、药学、中药学、药品质量与安全、药品生产技术、中草药栽培与加工、中药生产与加工、药品经营与管理、药品服务与管理、中医康复技术、中医养生保健、康复治疗技术、医学美容技术等17个专业使用。

　　本套教材具有以下特点：

　　1. 坚持以学生为中心，强调以就业为导向、以能力为本位、以岗位需求为标准的原则，按照高素质技术技能人才的培养目标进行编写，体现"工学结合""知行合一"的人才培养模式。

　　2. 注重体现中医药高等职业教育的特点，以教育部新的教学指导意见为纲领，注重针对性、适用性及实用性，贴近学生、贴近岗位、贴近社会，符合中医药高等职业教育教学实际。

　　3. 注重强化质量意识、精品意识，从教材内容结构、知识点、规范化、标准化、编写技巧、语言文字等方面加以改革，具备"精品教材"特质。

　　4. 注重教材内容与教学大纲的统一，教材内容涵盖资格考试全部内容及所有考试要求的知识点，满足学生获得"双证书"及相关工作岗位需求，有利于促进学生就业。

　　5. 注重创新教材呈现形式，版式设计新颖、活泼，图文并茂，配有网络教学大纲指导教与学（相关内容可在中国中医药出版社网站 www.cptcm.com 下载），符合职业院校学生认知规律及特点，以利于增强学生的学习兴趣。

在"全国中医药行业高等职业教育'十二五'规划教材"的组织编写过程中，得到了国家中医药管理局的精心指导，全国高等中医药职业教育院校的大力支持，相关专家和各门教材主编、副主编及参编人员的辛勤努力，保证了教材质量，在此表示诚挚的谢意！

我们衷心希望本套规划教材能在相关课程的教学中发挥积极的作用，通过教学实践的检验不断改进和完善。敬请各教学单位、教学人员及广大学生多提宝贵意见，以便再版时予以修正，提升教材质量。

国家中医药管理局教材办公室

全国中医药职业教育教学指导委员会

中国中医药出版社

2015 年 5 月

编写说明

　　本教材的编写参考了近十年国内多版药理学、药物应用护理教材及药学专著，借鉴了它们的宝贵经验。编写过程中以药理学为基础，在保持药理学系统性的基础上，紧密结合护理专业的工作特点，将护理的理念贯穿于全书，探索构建药物应用护理的课程结构及内容。全书共45章，包括理论和实验两部分内容。理论部分全面介绍药物应用护理的基本理论、基本知识；各类药物，主要遴选国家基本药物，侧重介绍代表药和常用药的药理作用、临床应用、不良反应等。每类药物各章最后设立一节"用药护理"，介绍本章代表药和常用药的用药护理基本理论和基本技能，体现职业教育、贴近岗位的特点，为合理用药和安全用药奠定基础。最后一章为实验，由处方的基本知识、实验基本知识及实验项目三部分组成。其中"实验基本知识"重点介绍实验动物的捉拿固定、性别鉴定、标记编号、给药方法及处死方法等知识，使学生掌握药物应用护理实验的基本方法和操作技能，利于培养动手能力；"实验项目"部分选择了与临床关系密切的实验内容，如药物理化性质对药物作用的影响、有机磷农药中毒及解救、药物的配伍禁忌、硝酸甘油的扩血管作用、氢氯噻嗪对小鼠的利尿作用等。实际教学可根据需要进行取舍。

　　针对高等职业教育的培养目标，本教材特别注重加强学生综合运用所学知识分析问题、解决问题能力的培养，充分体现了以能力为本位、学生为主体、利于学生获得就业资格为导向的指导原则。基本理论和基本知识以"必需、够用"为度，紧密联系临床实际，删繁就简，课程内容的取舍和课程结构设计方面注重知识的新颖性和实用性。实验部分体现了高职教育需要加强培养学生技术应用能力的思想，且将培养学生科学的学习态度、严谨求实的工作作风及团队意识有机地融入其中。针对高等职业教育学生学习情绪化较强的特点，编写形式上设立了"知识链接"和"小结"等模块，"知识链接"适当补充相关常识，扩展知识面，并增加教材内容的趣味性，"小结"提炼出全章的重点知识，给学生学习提供指导。本教材可供高等职业教育护理专业使用。

　　第一章绪言、第二章药物对机体的作用——药效学由刘文艳编写，第三章机体对药物的作用——药动学由刘志杰编写，第四章影响药效的因素由季新燕编写，第五章传出神经系统药理概论由董寿堂编写，第六章胆碱受体激动药和作用于胆碱酯酶药、第七章胆碱受体阻断药、第八章肾上腺素受体激动药、第九章肾上腺素受体阻断药由孙文燕编写，第十章局部麻醉药、第十一章全身麻醉药由张戟风编写，第十二章镇静催眠药、第十三章抗癫痫药及抗惊厥药由邹艳萍编写，第十四章抗帕金森病药及抗阿尔茨海默病药由李娜编写，第十五章抗精神失常药由邹艳萍编写，第十六章镇痛药由季新燕编写，第十七章解热镇痛抗炎药及抗痛风药由张戟风编写，第十八章中枢兴奋药、第十九章利尿药和脱水药由唐瑰琦编写，第二十章抗高血压药由刘志杰编写，第二十一章抗心绞痛药及抗动脉粥样硬化药由曾宪平编写，第二十二章抗心律失常药由刘志杰编写，第二十三章抗慢性心功能不全药由张海红编写，第二十四章血液及造血系统用药由董寿堂编写，第二十五章组胺受体阻断药由韩宗其编写，第二十六章消化系统疾病用药、第二十七章呼吸系统用药由曾宪平编写，第二十八章子宫平滑肌兴奋药及松弛药、第二十九章肾上腺皮质激素类药由李娜编写，第三十章甲状腺激素及抗甲状腺药、第三十一章胰岛素及口服降糖药由李伟编写，第三十二章性激素类药及抗生育药由赵丽晶编写，第三十三章抗病原微生物药物概述由季新燕编写，第三十四章 β-内酰胺类抗生素、第三十五章大环内酯类、林可霉素类及其他抗生素、第三十七章四环素类及氯霉素类抗生素由赵喆编写，第三十六章氨基糖苷类及多黏菌素类抗生素由张海红编写，第三十八章人工合成抗菌药由刘冬雪编写，第三十九章抗结核病药及抗麻风病药由罗红波编写，第四十章抗真菌药及抗病毒药由刘冬雪编写，第四十一章消毒防腐药由李伟编写，第四十二章抗寄生虫病药唐瑰琦、刘冬雪、韩宗其编写，第四十三章抗恶性肿瘤药、第四十四章影响免疫功能药由赵丽晶编写，第四十五章药物应用护理实验由刘文艳、刘晓舒编写。

　　本教材不足和错误之处，恳请广大读者和同仁、专家提出宝贵意见，以便再版时修订完善。

　　　　　　　　　　　　　　　　　　　　　　　　　　《药物应用护理》编委会
　　　　　　　　　　　　　　　　　　　　　　　　　　2016 年 9 月

目　录

第一章 绪 言

第一节 药物应用护理的性质和内容

一、药物、药物应用护理的定义

药物是指能影响机体生理功能和（或）细胞代谢活动的化学物质，可用于诊断、预防、治疗疾病，或用于某些特殊用途，如计划生育。

药物应用护理是研究药物与机体（包括病原体）之间相互作用及其作用规律，以及以此为基础的临床用药前后及用药过程中护理所必需的基本理论和基本技能的一门学科。

二、药物应用护理的研究内容

药物应用护理的研究内容包括药物效应动力学（pharmacodynamics）、药物代谢动力学（pharmacokinetics）及用药护理基本理论和基本技能。药物效应动力学简称药效学，研究药物对机体的作用及其作用规律，包括药物的作用、作用机制、临床应用、不良反应等；药物代谢动力学简称药动学，研究机体对药物的作用及其作用规律，即机体对药物的处置过程，包括药物在体内吸收、分布、生物转化及排泄的动态变化过程及药物效应和血中药物浓度随时间变化的过程及规律；用药护理主要研究临床用药前后以及用药过程中如何围绕药物的作用及不良反应、药物间的相互作用、用药禁忌等做到合理护理，以提高疗效、减少不良反应。

药物应用护理以解剖学、生理学、生物化学、病理学、微生物学等学科为基础，与护理学各学科密切相关，是基础医学与护理医学之间及护理医学与药学之间的连接纽带，为临床用药护理提供科学依据和理论指导。

知识链接

西药的来源

第一类来源于天然产物：①大部分是从植物药中提取的有效成分，如强心苷、阿托品、吗啡等。②从动物或人体得到活性分子，如肝素、缩宫素等。③来源于微生物的代谢物，以青霉素为代表，被誉为 20 世纪的重大发明；降血脂的洛伐他汀也属于此类。④矿物药，如碳酸钙等。

第二类来源于人工合成化合物。有机合成化学的发展使很多自然界不存在的化合药得以问世，如非那西汀、苯巴比妥、磺胺、氯喹、地西泮等。大部分药物属于这类。

第三类来源于对已有药物进行开发研究，包括：①改变药物分子结构，得到与原药物分子结构相似的衍生物，通常比原药物作用强、不良反应少，或吸收快、维持时间长，或成本低廉，甚至取代原有药物。如磺胺的出现取代了早年上市的百浪多息。②老药新用。如奎尼丁因在治疗疟疾过程中表现出了抗心律失常作用而成为抗心律失常药。③对副作用开发研究。如对磺胺类抗菌药利尿和降血糖的副作用深入研究得到全新类型的利尿药吲达帕胺和口服降糖药磺酰脲类。

第四类来源于根据病理学知识设计的药物分子，又称"药物设计"，如抗消化性溃疡的西咪替丁及奥美拉唑、镇吐药昂丹司琼。这些药物的出现是现代药物研究最辉煌的成就。

每一种药物不一定只有一个来源途径。

第二节　药物应用护理的发展简史

一、本草学阶段

药物学是药理学的基础。药物起源于原始社会人类的生产生活和医疗实践，人们在这些活动中逐渐积累经验形成了早期医药学知识，由此进入药学发展的初级阶段，即本草学阶段，又称天然药物学阶段。随着医药学知识的增多，人们将其撰写成书，流传至今。公元 1 世纪前后，我国现存最早药学专著《神农本草经》就已经问世，其收载药物 365 种，所记药物功用大多朴实有验，至今仍广为应用，如麻黄治喘、大黄导泻、甘草解毒、人参补虚等。《神农本草经》奠定了我国药学的基础，标志着我国药学发展已趋向成熟阶段。唐代的《新修本草》是我国第一部官修本草，是世界首部由政府颁布的药典。其后，各朝代经典本草著作均很多，著名的如《本草拾遗》《海药本草》《开宝本草》《证类本草》《本草纲目》《本草纲目拾遗》等，为本草学的发展做出了巨大贡献，其中最辉煌的当属《本草纲目》。16 世纪末，明代杰出的医药学家李时珍以毕生精力完成了兼有历史意义和科研价值的药学巨著《本草纲目》，被译成日、德、英、法、拉丁、俄、朝 7 种文字，其影响遍及世界各地，至今仍是医药领域的重要参考文献。

二、近代药理学阶段

药理学的建立和发展与 19 世纪科学技术发展密切相关，19 世纪是药理学真正成为一门现代科学的开始。19 世纪初，有机化学、解剖学和实验生理学的兴起，为近代药理学奠定了基础。这一时期建立了实验药理学动物研究方法，用于研究药物的作用部位、作用性质及作用机制等，为药理学发展提供了可靠的实验方法。如 1804 年德国学者 F. W. Serturner 从阿片中分离、提纯吗啡，并且用狗做实验证实了它具有镇痛作用；1819 年法国学者 F. Magendi 从马钱子中提取出士的宁，并用青蛙进行实验，最终确认士的宁的作用部位是脊髓；1856 年德国 Bernald 用青蛙证明筒箭毒碱作用于神经肌肉接头，阐明了它的药理特点。19 世纪 20 年代药理学进入器官研究水平，1878 年英国学者 J.N. Langley 用猫唾液量的变化研究阿托品对毛果芸香碱影响唾液分泌的拮抗作用，提出了受体概念，认为受体是大多数药物能够产生药效的关键所在，为受体学说的建立奠定了基础，大大促进了药理学的发展。随着有机化学和实验生理学的发展，药理学进入了崭新阶段——化学药物阶段，从具有治疗作用的植物中提取有效天然成分是这一阶段的突出贡献，如 1826 年法国药师 Pelletier 和 Caventou 从金鸡纳树皮中得到奎宁；1831 年德国药剂师 Mein 从颠茄及洋金花中获得阿托品；咖啡因等生物碱相继问世。1847 年德国学者 R. Buchheim 建立了世界上第一个药理学实验室，创立了实验药理学，编写出药理学第一本教材，从此，药理学成为一门独立的学科。

三、现代药理学阶段

进入 20 世纪，改变天然有效成分的分子结构和人工合成自然界并不存在的化学药物成为新药的重要来源，当时出现了许多新药。如 1909 年德国 P. Ehrlich 发现化学药物胂凡纳明能治疗锥虫和梅毒，开创了化学合成药物治疗传染病的新纪元。20 世纪 30 到 50 年代是新药发展的黄金时期，最激动人心的事情是 1935 年磺胺类药物的出现大大降低了细菌性传染病的死亡率；1941 英国的 Florey 在 Fleming 研究的基础上，从青霉菌培养液中分离出青霉素，并开始将抗生素用于临床，在很大程度上将人类从细菌性传染病的威胁中解救出来，使人类步入抗生素抗感染时代，促进了化学治疗学的发展，是药理学发展史上的里程碑事件。生物化学在药理学发展中也具有极其重要的意义，激素类药物及维生素就是生物化学发展的成果。此外，抗组胺药、镇痛药、抗高血压药、抗精神失常药、抗癌药等也是那一时期的研发成果。目前临床使用的西药大部分是化学合成药。生物化学和分子生物学发展，使药理学的研究从整体、器官、细胞和亚细胞水平进入分子水平，从深度上产生了生化药理学、分子药理学等。随着新技术、新理论的不断出现及自然科学相互渗透，出现了一系列药理学分支学科，如临床药理学、基础药理学、中药药理学、心血管药理学、神经药理学、内分泌药理学、精神药理学、免疫药理学、遗传药理学等。这些分支学科的建立和发展，大大丰富了药理学的研究内容。

药物应用护理是近年在药理学的基础上形成的一门学科，它除研究药物与机体相互作用规律外，还研究用药前后及用药过程护理的注意事项，是药理学与护理医学的交叉学科，体现"药物—应用—用药护理"这一主线。

小 结

药物是能影响机体生理功能及（或）细胞代谢活动，可用于诊断、预防治疗疾病或某些特殊用途的化学物质。

药理学的发展经历了本草学、近代药理学和现代药理学三个阶段。药物应用护理是药理学与护理医学的交叉学科，是基础医学与护理医学之间以及护理医学与药学之间的连接纽带。药物应用护理主要研究药物与机体（包括病原体）之间的相互作用及其作用规律，以及以此为基础的临床用药全过程中护理所必需的基本理论和基本技能，体现"药物—应用—用药护理"这一主线。

第二章　药物对机体的作用——药效学

药物效应动力学研究药物对机体的作用、作用机制及作用规律。

第一节　药物的作用

一、药物作用的性质和方式

（一）药物作用与药理效应

药物作用（drug action）是指药物对机体组织细胞的初始作用。药理效应（pharmacological effect）是指机体在药物作用下发生的生理、生化机能或形态变化，是药物作用的结果，机体反应的表现。

（二）药物作用的性质

根据药物作用的结果进行分类，药物作用的性质分为兴奋作用和抑制作用。具有兴奋作用的药物称为兴奋药，具有抑制作用的药物称为抑制药。

1. 兴奋作用（excitation）　能使机体原有生理生化功能加强的作用称为兴奋作用。如肾上腺素的收缩血管、加快心率和升高血压，以及强心苷的加强心肌收缩力作用、尼可刹米的兴奋呼吸中枢作用等均属于兴奋作用。肾上腺素、强心苷、尼可刹米等均为兴奋药。

2. 抑制作用（inhibition）　能使机体原有生理生化功能减弱的作用称为抑制作用。如吗啡的镇痛作用、普萘洛尔的抑制心脏作用、安定的催眠作用、阿托品的抑制腺体分泌作用等均属抑制作用。吗啡、普萘洛尔、安定、阿托品等均为抑制药。

此外，某些药物可表现出双重作用，作用于不同器官的相同组织可产生相反的作用，如肾上腺素可使骨骼肌血管平滑肌松弛（抑制作用），却使皮肤、黏膜、内脏血管平滑肌收缩（兴奋作用）。兴奋与抑制在一定条件下可以互相转化，如药物中毒引起的惊厥（兴奋表现）如果得不到及时抢救，可由过度兴奋转入呼吸循环抑制、衰竭，甚至死亡。

（三）药物作用的方式

1. 依据药物作用范围分类　分为局部作用和全身作用。药物被吸收入血之前，在用药部位发挥的作用，称为局部作用（local action）。如乙醇的皮肤抗菌作用、口服碳酸氢钠的中和胃酸作用、口服去甲肾上腺素治疗上消化道出血、吸入肾上腺素气雾剂的平喘作用等均为局部作用；药物从给药部位经吸收进入血液循环（或直接进入血管）后，分布到组织器官所发挥的作用，称为全身作用（general action），又称系统作用（systemic action）或吸收作用（absorptive action）。临床应用药物绝大多数发挥吸收作用，如口服阿莫西林或注射青霉素产生的抗菌作用、舌下含服硝酸甘油的抗心绞痛作用等。

2.依据药物作用主次分类 分为直接作用和间接作用。药物作用对其所分布的器官、组织而产生的作用称为直接作用（direct action），又称原发作用；药物作用于效应器官后，通过神经反射或体液调节，引起其他器官或组织的机能改变，称为间接作用（indirect action），又称继发作用。如强心苷分布于心肌，使心肌收缩力增强，增加衰竭心脏的输出量属于直接作用；其因强心而改善血液循环，进一步产生的利尿作用，以及反射性提高迷走神经兴奋性引起的心率减慢均属于间接作用。硝酸甘油扩张血管产生的降压和抗心绞痛作用是直接作用，而其降压后通过神经反射引起的心率加快却属于间接作用。

（四）药物作用的两重性

许多药物具有多方面作用，在影响机体生理生化功能，发挥防治疾病作用的同时，常会有一些与治疗目的无关的作用表现出来，引起对患者不利的反应，称为不良反应，这是药物作用的两重性。药理作用和不良反应往往同时存在。

1.防治作用 符合用药目的，利于防病或治病的作用，称为防治作用（therapeutic action），其包括：

（1）预防作用 提前用药，可防止疾病发生的作用称为预防作用。如接种各种免疫疫苗即发挥预防作用。

（2）治疗作用 能改善患者异常的生理、生化功能或病理过程，促使身体恢复正常的作用称为治疗作用。依据用药目的不同，治疗作用又分为：①对因治疗，又称为治本，即针对病因进行的治疗，其目的在于消除原发致病因素，以彻底治愈疾病。如抗生素治疗感染性疾病。②对症治疗，又称为治标，即针对疾病症状进行的治疗，其不能根除病因，目的在于改善疾病症状。对于暂时无法根治、尚未查明病因或虽病因明确但症状急重的疾病，及时采取有效的对症治疗措施比对因治疗更重要，可以避免病情进一步恶化。如解热镇痛药解除高热，可避免因高热引发的脱水、昏迷、抽搐甚至死亡；镇痛药用于剧烈疼痛，虽然不能解除疼痛病因，但可通过缓解疼痛而避免疼痛引起休克的发生；破伤风应用地西泮抗惊厥也为对症治疗。"急则治其标，缓则治其本"，更多时候应该是标本兼治。

2.不良反应 凡不符合用药目的，且给患者带来痛苦或不适的反应，称为不良反应（adverse reaction）。归纳为如下几种：

（1）副作用（side reaction） 指药物应用治疗剂量时出现的与治疗目的无关的反应。副作用是药物本身固有的作用，其发生与药物作用的选择性低、作用广泛有关。当药物的某一作用被用作治疗作用时，其他作用就成为副作用。如阿托品的选择性低，具有抑制腺体分泌、扩瞳、解除平滑肌痉挛等多种作用，当应用其扩瞳作用验光配镜时，其解除平滑肌痉挛和抑制腺体分泌引起的便秘、排尿无力和口干就成为副作用；当应用其解除平滑肌痉挛作用治疗胃肠绞痛时，其扩瞳引起的视力模糊和抑制腺体分泌引起的口干就成为副作用。副作用多是症状较轻、可恢复、能预见的功能性变化，必要时可通过合用其他药物避免或减轻症状。

（2）毒性作用（toxic reaction） 一般是指用药剂量过大、用药时间过久或者机体对药物敏感性增强等状态下出现的机体组织器官功能异常或器质性变化。机体对药物敏感性增加多发生于遗传缺陷、病理状态或同时合用其他药物时。根据中毒过程久暂，将毒性反应分为：①急性毒性，用药剂量过大而迅速出现的毒性反应，大多损害循环系统、呼吸系统和中枢神经系统功能。如阿司匹林过量引起的水杨酸反应、地西泮过量引起的昏迷、吗啡过量引起的呼吸抑制及死亡等。②慢性毒性，指长时间反复应用或接触某药，使药物在体内蓄积过多而逐渐出现的毒性反应，大多损伤肝、肾、骨髓和内分泌系统功能。如长期应用碘可引起慢性碘中毒，表现为口腔铜臭味、喉头烧灼感、唾液分泌增多。

毒性作用危害性较大，有的甚至可危及生命。但是，多数毒性作用是药物过量时药理作用的延伸，是可以预知的，也应该是可以避免的。如应用损害造血系统的药物应该定时检查血液相关的生化指标，一旦发现异常，应立即停药，避免中毒；也有些药物产生的毒性是专对某些器官的毒性，与药物的治疗效应无因果关系，如链霉素引起的耳毒性和肾毒性、氯霉素久用抑制骨髓、对乙酰氨基酚损伤肝脏等，这样的药物不宜久用。

（3）变态反应（allergy reaction） 指药物作为抗原或半抗原引起的机体病理性异常免疫反应，也称过敏反应。常发生于少数过敏体质者。过敏反应程度有个体差异，轻者表现为药热、皮疹；重者为肝肾损害、造血系统抑制或哮喘，甚至休克、死亡等，应用药理性拮抗药解救无效。过敏反应的发生与药物固有性质及用药剂量无关，且不能预知，如微量青霉素即可引起过敏性休克。过敏反应的表现与药物品种有关，如氯霉素过敏可致再生障碍性贫血；碘过敏可引起喉头严重水肿；阿司匹林过敏易引起哮喘。致敏物质除了药物本身外，也可能是其代谢物或制剂中的辅料或杂质。此外，结构相似的药物之间可有交叉过敏反应，如头孢菌素类与青霉素类。

（4）特异质反应（idiosyncrasy reaction） 指少数人由于遗传异常导致对某些药物特别敏感，用药后出现与常人不同、但与药物作用基本一致的反应。该反应的发生与遗传体质有关，大多是机体缺乏某种酶，使药物在体内代谢受阻所致，用药理性拮抗药可能有效。

知识链接

特异质反应

特异质反应是对某些药物特有的异常敏感性，其发生与药理作用和药物剂量无关，即使很小剂量也会发生，但是反应的严重程度与药物剂量成比例。特异质反应不是免疫遗传反应，因此没有预先致敏过程，其通常是有害的，甚至是致命的。

如先天性血浆胆碱酯酶缺乏，对骨骼肌松弛药琥珀胆碱、镇静药及吸入麻醉药（如氟烷、安氟醚等）代谢异常，可诱发恶性高热，表现为骨骼肌强直性收缩，产生大量能量，体温持续快速升高，在没有特异性治疗药物的情况下，一般的降温措施难以控制体温的升高，严重者可致死。另外，乙酰化酶缺乏者应用肼苯达嗪时引起的红斑狼疮样反应、服用异烟肼出现的多发性神经炎以及红细胞内葡萄糖-6-磷酸脱氢酶（G-6-PD）缺乏者应用磺胺类、对乙酰氨基酚、氨苯砜、伯氨喹、阿司匹林、阿霉素、维生素K和呋喃妥因等药物发生的溶血反应也是特异质反应，G-6-PD缺乏是性连锁隐性遗传。

（5）后遗效应（residual effect）　是指某些药物在停止使用后，血药浓度已经降至阈浓度以下仍然残留药理效应，此时的药理效应称为后遗效应。如应用巴比妥类药物催眠，次日出现的嗜睡、乏力等反应；长时间应用糖皮质激素后，用药高峰血药浓度的负反馈作用可引起肾上腺皮质萎缩，停药后肾上腺皮质功能低下，数月内难以恢复正常的现象也属于后遗效应。

（6）继发反应（secondary reaction）　指继药物治疗作用后所出现的不良后果，即药物作用的间接结果，又称治疗矛盾。如胃肠道内生存着多种菌群，彼此间相互制约，维持着平衡的共生状态，如果长期应用四环素类或氯霉素等广谱抗生素，可使敏感菌株被抑制而破坏肠道内菌群间的平衡，不敏感菌株（如耐药菌株或真菌）乘机大量繁殖，导致继发性感染，又称二重感染或菌群交替症，如葡萄球菌假膜性肠炎或白色念珠菌感染。

（7）三致反应　致畸（teratogenesis）、致癌（carcinogenesis）、致突变（mutagenesis）合称为三致反应，是药物损伤细胞遗传物质引起的反应，属于慢性毒性范畴，是毒性反应的特殊形式。药物通过胎盘进入胚胎，致使胎儿永久性形态结构异常，称为致畸反应。妊娠第3周至3个月是胎儿器官形成期，细胞有丝分裂活跃，对药物作用尤为敏感，所以孕期的前3个月内除迫切需要外，以不用药物为宜。如抗肿瘤药环磷酰胺和甲氨蝶呤、抗癫痫药苯妥英钠等均可致胎儿畸变。最典型的致畸事件是"反应停"事件，20世纪50年代用于减轻妇女早孕反应的沙利度胺上市1年后，发现用过此药的孕妇常分娩出四肢短小畸形的海豹儿。损伤DNA或干扰DNA复制，导致基因变异或染色体畸变，称致突变反应。如环磷酰胺和抗病毒药阿糖腺苷有致突变作用。若致突变发生体细胞DNA损伤或染色体损伤，致使正常细胞转变为癌细胞的作用称为致癌作用。如己烯雌酚、环磷酰胺等药物有致癌作用。三致反应是评价药物安全性的指标之一。

（8）停药反应（withdrawal reaction）　指长期应用某药突然停药后，出现的原有疾病加重或复发的现象，又称反跳现象（rebound phenomenon）。如应用抗癫痫药、抗精神失常药、降压药及糖皮质激素时，在病情稳定后突然停药易出现反跳现象。因此，这些药物的应用或这些疾病的治疗，均需要在病情稳定后逐渐减少药量，直至停药。

（9）依赖性（dependence） 指长时间使用麻醉药品或精神药品，或周期性使用一段时间后所产生的需要连续用药的现象。主要表现为强迫性觅药行为或其他不适反应，目的是感受药物的精神效应或避免停药带来的不适。其分为两型：①精神依赖性（psychic dependence），又称心理依赖性（psychological dependence）或习惯性（habituation）。用药后有愉快满足感，有连续或周期性用药的精神欲望，如果停药会发生主观不适感觉，再次用药不适感才能消失。停药后无明显戒断症状及生理功能紊乱，但患者有精神负担，如长期服用镇静催眠药等可出现精神依赖性。②躯体依赖性（physical dependence），又称生理依赖性（physiological dependence）或成瘾性（addiction）。这是长期应用依赖性药物致使中枢神经系统产生的一种适应状态。药物维持足量可保证机体正常状态，突然停药会出现一系列严重生理功能紊乱症状，称为戒断症状，可见一系列的特殊精神躯体症状群，如为兴奋、失眠、流泪、流涕、出汗、呕吐、腹泻，甚至虚脱、意识丧失等。具有成瘾性的药物称为麻醉药品（narcotics），如具有镇痛镇静作用的吗啡和印度大麻、可兴奋中枢的可卡因及其同类药。习惯性和成瘾性主客观上均有连续用药的需求，故统称依赖性。

二、药物作用的选择性和普遍性

药物进入血液循环后可分布于组织器官，但是对各组织器官产生的作用却是不同的，药物对机体不同组织器官或同一组织器官的不同状态作用性质和作用强度的差异性称为药物作用的选择性（selectivity）。药物化学结构及机体靶位结构、靶位数量、药物与组织的亲和力、组织器官对药物的敏感性、组织结构的差异性等均可使药物作用具有选择性。如强心苷对心脏有高度选择性，小剂量即可使心肌产生很强的收缩力，而很大剂量对骨骼肌、平滑肌也无明显影响；肌松药琥珀胆碱对骨骼肌有明显的选择性，可使骨骼肌松弛，对心肌却没有作用；缩宫素只对妊娠末期子宫有明显的促进收缩作用，对未孕子宫及妊娠初期子宫基本没有作用。

药物的选择性是相对的，药物剂量可以影响药物作用的选择性，随着药物剂量增加，药物作用的选择性会降低。如小剂量咖啡因选择性兴奋大脑皮层，使精神振奋、思维敏捷；随着剂量增加，中枢兴奋作用可以扩展到延髓乃至脊髓。一般来说，选择性高的药物针对性强，可准确治疗某种疾病或某种症状，副作用少，但应用范围窄；选择性低的药物针对性差，影响器官多，作用范围广，同时副作用也较多。如阿托品选择性低，作用广泛，选择其中一种作用作为治疗作用时，其他的作用就成为副作用。

药物作用的选择性具有重要意义，理论上可作为药物分类的基础，应用时是临床选药、治疗疾病的依据，在制药方面可作为科研方向。

某些药物对所接触组织器官的作用无明显差异性，这种现象称为药物作用的普遍性。这样的药物多数对细胞原生质产生损害作用，如消毒防腐药对病原微生物和人的机体组织细胞无明显选择性，既能使细菌的蛋白质变性，也能使人的蛋白质变性。

第二节 药物的作用机制

药物作用机制是药效学研究的重要内容之一，也称为药物作用原理，主要研究药物如何起作用、在何处起作用。明确药物作用机制有助于深刻理解药物防治作用和不良反应的本质，为临床合理用药和新药开发提供理论依据。其主要包括以下几类：

一、非特异性药物作用机制

药物非特异性作用机制与药物化学结构关系不大，主要是药物通过理化性质如解离度、渗透压、脂溶性、酸碱度或络合作用等改变细胞周围的理化条件而发挥作用。如甘露醇提高血浆渗透压，脱水治疗脑水肿；酒精的皮肤消毒作用；口服硫酸镁的导泻作用；口服碳酸氢钠可碱化尿液，促进巴比妥类等酸性药物的排泄，用于酸性药物的中毒解救等。

二、特异性药物作用机制

1. 参与或干扰体内代谢过程 某些药物通过参与补充机体代谢物质而发挥防治疾病作用，如胰岛素皮下注射补充体内胰岛素的不足，参与糖代谢，用于治疗糖尿病；铁剂参与血红蛋白的合成，用于防治缺铁性贫血。有些药物利用化学结构与机体细胞代谢物质相似的特点，干扰体内代谢过程而发挥药理作用，如巯嘌呤干扰嘌呤代谢呈现抗癌作用；红霉素通过抑制细菌蛋白质合成而发挥抗菌作用。

2. 影响自身活性物质或酶的活性 参与调节机体生理功能的激素、神经递质及自身活性物质大多在酶的参与下合成，因此，酶是药物作用的主要靶位，很多药物通过影响组胺、前列腺素等自身活性物质或酶的活性发挥治疗作用。如阿司匹林通过抑制前列腺素合成酶活性而抑制前列腺素的合成，产生解热镇痛作用；尿激酶激活血浆纤溶酶原，发挥溶栓作用；卡托普利抑制血管紧张素转换酶而降压；硫脲类通过抑制甲状腺过氧化物酶的活性而抑制甲状腺激素的合成。

3. 影响细胞膜的离子通道 如硝苯地平阻滞 Ca^{2+} 通道，减少血管平滑肌细胞 Ca^{2+} 内流，使血管平滑肌松弛而降血压；利多卡因阻滞心肌钠通道，开放钾通道，可用于治疗室性心律失常；同样具有中枢抑制作用，地西泮通过增加 Cl^- 通道的开放频率完成，而巴比妥类药物通过延长 Cl^- 通道的开放时间而实现。

4. 影响物质转运 机体某些生理功能依靠体内物质合成、释放、再摄取等跨膜转运过程来维持，某些药物通过干扰这些物质的转运过程而产生药理作用。如麻黄碱促进去甲肾上腺素能神经末梢释放去甲肾上腺素而产生平喘作用；呋塞米抑制肾小管 Na^+ 的重吸收而利尿；丙磺舒竞争性抑制尿酸从肾小管重吸收，促进其排泄，用于治疗痛风。

5. 影响核酸代谢 某些药物通过干扰控制蛋白质合成及细胞分裂的核酸代谢过程发挥作用。如喹诺酮类抗菌药通过影响细菌 DNA 回旋酶而杀菌；利福平干扰细菌依赖于DNA 的 RNA 多聚酶合成，发挥强效抗结核作用。

6. 影响免疫功能 如干扰素、左旋咪唑增强机体免疫功能；糖皮质激素抑制机体免疫功能；环孢素能选择性抑制 T 细胞的增殖与分化，具有抗排斥作用。

7. 作用于受体 详见下述受体理论内容。

三、受体理论

（一）受体的基本概念

受体（receptor）是存在于细胞膜、细胞核或细胞质内的生物大分子物质，能特异性地识别配体，并与之结合，产生特定效应。

能与受体特异性结合的物质称为配体（ligand），也称第一信使。配体有内源性和外源性两种，各受体均有其相应的内源性配体，包括激素、神经递质、活性肽、抗原、抗体、代谢物等；外源性配体包括药物和毒物等，药物可通过模仿内源性配体合成。配体与受体结合的部位称为结合位点或受点。受体识别相应的配体并与之结合后，激活细胞内第二信使（如环磷酸腺苷、环磷酸鸟苷、钙离子等），使其所获得信息得到增强、分化、整合，并传递给效应器，产生特定的生理功能或药理效应。

（二）受体的调节

受体调节是维持机体内环境稳定的一个重要因素，其数目、亲和力和效应力可受生理、病理和药物等因素的影响而发生变化，这种现象称为受体调节。

1. 向上调节与向下调节 受体具有可调节性，长期应用受体阻断药可使受体数目增多或敏感性增强，称为向上调节。这种调节使受体对再次使用的受体激动药非常敏感，表现为药物效应增强，称为受体超敏，这也是某些药物长期应用突然停药出现反跳现象的原因。长期应用受体激动药可使受体数目减少或敏感性下降，称为向下调节。这种调节使药物效应逐渐减弱，又称为受体脱敏，是药物产生耐受性的原因之一。

2. 同种调节与异种调节 配体作用于特异性受体，使自身受体的数目和亲和力发生变化的现象称为同种调节，如乙酰胆碱受体、β 肾上腺素受体和胰岛素受体均存在同种调节；使其他受体的数目和亲和力发生变化的现象称为异种调节，如甲状腺素、糖皮质激素可调节肾上腺素受体，γ - 氨基丁酸受体可受苯二氮䓬类药物调节。

四、药物与受体

药物能否与受体结合，能否产生药理作用，取决于药物与受体的亲和力和内在活性。亲和力是指药物与受体结合的能力，其大小决定药物作用强度；内在活性是指药物与受体结合后产生效应的能力，又称为效应力，内在活性的有无决定药物作用性质。综合上述两方面因素将药物分为两类。

（一）激动剂

激动剂（agonist）指与受体既有高亲和力又有内在活性的药物，亦称为受体兴奋药。根据内在活性的强弱，激动剂又分为完全激动剂和部分激动剂。

1. 完全激动剂（full agonist） 内在活性强者为完全激动剂，与受体结合后能产生最大药理效应，如吗啡为阿片受体完全激动剂，能产生很强的镇痛作用，见图 2-1。

2. 部分激动剂（partial agonist） 内在活性较弱者为部分激动剂，其单独应用时，与受体结合后仅能产生较弱的激动效应；当与完全激动剂合用时，因其占据受体而影响完全激动剂与受体的结合，产生拮抗激动剂的作用，表现为部分阻断作用，见图 2-1（c）。如喷他佐辛为阿片受体的部分激动剂，与吗啡合用时，可拮抗吗啡的部分效应。

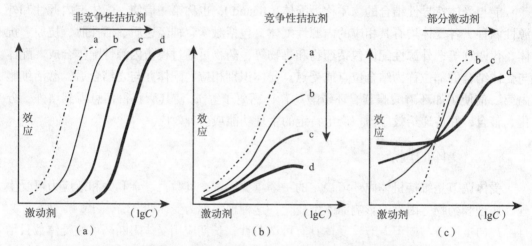

图 2-1　激动剂与不同类型拮抗剂或部分激动剂合用时的量效曲线

注：各图中虚线 a 表示不存在拮抗剂或部分激动剂时的量效曲线；箭头表示拮抗剂或部分激动剂浓度逐渐增加后量
效曲线移动方向；实线 b、c、d 表示拮抗剂或部分激动剂浓度逐渐增加后激动剂量效曲线。

（二）拮抗剂

拮抗剂（antagonist）指与受体有较强的亲和力，但无内在活性的药物，又称为受体阻断药。与受体结合后，拮抗剂本身并不产生药理作用，但可拮抗激动剂的作用，如纳洛酮阻断阿片受体可拮抗吗啡的作用，翻转吗啡中毒症状，用于吗啡中毒解救。依据与受体结合是否可逆，拮抗剂又分为竞争性拮抗剂和非竞争性拮抗剂。

1. 竞争性拮抗剂（competitive antagonist） 与激动剂竞争同一受体，竞争性地与受体结合，且结合呈现可逆性的拮抗剂为竞争性拮抗剂。拮抗剂拮抗激动剂的作用，影响其与受体的亲和力，但不影响其内在活性。所以，增加激动剂的剂量或浓度可增加激动剂与拮抗剂竞争受体结合，使激动剂与受体结合恢复至原来的程度，量效曲线的最大效应恢复至原水平，使竞争性拮抗剂的作用减弱。随着拮抗剂剂量或浓度的增加，激动剂的量效曲线平行右移，但最大效应不变，见图 2-1（a）。α 受体阻断药酚妥拉明属于此类。

2. 非竞争性拮抗剂（noncompetitive antagonist） 与受体结合后，使受体构型发生难逆性改变的拮抗剂为非竞争性拮抗剂。非竞争性拮抗剂依靠改变受体构型妨碍激动剂与受体的结合，使激动剂与受体亲和力和内在活性下降，拮抗激动剂的效应。即使增加激动剂的剂量也不能竞争到构型已经改变的受体。因此，随着非竞争性拮抗剂剂量的增加，构型发生改变的受体数目也相应增多，激动剂量效曲线不仅右移，而且最大效应逐渐下移，效能逐渐降低，见图 2-1（b）。α 受体阻断药酚苄明属于此类。

第三节　药物的构效关系与量效关系

一、药物剂量的概念

剂量是指用药的分量。药物的不同剂量产生不同的效应。

1. 无效量　指不出现效应的过小剂量。

2. 最小有效量　能产生药理效应的最小剂量，又称阈剂量（threshold dose）。

3. 极量　能产生疗效而不引起中毒的最大剂量。

4. 最小中毒量　引起中毒反应的最小剂量。超过最小中毒量，引起中毒反应且不引起死亡的剂量均为中毒量。

5. 最小致死量　引起中毒死亡的最小剂量。能导致中毒死亡的剂量均为致死量。

临床上为了保证用药既可靠又安全，常采用介于最小有效量和极量之间的剂量，即治疗量。这个剂量范围的药物能产生明显的药理效应，且不引起毒性反应，故又称为常用量，见图 2-2。极量是最大治疗量，是《中国药典》规定允许使用的最大剂量，属于安全剂量的极限。如果没有特殊需要，一般不选择极量。

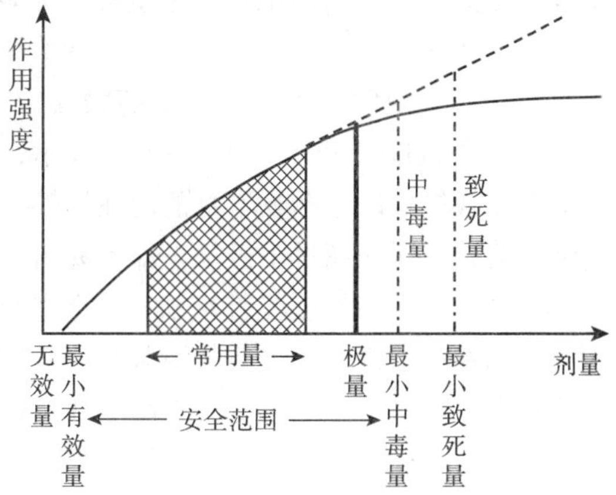

图 2-2　药物效应与剂量关系

二、药物的构效关系

药物的化学结构与药理效应特异性的关系称为构效关系（structure activity elationship，SAR）。药物生物活性与其化学结构密切相关的药物为特异性结构药物。一般来说，化学结构相似的化合物能引起相似或相反的效应。如烯丙吗啡和可待因均与吗啡有着相似的结构，与阿片受体结合后，可待因和吗啡均能激动阿片受体，产生镇痛作用；而烯丙吗啡却是阻断阿片受体，产生拮抗吗啡的作用。通常激动剂的取代基团越大，药物的内在活性越弱，乃至变为部分激动剂，甚至产生拮抗作用。

化学结构式相同，而光学性质不同的药物，称为光学异构体，又称对映体。同一化合物的光学异构体与受体的亲和力相差很大，它们的药理作用不一定相同。两光学异构体的药理作用既可有量的区别，表现为作用强度、快慢或久暂的差异；也可是质的差异，表现为作用性质的不同，如奎宁为左旋体，可抗疟，而其右旋体为奎尼丁，无抗疟作用，却是抗心律失常药。多数情况下，左旋体具有药理活性，也有少数右旋体有较强作用的药物。

三、药物的量效关系

（一）药物的量效关系曲线

在一定剂量范围内，血药浓度的高低及药物效应的强弱与药物剂量或浓度成正比，这种关系称为量效关系（dose-effect relationship）。以药物剂量或浓度为横坐标，以药物效应强度为纵坐标，得到的曲线称为量效曲线（dose-effect curve），见图 2-3。

（二）药物的量效关系曲线分类

1. 量反应量效曲线　指药物效应是量反应的资料，其强度可用具体数量或最大反应百分率表示。如心率的快慢、体温的高低、尿量的多少以及白细胞计数、血糖浓度等均为量反应资料。以药物剂量或浓度为横坐标，以药物效应强度为纵坐标，做出的曲线为量反应量效曲线，为一先陡再缓而后平直的不对称曲线，见图 2-3（a）。若以药物剂量或浓度的对数值为横坐标，纵坐标以为效应最大百分率表示，则量效曲线呈对称的 S 形，见图 2-3（b）。

量反应量效曲线纵坐标反映药物效应大小，药物用到极量时产生的效应是最大效应，又称为效能（efficacy），用 E_{max} 表示，见图 2-3（a），如 a 药的效能大于 b 药的效能。药物效能取决于药物本身的内在活性。此时如果增加药物剂量或浓度，药效也不再增强。但是，因为超过了极量，却容易引起中毒反应。

量反应量效曲线横坐标反映药物效价强度（potency），它表示某药达到一定效应时所需的剂量或浓度。同类药物引起相同效应的剂量或浓度与效价强度成反比，所用药物剂量越大，其效价强度越低，见图 2-3（b），a 药的效价强度高于 b 药。

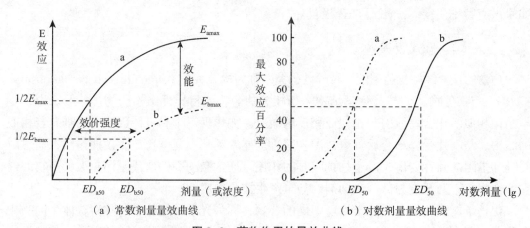

（a）常数剂量量效曲线　　　　　　（b）对数剂量量效曲线

图 2-3　药物作用的量效曲线

效能与效价强度从不同角度评价药物作用强弱，二者不成比例关系，效能是比较药物效应的差别；效价强度是比较产生等效应时药物剂量的差别，引起相同效应时，药物的效能和效价强度并不一定相同。例如，利尿药以每日排钠量为效应指标，呋塞米效能明显高于其他利尿药，但呋塞米的效价强度却不是最高，环戊噻嗪、氢氯噻嗪的效价强度均高于呋塞米，见图2-4。

临床上评价药物时，需将两个指标综合考虑，一般效能意义更大。如由于最大排钠量的不同，即内在活性存在差异，高效能利尿药呋塞米在救治重症水肿、药物中毒等危重疾病时可发挥重要作用。而环戊噻嗪、氢氯噻嗪由于是中效能利尿药，多用于轻、中度水肿的治疗。

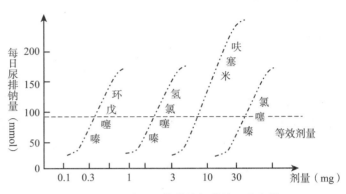

图 2-4　几种利尿药效能与效价强度比较

2. 质反应量效曲线　指药物效应是反映性质变化的质反应资料，只能用全或无、阴性或阳性表示的量效关系曲线。如死亡与存活、惊厥与不惊厥、治愈或未治愈等均为质反应资料。若横坐标以对数剂量或浓度表示，纵坐标以阳性反应发生率表示，质反应量效曲线为正态分布的倒钟形图，见图2-5a。若纵坐标以累加阳性反应发生率表示，仍然以剂量或浓度的对数值为横坐标，则量效曲线呈典型对称 S 型，见图2-5b。

S 型曲线纵坐标正中点为 50% 最大效应（量反应）或表示累加阳性反应发生率为 50%（质反应），依据

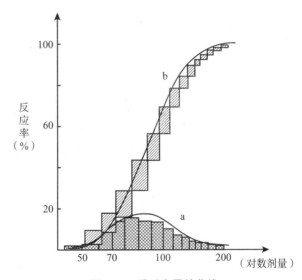

图 2-5　质反应量效曲线

此点可在横坐标找到引起上述反应的药物剂量或浓度，即能引起 50% 最大反应强度或 50% 实验动物出现阳性反应的药物剂量或浓度，称为半数有效量（50% effective dose，ED_{50}）。ED_{50} 反映药物效应强弱，ED_{50} 越小，药物作用越强。如果药物效应以实验动物死亡数目为指标，则半数有效量成为半数致死量（50% lethal dose，LD_{50}），即能引起 50% 实验动物死亡的药物剂量或浓度，LD_{50} 反映药物毒性大小，LD_{50} 越小，药物毒性越大。

（三）药物安全性评价

1.安全范围（margin of safety） 是指最小有效量与最小中毒量之间的剂量范围。药物的安全范围越大，用药越安全，见图2-2。

2.治疗指数（therapeutic index，TI） 指 LD_{50} 与 ED_{50} 的比值。TI 越大，药物越安全。如图2-6，可见药物 b 较药物 a 安全。

3.安全系数（certain-safety factor，CSF） 指5%致死量（LD_5）与95%有效量（ED_{95}）的比值。CSF 越大，药物越安全。

应用安全系数评价药物的安全性比应用治疗指数评价更好、更确切，为了保证临床用药安全，必须同时考虑药物治疗指数和安全范围值的大小。

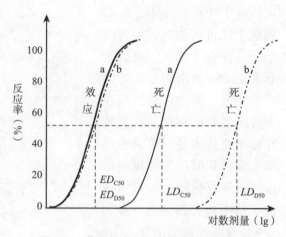

图2-6　药物的半数有效量与半数致死量

小　结

药效学主要包括药物的作用、作用机制和药物的构效关系与量效关系等理论。药物作用的性质分为兴奋和抑制，药物的作用方式分为局部作用和全身作用（吸收作用），或直接作用和间接作用。药物作用具有其两重性，一是防治作用，包括预防作用和治疗作用；二是不良反应，根据反应的性质和程度不同分为副作用、毒性反应、变态反应、特异质反应、后遗效应、继发反应、三致反应、停药反应及依赖性等。药物安全范围、安全系数和治疗指数是评价药物安全性的指数。药物的作用机制有非特异性作用机制和特异性作用机制两个方面。药物不是万能的，它只能改变机体的机能活动，不可以使机体产生新的机能活动。药物的化学结构和剂量均影响药物效应，化学结构相同的药物药理作用可能相同，也可能相反。在一定剂量范围内，血药浓度的高低及药物效应的强弱与药物剂量或浓度成正比。

第三章　机体对药物的作用——药动学

药物代谢动力学研究机体对药物的作用及其作用规律，包括药物的吸收、分布、代谢和排泄等体内过程，以及药物在体内随时间变化的动态规律。

第一节　药物的体内过程

药物的体内过程是指药物经各种途径进入机体至最终排出体外的过程。此过程可概括为药物的转运（吸收、分布和排泄）及转化（代谢）两个方面，见图3-1。转运仅是药物空间位置发生迁移，而转化则是药物在化学结构和性质上发生了变化。其中药物在体内的代谢和排泄可使药物在体内逐渐减少，故这两个过程又合称为消除。

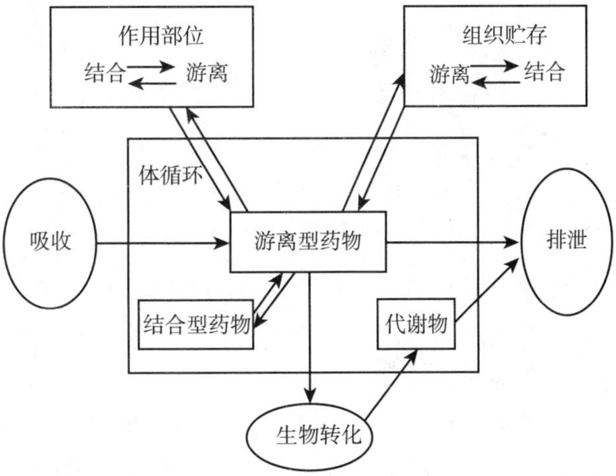

图 3-1　药物的体内过程

一、药物的跨膜转运

药物的转运为跨膜转运（transport），是药物在体内通过各种生物膜的过程。药物从用药部位的吸收直至离开机体需要通过多种生物膜（包括细胞膜和各种细胞器膜，如血管壁上内皮细胞的细胞膜、胃肠上皮细胞的细胞膜、溶酶体膜、线粒体膜、内质网膜等）。生物膜是以液态的、可流动的脂质双分子层为基本骨架，其间镶嵌蛋白质。蛋白质有两种，一类为外在蛋白质，镶嵌于膜表面，可伸缩活动，具有吞噬、胞饮作用；另一类为内在蛋白质，贯穿整个胞膜，构成了膜的通道、受体、酶及载体等。药物的跨膜转运主要有被动转运和主动转运两种形式。

（一）被动转运

被动转运（passive transport）指药物从高浓度一侧向低浓度一侧转运。转运的动力来自于膜两侧的浓度差，浓度差越大，转运动力就越大，转运速度愈快，直至膜两侧药物浓度达到平衡，转运即保持在动态稳定水平。因此，这种转运方式又称顺浓度梯度转运。其主要包括以下几种形式：

1. 简单扩散 是指脂溶性药物溶于细胞膜的脂质层，顺浓度差通过细胞膜的扩散方式，又称脂溶扩散。大多数药物通过此种方式转运。

知识链接

影响简单扩散速度的因素

简单扩散的速度除了与膜两侧的药物浓度差有关外，还与药物的油水分配系数（脂溶性）、极性、解离度及体液 pH 有关。因为生物膜主要由液态脂质构成，所以脂溶性高（油水分配系数大）的药物容易跨膜转运；极性小（不易离子化）的药物脂溶性高而易于通过生物膜；解离型的药物极性大，脂溶性较低，难于跨过生物膜；解离度低的分子型药物易通过生物膜。药物多为弱酸或弱碱性化学物质，其解离度受体液 pH 的影响。一般弱酸性药物在酸性环境中多以非解离状态存在，易跨膜转运；在酸性溶液中易被吸收，在酸化的尿液中也易被重吸收；而弱碱性药物则相反。因此，可通过改变体液的 pH、影响药物的解离度而调节药物的跨膜转运，对于促进药物的吸收或加速体内中毒物质的排泄具有重要的临床意义。如弱酸性药物中毒，可以通过碱化尿液加速弱酸性药物的排泄。

2. 滤过 是指直径小于膜孔的水溶性小分子药物，借助膜两侧的流体静压或渗透压差而进行的跨膜转运，又称水溶扩散、膜孔扩散。如尿素、乙醇、CO_2、O_2 等，均通过滤过方式转运。

3. 易化扩散 又称载体扩散，是借助细胞膜上的通透酶而扩散，是一种特殊形式的被动转运，如铁、葡萄糖、胆碱及甲氨蝶呤等均以易化扩散方式转运。

被动转运的特点是：①顺浓度差转运，当膜两侧浓度达到平衡时，转运即保持在动态稳定水平；②不消耗能量；③除易化扩散外，均不需要载体；转运时均无饱和现象；不同药物同时转运均无竞争抑制现象。

（二）主动转运

主动转运（active transport）指药物不依赖于膜两侧的浓度差，从浓度低的一侧向浓度高的一侧转运，使药物在机体的某些部位形成高浓度聚集，又称逆浓度梯度转运。主动转运需要能量，能量可直接来自于三磷酸腺苷（adenosine triphosphate，ATP）的水解或间接来自离子的电化学梯度。

主动转运的特点是：①逆浓度差转运，当膜一侧的药物转运完成后，转运即停止；②需要消耗能量；③需要载体，载体对药物有特异性和选择性；受载体转运能力的限制，当载体转运能力达到最大时具有饱和现象；结构相似的药物因可被同一受体转运而存在竞争抑制现象。

少数药物，如甲状腺腺泡膜上的碘泵以主动转运方式摄取血液中的碘，以合成甲状腺激素。主动转运主要在神经元细胞、肾小管细胞、脉络丛和肝细胞内进行。

二、药物的吸收

药物的吸收（absorption）是指药物自用药部位进入血液循环的过程。多数药物通过被动转运吸收，少数药物经主动转运吸收。影响药物吸收的因素很多，有以下几个方面：

（一）给药途径

除血管内给药外，其他任何途径给药都存在吸收过程。不同给药途径具有不同的吸收过程和特点，临床常用的血管外给药途径主要包括消化道给药、注射给药、呼吸道给药和皮肤黏膜给药。

1. 消化道给药

（1）口服给药 是最为常用、安全、简便的给药方式。口服药物经胃肠道吸收，胃液的 pH 对药物吸收影响较大。胃液呈酸性，弱酸性药物在此环境下多不解离，易吸收；相反，弱碱性药物在此环境中大部分解离而难以吸收。小肠因具有黏膜吸收面积大、血流丰富、酸碱度接近中性、药物在此停留时间长等特点而成为消化道给药的主要吸收部位。药物经胃肠道吸收进入血液循环前，首先经门静脉进入肝脏，有些药物在吸收过程中部分被肝脏和胃肠道的某些酶灭活，使进入体循环的药量减少，这种现象称为首关消除，也称首关效应、首过消除、首过效应或第一关卡效应（first-pass effect）。如硝酸甘油的首关消除可达 90% 以上，口服疗效差，因此常采用舌下含服、静脉滴注等方式给药。

（2）舌下给药及直肠给药 舌下含服给药的药物通过舌下静脉迅速吸收、直肠给药的药物经黏膜吸收，二者可在很大程度上避免首关消除。这些部位虽然吸收面积不大，但血流丰富，药物吸收快。脂溶性高且用量少的药物适合舌下含服。少数刺激性强或不能口服的药物可用其栓剂或溶液剂直肠给药，适用于小儿、严重呕吐或昏迷患者。

2. 注射给药

（1）肌内注射和皮下注射 将药物注射于皮下组织或骨骼肌内，药物经毛细血管壁吸收，吸收快而完全。肌肉内神经末梢较少，疼痛较皮下注射轻；但肌内血流明显多于皮下血流，所以，肌内注射起效快于皮下注射。局部循环血流量和药物剂型均影响吸收速度，注射液中加入少量缩血管药可延缓药物吸收，延长药物的作用时间；同一种药物的水溶液比混悬剂注射液吸收快。一般肌内注射选择臀大肌或三角肌，皮下注射选择上臂外侧皮下组织。刺激性强的药物肌内注射和皮下注射，易导致组织坏死。

（2）静脉注射或滴注 将药液直接注入或滴入静脉。静脉给药不存在吸收过程，药物迅速进入血液，起效快，更适用于危重疾病的抢救，但短时间内高浓度的药物到达病变部位危险性较大，过量者后果严重。静脉给药的药物制剂必须澄明、无沉淀、无异物、无热原等；油剂、混悬剂及含有气泡的注射液均不可使用，易发生栓塞；刺激性强的药物注射或滴注时不能将药液漏出血管，防止刺激皮肤或导致组织坏死。

（3）动脉注射　将药物直接注入动脉，使其输送至该动脉分布部位。经这种方法给药，药物发挥局部作用以减少全身反应，但操作复杂，且药量计算要求严格。如将溶解血栓的药物直接注入冠状动脉以治疗心肌梗死。

（4）局部注射　是将药物注入身体任何部位而使其发挥作用的方法。如将药物注射于痛点、关节囊、神经干等部位，可起到消炎止痛、解除痉挛的作用，称封闭疗法。又如将药物注入关节腔或将不易透过血脑屏障的局麻药直接注入脊髓蛛网膜下腔（称椎管注射）等，这些给药方法可使药物在局部达到较高浓度，利于提高疗效又可减少不良反应。

3. 呼吸道给药　某些气体、挥发性液体或可分散在空气中的固体药物以粉雾或气雾形式经吸入给药后，可由呼吸道黏膜或肺泡上皮细胞吸收进入血液循环。肺泡表面积大，肺泡壁非常薄，血流量丰富，具有一定溶解度的气态药物能经肺迅速吸收。吸入给药缺点是对呼吸道有刺激性。

4. 皮肤黏膜给药　将药物涂抹或喷洒于皮肤或黏膜表面使其发挥作用。完整的皮肤屏障作用强，吸收能力很差，皮肤薄的部位吸收能力略强于皮肤厚的部位。脂溶性高的药物及穿透力强的药物易吸收，如脂溶性高、易经皮吸收的硝酸甘油制成缓释贴皮剂预防心绞痛发作。黏膜吸收能力明显强于皮肤，除鼻黏膜、口腔黏膜外，支气管黏膜及阴道黏膜、直肠黏膜也可吸收药物。

（二）药物剂型

药物有多种剂型，如片剂、胶囊剂、颗粒剂、气雾剂、溶液剂、注射剂、栓剂等。药物剂型影响其吸收速度和吸收程度，如口服给药时液体制剂比固体制剂吸收快。固体药物需崩解、溶解后才被吸收，故崩解度、溶解度、分散度均影响药物的吸收；注射给药时，因油剂和混悬剂可在给药局部滞留，而使其较水溶液剂型的注射液吸收慢，但作用却持久。如将碱性蛋白质和微量锌加入胰岛素制剂中制成混悬液注射，可延长其作用时间。

（三）药物理化性质

药物的理化性质影响药物的吸收，一般药物的分子越小、脂溶性越高、分子型越多或极性越小，越容易被吸收，否则不易吸收。既不溶于水也不溶于脂质的药物极难吸收，口服后在肠道发挥局部作用，如口服硫酸镁产生的导泻作用。

（四）局部环境

影响吸收的局部环境因素包括局部吸收面积、局部环境 pH、血液循环情况、胃肠蠕动和排空、胃肠内容物等，主要影响口服药物的吸收。如胃排空速度快，则大量药物迅速进入小肠，有利于以被动转运方式在小肠吸收的药物加快吸收；胃肠液的 pH 低则利于弱酸性药物以非解离状态存在，利于其吸收。同理 pH 高有利于弱碱性药物吸收；食物影响药物的吸收，多数药物既减慢吸收速度又减少吸收量。空腹服药多数药物吸收快，但某些药物宜餐后或进餐时服用，可减轻胃肠刺激。

三、药物的分布

药物的分布（distribution）是指药物吸收入血后随血液循环分配到各组织器官的过程。药物的分布有明显的规律性。一般来说，药物先分布到血流量相对大的组织器官，然后转移到血流量相对小的组织器官，这种现象称为再分布；药物的分布也有明显的选择性，多数药物呈不均匀分布，如碘集中分布在甲状腺组织中。影响药物分布的因素主要有以下几个方面：

（一）血浆蛋白结合率

血浆蛋白结合率指血液中药物与血浆蛋白结合的百分率，用来表示药物与血浆蛋白结合的程度。大多数药物进入血液循环后可不同程度地与血浆蛋白呈可逆性结合。与血浆蛋白结合的药物称为结合型药物，未结合的称游离型药物，药物的游离型与结合型同时存在于血液中。与血浆蛋白结合的药物具备以下特点：①结合型药物分子变大，不能跨膜转运到达效应器官，是药物在血液中的一种暂存形式，药理活性暂时消失，暂时也不被代谢和排泄，使药物向靶组织分布减少，故血浆蛋白结合率高的药物在体内消除慢，作用时间延长。②游离型药物分子小，容易通过毛细血管壁跨膜转运到组织，它与药理作用强度密切相关。当游离型药物进入组织或被消除后，血药浓度降低，部分结合型药物即可解离为游离型药物，二者始终处于动态平衡。③血浆蛋白数量和结合位点均有限，所以药物与血浆蛋白结合具有饱和性。当结合型药物饱和后再增加药量，可使游离型药物浓度增加，作用增强，甚至发生中毒反应。④存在竞争现象，药物与血浆蛋白结合特异性低，可与相同蛋白结合的两种药物若同时应用，可因竞争同一结合位点而发生置换现象，导致与血浆蛋白亲和力相对低的药物游离型增多、作用增强，甚至出现毒性反应。如解热镇痛药保泰松和抗凝血药双香豆素的血浆蛋白结合率分别为98%和99%，二者同服时，因保泰松与血浆蛋白亲和力高，结合型双香豆素被其置换出来，导致游离型双香豆素浓度明显增加，抗凝作用增强，可引起严重自发性出血。

（二）局部器官血流量

药物由血液向组织器官的分布速度主要取决于该组织器官的血流量。血流丰富的组织器官如肝、肾、肺、脑、心等药物分布较快，皮肤、脂肪等血流量小的组织器官分布较慢，但局部器官血流量并不能决定药物的最终分布浓度。如静脉注射麻醉药硫喷妥钠，脂溶性高、亲脂性强，进入血液后首先分布至富含脂质且血流丰富的脑组织，产生麻醉效应；脂肪组织血流量虽然少，但因其与脂溶性药物亲和力大，所以，硫喷妥钠很快向脂肪组织转移，脑内药物浓度迅速下降而致麻醉作用很快消失，患者苏醒。硫喷妥钠麻醉作用之所以短暂，是因为存在再分布现象。

（三）组织亲和力

大多数药物在体内分布是不均匀的，血浆药物浓度与组织内浓度不相等，这主要是由于药物与组织蛋白亲和力不同所致。药物对某些组织有特殊的亲和力，使药物在这些组织中的浓度明显高于血浆游离药物浓度，如碘主要浓集在甲状腺；钙沉积于骨骼中；氯喹在肝内的浓度高。药物在靶器官浓度决定药物效应的强弱。多数情况下，药物与组织的结合是药物在体内的一种贮存方式，分布多的组织不一定是它们发挥疗效的靶器官，如硫喷妥钠再分布至脂肪组织。有些药物与某些组织能发生不可逆的结合而引起毒性反应，如四环素与钙络合沉积于骨骼及牙齿中，可使儿童牙齿变黄或畸形，并抑制骨骼生长。

（四）体液的 pH

生理状态下，细胞内液 pH 7.0，细胞外液 pH 7.4，弱酸性药物在细胞内液解离型少，易分布至细胞外。弱碱性药物则相反，在细胞外液解离型少，易转运进入细胞内。如果改变体液 pH 则可改变药物的分布，如弱酸性药物苯巴比妥中毒时，用碳酸氢钠碱化血液及尿液，可促使药物从脑组织中向血浆转移，并加速其从肾排泄。

（五）药物的理化性质

脂溶性药物或水溶性小分子药物易通过毛细血管壁进入组织，而离子型药物或水溶性大分子药物则难以通过血管壁进入组织。

（六）体内屏障对药物分布的影响

机体中有些组织对药物的分布具有特殊的屏障作用，主要包括血脑屏障、胎盘屏障和血眼屏障等。

1. 血脑屏障　血脑屏障是血液－脑组织、血液－脑脊液、脑脊液－脑组织三种屏障的总称。脑组织内毛细血管内皮细胞间紧密相连，间隙较小，基底膜外还有一层星状胶质细胞包围，这种特殊结构形成了血浆与脑脊液之间的屏障，大多数药物较难通过，这是药物在脑组织内浓度一般较低的原因，也是对脑组织的生理性保护作用。血脑屏障可选择性阻止多种物质由血液进入脑内，通常只有脂溶性高、分子小、解离度低、游离型多的药物才容易通过血脑屏障。此屏障作用不是绝对的，新生儿血脑屏障功能发育不完全，药物可进入脑内引起中枢神经系统不良反应；当脑部有炎症时，血脑屏障的通透性可增高，这在临床上有重要意义，如脑膜炎时，青霉素可通过血脑屏障在脑脊液中达到有效治疗浓度。药物只有通过血脑屏障进入脑组织，才能对中枢神经系统产生作用。

2. 胎盘屏障　胎盘屏障是胎盘绒毛与子宫血窦之间的屏障，对胎儿有保护作用。由于母亲与胎儿间交换营养成分与代谢产物的需要，其通透性与一般毛细血管无明显差异，几乎所有药物都能从母体通过胎盘进入胎儿体内，只是进入的药量和速度不同而已。因此，妊娠期间尤其是妊娠早期应禁用对胎儿生长发育有影响的药物。

3. 血眼屏障　血眼屏障是血液－视网膜、血液－房水、血液－玻璃体三种屏障的总称。由于血眼屏障的作用，全身给药时，药物在眼内很难达到有效浓度，故作用于眼的药物宜局部给药，在提高眼内药物浓度的同时又减少全身不良反应。脂溶性及小分子水溶性药物易通过血眼屏障。

四、药物的代谢

药物的代谢（metabolism）又称生物转化（biotransformation），是指药物经酶代谢，在体内发生化学结构改变的过程。大多数药物主要在肝脏代谢，少数药物可在肠、肾脏、肺、脑和皮肤中代谢。

（一）药物代谢的意义

药物经代谢后主要有四种变化：①药理作用减弱或消失。多数有活性的药物代谢后转为无活性的代谢物，称为灭活。少数药物转化为仍有活性的代谢物。②产生药理作用或药理作用增强。一些无活性或活性较低的药物经代谢转化为有活性或活性强的产物，称为活化。需要活化才能产生药理作用的药物称为前体药，如泼尼松、左旋多巴分别是泼尼松龙和多巴胺的前体药；抗肿瘤药环磷酰胺本身无抗肿瘤活性，只有在肝内经代谢转化为磷酰胺氮芥，才具有抗肿瘤作用。③毒性减弱或消失。大多数药物的代谢结果属于这种情况。④毒性增强或产生毒性代谢物。少数药物的代谢结果属于这种情况，如磺胺的乙酰化代谢产物对肾有较大毒性，异烟肼的代谢物乙酰肼对肝脏产生较强的毒性。

（二）药物代谢的步骤和方式

药物在体内的代谢过程分两步进行。第一步又称Ⅰ相，包括氧化、还原和水解三种反应方式，原型药物在某些酶（主要为肝药酶）的作用下，引入或暴露出某些极性基团如羟基、氨基、巯基、羧基等。第二步又称Ⅱ相，为结合反应，第一步反应中药物分子结构中的极性基团与体内葡萄糖醛酸、甘氨酸、硫酸或谷胱甘肽等成分结合，使结合物转变为水溶性大、极性较高的代谢物，利于药物经肾排泄。

（三）药物代谢的酶系统

药物代谢需要酶的参与，是酶的催化反应。对药物进行生物转化的酶称为药物代谢酶，简称药酶。肝脏因其药酶含量丰富、种类繁多而成为药物代谢的主要器官。根据药酶存在部位的不同，将药酶分为非微粒体酶和微粒体酶两类，根据特异性的不同又分别称为专一性酶和非专一性酶。

1. 非微粒体酶系统　是指存在于肝、肾、肠细胞的细胞质、线粒体和血浆中的多种酶系，此类酶系的选择性高、专一性强，通常催化特定底物。如单胺氧化酶转化单胺类物质；胆碱酯酶灭活乙酰胆碱等。主要对结构与内源性代谢物相似及水溶性较大、脂溶性较小的药物进行代谢。

2. 微粒体酶系统　是指肝微粒体混合功能氧化酶系统，存在于肝细胞滑面内质网，可对多种药物进行转化，主要参与药物代谢的Ⅰ相反应，又称肝药酶。其中对药物进行生物转化的主要酶系是细胞色素氧化酶 P450 系统，有 100 多种同工酶。肝药酶具有以下特点：①选择性低，即专一性差，能催化多种药物的氧化还原反应；②变异性大，可受遗传、年龄、营养状态、病理因素等影响而有明显个体差异；③易受外界因素影响，酶活性和含量不稳定，易受化学物质及药物等多种因素的影响而呈现增强或减弱现象。

（四）肝药酶的诱导与抑制

1. 肝药酶诱导剂（enzyme inducer） 能使肝药酶活性增强或生成量增加的药物称肝药酶诱导剂，如巴比妥类、苯妥英钠、利福平、灰黄霉素、保泰松等。肝药酶诱导剂可加速与之合用的其他药物代谢，而降低其他药物的血药浓度和药效，这种作用可用于解释连续用药产生耐受性的原因。有的肝药酶诱导剂如苯巴比妥本身就经肝药酶代谢，所以它也加速自身代谢。

2. 肝药酶抑制剂（enzyme inhibitor） 能使肝药酶活性减弱或生成量减少的药物称肝药酶抑制剂，如西咪替丁、氯霉素、异烟肼、口服避孕药和异烟肼等。肝药酶抑制剂可减慢经肝药酶代谢药物的代谢速度，使其血药浓度升高、药效增强或毒性反应增大。所以，与肝药酶抑制剂合用的药物，应及时调整剂量，防止血药浓度过高而蓄积中毒。某些经肝代谢的肝药酶抑制剂也减慢自身代谢速度。

五、药物的排泄

排泄（excretion）是指药物原型或其代谢产物通过排泄器官或分泌器官排出体外的过程。肾是人体排泄的主要器官，胆道、肠道、乳腺、肺、唾液腺、泪液和汗腺等也有一定的排泄功能。

（一）肾排泄

肾脏对药物及其代谢物的排泄方式有三种：肾小球滤过、肾小管分泌及肾小管被动重吸收。肾小球滤过的药物和肾小管分泌至肾小管腔的药物，一方面可经肾小管重吸收，另一方面未被吸收而随尿排出。

大多数药物及其代谢物经肾小球滤过排泄。肾小球毛细血管膜孔较大，通透性较大，血流丰富，滤过压高，除与血浆蛋白结合的药物外，游离型药物及其代谢产物均可滤过而排入肾小管腔内。滤过速度取决于药物分子量和血中药物浓度。

肾小管有主动分泌功能，有些药物在近曲小管以主动方式自血浆分泌入肾小管内，排泄较快，由非特异性载体转运系统完成。若同时应用的两种药物需要同一载体转运，则会出现竞争抑制现象。例如丙磺舒与青霉素竞争肾小管主动分泌载体，临床利用这一现象，应用丙磺舒来抑制青霉素的主动分泌，使青霉素排泄减慢而提高其血浆药物浓度，延长作用时间，并增强药物疗效。

肾小管上皮细胞具有脂质膜特性，以简单扩散方式对肾小球滤过和肾小管分泌到肾小管腔的药物进行重吸收，影响药物排泄。在肾小管中，随着原尿水分的重吸收，药物浓度逐渐上升，当超过血浆浓度时，依据被动转运规律，脂溶性高、极性低、非解离型的药物及代谢物容易跨膜转运经肾小管上皮细胞而重吸收入血液循环，致使药物排泄较少也较慢。反之，经过生物转化后极性高、脂溶低的代谢产物重吸收少，易从尿中排出，排泄速度快。尿液偏酸性时，弱碱性药物解离型多，脂溶性低，重吸收少，排泄多；而弱酸性药物则相反。尿量和尿液 pH 的改变可影响药物排泄，增加尿量可降低尿液中药物浓度，减少药物重吸收；改变尿液 pH 可影响药物在尿液中的解离度，进一步影响药物的重吸收，从而控制药物在体内存留时间。临床可利用改变尿液 pH 的方法加速药物的排泄以解救药物中毒，如弱酸性药物（水杨酸类、巴比妥类等）中毒时，可碱化尿液，以增加药物解离度，减少其重吸收，加速其排泄。反之，碱性药物中毒时，可酸化尿液加速其排泄。

（二）胆汁排泄

某些药物及其代谢产物可经肝转化为极性强的水溶性代谢物后，随胆汁排入十二指肠，然后随粪便排出。某些药物从肝脏随胆汁排入肠腔可被肠黏膜细胞吸收，随门静脉血液又返回肝脏，形成肝肠循环（hepato-enteral circulation）。有肝肠循环的药物血药浓度下降速度减慢，半衰期延长，作用持久，药效增强，如抗菌药利福平、红霉素、四环素等经胆汁排泄，有肝肠循环现象，使胆道中药物浓度增高，有利于胆道感染性疾病的治疗。有肝肠循环的药物也容易蓄积中毒，安全范围小、毒性大的药物易引起蓄积中毒，如强心苷类，阻断肝肠循环可以加速药物排泄。

（三）其他途径

有些药物以简单扩散的方式由乳汁排泄。由于乳汁略呈酸性，又富含脂质，脂溶性高的药物或弱碱性药物如阿托品、吗啡等，在乳汁中浓度高，可经乳汁排出，哺乳期女性慎用可经乳汁排泄的药物。肠道排泄的药物多是口服未被吸收的药物，尚有经胆汁排泄到肠腔的药物。肺脏是某些挥发性药物或全身麻醉药的主要排泄途径，可通过肺呼气排出体外。测定呼出气体中的乙醇含量即应用了乙醇可经肺排泄的特点，方法快速简便，已用于诊断酒后驾车。有些药物还可经唾液、泪液及汗液排泄。近年来发现某些药物唾液中的浓度与血药浓度具有良好的相关性，故唾液可作为无痛性药检采样的手段，代替血液进行样本采取。

第二节　药物代谢动力学基本概念

药物在体内的吸收、分布、代谢和排泄，是一个连续变化的动态过程，使药物在体液及不同组织、器官的浓度随时间的变化而变化，这种动态的药物转运过程被称为药物动力学过程（kinetic process）或速率过程（rate process）。

一、时量曲线

（一）定义

血药浓度–时间曲线反映体内药物浓度随时间变化的动态过程，是指在单次给药后不同时间采集血样，测定血药浓度，以时间为横坐标、血药浓度为纵坐标所绘制的血药浓度随时间变化的曲线，又称时量曲线（time-concentration curve，C-T curve）或药时曲线，见图3-2。以时间为横坐标，以药物效应为纵坐标绘制的曲线称时效曲线。由于血药浓度与药物效应呈正相关，时效曲线的形态和意义也与时量曲线相似，血药浓度的变化易于监测，所以时量曲线更为常用。

（二）意义

1. 时量曲线的形态 非静脉给药形成的曲线是由迅速上升的以吸收为主的吸收相和缓慢下降的以消除为主的消除相两部分组成。给药后，随着时间的推移，血药浓度逐渐上升，形成时量曲线的上升段，此时药物吸收速度大于消除速度，为药物的吸收相，反映吸收过程。吸收的同时消除已经开始。曲线的最高点为最高血药浓度，此时药物的吸收速度等于消除速度。当血药浓度逐渐下降时，形成时量曲线的下降段，此时药物消除速度大于吸收速度，为药物的消除相，反映药物的消除过程。此过程仍有少量药物吸收。曲线的陡与缓反映药物吸收和消除的快与慢，吸收快的药物曲线升段坡度陡，消除快的药物曲线下降速度快，见图3-2。时量曲线有助于定量分析药物在体内的动态变化过程。

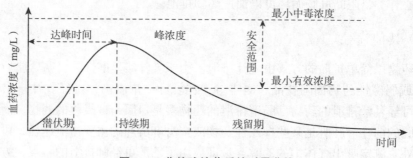

图3-2 非静脉给药后的时量曲线

2. 时量曲线的时间段 反映药物在体内的时间过程，受药物吸收与消除速率的影响。非静脉途径给药的时量曲线共分为三个时间段，即潜伏期、持续期、残留期，见图3-2。

（1）潜伏期（latent period） 是指用药后至开始出现效应的时间，主要反映药物的吸收及分布过程，静脉给药通常无此期。

（2）持续期（persistent period） 是指疗效开始出现至基本消失的时间，即维持药物有效浓度的时间，与药物的吸收及消除速度有关。此期内的峰浓度（maximum concentration，C_{max}）是指给药后血药浓度达到的最高值。给药后至达到峰浓度所用的时间为达峰时间（peak time），是显现最大效应的时间。曲线达峰时吸收速度与消除速度相等。峰浓度及达峰时间均与药物剂量成正比。

（3）残留期（residual period） 是指血中药物降至最小有效浓度（minimal effect concentration，MEC）以下至自体内完全消除的时间。曲线位于MEC之上的时段称为药物有效维持时间。残留期反映药物在体内的储存情况，此期血药浓度虽不高，体内储存量却不一定少，如果在残留期内第二次给药，应考虑前次用药的残留作用，反复用药易导致蓄积中毒。

3. 曲线下面积（area under the curve，AUC） 指由时量曲线与横坐标所围成的面积，其大小与药物吸收进入机体的药量成正比，反映一段时间内进入体循环药物的相对累积量。

二、生物利用度

（一）定义

生物利用度（bioavailability，F）指经非血管内给药时，被吸收进入血液循环的药量占实际给药量的百分数。计算公式为：

$$F = A/D \times 100\%$$

式中，A 为进入血液循环的药量，D 为实际给药量。

生物利用度有绝对生物利用度和相对生物利用度之分。绝对生物利用度的计算公式为：$F = AUC_{血管外给药}/AUC_{血管内给药} \times 100\%$；相对生物利用度的计算公式为：$F = AUC_{供试制剂}/AUC_{标准制剂} \times 100\%$。

（二）特征

静脉注射后全部药物进入体循环，生物利用度等于100%。口服药物因吸收不完全或达到全身血循环前有一部分在体内代谢，其生物利用度有可能小于100%。

药物的生物利用度易受机体及药物等因素的影响。机体方面因素如首过消除、胃肠道 pH、吸收部位的面积、血流速度等；药物方面因素包括药物的理化性质、晶型、崩解度、溶出速度及赋形剂的差异、充填剂的紧密度、生产工艺及给药途径等。

（三）意义

1. 生物利用度反映药物制剂被机体吸收利用的程度和速度，也是衡量药物制剂质量或生物等效性的重要指标。

2. 绝对生物利用度可用于比较某种药物非血管给药与静脉注射药物吸收的差异性，是评价同一药物不同途径给药药物吸收程度差异性的参数，图3-3为某药物不同给药途径的时量曲线。亦

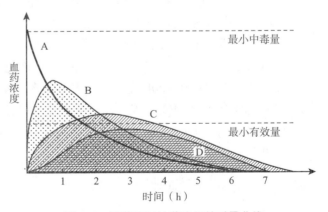

图3-3　某药不同给药途径的时量曲线
A.静脉注射；B.肌内注射；C.皮下注射；D.口服给药

可评价首过消除的作用强度。

3. 相对生物利用度是评价不同厂家生产的同一制剂或同一厂家生产的同一制剂不同批号之间吸收程度差异性的参数。

4. 生物利用度也可反映药物吸收速率对药效的影响，同一药物不同剂型的 AUC 相等时，吸收快的血药浓度达峰时间短、峰值高，则药效强。

三、表观分布容积

（一）定义

表观分布容积（apparent volume of distribution, V_d）指假设药物均匀分布在各组织与体液，当血浆和组织内药物分布达到动态平衡时体内药物应占有的体液容积。计算公式为：

$$V_d = A / C_0$$

式中，A 表示体内药物总量，单位是 mg；C_0 表示药物在体内分布平衡时的血浆药物浓度，单位是 mg/L；V_d 的单位是 L 或 L/kg。因个体间容积有差异，V_d 选用 L/kg 描述更恰当。

（二）特征

药物在体内的分布并不均匀，V_d 是理论上推测所得的药物应占体液的容积，并非药物在体内真正占有的体液容积，仅反映所测药物在组织中分布的范围和结合程度的高低。脂溶性低或与血浆蛋白结合率高的药物，不易进入细胞或组织中，V_d 常较小。相反，脂溶性高的药物易被组织摄取，其血浆蛋白结合率及血药浓度均较低，V_d 常较大。

（三）意义

1. 根据药物的 V_d 值，可以根据血药浓度计算体内药物总量，也可推算产生期望药物浓度所需的给药剂量。

2. 根据 V_d 可估计药物排泄速度。通常 V_d 小的药物在体内存留时间短，排泄较快；V_d 大的药物，在体内存留时间长，排泄较慢。

3. V_d 反映药物在体内的大致分布情况，反映药物的分布范围及分布特征。如一个体重约为 70kg 的正常人，V_d 在 5L 左右时，表示该药物主要分布在血浆中（该数值相当于血浆容量）；V_d 在 10 ~ 20L 左右时，表示药物主要分布在细胞外液（该容积恰与细胞外液容量相当）；V_d 约 40L，表示药物分布在全身体液（相当于细胞内液和细胞外液容量之和）；V_d 大于 100L，表示药物主要浓集在某个器官（如碘集中于甲状腺）或深部组织内（如脂肪组织或骨骼）。

四、速率过程和有关参数

（一）药物的消除

药物在体内经转化、贮存或排泄等过程，其药理活性降低或消失，这种现象称为药物的消除。药物在体内的消除可归纳为两种类型，即一级动力学和零级动力学。

1. 一级动力学（first-order） 指单位时间内体内药物按恒定比例进行消除。按一级动力学消除的药物单位时间内消除药物的百分率恒定，故又称为恒比消除。正常剂量下，绝大多数药物按一级动力学消除，其半衰期是恒定的。

2. 零级动力学（zero-order） 指单位时间内体内药物按恒定的数量进行消除。当用药量远远超过机体最大消除能力或机体消除功能低下时，药物按零级动力学消除，单位时间消除的药物量是恒定的，故又称为恒量消除，药物的半衰期不是恒定值，可随血药浓度的变化而变化。当血药浓度下降至机体最大消除能力以下时，则转为一级动力学消除。少数药物符合此消除规律。

（二）速率常数

速率常数（rate constant，K）是描述速率过程变化快慢的重要参数，K 值越大，变化过程进行得越快。K 在消除相时，则为消除速率常数，用 K_e 表示，指单位时间内消除药物的百分数，反映药物在体内消除的快慢。如 0.21/ 小时，表示每小时消除前一个小时末体内剩余药量的 21%。K 值变化只与药物本身的理化性质和消除器官的功能相关，与药物剂型无关。

（三）消除半衰期

1. 定义 消除半衰期（half-life time，$t_{1/2}$）指血浆药物浓度下降一半所需要的时间。它反映药物在体内消除速度的快慢，与药物在体内的蓄积量及消除量密切相关。其 $t_{1/2}$ 是一恒定常数，不因血药浓度的高低而变化，不受给药途径、给药剂量、初始血药浓度的影响，每个 $t_{1/2}$ 消除体内药物总量的一半。但肝肾功能不全可使 $t_{1/2}$ 延长。

2. 意义

（1）$t_{1/2}$ 是药物分类的依据。一般超短效类药物 $t_{1/2} \leqslant 1$ 小时；短效类药物 $t_{1/2}$ 为 1～4 小时；中效类药物 $t_{1/2}$ 在 4～8 小时之间；长效类药物 $t_{1/2}$ 为 8～24 小时；超长效药物 $t_{1/2} > 24$ 小时。

（2）$t_{1/2}$ 是确定给药间隔的依据。对一般药物而言，半衰期短则给药间隔时间短，半衰期长则给药间隔时间长。若要维持比较恒定的有效血药浓度，给药间隔不宜超过药物 $t_{1/2}$；若要避免药物蓄积中毒，给药间隔又不宜短于 $t_{1/2}$。通常给药间隔为 1 个 $t_{1/2}$。

（3）根据 $t_{1/2}$ 可预测停药后药物在体内基本消除的时间。通常停药后经过 4～5 个 $t_{1/2}$ 后血药浓度消除 96% 以上，可认为药物已基本消除。

（4）依据 $t_{1/2}$ 可推测连续给药达稳态浓度所需的时间。以 $t_{1/2}$ 为给药间隔，一般连续恒速静滴或每隔 1 个半衰期给药 1 次，约经过 4～5 个 $t_{1/2}$ 可达到稳态血药浓度，此时体内进入药量与消除的药量趋于相等，总药量不再增高，血药浓度达到稳定状态。

五、多次用药和给药方案

临床治疗中，常需重复给药来维持有效血药浓度，并使之维持一定水平，此时给药速率与消除速率达到平衡，体内进入与消除的药量趋于相等，体内总药量不再增高，血药浓度达到稳定状态，称为稳态血药浓度（steady state plasma concentration，C_{ss}），又称坪值。药物在体内达到坪值后，血药浓度是一个稳定的动态波动幅度，其最高值称为峰浓度（peak concentration，C_{max}），最低值称为谷浓度（trough concentration，C_{min}）。

绝大多数药物符合一级动力学消除规律，恒速恒量给药或以 $t_{1/2}$ 为给药间隔连续多次恒量给药时，药物吸收快于药物消除，药物浓度逐渐增加，体内药物蓄积，时量曲线呈锯齿状上升，约经 4～5 个 $t_{1/2}$ 达到稳态血药浓度。静脉恒速滴注时血药浓度可以平稳地达到 C_{ss}，坪值为一水平直线，见图 3-4。理想的给药方案应该是使 C_{ss} 略小于最小中毒血浆浓度（minimal toxic concentration，MTC），而略大于 MEC，即血药浓度波动于 MTC 与 MEC 之间。

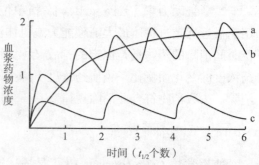

图 3-4　静脉给药和血管外多次用药的时量曲线

a. 静脉注射；b. 肌内注射；c. 肌内注射

a、b 为等剂量、等间隔给药；c 为 a、b 的 1/2 剂量、

2 倍时间间隔给药

临床多次给药的方案有以下几种：

1. 等剂量等间隔给药　这是临床最常用的给药方法。坪值的高低与一日总药量成正比，一日的总药量若增加一倍，则坪值也提高一倍，故调整一日用药总量可改变坪值的高低。坪值的峰浓度和谷浓度的波动幅度与单次给药剂量成正比、与给药间隔时间成正比，如果 1 日用药总量不变，分 2 次、3 次或 4 次给药，坪值不变，但服药次数越多，即给药间隔时间越短，每次给药剂量就越小，峰浓度和谷浓度波动幅度越小。若增加单次给药剂量而不改变给药间隔时间，稳态血药浓度水平提高，但达到稳态血药浓度的时间未变，波动范围增大。若缩短给药间隔而不增加单次给药剂量可使体内的药物总量增加，峰谷浓度差缩小，达到稳态血药浓度的时间不变。所以，缩短给药间隔或增加给药剂量均不能提前达到稳态血药浓度，却易因为药物总量增加而发生毒性反应，分别见图 3-5（a）和见图 3-5（b）。

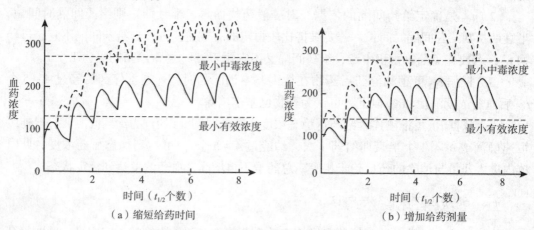

（a）缩短给药时间　　　　　　　　　　　　　　（b）增加给药剂量

图 3-5　不同给药方案对稳态血药浓度的影响

2. 负荷量与维持量给药 有些药物在病情危重时需要立即达到有效血药浓度，可采取负荷量给药法，即首次剂量加倍，仅需一个 $t_{1/2}$ 即可达稳态血药浓度的剂量，迅速发挥疗效，以后再给予维持量的方法，见图 3-6。这种给药方法适用于安全范围大、半衰期比较长的药物。

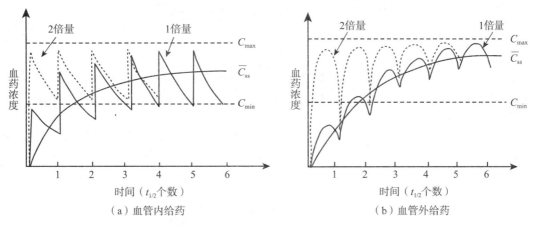

图 3-6 负荷量给药的稳态血药浓度

3. 间歇给药 根据治疗需要，临床常采用的给药间隔大于半衰期的给药方法即间歇给药。如长期应用肾上腺糖皮质激素的隔日疗法，在内源性糖皮质激素分泌高峰时给药，与生理性负反馈时间一致，可减少不良反应发生的机会。

4. 个体化给药方案 由于个体差异比较大，每位患者的病情和体质各不相同，临床给药除了考虑药动学参数外，更需要重视不同患者的具体生理和病理情况，做到给药个体化，选择最佳给药方案，尽可能获得最好疗效，而且减少不良反应的发生。

小　结

药动学研究机体对药物的处理过程，即药物的体内过程（包括吸收、分布、生物转化和排泄），并阐释药物在机体内的动态规律，特别是研究体内药物浓度随时间而变化的规律。药物在体内的吸收受给药途径、药物剂型、药物理化性质及局部环境的影响。多数药物通过被动转运吸收，少数药物经主动转运吸收。药物在体内的分布亦受多种因素影响，包括药物与血浆蛋白和组织蛋白的结合力、局部组织器官的血流量、药物与组织的亲和力及体液的 pH、体内的屏障作用等。肝脏是药物代谢的重要器官，肝脏微粒体的细胞色素 P450 氧化酶系统是对药物进行代谢的重要酶系。肾脏是最主要的药物排泄器官。药物的消除速度决定其在体内存留时间长短，消除慢者，易在体内蓄积，甚至中毒。药物在体内转运或转化过程中始终伴随着血药浓度的动态变化，各药动学参数的计算能够定量反应这种动态变化规律，为临床制定和调整给药方案提供重要依据。

第四章　影响药效的因素

药物在机体内产生的效应受药物和机体等多种因素的影响。临床用药应该考虑可能影响药物效应的因素，根据患者的情况，选择合适的药物和剂量，做到用药个体化。

第一节　机体方面的因素

一、生理因素

（一）年龄

年龄因素是指儿童（主要指婴幼儿）和老年人由于年龄的关系，他们各自的解剖、生理特点和生化功能与成年人存在着很大差别，药物在他们机体内的分布、吸收、代谢、排泄等与成年人有着各自不同的规律，对药物作用的反应也会出现较大的差异。

1. 儿童　尤其是幼儿，不是小型成人，身体正处于生长发育阶段，多种功能参数随年龄增长不断发展变化，药物使用剂量不能简单根据成人剂量按比例递减。婴幼儿的体液占体重比例大，对影响水盐代谢和酸碱平衡的药物敏感；血浆蛋白总量少，与药物结合率低，进入组织的药量增多，药物作用及不良反应较成人强；同时血脑屏障发育不全，脂溶性药物如吗啡等，易进入脑内，易引起中毒；儿童肝肾功能尚未发育完全，处于生长发育阶段，对药物的代谢和消除较慢，易引起药物作用过强或蓄积中毒，如新生儿使用氯霉素后蓄积中毒导致的"灰婴综合征"。另外，儿童对有一些药物的反应与成人不同，如抗癫痫药加巴喷丁，对成人效果是肯定的，对儿童却有毒，因此12岁以下儿童应禁用；还有四环素使儿童牙齿变灰褐色、中枢抑制药影响其智力发育等。总之，儿童对药物的反应与成人相比，既有量的差异也可能存在质的区别，选药应慎重。

2. 老人　老年人的生理功能减退，血浆蛋白浓度降低，肝药酶活性减弱，肾功能减退，使游离型药物增多，药物的作用或毒性增强。如肌注青霉素 G 20 万单位，1.5 小时后老年人（70~81岁）的血药浓度为年轻人（15~30岁）的3倍，3小时后老年人为年轻人的13倍，故一般老人用药剂量应较成人剂量适当减少。

（二）性别

性别对药物作用的影响主要表现在女性的一些特殊生理时期，如月经、妊娠、分娩、哺乳等。如月经期和妊娠期应慎用泻药和抗凝血药，以免盆腔充血经量增多；妊娠期和哺乳期避免使用对胎儿发育有影响或有致畸作用的药物等。此外，一般女性体重轻于男性，有较高比例的脂肪和较低比例的水，用药量相同时药物的分布和药物作用的强弱可能有差别。

（三）营养状态

营养不良可导致体重下降，脂肪组织减少，血浆蛋白含量降低，结合药物能力下降，用药后血浆中游离药物浓度升高；严重营养不良还会影响机体药酶的含量，肝药酶活性较低，甘氨酸、半胱氨酸与药物结合能力下降，使肝脏对药物的代谢能力降低，药物灭活减慢，可能导致药物作用增强。另外，严重营养不良致使患者身体整体状况不佳，应激、免疫及代偿调节等均有一定程度下降，也影响药物疗效的发挥，同时不良反应也可能增加。

二、病理状态

疾病本身能导致药效学改变，可以通过影响中枢神经系统、内分泌系统以及其他效应器官的反应性而改变药物的作用。如正常人服用利尿药后血压并不明显下降，高血压者则明显降低；解热药只对发热患者有降低体温作用。

病理状态也可引起药物代谢动力学改变，如肝肾功能不良可使经肝转化及经肾排泄的药物消除减慢，药物在体内蓄积，毒性增加，甚至发生严重后果，故对肝肾功能不全患者用药必须适当减少剂量或延长给药间隔时间。在血液循环差、休克和脱水情况下，药物的吸收、转运发生障碍，在临床用药时应加以考虑。

病理状态疾病的严重程度、并发症均会影响药物的疗效。如结核患者若同时伴有糖尿病，服用抗结核药物时血糖往往控制得不理想，同时抗结核药物的疗效也不佳。

三、遗传因素

遗传因素是指一些先天性遗传异常者在应用同一种药物时可能出现异于常人的药效和不良反应，此时，遗传是药物代谢和效应的决定因素，基因突变可引起药物代谢酶、转运蛋白及受体蛋白氨基酸序列和功能异常，成为药物效应个体差异和种族差异的主要原因。

个体差异是指基本情况相同时，少数患者出现的与多数人在质和量上的显著差异反应，如高敏性、耐受性。二者主要体现在不同个体对某药物存在的量的差异性，高敏性反应指个体对药物作用特别敏感，应用小剂量即能产生毒性反应的现象，这种现象可长期存在；耐受性指机体对药物的反应性降低，可耐受较大剂量而不产生中毒反应的现象，一般连续用药一段时间后产生；特异质反应也是个体差异的表现，是不同个体对某一药物存在质的差异性的体现，如氯霉素导致的再生障碍性贫血，发生率约为 1/50000。这些差异的产生不是一成不变的，对药物的反应性可因时及用药时间的长短等而异，因此，临床用药在特殊情况下一定强调用药个体化。

不同种族具有不同的遗传背景，如不同种族长期生活在不同的地理环境中，有着不同的食物来源、文化背景和习惯，这些对药物代谢酶的活性和作用靶点的敏感性均有显著影响，导致一些药物的代谢和作用存在种族差异，甚至可能产生不良反应。

四、心理因素

心理因素可影响某些药物的药效，患者对医生和药物的信任度以及医生的言行等多种心理 – 社会因素均影响药物的效应。一般来说，乐观的情绪对疾病的痊愈产生有利的影响，相反，如果患者对疾病有很重的思想包袱，悲观失望，往往会使药物疗效降低。

安慰剂（placebo）一般指由本身没有特殊药理活性的中性物质，如乳糖、淀粉等制成的外形似药的制剂。广义上讲，安慰剂还包括本身没有特殊作用的医疗措施，如假手术等。主要对有心理因素参与控制的自主神经系统功能影响较大，如心率、血压、胃酸分泌、呕吐及性功能等。安慰剂对心绞痛、手术痛及神经官能症等能获得30% ~ 50%的疗效，此即通过心理因素取得的。

第二节　药物方面的因素

一、剂量

药物剂量不同产生的药物作用也不同。量效关系表明在一定剂量范围内，随着用药剂量的增加，药理效应可随之增强到最大值。超出此范围再增加剂量，可能引起中毒。《中国药典》对某些药物规定了极量，一般用药不应超过极量。还有的药物很特殊，在一定剂量范围内不同剂量发挥不同的效应，如阿司匹林小剂量具有预防血栓形成的作用，中剂量产生解热镇痛作用，较大剂量发挥抗风湿作用。

二、剂型

同一药物剂型不同，生物利用度可能不同，所引起的药物效应也会不同，从而影响了药效的发挥。如注射剂的水溶液吸收速度快于油溶液或混悬液；口服制剂中，溶液剂 > 散剂 > 胶囊 > 片剂的吸收速度。此外，药物的制剂工艺和原辅料的不同，也会显著影响药物的吸收和生物利用度。如制剂工艺中颗粒体积的大小、填充剂的密度、赋型剂的差异等均可影响药物的崩解及溶出，进而影响药物的生物利用度。一般吸收快的剂型血药浓度达峰时间短，故起效快；吸收慢的剂型，由于潜伏期长，故起效慢，但维持作用时间长。

目前，根据药物特点和临床需要研制出了许多种特殊的药物剂型，如肠溶片（胶囊）可避免苦味、减少药物对胃的刺激等。控、缓释制剂可使药物近恒速或缓慢释放，不仅延长了药物作用时间还减少血药浓度的波动，提高用药的依从性。靶向制剂可以使药物向特定的靶组织分布，减少了向其他部位分布所带来的不良反应。

知识链接

缓释剂与控释剂

缓释剂系指药物在用药后能在较长时间持续释放药物以达到长效作用的制剂。其制备方法是先将药物制成小颗粒，多数颗粒作为缓释部分分别包上厚薄不同的包衣，少数不包衣作为速释部分。将上述颗粒按一定比例进行混合，制成缓释剂。服用后，药物因为包衣不同，在不同时间内依次释放，各种药物颗粒像接力跑一样在较长时间内持续释放，发挥长效作用。

控释剂有广义和狭义之分。狭义控释剂是指药物能在预定时间内自动以预定速率平稳释放，使血药浓度在长时间维持在治疗窗范围之内的制剂。广义控释剂不仅包括对释药速度的控制，还包括释药时间、方式、方向、部位等。控释剂一般先把药物制成片芯，在片芯外面包上一定厚度的半透膜，然后应用激光技术在膜上打出若干小孔。药物服用后与体液接触，水从半透膜进入片芯，使药物溶解，药物借助渗透压，以恒定速度持续从小孔中释放出来。

三、给药途径

给药途径影响药物的生物利用度、起效时间和作用持续时间。给药途径不同，药物吸收的程度不同，吸收的速度也不同。药物的吸收速度能影响血药浓度的高低及其升高的快慢，从而影响药物在体内的分布和消除，进而影响药物的体内作用强度和维持时间。以不同途径给药，药物吸收的快慢顺序依次为吸入＞肌内注射＞皮下注射＞口服＞直肠给药＞皮肤（贴皮）给药，产生效应快慢顺序通常是静脉给药＞吸入给药＞肌内注射＞皮下注射＞舌下给药＞直肠给药＞口服＞皮肤黏膜给药。

某些药物给药途径不同可引起质的变化，表现为可以出现完全不同的药理作用和用途。如硫酸镁口服吸收很少，进入胃肠道仅发挥局部作用——利胆和导泻；静脉注射给药却发挥全身作用——降压、抗惊厥和降低颅内压等。

四、给药时间和次数

给药时间对药物作用有一定影响，应依据用药目的和机体的昼夜节律变化来确定给药时间。一般来讲，饭前服用可避免食物对口服药物经消化道吸收的影响，药物吸收好、起效也快；如果药物对胃肠有刺激性，采用饭后服用可减少刺激；清晨血压一般都会有较大幅度的升高，降压药应在清晨服用；支气管哮喘患者常常是在夜晚或黎明前气道阻力增加，即诱发哮喘发作，平喘药 β_2 受体激动药应采用晨低夜高给药，有利于在清晨呼吸道阻力增加时达到较高血药浓度，疗效更佳。

人体机能的昼夜规律作息使体内各内源性活性物质分泌也具有一定的昼夜节律特点，对药物作用的敏感性也具有昼夜节律。如肾上腺皮质激素在体内分泌具有明显而恒定的昼夜节律，对于长期服用糖皮质激素的患者，应根据生理性糖皮质激素分泌在上午

8～10时最高，午夜最低的规律，采用1日量集中上午8时一次给予，可减轻对腺垂体和下丘脑反馈抑制的副作用。

给药次数是根据药物半衰期和患者的情况建立的一个给药方案，提供适当的药物浓度水平，可避免其过多波动及超越治疗范围的药物积累。心血管药物如地高辛，要维持在最低有效和最高不呈现毒性的血药浓度区间，需建立一个合理的多次给药方案。此外，对于一些特殊的患者（如特异质体质者等）还应个体设计用药方案。

五、药物相互作用

两种或两种以上药物同时或先后序贯应用称为联合用药或配伍用药。联合用药引起的药物作用或毒性的变化称为相互作用。药物相互作用结果使药物效应加强者为协同作用；使药物各自效应减弱或抵消者为拮抗作用。药物相互作用包括体内相互作用（药物药理效应的变化或毒性变化）和体外相互作用（物理或化学性质的变化）。

（一）体内相互作用

1. 药动学方面的影响

（1）吸收　局麻时，在局麻药中加入少量肾上腺素，利用肾上腺素收缩皮下血管而延缓药物吸收的作用，减慢局麻药吸收进入血液循环的速度，延长其局部麻醉作用时间，同时可减少局麻药的用量，减少不良反应。弱酸性药物苯巴比妥中毒时静脉点滴碳酸氢钠，可碱化血液及尿液，减少药物的吸收，且可加速其自尿中的排泄，使患者尽快脱离危险。

（2）分布　绝大多数药物均与血浆蛋白呈不同程度的可逆性结合，当两种高血浆蛋白结合率的药物联合应用时，出现较明显竞争置换现象，加大了被置换药物的游离型比例，有更多游离药物作用于靶位，容易诱发该药的毒性反应。如保泰松使华法林抗凝血作用加强，诱发出血倾向；磺胺类可使甲苯磺丁脲作用增强，引起低血糖反应。

（3）代谢　肝脏是机体的主要代谢器官，有特异性代谢和非特异性代谢，绝大多数药物通过非特异性酶的催化而代谢失活或减毒。在酶处理药物的同时，有些药物也影响了酶的活性，如肝药酶诱导剂能加速自身与其他在肝脏转化药物的代谢速率，甚至使这些药物药效减弱，出现耐受性；反之，肝药酶抑制剂可使药物消除速率减慢，作用时间延长，药效增强，甚至引起毒性反应。

（4）排泄　药物排泄环节产生的相互作用主要发生在肾小管重吸收和肾小管分泌两个过程。改变尿液酸碱度不仅影响药物排泄速度，还可影响药物效应，如应用碳酸氢钠碱化尿液，可增强链霉素等碱性抗生素的抗菌作用，还可减少磺胺类药物的肾损害作用。

2. 药效学方面的影响

（1）效应协同　联合用药的效果等于或大于单用效果之和，治疗作用和不良反应均可相加，在联合用药时应采用合用药物的方法增强治疗作用，同时要注意避免药物联合后引起的不良作用。如抗菌药磺胺和甲氧苄啶可分别阻断敏感菌叶酸合成的两个关键酶，而产生协同抗菌作用，合用后可提高疗效的同时又减少了耐药性的出现；非甾体抗炎药阿司匹林抑制血小板功能，若与抗凝药华法林合用，可增强抗凝血功能诱发胃出血等。高效利尿药呋塞米与庆大霉素合用可加重耳毒性是不良反应的相加。

（2）效应拮抗　两种及以上药物合用时，出现竞争性拮抗，表现为合用后效果小于单用效果之和。分为：①生理性拮抗。作用靶位竞争，大环内酯类、林可霉素类与氯霉素均作用于细菌核糖体50S亚基，竞争其结合部位而产生拮抗作用，使药效降低。②药理性拮抗。拮抗剂与受体结合阻止激动剂与受体结合而产生拮抗作用，如阿片受体拮抗剂纳洛酮拮抗吗啡的阿片受体激动作用。③化学性拮抗。两个药物因为化学结构因素在体内产生物理或化学反应而产生拮抗作用，如肝素过量可引起出血，因其带强大负电荷，可用带强正电荷的鱼精蛋白解救，二者能迅速形成稳定的复合物，使肝素抗凝作用消失。药物的拮抗作用可用于中毒解救或纠正某些药物的不良反应。

（二）体外相互作用

体外相互作用多发生于液体制剂，容易发生体外相互作用的药物混合属于配伍禁忌。配伍禁忌是指两种或两种以上的药物于患者用药前在体外混合时相互间发生化学或物理性相互作用，改变药物性质，使药物降低或失去疗效，甚至产生毒性作用。如葡萄糖注射液与磺胺嘧啶钠注射液混合后，由于溶液pH改变，磺胺嘧啶结晶析出，进入微血管易引起栓塞；各种氨基酸营养液中一般都不可加入任何药物，否则，易引起药物降解甚至产生抗原或半抗原而引起机体发生变态反应；氨茶碱、氢化可的松等药物不能加入葡萄糖溶液中；肾上腺素和去甲肾上腺素在碱性溶液中易氧化失效。临床配伍用药时应遵守《药物配伍禁忌表》以保证用药安全。

第三节　环境因素

不同地理环境，海拔、日照、土壤、水质等存在明显不同，同样地理环境下，环境温度、湿度、噪音、运动或休息、通气条件等均可影响药物作用，使人体内生理机能存在一定差异，如正常人卧床三天，可使药物（如安替比林）$t_{1/2}$ 明显缩短。生活或工作环境中若存在化学物质如多氯联苯、多环芳香烃、多种重金属及挥发性全麻药等，均能诱导肝药酶，促进药物代谢。

小　结

影响药效的因素很多，主要有：①机体方面。包括年龄、性别、个体差异、遗传因素和病理状态等；②药物方面。包括用药剂量、剂型、药物的理化性质、给药途径、给药次数和时间等。③环境因素。包括海拔、日照、土壤、水质以及环境温度、湿度、噪音、运动或休息、通气条件等。联合用药可增强药物疗效，减少用药剂量和降低不良反应。联合用药应考虑药物的相互作用，避免不合理的联合用药。

第五章 传出神经系统药理概论

作用于传出神经系统的药物通过影响传出神经系统递质传递过程的多个环节或直接作用于受体而改变效应器的功能活动而发挥药效。

第一节 传出神经系统的结构与功能

一、传出神经按解剖学分类

按解剖学分类，传出神经系统分为植物神经系统和运动神经系统。植物神经又分为交感神经和副交感神经。

（一）植物神经系统

植物神经系统又称自主神经系统，主要支配心肌、平滑肌和腺体等效应器。植物神经自中枢神经系统发出后，均经过神经节更换神经元，然后到达效应器。因此，植物神经有节前纤维和节后纤维之分，见图 5-1。

（二）运动神经系统

运动神经系统支配骨骼肌。运动神经自中枢发出后，中途不更换神经元，直接到达骨骼肌，因此无节前和节后纤维之分，见图 5-1。

二、传出神经按释放的神经递质分类

根据传出神经末梢所释放的递质的不同，将传出神经分为胆碱能神经和去甲肾上腺素能神经两大类。

（一）胆碱能神经

兴奋时末梢释放乙酰胆碱（acetylcholine，ACh）的传出神经称为胆碱能神经，包括：①全部交感神经和副交感神经的节前纤维；②全部副交感神经的节后纤维；③运动神经；④极少数交感神经节后纤维，如支配汗腺分泌的交感神经和骨骼肌血管舒张的交感神经。

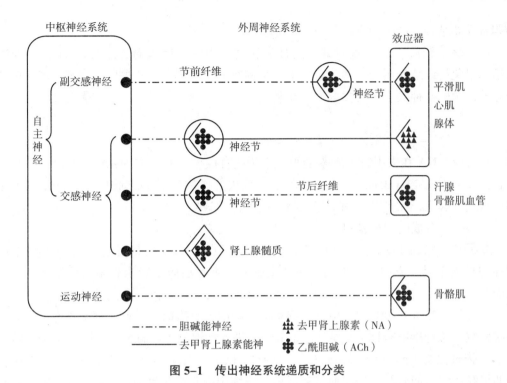

中枢神经系统　　　　　　　　外周神经系统　　　　　　　　效应器

节前纤维

副交感神经　　　　　　　　　　神经节　　　平滑肌
　　　　　　　　　　　　　　　　　　　　　心肌
自　　　　　　　　神经节　　　　　　　　　腺体
主
神　　　　　　　　　　　节后纤维
经　　交感神经　　　　神经节　　　　　　汗腺
　　　　　　　　　　　　　　　　　　　骨骼肌血管

肾上腺髓质

运动神经　　　　　　　　　　　　　　　　骨骼肌

－·－·－· 胆碱能神经　　　去甲肾上腺素（NA）
———— 去甲肾上腺素能神　　乙酰胆碱（ACh）

图 5-1　传出神经系统递质和分类

（二）去甲肾上腺素能神经

兴奋时末梢释放去甲肾上腺素（noradrenaline，NA、NE）的传出神经称为去甲肾上腺素能神经，也称肾上腺素能神经，大多数交感神经的节后纤维属于此类。

绝大多数器官接受去甲肾上腺素能神经和胆碱能神经的双重支配，对同一器官而言，两类神经的作用大多是相互对抗的，当两类神经同时兴奋时，通常器官显示占优势的神经效应。如窦房结，去甲肾上腺素能神经兴奋可使其兴奋，致使心率加快；而胆碱能神经兴奋可使其抑制而减慢心率。但是窦房结以胆碱能神经占优势，所有当两类神经同时兴奋时，常表现为心率减慢。

第二节　传出神经系统的递质与受体

一、传出神经系统递质的合成、储存、释放和消除

（一）乙酰胆碱

1. 合成　ACh 以胆碱和乙酰辅酶 A 为原料，在胆碱乙酰化酶作用下，在胆碱能神经末梢内合成。

2. 储存　合成的 ACh 进入囊泡贮存。

3. 释放　胆碱能神经兴奋时，神经冲动传到突触前膜并引起其去极化，Ca^{2+} 内流，囊泡靠近突触前膜并释放递质乙酰胆碱，乙酰胆碱经突触间隙扩散到突触后膜，与其上

的胆碱受体结合，产生相应的效应。

4. 消除　释放后的乙酰胆碱迅速被突触间隙内的胆碱酯酶（cholinesterase，ChE）水解，以免持续地作用于受体，影响下一个神经冲动的传递。乙酰胆碱水解后产生胆碱和乙酸，胆碱被神经末梢再摄取，重新利用。

（二）去甲肾上腺素

1. 合成　NA 在去甲肾上腺素能神经末梢内合成。以酪氨酸为原料，在酪氨酸羟化酶作用下生成多巴（dopa），多巴经多巴胺脱羧酶作用生成多巴胺（dopamine，DA），多巴胺进入囊泡，在多巴胺 β–羟化酶作用下合成 NA。

2. 储存　合成的 NA 囊泡贮存。

3. 释放　NA 的释放方式与 ACh 相似，也是一个 Ca^{2+} 依赖性过程。去甲肾上腺素能神经兴奋时，囊泡中释放的去甲肾上腺素与突触后膜上肾上腺素受体结合，产生效应。

4. 消除　75% ~ 90% 的去甲肾上腺素被突触前膜重摄取，重新贮存于囊泡中，以供再次释放，这种摄取被称为摄取 1；小部分未进入囊泡的去甲肾上腺素被胞浆中线粒体膜上单胺氧化酶（monoamine oxidase，MAO）破坏。其余 10% ~ 25% 的去甲肾上腺素被非神经组织，如心肌、平滑肌等摄取后，由细胞内儿茶酚氧位甲基转移酶（catechol-o-methyl transferase，COMT）和单胺氧化酶灭活，这种摄取方式称为摄取 2。此外，尚有少量去甲肾上腺素从突触间隙扩散到血液中，被肝、肾组织中的 COMT 和 MAO 灭活。

二、传出神经系统受体的分类、分布及生物效应

根据与之结合的递质的不同，传出神经系统的受体分为两类，即胆碱受体（cholinergic receptor）和肾上腺素受体（adrenergic receptor）。

（一）胆碱受体

能选择性地与 ACh 结合并产生生理效应的受体称为胆碱受体，根据对药物的选择性的不同其可分为两个型。

1. 毒蕈碱（muscarine）型胆碱受体　简称 M 受体，是指能选择性地与毒蕈碱结合的胆碱受体，分布在胆碱能节后纤维支配的效应器细胞膜上，如心脏、血管、支气管平滑肌、胃肠平滑肌、膀胱逼尿肌、瞳孔括约肌和腺体。M 受体被激动后可引起心脏抑制（心肌收缩力减弱、心率减慢、房室传导速度减慢）、血管扩张、腺体分泌增多，以及支气管平滑肌、胃肠平滑肌、膀胱逼尿肌等收缩和瞳孔缩小；这些生理效应统称为 M 样作用。M 受体主要分为 M_1、M_2、M_3、M_4、M_5 五个亚型，其分布和效应见表 5–1。

2. 烟碱（nicotine）型胆碱受体　简称 N 受体，是指能选择性与烟碱结合的胆碱受体，该型受体分为 N_1 和 N_2 两种亚型。N_1 受体分布在神经节和肾上腺髓质上，N_1 受体被激动时可引起神经节兴奋（神经节兴奋的表现取决于节后纤维所支配器官的优势神

经）和肾上腺髓质激素分泌，这些效应称为 N_1 样作用；N_2 受体分布在骨骼肌细胞膜上，激动时可引起骨骼肌的兴奋和收缩，称为 N_2 样作用。N_1 样作用和 N_2 样作用合称 N 样作用。

（二）肾上腺素受体

1. α 型肾上腺素受体　简称 α 受体，分为 α_1、α_2 两个亚型。α_1 受体主要分布在皮肤、黏膜和内脏血管的平滑肌及瞳孔开大肌上，α_1 受体被激动可使皮肤、黏膜、内脏血管收缩，瞳孔扩大；α_2 受体主要分布于突触前膜上，被激动时抑制突触前膜释放去甲肾上腺素，即负反馈效应。α 受体被激动后的效应统称 α 型作用。

2. β 型肾上腺素受体　简称 β 受体，分为 β_1、β_2 两个亚型。β_1 受体主要分布于心脏和肾小球旁细胞上，β_1 受体被激动可使心脏兴奋（心肌收缩力增强、心率加快、传导速度加快）、肾素分泌增多；β_2 受体主要分布于支气管平滑肌、骨骼肌血管及冠脉血管的平滑肌和肝脏等处，β_2 受体被激动可引起支气管扩张、骨骼肌血管和冠脉舒张、肝糖原分解。β_2 受体也分布于去甲肾上腺素能神经突触前膜，被激动时促进突触前膜释放去甲肾上腺素，即正反馈效应。β_1、β_2 受体兴奋时的表现统称为 β 型作用。

此外，传出神经系统尚有多巴胺受体（dopamine receptor），可与多巴胺（dopemine，DA）递质结合。DA 受体有 D_1 和 D_2 两个亚型，D_1 受体在外周分布较多，主要分布于肾、肠系膜、心、脑等部位的血管平滑肌，D_1 受体被激动时，这些部位的血管扩张；D_2 受体大多分布于中枢，如中脑边缘系统、黑质纹状体、延髓催吐化学感受区、下丘脑、垂体等部位，作用原理参见第十五章抗精神失常药。

传出神经系统受体类型、分布及效应见表 5-1。

表 5-1　传出神经系统受体类型、受体分布及效应

受体类型	受体分布	效　应
胆碱受体		
M 受体		
M_1 受体	中枢和胃壁细胞	中枢兴奋；胃酸分泌
M_2 受体	心脏	心率减慢，传导减慢，心肌收缩力减弱
M_3 受体	平滑肌、腺体、血管眼（瞳孔括约肌）	平滑肌收缩；腺体分泌；血管扩张；缩瞳
M_4 受体		
M_5 受体	中枢神经系统	—
N 受体		
N_1 受体	神经节、肾上腺髓质	神经节兴奋；肾上腺髓质激素分泌
N_2 受体	骨骼肌	骨骼肌收缩

受体类型	受体分布	效　应
肾上腺素受体		
α 受体		
α_1 受体	血管（皮肤、黏膜、内脏） 眼（瞳孔开大肌）	血管收缩 扩瞳
α_2 受体	去甲肾上腺素能神经突触前膜	抑制去甲肾上腺素的释放
β 受体		
β_1 受体	心脏、肾小球旁细胞	心肌收缩力增强、心率加快 传导加快；肾素分泌增多
β_2 受体	平滑肌（支气管、胃肠、膀胱、子宫等）； 血管（骨骼肌、冠脉）、肝脏、脂肪细胞、 去甲肾上腺素能神经突触前膜	平滑肌舒张；血管舒张；糖原分解、 脂肪分解；促进去甲肾上腺素的释放
多巴胺受体		
D_1 受体	血管（肾、肠系膜、心、脑）	血管扩张
D_2 受体	多巴胺能神经突触前膜	

第三节　传出神经系统药物的作用方式和分类

一、传出神经系统药物的作用方式

（一）直接作用于受体

药物能直接与受体结合而产生药理作用，若产生与递质相似的作用，称激动药，也称为该受体兴奋药；若不产生或较少产生与递质相似的作用，却妨碍递质与受体的结合，阻断冲动的传递，产生与递质相反的作用，则称阻断药，也称为拮抗药。

（二）影响递质

1.影响递质的生物合成　直接影响递质生物合成的药物较少，且无临床应用价值，仅作药理学研究的工具药，如密胆碱。

2.影响递质的转化　如乙酰胆碱的灭活主要是被胆碱酯酶水解。因此，抗胆碱酯酶药能妨碍乙酰胆碱的水解，提高乙酰胆碱浓度，产生药理作用，而称为拟胆碱药。

去甲肾上腺素作用的消失与乙酰胆碱不同，它主要靠突触前膜的摄取，只有少量被MAO 和 COMT 灭活，因此，现有的 MAO 抑制药或 COMT 抑制药并不能成为理想的外周拟肾上腺素药。

3.影响递质的释放与贮存 药物可通过促进递质的释放而发挥递质样作用。例如麻黄碱促进去甲肾上腺素的释放、氨甲酰胆碱促进乙酰胆碱的释放而间接激动受体；而它们同时又可与受体结合发挥直接激动受体作用。药物也可通过影响递质在神经末梢的转运和贮存而发挥作用。例如利血平抑制神经末梢囊泡对去甲肾上腺素的摄取，使囊泡内去甲肾上腺素逐渐减少以至耗竭，从而表现为拮抗去甲肾上腺素能神经的作用。

二、传出神经系统药物的分类

根据药物作用性质及对不同受体的选择性进行分类，见表 5-2。

表 5-2 传出神经系统药物的分类及代表药物

拟似药	阻断药
一、胆碱受体激动药	一、胆碱受体阻断药
（一）胆碱受体激动药	（一）M 受体阻断药
M、N 受体激动药：乙酰胆碱	M_1、M_2 受体阻断药：阿托品
M 受体激动药：毛果芸香碱	M_1 受体阻断药：哌仑西平
N 受体激动药：烟碱	
（二）抗胆碱酯酶药：新斯的明	（二）N 受体阻断药
	N_1 受体阻断药：美加明
	N_2 受体阻断药
	去极化型肌松药：琥珀胆碱
	非去极化型肌松药：筒箭毒碱
	二、胆碱酯酶复活药：碘解磷定、氯解磷定
二、肾上腺素受体激动药	三、肾上腺素受体阻断药
（一）α、β 受体激动药：肾上腺素	（一）α、β 受体阻断药：拉贝洛尔
（二）α 受体激动药	（二）α 受体阻断药
α_1、α_2 受体激动药：去甲肾上腺素	α_1、α_2 受体阻断药：酚妥拉明
α_1 受体激动药：去氧肾上腺素	α_1 受体阻断药：哌唑嗪
α_2 受体激动药：可乐定	α_2 受体阻断药：育亨宾
（三）β 受体激动药	（三）β 受体阻断药
β_1、β_2 受体激动药：异丙肾上腺素	β_1、β_2 受体阻断药：普萘洛尔
β_1 受体激动药：多巴酚丁胺	β_1 受体阻断药：阿替洛尔

小 结

根据神经末梢释放递质的不同，传出神经分为胆碱能神经和去甲肾上腺素能神经，其受体相应地分为胆碱受体和肾上腺素受体，前者又分为 M 受体和 N 受体；后者有 α 受体和 β 受体之分。去甲肾上腺素能神经兴奋时释放 NE，激动 α 受体和 β 受体，引起心脏兴奋、皮肤黏膜和内脏血管收缩、血压升高、支气管和胃肠道平滑肌抑制、瞳孔扩大等。这些功能变化，有利于机体适应环境的急聚变化。胆碱能神经兴奋时释放 ACh，激动 M 受体和 N 受体，前者的效应表现为心脏抑制、皮肤黏膜和内脏血管舒张、血压下降、胃肠道平滑肌兴奋、瞳孔缩小等，有利于机体进行休整和积蓄能量；后者的效应可见神经节兴奋和肾上腺髓质激素分泌（N_1 样作用），以及骨骼肌收缩（N_2 样作用）。传出神经系统药物分为胆碱受体激动药、胆碱受体阻断药、肾上腺素受体激动药和肾上腺素阻断药。

第六章　胆碱受体激动药和作用于胆碱酯酶药

胆碱受体激动药（cholinoceptor agonists）是一类直接激动胆碱受体，产生与胆碱能神经兴奋相似效应的药物。作用于胆碱酯酶药是一类通过影响胆碱酯酶活性，进而间接影响胆碱能神经功能的药物。根据其作用方式的不同，可分为胆碱酯酶抑制剂和胆碱酯酶复活剂。胆碱受体激动药和胆碱酯酶抑制剂合称为拟胆碱药（cholinomimetic drugs）。

第一节　胆碱受体激动药

胆碱受体激动药根据其作用的受体亚型可分为三种：① M、N 胆碱受体激动药；② M 胆碱受体激动药；③ N 胆碱受体激动药。

一、M、N 胆碱受体激动药

本类药物可直接激动 M 受体、N 受体，产生 M 样和 N 样作用，包括乙酰胆碱、卡巴胆碱和醋甲胆碱。其中乙酰胆碱是胆碱能神经递质，现已人工合成；卡巴胆碱和醋甲胆碱（methacholine）为合成的胆碱酯类化合物。

乙酰胆碱

乙酰胆碱（acetylcholine，ACh）为胆碱的乙酰化衍生物，现已人工合成。本药性质不稳定，易被乙酰胆碱酯酶（acetylcholinesterase，AChE）水解为胆碱和乙酸而迅速灭活，只有大剂量静脉注射才出现药理作用。乙酰胆碱激动 M 受体产生舒张血管、减慢心率、减慢房室结和浦肯野纤维传导、减弱心肌收缩力、缩短心房不应期、兴奋胃肠道和泌尿道平滑肌、促进腺体分泌、收缩支气管等作用（即 M 样作用），激动 N 受体可兴奋自主神经节及骨骼肌（即 N 样作用）。由于其药理作用范围广，选择性差，故无临床应用价值，常作为工具药使用。

卡巴胆碱

卡巴胆碱（carbachol，氨甲酰胆碱）为人工合成的拟胆碱药。化学性质稳定，不易被 AChE 水解，作用时间较长。能直接激动 M 和 N 受体，也可促进胆碱能神经末梢释放乙酰胆碱而发挥间接作用。对肠道和膀胱有明显兴奋作用，但由于作用广泛，不良反应多，且阿托品对其解毒效果差，故很少全身用药。临床主要用于眼科疾病，如滴眼治疗青光眼、眼部注射用于需要缩瞳的手术（如白内障摘除、角膜移植等）。禁用于视网膜脱离、心律失常、低血压、甲状腺功能亢进症、支气管哮喘和溃疡病患者。不可作肌内或静脉注射给药。

二、M 胆碱受体激动药

本类药物主要激动 M 受体，产生 M 样作用，主要包括毛果芸香碱、氯贝胆碱（bethanechol chloride）和毒蕈碱（muscarine）。

毛果芸香碱

毛果芸香碱（pilocarpine，匹鲁卡品）是 1875 年巴西 Coutinhou 从美洲毛果芸香属植物叶中提取的生物碱，水溶液稳定，现已人工合成。

【药理作用】选择性直接作用于 M 胆碱受体，对眼和腺体的选择性较高。

1. 对眼的作用

（1）缩瞳　虹膜内有两种平滑肌，一种是瞳孔括约肌，另一种是瞳孔开大肌。前者沿瞳孔环形排列，受胆碱能神经支配，瞳孔括约肌 M 受体兴奋时瞳孔括约肌向瞳孔中心方向收缩，瞳孔缩小；后者沿瞳孔放射状排列，受去甲肾上腺素能神经支配，瞳孔开大肌 α 受体兴奋时瞳孔开大肌向外周收缩，瞳孔扩大。毛果芸香碱可激动瞳孔括约肌的 M 受体，使瞳孔括约肌收缩，瞳孔缩小，见图 6-1。

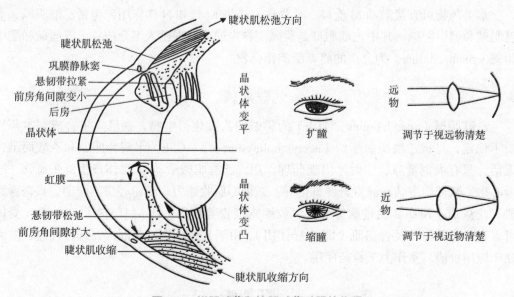

图 6-1　拟胆碱药和抗胆碱药对眼的作用

右上：胆碱受体阻断药的作用；右下：胆碱受体激动药的作用；箭头表示房水循环及睫状肌收缩或松弛方向

（2）降低眼内压　房水由睫状体上皮细胞分泌和血管渗出而产生，经后房、瞳孔流入前房，到达前房角间隙，主要经小梁网（滤帘）流入巩膜静脉窦而进入血液循环，见图 6-1。眼内压的维持有赖于房水的正常循环。毛果芸香碱通过缩瞳作用使虹膜向眼球中心拉紧，虹膜根部变薄，前房角扩大，房水回流增加，眼内压下降。

（3）调节痉挛　眼在视近物时，通过晶状体聚焦使物体成像于视网膜上以看清物体，称为调节。毛果芸香碱激动 M 受体，使睫状肌的环状纤维向瞳孔中心方向收缩，悬韧带松弛，晶状体由于本身弹性变凸，屈光度增加，故视近物清楚、视远物模糊。毛果芸香碱的这种作用称为调节痉挛，见图 6-1。

2. 吸收作用

（1）促进腺体分泌　可激动腺体的 M 受体，明显增加汗腺、唾液腺的分泌，也可增加泪腺、胃腺、胰腺、小肠腺体和呼吸道腺体的分泌。

（2）兴奋平滑肌　可激动平滑肌的 M 受体，兴奋肠道平滑肌、支气管平滑肌、子宫、膀胱及胆道平滑肌。

【临床应用】

1. 青光眼　毛果芸香碱可使瞳孔缩小，前房角间隙扩大，防水回流增多，眼内压降低，临床主要用于治疗闭角型青光眼。毛果芸香碱还可能通过扩张巩膜静脉窦周围的小血管及收缩睫状肌，使小梁网结构发生改变而使眼内压下降，故也可用于开角型青光眼。

2. 虹膜睫状体炎　与扩瞳药交替使用，以防止虹膜与晶状体粘连。

3. 其他　应用阿托品扩瞳后，可使用毛果芸香碱缩瞳以促进视力恢复。口服可用于缓解放疗后的口腔干燥。肌内注射或皮下注射可用于阿托品中毒的解救。

> ### 知识链接
>
> #### 青光眼
>
> 　　青光眼是常见的眼科疾病，因末期患者眼睛以光线照射可见瞳孔有青色之反光而得名。患者以进行性视盘（即视乳头）凹陷及视力减退为主要特征，伴有眼内压增高、头痛等症状，严重者可导致失明。
>
> 　　青光眼可分为先天性青光眼、原发性青光眼、继发性青光眼和混合型青光眼四种类型。先天性青光眼由于胚胎发育过程中眼前房角发育异常，致使房水排出受阻所致，90% 的患儿到一岁时可确诊。原发性青光眼又可分为闭角型和开角型两种。前者为急性或慢性充血性青光眼，是由于前房角狭窄、房水回流受阻而使眼内压升高；后者为慢性单纯性青光眼，主要因小梁网本身及巩膜静脉窦发生变性或硬化，阻碍了房水循环而使眼内压升高。继发性青光眼由眼部及全身疾病引起，病因复杂，种类繁多，如屈光不正（即近视、远视）、角膜或结膜炎症、白内障及眼部外伤引起的青光眼均属此型。两种以上原发性青光眼同时存在则为混合型青光眼，临床症状同各合并型。

【不良反应】用药后可产生暂时性近视、眼痛、眉弓部疼痛等症状。长期应用可引起强直性瞳孔缩小、虹膜后粘连、虹膜囊肿、白内障及近视程度加深。使用过量或吸收较多，可引起全身性反应，如视物模糊、流涎、出汗、恶心、呕吐、腹痛、腹泻、小便失禁、呼吸困难等 M 样症状。

三、N 胆碱受体激动药

N 胆碱受体激动药可激动神经节中的 N_1 受体和骨骼肌的 N_2 受体，产生 N 样作用。本类药物有烟碱、洛贝林（lobeline）和四甲胺（tera-methylammonium，TMA）等。

烟　碱

烟碱（nicotine，尼古丁）为烟草叶的主要成分，可激动自主神经节 N_1 受体和骨骼肌 N_2 受体，出现先短暂兴奋后持续抑制的双相作用。因其作用广泛、复杂而无临床应用价值，仅具毒理学意义。

洛贝林可激动主动脉和颈动脉感受器的 N_1 受体，反射性兴奋呼吸中枢，作用原理参见第十八章中枢兴奋药。

第二节　胆碱酯酶抑制剂

胆碱酯酶抑制剂又称抗胆碱酯酶药（anticholinesterase agents），其化学结构与乙酰胆碱相似，能与胆碱酯酶结合，使胆碱酯酶失活，丧失水解乙酰胆碱的能力，从而导致胆碱能神经末梢释放的乙酰胆碱大量堆积，产生间接拟胆碱作用。抗胆碱酯酶药与胆碱酯酶结合形成的复合物的水解速度决定胆碱酯酶复活速度，根据与胆碱酯酶结合形成的复合物水解速度的快慢，本类药物可分为易逆性抗胆碱酯酶药和难逆性抗胆碱酯酶药两类。

知识链接

胆碱酯酶

胆碱酯酶（cholinesterase，ChE）以多种同工酶的形式存在于体内。可分为真性胆碱酯酶（即 AChE）和假性胆碱酯酶（pseudocholinesterase，PChE）两类。前者主要存在于胆碱能神经末梢突触间隙，也存在于胆碱能神经元内和红细胞中，特异性高，活性强，一个酶分子可在 60 秒内水解 6×10^5 ACh 分子。后者存在于血浆、肝、肾、肠及神经胶质细胞中，特异性较低，水解 ACh 作用较弱，但可水解琥珀胆碱等其他胆碱酯类。AChE 通过 3 个步骤水解 ACh：① ACh 分子中带正电荷的季铵阳离子头，以静电引力与 AChE 的阴离子部位结合，同时 ACh 分子中的羰基碳与 AChE 酯解部位的丝氨酸的羟基以共价键结合，形成 ACh-AChE 复合物；② ACh-AChE 复合物裂解为胆碱和乙酰化 AChE；③乙酰化 AChE 迅速水解，分离出乙酸，使酶的活性恢复。

一、易逆性胆碱酯酶抑制剂

主要药物有新斯的明、毒扁豆碱、溴吡斯的明（pyridostigmine bromide，吡啶斯的明）、石杉碱甲、加兰他敏（galanthamine）、他克林（tacrine）等。

新斯的明

【体内过程】新斯的明（neostigmine，普鲁斯的明）为人工合成的季铵类化合物，常用的是溴化新斯的明（供口服）和甲硫酸新斯的明（供注射用）。脂溶性低，口服吸收少且不规则。不易透过血脑屏障，无明显中枢作用。不易透过角膜进入前房，对眼的作用较弱。既可被血浆中 AChE 水解，也可在肝脏代谢。以原型和代谢产物形式经尿排泄。

【药理作用】新斯的明可逆性地与胆碱酯酶结合形成复合物，后者进一步裂解为二甲氨基甲酰化胆碱酯酶，二甲氨基甲酰化胆碱酯酶水解并释放出胆碱酯酶的速度较 ACh 慢，故胆碱酯酶被抑制时间较长（但短于有机磷酸酯类化合物对胆碱酯酶的抑制时间），乙酰胆碱水解减少，从而表现出 M 作用及 N 样作用。

1. 兴奋骨骼肌　新斯的明除抑制胆碱酯酶兴奋骨骼肌外，尚可直接激动骨骼肌运动终板上的 N_2 受体及促进运动神经末梢释放 ACh，故其兴奋骨骼肌作用很强。

2. 兴奋平滑肌　对胃肠道和膀胱等平滑肌有较强的兴奋作用。

3. 其他作用　可减慢房室传导，降低心室率。但是对腺体、眼、心血管和支气管平滑肌的作用均较弱。

【临床应用】

1. 重症肌无力　皮下或肌肉注射新斯的明后，15 分钟即可使肌无力症状减轻，维持 2 ~ 4 小时。除紧急情况需皮下或肌内注射外，一般口服给药。

2. 手术后腹气胀及尿潴留　能增加胃肠蠕动和膀胱张力，促进排气、排尿。

3. 阵发性室上性心动过速　通过 M 样作用使心率减慢，多在压迫眼球或颈动脉窦等兴奋迷走神经措施无效时使用。

4. 肌松药过量的解救　用于非去极化型骨骼肌松弛药（如筒箭毒碱）过量时的解救。

【不良反应】该药不良反应与胆碱能神经过度兴奋症状相似，如进行性流涎、恶心、呕吐、腹痛、腹泻等。治疗量时不良反应较少，过量时因肌细胞过度去极化可引起"胆碱能危象"，表现为大汗淋漓、二便失禁、瞳孔缩小、心律失常、肌肉震颤和肌无力加重等症状，甚至呼吸麻痹死亡。其溴盐制剂可引起皮疹。

毒扁豆碱

毒扁豆碱（physostigmine，依色林）是由豆科植物毒扁豆种子中提取的生物碱，是最早用于临床的易逆性抗胆碱酯酶药，现已人工合成。其结构为叔胺类化合物，可进入中枢。对中枢神经系统的作用是小剂量兴奋、大剂量抑制。临床主要用于眼科，治疗原发性闭角型青光眼。与毛果芸香碱相比，药效强而持久。不良反应同毛果芸香碱。其水溶液不稳定，易被氧化变成红色，故滴眼液应避光保存。

石杉碱甲

石杉碱甲（huperzine A，哈伯因）为中药蛇足石杉（*Huperzia serrata*）中提取的一种生物碱，是一强效的可逆性胆碱酯酶抑制剂。口服吸收迅速而完全。作用特点与新斯的明相似，但维持时间较长。此外，易透过血脑屏障，具有中枢性拟胆碱作用，可促进记忆再现和增强记忆保持的作用。故临床除用于重症肌无力外，还用于记忆障碍和阿尔茨海默病的治疗。

二、难逆性胆碱酯酶抑制剂

有机磷酸酯类化合物

有机磷酸酯类化合物（organophosphates）为人工合成的难逆性、持久性胆碱酯酶抑制剂，对人、畜均有极大毒性，无临床治疗价值，主要作为农业及环境杀虫剂，如敌百虫（dipterex）、乐果（rogor）、敌敌畏（DDVP）、对硫磷（1605）、内吸磷（1059）、甲拌磷（3911）、马拉硫磷（4049）等。沙林（sarin）、塔崩（tabun）和梭曼（soman）等有剧毒，可被用于战争毒气。

【中毒机制】有机磷酸酯类化合物与 AChE 的结合比易逆性胆碱酯酶抑制剂更为牢固，生成难以水解的磷酰化 AChE，使 AChE 丧失水解 ACh 的能力，ACh 在体内大量积聚，引起一系列中毒症状。如不及时抢救，AChE 会在几分钟或几小时内迅速"老化"，即生成更为稳定的单烷氧基磷酰化 AChE。此时即使应用胆碱酯酶复活剂，也不能恢复 AChE 活性，须等待新合成的 AChE 出现，才可水解 ACh，此恢复过程常需要数周。因此一旦中毒必须立即抢救，及时使用胆碱酯酶复活药，使胆碱酯酶在"老化"前复活。

【中毒途径】有机磷酸酯类化合物脂溶性高，易挥发，可经呼吸道、消化道黏膜及皮肤吸收而中毒。

【中毒表现】有机磷酸酯类化合物中毒致使 ACh 在体内大量堆积，可产生 M 样、N 样及中枢神经系统中毒的症状。

1. 急性中毒　中毒症状取决于所接触毒物的化学性质、脂溶性、稳定性及"磷酰化 ACh 的老化"等因素。轻度中毒以 M 样症状为主；中度中毒除 M 样症状加重外，还出现 N 样症状；重度中毒者除 M 样和 N 样症状外，同时还出现中枢神经系统症状。急性中毒死亡可发生在 5 分钟至 24 小时内，死因主要为呼吸衰竭及继发性心血管功能障碍。

（1）M 样症状　是最早出现的一组症状。兴奋瞳孔括约肌、睫状肌，可出现瞳孔缩小、视力模糊、眼痛。兴奋汗腺、唾液腺，出现流涎、出汗，重者口吐白沫、大汗淋漓。支气管平滑肌痉挛和腺体分泌增加导致呼吸困难，甚至肺水肿。胃肠道平滑肌兴奋致恶心、呕吐、腹痛、腹泻，膀胱平滑肌兴奋致小便失禁。心脏受到抑制，心动过缓，血管扩张致血压下降。

（2）N样症状　兴奋交感、副交感神经节 N_1 受体，出现心动过速、血压先升后降。兴奋骨骼肌 N_2 受体，出现自眼睑、颜面和舌肌逐渐发展至全身的肌束颤动，严重者出现肌无力，甚至可因呼吸肌麻痹而死亡。

（3）中枢症状　中枢内 AChE 被抑制，ACh 增多，从而影响神经冲动在中枢突触的传递。中枢神经系统表现为先出现兴奋、不安、谵语以及全身肌肉抽搐，继而出现惊厥；后可转入抑制，出现昏迷，血管运动中枢抑制致血压下降，呼吸中枢麻痹致呼吸停止。

2. 慢性中毒　多发生于长期接触有机磷酸酯类化合物的人员，其血中 AChE 活性显著而持久地下降。主要表现为头痛、头晕、失眠、乏力等神经衰弱症状和腹胀、多汗，偶有肌束颤动及瞳孔缩小。

【中毒防治】

1. 预防　严格执行农药生产、管理制度，加强相关人员劳动保护措施及安全教育。

2. 急性中毒的解救　一旦明确中毒诊断，除积极清除毒物和对症治疗外，还要及早应用特殊解毒药。

（1）清除毒物　发现中毒，立即将患者移至安全场所，脱掉被污染衣物。经皮肤中毒者，立即用温水或肥皂水清洗；口服中毒者，应立即洗胃（一般选用 2% 碳酸氢钠或生理盐水）、导泻（应用硫酸镁）、利尿以排出毒物。敌百虫口服中毒时，不能用肥皂及碱性溶液洗胃，因其在碱性溶液中可变为毒性更大的敌敌畏；对硫磷中毒不可用高锰酸钾等氧化剂洗胃，以防氧化成毒性更强的对氧磷。

（2）对症治疗　如吸氧、人工呼吸、补液、使用升压药及抗惊厥药等。昏迷患者应注意预防感染。

（3）应用解毒药　① M 受体阻断药。一般选择阿托品，阿托品为特异性、高效能解毒药物，能迅速对抗体内 ACh 的 M 样作用。因阿托品能通过血脑屏障进入脑脊液，故大剂量使用能解除部分中枢症状，并兴奋呼吸中枢，促进苏醒。轻度中毒可单用阿托品。阿托品的使用原则是早期、足量、反复给药，直至达到"阿托品化"（M 样症状消失，或出现阿托品轻度中毒症状，如瞳孔较用药前散大、口干、颜面潮红、心率加快、皮肤干燥、肺部啰音消失、轻度躁动不安等）。开始时可用阿托品 2 ~ 4mg 静脉或肌内注射，如无效，可每隔 5 ~ 10 分钟注射 2mg，直至"阿托品化"，阿托品首日用量超过200mg 即达到阿托品化，并可维持 48 小时。② AChE 复活剂。因阿托品对 N_2 受体无阻断作用，所以对骨骼肌震颤无效，同时也不能复活胆碱酯酶，故中、重度中毒必须合用AChE 复活剂。二者合用，不但可使单用阿托品不能控制的严重中毒得以解救，也可显著缩短轻度中毒的病程。因 AChE 复活后，机体对阿托品的敏感性恢复，易发生阿托品过量中毒，故合用时宜适当减少阿托品用量。

3. 慢性中毒的处理措施　定期监测有机磷酸酯类化合物生产及使用人员血中胆碱酯

酶活性，加强防护，对症治疗。

第三节　胆碱酯酶复活剂

胆碱酯酶复活剂（cholinesterase reactivators）是一类具有肟结构的化合物，能使被有机磷酸酯类化合物抑制的 AChE 恢复活性。常用药有氯解磷定、碘解磷定、双复磷（obidoxime chloride）、复方氯解磷定注射液等。

氯解磷定

氯解磷定（pralidoxime chloride，PAM-Cl，氯磷定）口服吸收慢，水溶性好，溶液较稳定，无刺激性，可肌内注射或静脉注射。因其使用方便，不良反应少，价格低廉，故为临床使用的首选药。

【药理作用】氯解磷定进入中毒者体内，与磷酰化胆碱酯酶结合形成复合物，该复合物经裂解形成无毒的磷酰化氯解磷定，由肾脏排出，同时胆碱酯酶游离出来，恢复水解乙酰胆碱的活性。该药还能与体内游离的有机磷酸酯类化合物直接结合，形成磷酰化氯解磷定从尿中排出，从而阻止游离的有机磷酸酯类化合物继续与胆碱酯酶结合，避免了中毒过程的发展。

【临床应用】主要用于中、重度有机磷酸酯类化合物中毒的解救。对不同有机磷酸酯类化合物中毒疗效存在差异，对内吸磷、马拉硫磷和对硫磷中毒疗效较好，对敌百虫、敌敌畏中毒疗效稍差，对乐果中毒无效。氯解磷定对骨骼肌作用最明显，可使肌束颤动明显减轻或消失。因不能直接对抗体内已积聚的乙酰胆碱，必须与阿托品合用才能有效解除 M 样症状。对中毒过久已"老化"的磷酰化胆碱酯酶复活效果差，故应及早使用。对慢性中毒无效。

【不良反应】较少见，偶有轻度头痛、眩晕、恶心、呕吐等。给药过快可致呼吸抑制。剂量过大，可直接与胆碱酯酶结合而抑制其活性，加剧中毒程度。忌与碱性药物混合或同时注射。

碘解磷定

碘解磷定（pralidoxime iodide，PAM-I，派姆）为最早应用的 AChE 复活药。水溶液不稳定，久置可释放出碘，故需用时临时配制。在碱性溶液中易水解为氰化物，故忌与碱性药物配伍。碘解磷定复活胆碱酯酶的作用不及碘解磷定，但也能迅速控制肌束颤动，对中枢神经症状也有一定改善作用。由于不良反应较多，作用较弱，不适用于对碘过敏者，且仅能静脉注射，已较少使用。

复方氯解磷定注射液

本品由氯解磷定、苯那辛、阿托品组成，为有机磷酸酯类化合物中毒的特效急救药。确诊为有机磷酸酯类化合物中毒后，可立即注射本品，然后再采取催吐、洗胃等其他措施。

第四节　用药护理

1.毛果芸香碱　①滴眼液应避光、密闭，置凉暗处或4℃冰箱保存，如出现变色或浑浊禁用。②滴眼时应压迫内眦，以免药液经鼻泪管流入鼻腔经黏膜吸收而引起全身不良反应。③用药后吸收过量所引起的 M 样症状可用阿托品对抗，或采用对症治疗。④禁用于老年白内障、视网膜脱离、急性结膜炎、急性角膜炎、急性虹膜炎、胃溃疡。

2.新斯的明　①用药过程中应掌握好剂量，以免过量引起"胆碱能危象"。②口服过量时可洗胃，同时注意维持呼吸功能；也可静脉或肌内注射阿托品控制 M 样症状，加用小剂量非去极化型肌松药以对抗 N 样症状。③癫痫、心绞痛、室性心动过速、机械性肠梗阻、尿路梗阻及支气管哮喘禁用。

小　结

本章主要介绍胆碱受体激动药、胆碱酯酶抑制剂和胆碱酯酶复活剂。

毛果芸香碱属 M 胆碱受体激动剂代表药，对眼和腺体的选择性较高，主要用于青光眼、虹膜睫状体炎等眼科疾病，应理解其缩瞳、降低眼内压、调节痉挛的作用机制。

新斯的明为胆碱酯酶抑制剂，其特点是对骨骼肌作用最强，对胃肠道和膀胱平滑肌也有较强收缩作用，主要用于重症肌无力、手术后腹气胀和尿潴留。此外，因可减慢心室率，也用于阵发性室上性心动过速的治疗。

有机磷酸酯类化合物急性中毒主要表现为 M 样症状、N 样症状和中枢症状，除对症处理外，尽早使用 M 受体阻断药阿托品和胆碱酯酶复活剂是最重要、最有效的治疗措施。

第七章　胆碱受体阻断药

胆碱受体阻断药（cholinoceptor blocking drugs）是一类能阻滞胆碱受体，阻碍乙酰胆碱或胆碱受体激动药与胆碱受体结合，从而产生抗胆碱作用的药物，又称抗胆碱药（anticholinergic drugs）。根据其对胆碱受体选择性的不同，分为 M 胆碱受体阻断药、N_1 胆碱受体阻断药和 N_2 胆碱受体阻断药。

第一节　M 胆碱受体阻断药

M 胆碱受体阻断药能选择性阻断节后胆碱能神经所支配效应器细胞膜上的 M 胆碱受体，产生与 M 样作用相反的作用。因治疗内脏绞痛常用，又称平滑肌解痉药、节后抗胆碱药。常用药物有阿托品类天然生物碱及其合成代用品。

一、阿托品类生物碱

阿托品类生物碱来源于茄科植物，包括阿托品、山莨菪碱、东莨菪碱及樟柳碱（anisodine）等，它们的化学结构相似。

阿托品

阿托品（atropine）从颠茄、洋金花、莨菪等生药中提取而得，现已人工合成。

【体内过程】口服吸收迅速，1 小时后血药浓度达峰值，$t_{1/2}$ 为 4 小时，作用维持 3~4 小时。肌内注射 15~20 分钟作用达高峰。吸收后可广泛分布于全身组织，并可通过血脑屏障和胎盘屏障。原型及代谢产物均经尿排泄。因通过房水循环排出较慢，故对虹膜和睫状肌的作用可持续数天至 2 周。

【药理作用】竞争性阻断 M 受体，对 M 受体各亚型的选择性低，故作用广泛。较大剂量也可阻断神经节 N_1 受体。各器官对其敏感性不同，随剂量增加可依次出现下列作用。

1.抑制腺体分泌　小剂量（0.3~0.5mg）阿托品即能明显抑制唾液腺与汗腺的分泌，引起口干和皮肤干燥，同时也引起泪腺及呼吸道分泌减少。较大剂量还可抑制胃液分泌，但对胃酸分泌影响较小。

2.对眼的作用

（1）扩瞳　能阻断瞳孔括约肌上的 M 受体而使瞳孔括约肌舒张，瞳孔扩大。

（2）升高眼内压　因瞳孔扩大，虹膜退向周围边缘，虹膜根部增厚，前房角间隙变窄，房水回流受阻，房水积聚而致眼内压升高。

（3）调节麻痹　阻断睫状肌上 M 受体，睫状肌松弛退向外缘，悬韧带向眼周围拉紧，晶状体变扁平，屈光度降低，近距离物体成像于视网膜后方，致看近物模糊不清，只适于看远物，这种作用称调节麻痹，见图 6-1。

3. 松弛平滑肌　可松弛多种内脏平滑肌，尤其对过度活动或痉挛的平滑肌作用最为显著。可解除胃肠道平滑肌痉挛，对膀胱逼尿肌也有解痉作用，对胆管、输尿管和支气管平滑肌作用较弱，对子宫平滑肌影响很小。

4. 兴奋心脏　治疗量（0.4～0.6mg）阿托品可使部分患者心率短暂轻度减慢，原因是阿托品阻断了副交感神经节后纤维上的 M_1 受体（即突触前膜 M_1 受体），抑制了负反馈作用，使乙酰胆碱释放增加。较大剂量（1～2mg）时，可阻断窦房结 M_2 胆碱受体，解除迷走神经对心脏的抑制，使心率加快。

5. 扩张小血管　治疗量阿托品对血管无显著影响。较大剂量阿托品可解除外周及内脏小血管的痉挛，以皮肤血管扩张最为显著，出现皮肤潮红、温热等症状。当微循环的小血管痉挛时，能改善微循环，增加组织血流灌注量。扩血管机制与抗胆碱作用无关，可能是阿托品的直接扩血管作用，或机体对阿托品抑制腺体分泌引起的体温升高的代偿性散热反应。

6. 兴奋中枢神经系统　治疗量作用不明显，较大剂量可轻度兴奋大脑和延髓，更大剂量（2～5mg）中枢兴奋明显加强，出现烦躁不安、谵语等症状；中毒剂量（>10mg）可产生幻觉、定向障碍，甚至惊厥。持续大剂量则易由兴奋转入抑制，出现昏迷及呼吸麻痹而死亡。

【临床应用】

1. 缓解内脏绞痛　能迅速缓解胃肠绞痛，对尿急、尿频等膀胱刺激症状也有较好疗效，对胆绞痛及肾绞痛疗效较弱，常需与阿片类镇痛药（如哌替啶）合用。

2. 减少腺体分泌　全身麻醉前给药可减少呼吸道腺体及唾液腺的分泌，预防术中及术后分泌物阻塞呼吸道而发生窒息或吸入性肺炎。也可用于严重的盗汗和流涎症。

3. 眼科

（1）虹膜睫状体炎　阿托品溶液滴眼可使瞳孔括约肌及睫状肌松弛，有助于炎症消退。与缩瞳药交替应用，可预防虹膜与晶状体的粘连。

（2）眼底检查、验光配镜　阿托品的扩瞳作用可扩大视野，利于眼底检查。调节麻痹作用使晶状体固定，可准确测定晶状体的屈光度，用于验光配镜。由于用药后视力恢复较慢，现已少用，常以作用时间较短的后马托品代替。

4. 治疗缓慢型心律失常　用于治疗迷走神经过度兴奋所致窦性心动过缓、房室传导阻滞，也用于窦房结功能低下而出现的室性异位节律。

5. 抗休克　大剂量阿托品可通过解除血管痉挛、舒张外周血管、改善微循环作用而增加重要器官的组织灌流量，可用于抢救暴发型流行性脑脊髓膜炎、中毒性菌痢、中毒性肺炎等所致的感染性休克。

6. 解救有机磷酸酯类化合物中毒　可解除 M 样症状和部分中枢症状。单用可治疗轻度中毒，与胆碱酯酶复活剂合用用于中、重度中毒。

【不良反应】常见口干、视近物模糊、心悸、便秘、皮肤潮红、体温升高等症状，一般停药后逐渐消失。剂量过大中毒时，外周症状加重，并出现烦躁不安、谵妄、幻觉及惊厥等中枢兴奋症状，严重中毒可由中枢兴奋转入中枢抑制而出现昏迷、呼吸麻痹而死亡。阿托品的最低致死量成人为 80～130mg，儿童约为 10mg。

山莨菪碱

山莨菪碱（anisodamine，654）是我国学者从茄科植物山莨菪中分离出的一种生物碱，人工合成品称 654-2。口服吸收差，主要肌内注射给药。具有明显的外周抗胆碱作用，可解除平滑肌痉挛，此作用虽较阿托品稍弱，但选择性高，毒副作用较低，已代替阿托品用于胃肠绞痛。抑制唾液分泌和扩瞳作用较阿托品弱。还能解除小血管痉挛、抗血小板聚集，有较强的改善微循环作用，临床用于各种感染中毒性休克及脑血栓、血管神经性头痛等微循环障碍性疾病。也有镇痛作用，用于三叉神经痛和坐骨神经痛。不易透过血脑屏障，中枢兴奋作用少见。不良反应一般有口干、面红、轻度扩瞳及视物模糊等，个别出现心率加快及排尿困难。

东莨菪碱

东莨菪碱（scopolamine）是植物洋金花的主要成分。外周抗胆碱作用与阿托品相似，散瞳及抑制腺体分泌作用强于阿托品。还具有中枢抗胆碱作用。对呼吸中枢具有兴奋作用，但对大脑皮质有明显抑制作用，小剂量即有明显镇静作用，较大剂量则可催眠。此外尚有欣快作用，易造成药物滥用。临床主要作为镇静药，用于全身麻醉前给药、晕动病、震颤麻痹、狂躁型精神病，也用于有机磷酸酯类化合物中毒解救等。与苯海拉明合用能增强防晕止吐作用，但需要提前用药，出现恶心、呕吐等晕动症状后再用药则疗效差，也可用于妊娠或放射病所致呕吐。不良反应与禁忌证同阿托品。

二、阿托品类合成代用品

（一）合成扩瞳药

临床常用的合成扩瞳药有后马托品（homatropine）、托吡卡胺（tropicamide）、环喷托酯（cyclopentolate）和尤卡托品（eucaeropine）。其共同特点为作用时间较短，适于检查眼底和验光。托吡卡胺常作为扩瞳、眼底检查和屈光检查的首选药。

（二）合成解痉药

常用的季铵类解痉药有溴丙胺太林（propantheline）、奥芬溴铵（oxyphenonium bromide）、戊沙溴铵（valethamate bromide）等。其共同特点：口服吸收差；解痉作用强；难通过血脑屏障，故中枢不良反应少；注射给药有神经节阻断作用，中毒可致呼吸麻痹。溴丙胺太林对胃肠道 M 受体选择性较高，抑制胃肠道平滑肌作用较强而持久，并能减少胃液分泌，可用于胃肠痉挛、妊娠呕吐及胃和十二指肠溃疡的辅助治疗。

常用的叔胺类解痉药有贝那替秦（benactyzine，胃复康）、双环维林（dicycloverine）、羟苄利明（oxyphencyclimine）等。其共同特点：脂溶性高，口服吸收好；易通过血脑屏障，有中枢作用；解痉同时可抑制胃液分泌。贝那替秦尚有安定作用，适用于兼有焦虑症的溃疡病、胃酸过多、肠蠕动亢进或有膀胱刺激症状者。

第二节　N_1 胆碱受体阻断药

N_1 胆碱受体阻断药能与乙酰胆碱竞争结合神经节 N_1 胆碱受体，从而阻断交感神经节与副交感神经节的传递功能，也称神经节阻断药（ganglionic blocking drugs）。

本类药物的具体效应取决于两类神经对该器官的支配以何者占优势。交感神经对血管的支配占优势，故用药后出现血管扩张，外周阻力下降，回心血量减少，心输出量降低，从而产生迅速、强大的降压作用。副交感神经对胃肠道、眼、膀胱等平滑肌和腺体的支配占优势，用药后因胃肠蠕动减慢，膀胱逼尿肌舒张，瞳孔括约肌松弛，腺体分泌减少，故常出现便秘、腹胀、视力模糊、尿潴留、口干和少汗等症状。

由于本类药物作用过于广泛，不良反应多，且其降压作用过强过快，故现治疗高血压已很少应用，主要用作麻醉辅助药以发挥控制性降压作用。

常用的神经节阻断药有六甲双铵（hexamethonium）、美加明（mecamylamine，美卡拉明）和樟磺咪芬（trimethaphan，阿方那特）等。

第三节　N_2 胆碱受体阻断药

N_2 胆碱受体阻断药能选择性地作用于运动神经终板膜上的 N_2 受体，阻滞神经肌肉接头兴奋的正常传递而使肌肉松弛，又称骨骼肌松弛药（skeletal muscular relaxants），简称肌松药。根据作用方式和特点，一般可分为去极化型肌松药和非去极化型肌松药两类。

一、去极化型肌松药

本类药物与运动终板膜上的 N_2 胆碱受体相结合后产生持久去极化，终板长期处于不应期状态，使 N_2 受体对乙酰胆碱的反应减弱或消失，骨骼肌因而出现松弛，又称非竞争型肌松药。其特点是：①起效快，持续时间短，较易控制；②用药后常见短时肌束颤动，此与药物对不同部位的骨骼肌去极化出现的时间先后顺序不同有关；③胆碱酯酶抑制剂不但不能拮抗其肌松作用，甚至加剧之，故过量中毒时不能用新斯的明解救；④治疗量无神经节阻断作用；⑤连续用药可产生快速耐受性。去极化型肌松药以琥珀胆碱（suxamethonium，司可林）最为常用。

琥珀胆碱

【体内过程】口服不易吸收。琥珀胆碱进入体内后迅速被血浆和肝中的假性胆碱酯酶水解为琥珀单胆碱，肌松作用明显减弱，然后可进一步水解为琥珀酸和胆碱，肌松作用完全消失。约 2% 的药物以原型经肾排泄，其余以代谢物的形式从尿中排泄。

【药理作用】肌松作用出现快，持续时间短。为了达到较长时间肌松作用，可持续静脉滴注。静脉注射 10 ~ 30mg 即可见短暂肌束颤动，1 分钟内即转为松弛，约在 2 分钟时肌松作用最明显，5 分钟后作用消失。肌松作用以颈部、四肢和腹部肌肉最明显，舌、咽喉及咀嚼肌次之，呼吸肌松弛作用最不明显。

【临床应用】静脉注射适用于气管内插管及气管镜、食管镜、胃镜等短时检查，可麻痹喉肌以利于插管。静脉滴注适用于辅助麻醉，在较浅麻醉下使骨骼肌完全松弛，从而减少麻药用量，提高手术安全性。

【不良反应】主要有高血钾（肌肉过度去极化，钾离子外流增多所致）、肌肉酸痛、眼内压升高，过量可致呼吸肌麻痹。

二、非去极化型肌松药

本类药物能与乙酰胆碱竞争与运动终板膜上的 N_2 受体结合，而本身并无激动作用，使终板膜不能去极化，从而导致骨骼肌松弛，又称竞争型肌松药。其特点是：①起效慢，持续时间长；②肌松前无肌束颤动现象；③胆碱酯酶抑制剂可拮抗其作用，过量中毒可用新斯的明解救；④有神经节阻断和促组胺释放作用；⑤连续用药不产生耐受性；⑥吸入性全麻药和氨基苷类抗生素能加强和延长此类药物的肌松作用，同类阻断药之间有相加作用。

代表药为简箭毒碱，此外有加拉碘铵、泮库溴铵（pancuronium bromide）、哌库溴铵（pipecuronium bromide）、维库溴铵（vecuronium bromide）等。

简箭毒碱

简箭毒碱（tubocurarine）由南美洲马钱子科及防己科植物中提取的一种生物碱，右旋体具有药理活性。口服难吸收，静脉注射后 4 ~ 6 分钟产生肌松作用，可维持 80 ~ 120 分钟。其肌松作用从眼部和头面部开始，继之为颈部、躯干和四肢，最后松弛肋间肌。剂量过大，可致膈肌麻痹。肌肉松弛恢复时，其顺序与肌松时相反。治疗量具有神经节阻断和促进组胺释放作用，可引起血压下降，心率加快，支气管痉挛和唾液分泌过多等症状。中毒时应及时进行人工呼吸，并用新斯的明解救。禁用于重症肌无力、支气管哮喘、严重休克患者。由于其作用时间较长，有麻痹呼吸肌的危险，临床上已少用，现主要用于腹部外科手术。

加拉碘铵

加拉碘铵（gallamine triethiodide，弛肌碘）为人工合成的非去极化型肌松药。肌松作用和简箭毒碱相似但较弱，作用持续时间短于简箭毒碱。无阻断神经节和促进组胺释放的作用。有较强的阿托品样作用，能明显解除迷走神经的张力，使心率加快，血压轻度升高，心输出量增加。临床用于全身麻醉、气管内插管和支气管镜检查。重症肌无力、心动过速、高血压及碘过敏者忌用。

第四节　用药护理

1. 阿托品　①滴眼用药时，应压迫内眦，以防吸收中毒。②治疗感染性休克，应注意补充血容量，但当休克伴有心率过快或高热时不宜使用。③中毒解救主要为对症治疗。如口服中毒，应立即洗胃、导泻，以促进毒物排出。中枢兴奋症状用镇静药或抗惊厥药对抗，外周作用可用毛果芸香碱、毒扁豆碱对抗，呼吸抑制采用人工呼吸和吸氧，体温升高则采用物理降温。④与碳酸氢钠、乙酰唑胺、枸橼酸盐合用时，阿托品排泄延迟，作用时间和（或）毒性增加。与金刚烷胺、吩噻嗪类、三环类抗抑郁药、普鲁卡因胺及其他抗胆碱药合用时，毒副作用增加。与甲氧氯普胺合用时，可拮抗后者的促进胃肠运动功能。⑤阿托品升高眼内压，青光眼禁用。又因其可使尿道括约肌收缩而加重排尿困难，前列腺肥大者禁用。⑥孕妇、哺乳期妇女慎用，老年人慎用。

2. 琥珀胆碱　①由于本药个体差异较大，须按反应情况控制滴速，以达到满意的肌松程度。②大剂量可引起呼吸肌麻痹，因新斯的明可抑制假性胆碱酯酶对琥珀胆碱的代谢速度而加重其中毒，故中毒时禁用新斯的明解救，可使用人工呼吸机，使用前须备好人工呼吸机及抢救设备；此外，遗传性血浆假性胆碱酯酶活性降低者应用后易发生呼吸麻痹，禁用。③用药过程中应监测血钾，防止血钾升高。血钾偏高者（如烧伤、软组织大面积损伤、脑血管意外等）禁用。④因可引起强烈窒息感和眼内压升高，故清醒患者禁用，青光眼和白内障晶状体摘除术患者禁用；严重肝功能不良、营养不良和电解质紊乱患者也禁用。

小　结

胆碱受体阻断药有 M 胆碱受体阻断药、N_1 胆碱受体阻断药和 N_2 胆碱受体阻断药。

阿托品是 M 胆碱受体阻断药的代表药物，对 M 受体亚型的选择性低，具有抑制腺体分泌、松弛内脏平滑肌、扩瞳、升高眼内压、调节麻痹、兴奋心脏、扩张小血管、兴奋中枢等多种药理作用，主要用于内脏绞痛、腺体分泌过多、虹膜睫状体炎、眼底检查、验光配镜、缓慢型心律失常、感染性休克及有机磷酸酯类化合物中毒的解救。

N_1 胆碱受体阻断药可阻断交感神经节与副交感神经节的传递功能，药理作用过于广泛，不良反应多，现已少用。N_2 胆碱受体阻断药具有骨骼肌松弛作用，可分为去极化型和非去极化型两类。前者以琥珀胆碱为代表，肌松作用起效快，持续时间短；后者以筒箭毒碱为代表，起效慢，持续时间长。二者均有致呼吸肌麻痹的危险，但中毒后前者不宜用新斯的明解救，后者可以。

第八章　肾上腺素受体激动药

肾上腺素受体激动药（adrenoceptor agonists）是一类化学结构和药理作用与肾上腺素、去甲肾上腺素相似的胺类药物，作用与交感神经兴奋的效应相似，故又称拟肾上腺素药（adrenergic drugs）、拟交感胺类（sympathomimetic amines），通过激动肾上腺素受体或促进去甲肾上腺素能神经末梢释放递质而发挥与去甲肾上腺素能神经兴奋相似的作用。

肾上腺素受体激动药的基本化学结构是 β-苯乙胺，它由苯环、碳链、氨基三部分组成。如苯环的 3、4 位碳原子上都是羟基，则称为儿茶酚胺，包括肾上腺素、去甲肾上腺素、异丙肾上腺素、多巴胺、多巴酚丁胺等。根据对肾上腺素受体亚型选择性的不同，肾上腺素受体激动药分为三大类：① α、β 受体激动药；② α 受体激动药；③ β 受体激动药。

第一节　α、β 受体激动药

肾上腺素

肾上腺素（adrenaline，epinephrine，AD）是肾上腺髓质的主要激素，其生物合成主要是在髓质嗜铬细胞中先形成去甲肾上腺素，然后经甲基化形成肾上腺素。药用肾上腺素可从家畜肾上腺提取或人工合成。理化性质与去甲肾上腺素相似，极不稳定，故临床用盐酸肾上腺素。

【体内过程】口服后在碱性肠液、肠黏膜和肝内破坏，因而不能达到有效血药浓度。皮下注射能收缩血管，故吸收缓慢，维持时间长（约 1 小时）。肌内注射吸收较快，作用强，但维持时间短（约 30 分钟）。静脉注射显效快，但作用时间极短。肾上腺素在体内可迅速被去甲肾上腺素能神经末梢摄取，并被 COMT 和 MAO 代谢。其原型和代谢产物经肾排泄。可通过胎盘屏障。

【药理作用】肾上腺素可直接激动 α 和 β 受体，产生较强的 α 和 β 受体激动效应。

1. 兴奋心脏　激动心肌、传导系统和窦房结的 β_1 受体，使心肌收缩力加强，传导加速，心率加快，心输出量增加，同时还能舒张冠状血管，改善心肌血液供应，是一个快速而强效的心脏兴奋剂。不利的是心肌代谢提高，使心肌耗氧量增加；较大剂量或静脉注射过快可因心肌兴奋性提高而引起心律失常，出现期前收缩，甚至心室纤颤，见图 8-1。

2. 影响血管　肾上腺素能同时激动血管上的 α_1 和 β_2 受体，激动血管上的 α_1 受体产生缩血管作用，激动 β_2 受体产生扩血管作用。由于体内各部位血管的肾上腺素受体种类、密度不同，故对肾上腺素的反应也不同。肾上腺素主要影响小动脉及毛细血管前括约肌，对大动脉和静脉作用较弱。皮肤、肾和胃肠道等器官的血管平滑肌 α 受体占优势，故皮肤黏膜血管收缩最强烈；内脏血管（尤其是肾血管）也显著收缩；对脑和肺血管收缩作用十分微弱，有时因血压升高而被动舒张。骨骼肌和肝脏的血管平滑肌 β₂ 受体占优势，小剂量的肾上腺素可使这些血管舒张。肾上腺素也能舒张冠状血管，此作用除与其直接激动冠脉 β₂ 受体外，还与其兴奋心脏致使心肌代谢产物（腺苷等）增加而引起冠脉平滑肌松弛有关。

3. 升高血压　肾上腺素对血压的影响因剂量和给药途径而异。治疗量或慢速静脉滴注（10μg/min）可使心脏兴奋、心输出量增加、收缩压升高。由于 β₂ 受体对低浓度肾上腺素更敏感，故骨骼肌血管（β₂ 受体占优势）扩张，从而抵消或超过皮肤黏膜血管的收缩作用，外周总阻力不变或降低，舒张压不变或下降，脉压加大，身体各部位血液重新分配，这有利于紧急状态下机体能量供应的需要。大剂量或快速静滴时，除了强烈兴奋心脏外，因 α 受体对高浓度肾上腺素更敏感，使 α 受体的作用占优势，皮肤、黏膜及内脏血管的强烈收缩，超过了对骨骼肌血管的扩张作用，外周总阻力明显升高，收缩压和舒张压均升高，见图 8-1。

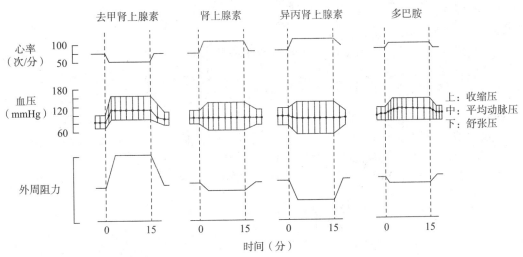

图 8-1　去甲肾上腺素、肾上腺素、异丙肾上腺素、多巴胺对心率、血压和外周阻力的影响

肾上腺素静脉注射的典型血压变化是双向反应，即给药后迅速出现明显的升压作用，而后出现微弱而持久的降压作用。如预先给予 α 受体阻断药，则 α 受体的作用被阻断，β₂ 受体作用占优势，肾上腺素的升压作用可被翻转，呈现明显的降压效应。

4. 舒张平滑肌　肾上腺素通过激动支气管平滑肌的 β₂ 受体而使支气管平滑肌舒张，当支气管平滑肌处于痉挛状态时效果更佳；作用于支气管黏膜层和黏膜下层肥大细胞上的 β₂ 受体，抑制肥大细胞释放组胺和其他过敏介质；还可激动支气管黏膜血管的 α₁ 受体，使之收缩，毛细血管的通透性降低，有利于消除支气管黏膜水肿。

5. 促进代谢　治疗剂量肾上腺素可使耗氧量升高 20%～30%。激动 β₂ 受体使肝糖原分解，还可降低组织对葡萄糖的摄取（部分原因与抑制胰岛素的释放有关），故其升高血糖作用较去甲肾上腺素显著。兴奋 β 受体还能激活甘油三酯酶，加速脂肪分解，使血液中游离脂肪酸升高。

【临床应用】

1. 心脏骤停　抢救各种原因（如溺水、麻醉、手术意外、药物中毒、传染病和心脏传导阻滞等）引起的心脏骤停。应用肾上腺素（0.25～1mg）进行静脉注射、心室内注射或气管给药，也可使用心脏复苏三联针（肾上腺素 1mg、阿托品 1mg、利多卡因 50～100mg）心室内注射，使心脏起搏。并采取心脏按摩、人工呼吸等措施。对电击所致心搏骤停，应配合使用除颤器及利多卡因等抗心律失常药。

2. 过敏性休克　发生过敏性休克时，患者心肌收缩力减弱，小血管扩张和毛细血管通透性增强，循环血量降低，血压下降，同时伴有支气管痉挛及黏膜水肿，出现呼吸困难等症状。肾上腺素激动 α₁ 受体，收缩小动脉和毛细血管，可消除黏膜水肿；激动 β 受体，改善心功能、升高血压、缓解支气管痉挛、减少过敏介质释放，故可迅速缓解过敏性休克的临床症状，是治疗过敏性休克的首选药。一般采用皮下或肌内注射给药（0.5～1mg），严重时用生理盐水稀释后缓慢静脉注射。

3. 支气管哮喘　能解除哮喘时的支气管平滑肌痉挛，抑制组织和肥大细胞释放过敏介质，减轻支气管水肿和渗出，从而使支气管哮喘急性发作缓解。皮下或肌内注射后数分钟内即可生效。

4. 与局麻药配伍及局部止血　在局麻药注射液中加入适量（1∶250000）肾上腺素可使给药局部血管收缩，延缓局麻药吸收，减少中毒的可能性，同时延长麻醉时间，减少手术部位的出血。鼻黏膜和齿龈出血时，将浸有 0.05%～0.1% 盐酸肾上腺素的纱布填塞出血处可加强、加速止血。

【不良反应】主要不良反应为心悸、烦躁、头痛和血压升高等。过量或静脉给药速度过快，可致血压骤升，甚至诱发脑出血、心律失常、心室颤动等严重不良反应，故应严格控制剂量，老人慎用。

多巴胺

多巴胺（dopamine，DA）是去甲肾上腺素生物合成的前体，药用的是人工合成品。

【体内过程】口服无效，在体内迅速被 COMT 与 MAO 代谢失效，故一般采用静脉滴注给药。代谢产物由尿排出。不易透过血脑屏障，故无明显中枢作用。

【药理作用】主要激动 α、β 受体及外周多巴胺受体。

1. 兴奋心脏　大剂量多巴胺可直接激动心脏 β₁ 受体，还可通过促进去甲肾上腺素能神经末梢释放去甲肾上腺素，间接激动心脏 β₁ 受体，使心肌收缩力加强，心输出量增加。一般剂量对心率影响不大，大剂量加快心率。

2. 对血管的影响　小剂量可与肾脏、肠系膜、冠状血管的 D₁ 多巴胺受体结合，促进血管舒张。其他血管阻力微升，故总外周阻力变化不大，舒张压升高不明显。收缩压因心输出量的增加而升高，故脉压增大。大剂量时激动血管 α₁ 受体，血管收缩，外周阻力加大，血压升高。

3.对肾脏的影响　激动 D_1 受体，使肾血管扩张，肾血流量和肾小球滤过率增加，尚有排钠利尿作用。大剂量时激动肾血管的 α_1 受体，可使肾血管明显收缩，肾血流量减少。

【临床应用】主要用于治疗各种休克，如心源性休克、感染性休克和出血性休克等，尤其适于伴有心肌收缩力减弱、尿量减少而血容量已补足的休克。还可与利尿药合用治疗急性肾功能衰竭。高血压、冠心病、室性心律失常患者禁用。

【不良反应】　一般较轻，偶见恶心、呕吐。剂量过大或滴注过快，可出现心律失常、心动过速和肾血管收缩引起的肾功能下降，一旦发生应减慢滴速或停药。

麻黄碱

麻黄碱（ephedrine）是从中药麻黄中提取的生物碱，药用其左旋体或消旋体。现已人工合成。

【体内过程】性质稳定，在胃肠中不易被破坏，口服易吸收，可通过血脑屏障。消除缓慢，药理作用持久，1 次给药作用可维持 3～6 个小时。

【药理作用】既可直接激动 α、β 受体，又可通过促进去甲肾上腺素能神经末梢释放去甲肾上腺素而间接激动 α、β 受体。

1.兴奋心脏　激动 β_1 受体，使心肌收缩力加强，心输出量增加，血压升高。血压升高后致使反射性心率减慢，可抵消其兴奋心脏加快心率的作用，故对心率影响不大。

2.收缩血管　激动 α_1 受体，使皮肤、黏膜和内脏血管收缩，升压作用缓慢、温和而持久。一般剂量下内脏血流量减少，但由于对 β_2 受体有激动作用，所以冠脉、脑血管和骨骼肌血管舒张，血流量增加。

3.舒张支气管　激动 β_2 受体，松弛支气管平滑肌作用缓慢而持久，弱于肾上腺素。

4.兴奋中枢　有较为显著的中枢兴奋作用，较大剂量可兴奋大脑和皮层下中枢，引起精神兴奋、不安和失眠。

【临床应用】

1.支气管哮喘　可预防支气管哮喘发作和治疗轻症支气管哮喘，对重症、急性支气管哮喘效果较差。

2.鼻塞　0.5%～1% 溶液滴鼻可消除鼻黏膜充血引起的黏膜肿胀。

3.低血压　防治某些低血压状态（如硬膜外和蛛网膜下麻醉所致者）。

4.皮肤瘙痒　可缓解荨麻疹和血管神经性水肿的皮肤黏膜症状。

【不良反应】常出现焦虑、不安和失眠等中枢兴奋症状和心动过速等外周反应。

第二节　α 受体激动药

一、α_1、α_2 受体激动药

去甲肾上腺素

去甲肾上腺素（noradrenaline，NA；norepinephrine，NE）为哺乳类动物去甲肾上

腺素能神经末梢释放的主要递质，也可由肾上腺髓质少量分泌。药用的是人工合成品。在中性尤其在碱性溶液中迅速氧化变为粉红色乃至棕色而失效。

【体内过程】口服使胃黏膜血管剧烈收缩而吸收极少，在肠内易被碱性肠液破坏，经过肠黏膜和肝脏时通过结合与氧化被破坏，故口服无效。皮下或肌内注射时，因血管强烈收缩，吸收很少，且易发生局部组织坏死，故一般采用静脉滴注给药。进入体内后可被去甲肾上腺素能神经末梢摄取，储存于囊泡内；也可被非神经组织所摄取，大多被COMT 或 MAO 代谢而失活。

【药理作用】激动 α_1 和 α_2 受体作用强，对 β_1 受体作用较弱，对 β_2 受体几乎无作用。

1. 收缩血管　激动 α_1 受体，除冠状动脉以外，几乎所有小动脉和小静脉均强烈收缩。皮肤、黏膜血管收缩最明显，其次是肾血管，脑、肝、肠系膜也呈收缩反应。然而，冠状血管呈舒张反应，原因是心脏兴奋，心肌的代谢产物（如腺苷）增加，致使血管舒张。同时，由于血压升高提高了冠脉灌注压，故冠脉流量增加，见图 8-1。

2. 兴奋心脏　激动心脏 β_1 受体，可使心肌收缩加强，心率加快，传导加速，心输出量增加，但作用较弱。在整体情况下，由于血压升高反射性兴奋迷走神经，可使心率减慢。同时由于血管收缩，外周阻力增加，心输出量不变或稍降。剂量过大或静脉注射过快时，可引起心律失常，但较肾上腺素少见。

3. 升高血压　升压作用强。小剂量静滴时，由于兴奋心脏 β_1 受体，心输出量增加，收缩压升高。此时，血管收缩作用尚不十分剧烈，故舒张压升高不多，因而脉压稍加大。较大剂量时，因兴奋 α_1 受体，皮肤、黏膜和内脏血管强烈收缩，外周阻力明显增加，在收缩压升高的同时舒张压也明显升高，故脉压变小，见图 8-1。

4. 其他　对平滑肌及代谢的作用较弱，仅在较大剂量时才出现血糖升高。对中枢神经系统作用弱，对孕妇可增加子宫收缩频率。

【临床应用】

1. 休克　休克的表现是血压下降、小血管和毛细血管前括约肌痉挛、微循环障碍和有效循环血量减少，治疗的关键是补充血容量、改进重要器官的血液供应、改善微循环。去甲肾上腺素能使休克患者血管收缩、心脏兴奋、血压升高，脑及冠脉血流量增加，在短时间内可保证重要脏器的血液供应。但若长期大量应用，血管强烈收缩，反而使组织缺血缺氧加重，故去甲肾上腺素在休克治疗中已不占重要地位。但在各种休克（出血性休克除外）早期血压骤降时，仍可小剂量短时间静脉滴注以保证心、脑等重要器官的血液供应。

2. 药物中毒性低血压　中枢抑制药（如安定、氯丙嗪等）中毒可引起低血压，用去甲肾上腺素静脉滴注，可使血压回升，维持正常水平。特别是当氯丙嗪中毒时应选用去甲肾上腺素，而不可选用肾上腺素。

3. 上消化道出血　食道静脉曲张破裂出血或胃出血时，取本品 1~3mg 适当稀释后口服，可收缩食道或胃局部黏膜血管而止血。

【不良反应】

1. 局部组织缺血坏死　静脉滴注时间过长、浓度过高或药液漏出血管外，可引起局部缺血坏死。

2. 急性肾功能衰竭 滴注时间过长或剂量过大，肾脏血管剧烈收缩，可产生少尿、无尿和肾实质损伤而致急性肾功能衰竭。

3. 停药后血压下降 长期静脉滴注突然停药，可引起血压骤降。

同类药物有间羟胺（metaraminol，阿拉明），升压作用较去甲肾上腺素持久；不易引起肾功能衰竭和心律失常。且可肌注，故常作为去甲肾上腺素的代用品，用于各种休克早期及药物引起的低血压。

二、α₁受体激动药

去氧肾上腺素

去氧肾上腺素（phenylephrine，苯肾上腺素，neosynephrine，新福林）为人工合成的肾上腺素受体激动药，主要激动 α₁ 受体，显著收缩血管、升高血压。升压作用可引起反射性心率减慢。局部滴眼可使瞳孔开大肌收缩而散瞳。可经皮下、肌内注射或静脉给药，临床主要用于麻醉或药物引起的低血压、阵发性室上性心动过速及眼底检查时快速短效扩瞳。严重动脉粥样硬化、严重高血压、甲状腺功能亢进、心肌病、闭角型青光眼患者禁用。

同类药物有甲氧明（methoxamine），为人工合成品。

三、α₂受体激动药

可乐定

可乐定（clonidine，可乐宁）为中枢交感神经抑制药，可激动延髓孤束核次一级神经元突触后膜的 α₂ 受体及外周交感神经突触前膜的 α₂ 受体，用于治疗中度高血压，也可作为吗啡类成瘾药物的戒毒替代品，机制参见第二十章抗高血压药。

第三节 β 受体激动药

一、β₁、β₂受体激动药

异丙肾上腺素

异丙肾上腺素（isoprenaline，ISP，喘息定）为人工合成品，药用其盐酸盐，是经典的 β₁、β₂ 受体激动剂。

【体内过程】口服易在肠黏膜与硫酸基结合而失效，气雾剂吸入或注射给药均易吸收，舌下给药可从舌下静脉丛迅速吸收。主要在肝及其他组织中被 COMT 所代谢，较少被 MAO 代谢，也较少被去甲肾上腺素能神经摄取，故其作用维持时间较肾上腺素略长。

【药理作用】对 β_1 和 β_2 受体选择性低，均有很强的激动作用；对 α 受体几乎无作用。

1. 兴奋心脏 对 β_1 受体具有强大激动作用，表现为正性肌力、正性频率和加速传导，可增加心排出量，缩短收缩期和舒张期。加快心率、加速传导的作用较强，对正位起搏点的作用较异位强，而肾上腺素则对正位及异位起搏点的作用均强，故与肾上腺素相比，本药不易引起心律失常。

2. 影响血压 激动 β_2 受体而舒张血管，主要是舒张骨骼肌血管，对肾血管、肠系膜血管和冠状血管也有不同程度舒张作用。由于心脏兴奋和外周血管舒张，使收缩压升高而舒张压略下降，脉压增大。大剂量静脉注射也使静脉强烈扩张，回心血量减少，有效血容量下降，心输出量减少，血压下降，此时收缩压与舒张压均降低，见图8-1。

3. 支气管平滑肌 激动 β_2 受体，有强大的舒张支气管平滑肌作用，支气管平滑肌处于痉挛状态时尤为显著，此作用强于肾上腺素。尚具有抑制组胺等过敏性介质释放的作用。因对支气管黏膜血管无收缩作用，故消除黏膜水肿作用不及肾上腺素。久用可耐受。

4. 促进代谢 激动 β 受体，促进糖和脂肪的分解，增加组织耗氧量。升高血糖作用较肾上腺素弱。

【临床应用】

1. 支气管哮喘 采用舌下或气雾吸入给药，用于控制支气管哮喘的急性发作，起效快而作用强。

2. 房室传导阻滞 采用舌下给药或静滴给药，用于治疗 II、III 度房室传导阻滞。

3. 心脏骤停 适用于心室自身节律缓慢，高度房室传导阻滞或窦房结功能衰竭而并发的心搏骤停，常与去甲肾上腺素或间羟胺合用作心室内注射。

【不良反应】常见心悸、头晕、皮肤潮红。支气管哮喘患者如使用剂量过大，可致心肌耗氧量增加，易引起心律失常，甚至发生危险的心动过速及心室颤动。用药过程中应注意控制心率。禁用于冠心病、心肌炎和甲状腺功能亢进症等。

二、β_1 受体激动药

多巴酚丁胺

多巴酚丁胺（dobutamine）为人工合成品，其化学结构和药动学与多巴胺相似，口服无效，需静脉给药。主要激动心脏 β_1 受体，增强心肌收缩力及心输出量，对心率影响小。心脏泵血功能加强使舒张期心室内压降低，可减少心肌耗氧量。临床主要用于心脏手术后心输出量低的休克及心肌梗死并发心力衰竭者。剂量过大或静滴速度过快可出现血压升高、心悸、头痛等，偶可引起室性心律失常，应控制好剂量及滴速。连续应用可产生快速耐受性。禁用于梗阻型肥厚性心肌病、心房纤颤患者。

三、β₂受体激动药

对 β₂ 受体有选择性激动作用，对支气管平滑肌有强而较持久的舒张作用，对心血管系统和中枢神经系统的影响很小，是临床上治疗支气管哮喘的一类主要药物。常用药物有沙丁胺醇（salbutamol，舒喘灵）、特布他林（terbutaline，间羟舒喘灵、博利康尼）等，具体参见第二十七章呼吸系统用药。

第四节　用药护理

1. 肾上腺素　①在碱性溶液中易氧化变色而失效，忌与碱性药物合用。②化学性质不稳定，见光易分解，应置于棕色瓶、冷暗处、密闭保存。③因其兴奋心脏，易引起心悸和心律失常，不能用于心源性哮喘。④手指、足趾和耳廓等循环末梢部位的手术麻醉，禁止伍用肾上腺素，防止血管过度收缩导致组织缺血坏死，延缓伤口愈合。⑤静脉给药时需注意速度和用量，避免发生血压剧升和心律失常等危险，同时需配合糖皮质激素、抗组胺药等其他抢救措施。用药期间监控血压、脉搏等变化。⑥氯丙嗪具有 α 受体阻断作用，可翻转肾上腺素的升压作用，故当其过量中毒引起血压下降时，不应使用肾上腺素进行升压抢救，而应选择去甲肾上腺素。⑦禁用于高血压、脑动脉硬化、器质性心脏病、糖尿病、甲状腺功能亢进症及 α 受体阻断药所致低血压的抢救。

2. 去甲肾上腺素　①其化学性质不稳定，见光、遇热易分解，如果变为粉红色或棕色即失效。忌与中性或碱性药物合用，防止失效。在酸性溶液中较稳定，常用其重酒石酸盐。②注射时如发现外漏或注射部位皮肤苍白，应停止给药或更换注射部位，同时进行热敷，并用普鲁卡因或 α 受体阻断药（如酚妥拉明）作局部浸润注射。③用药期间如发现尿量低于 25mL/h，应立即减量或停药，必要时可用甘露醇等脱水药利尿。④长期静脉滴注，不可突然停药，应逐渐减少剂量或减慢滴注速度，以避免血压骤降。⑤禁用于高血压、动脉粥样硬化、器质性心脏病、少尿、无尿、严重微循环障碍患者及孕妇。

小　结

肾上腺素受体激动药包括 α、β 受体激动药，α 受体激动药，β 受体激动药，分别以肾上腺素、去甲肾上腺素、异丙肾上腺素为代表。

去甲肾上腺素以收缩血管、升高血压为主，兴奋心脏、舒张平滑肌及促进代谢作用较弱，主要用于低血压状态。异丙肾上腺素以兴奋心脏、舒张支气管平滑肌为主，促进代谢作用弱于肾上腺素而强于去甲肾上腺素，主要用于控制支气管哮喘急性发作及心脏骤停。肾上腺素兼具 α、β 受体兴奋效应，可兴奋心脏、收缩和舒张血管、升高血压、舒张支气管平滑肌、促进代谢，用于心脏骤停、过敏性休克的抢救及支气管哮喘急性发作的治疗，但较异丙肾上腺素更易引起心律失常。

第九章　肾上腺素受体阻断药

肾上腺素受体阻断药（adrenoceptor blocking drugs）又称抗肾上腺素药（antiadrenergic drugs）。本类药物与肾上腺素受体有较强的亲和力，但本身无内在活性或仅有微弱的内在活性，与肾上腺素受体结合后能妨碍神经递质或拟肾上腺素药与受体结合，从而产生拮抗去甲肾上腺素能神经递质或肾上腺素受体激动药的作用。根据药物对 α 和 β 受体选择性的不同，可分为 α 受体阻断药、β 受体阻断药两大类。

第一节　α 受体阻断药

α 受体阻断药（α-adrenoceptor blocking drugs）能选择性地与 α 受体结合，阻断神经递质或拟肾上腺素药与 α 受体结合，从而产生抗肾上腺素作用。能阻断肾上腺素的升压作用，并使升压作用翻转为降压，即"肾上腺素升压作用的翻转"。这是由于 α 受体阻断药选择性地阻断了与血管收缩有关的 α 受体，但不影响与血管舒张有关的 β_2 受体，所以使肾上腺素激动 β_2 受体产生的血管舒张作用充分表现出来。但对主要作用于 α 受体的去甲肾上腺素，α 受体阻滞药仅能消除或减弱其升压作用，而无翻转作用；对主要作用于 β 受体的异丙肾上腺素的降压效应无影响。

根据对 α 受体亚型选择性的不同和作用时间的长短，α 受体阻断药又分为：① α_1、α_2 受体阻断药。这类药物有短效类和长效类之分，短效类有酚妥拉明、妥拉唑啉等；长效类有酚苄明等。②选择性 α_1 受体阻断药。如哌唑嗪等；③选择性 α_2 受体阻断药。如育亨宾。

一、α_1、α_2 受体阻断药

此类药物对 α_1 受体和 α_2 受体的选择性低，除阻断 α_1 受体外，尚可阻断突触前膜 α_2 受体，促进神经末梢释放去甲肾上腺素，但作用较弱。

酚妥拉明

酚妥拉明（phentolamine，苄胺唑啉、立其丁）为咪唑啉类人工合成品，对 α_1、α_2 受体具有相似的亲和力，故称为非选择性 α 受体阻断药。

【体内过程】口服生物利用度低，效果仅为注射给药的20%。口服30分钟血药浓度达峰值，作用维持约 3～6 小时。肌内注射易吸收，作用维持 30～45 分钟。

【药理作用】

1. 舒张血管　通过阻断突触后膜 α_1 受体和直接舒张血管作用，使动、静脉明显舒张。小动脉扩张，外周阻力降低，心脏后负荷减轻；小静脉扩张，回心血量减少，心脏前负荷减轻。

2. 兴奋心脏　酚妥拉明兴奋心脏的作用来源于两个方面：一方面由其阻断 α_1 受体后引起的血管扩张、血压下降反射性兴奋交感神经所致，另一方面由于其同时阻断了神经末梢突触前膜 α_2 受体，使去甲肾上腺素释放增加，激动心脏 β_1 受体而引起。

3. 其他　具有拟胆碱作用，可使胃肠平滑肌兴奋；还有拟组胺作用，使胃酸分泌增加，并引起皮肤潮红等。

【临床应用】

1. 外周血管痉挛性疾病　用于治疗肢端动脉痉挛性疾病（如雷诺综合征）及血栓闭塞性脉管炎等。也用于肾上腺素等拟交感胺类药过量所致高血压。

知识链接

雷诺综合征

雷诺综合征是血管神经功能紊乱所引起的肢端小动脉痉挛性疾病，以阵发性手指或脚趾对称地间歇发白、发绀和潮红为临床特点，伴局部发冷、感觉异常和疼痛。常由激动或受寒诱发。可分为原发性和继发性两类。原发者即雷诺病，无任何与之相关的全身疾病或可确定的基础病因，可能与神经内分泌功能紊乱有关。继发者又称雷诺现象，可见于硬皮病、系统性红斑狼疮、血管炎、皮肌炎、闭塞性动脉硬化等疾病，或因应用某些药物（如麦角、丙咪嗪、β 受体阻断药）所致。

很少发作或轻度发作者，可采取保暖、戒烟（因吸烟可使皮肤血流减少）、停止使用引起血管收缩的药物等措施，一般无须药物治疗。反复发作、症状较重者可应用药物治疗，如钙拮抗剂（如硝苯地平）、α 受体阻断药（如哌唑嗪）等。药物治疗无效的严重病例可考虑神经节封闭或切除术，但长期疗效不肯定。

2. 静滴去甲肾上腺素药液外漏　静滴去甲肾上腺素不慎外漏时，可用本品 5 ~ 10mg 溶于 10 ~ 20mL 生理盐水中，局部浸润注射，以防组织坏死。

3. 休克　能扩张血管，降低外周阻力，增加心输出量，故可改善休克时的内脏血液灌注，解除微循环障碍，并能降低肺循环阻力，防止肺水肿的发生。临床用于外周血管阻力高、心输出量低的休克患者，但给药前必须补足血容量。现主张与去甲肾上腺素合用，对抗去甲肾上腺素收缩血管的 α 作用，而保留去甲肾上腺素激动 β_1 受体兴奋心脏、增加心输出量的作用。同时去甲肾上腺素也可防止酚妥拉明扩张血管过度所致的血压过低。

4. 急性心肌梗死和顽固性充血性心力衰竭 酚妥拉明能解除心功能不全时小动脉和小静脉的反射性收缩，降低心脏前后负荷和左心室充盈压，增加心输出量，使心功能不全、肺水肿和全身性水肿得以改善，用于治疗急性心肌梗死及充血性心脏病所致心力衰竭。

5. 肾上腺嗜铬细胞瘤 该病由于瘤细胞分泌大量肾上腺素及去甲肾上腺素而引起高血压，酚妥拉明能阻断 α_1 受体，产生迅速强大的降压作用，故可用于肾上腺嗜铬细胞瘤的诊断和此病骤发的高血压危象以及手术前的准备。

【不良反应】常见恶心、呕吐等胃肠反应，严重者可诱发或加重溃疡病，这与其拟胆碱和拟组胺作用有关。静脉给药可引起体位性低血压、心动过速、心律失常和心绞痛。

妥拉唑啉（tolazoline）与酚妥拉明相似，但作用较弱。

酚苄明

【体内过程】酚苄明（phenoxybenzamine，苯苄胺，dibenzyline）口服生物利用度低。局部刺激性大，不宜肌内或皮下注射，一般静脉给药。能与 α 受体牢固结合，产生强大的 α 受体阻断作用。经肝脏代谢，由肾或随胆汁排出。可储存在脂肪组织中，故排泄缓慢，$t_{1/2}$ 约 24 小时。1 次给药作用时间可长达 3~4 日。

【药理作用】为长效的非竞争性 α 受体阻断药，具有起效慢、作用强而持久的特点。阻断 α_1 受体，使血管扩张，血压下降，作用强度与血管受去甲肾上腺素能神经控制的程度有关。对平卧和休息的正常人，作用往往表现不明显或表现为舒张压略下降。当交感神经张力高、血容量低或直立时，则可以引起明显的降压作用。血压下降所引起的反射作用和阻断突触前膜 α_2 受体的作用可使心率加快。尚有较弱的抗组胺及抗5-HT 作用。

【临床应用】用于外周血管痉挛性疾病及血栓闭塞性脉管炎；出血性、创伤性和感染性休克；嗜铬细胞瘤；良性前列腺增生引起的阻塞性排尿困难等。

【不良反应】常见体位性低血压、心悸、鼻塞、嗜睡、疲乏等。口服可致恶心，呕吐。

二、α_1 受体阻断药

此类药物对动脉和静脉的 α_1 受体有较高的选择性阻断作用，对去甲肾上腺素能神经末梢突触前膜上的 α_2 受体无明显作用，故在拮抗去甲肾上腺素和肾上腺素升压作用的同时，无促进神经末梢释放去甲肾上腺素的作用，无明显加快心率作用，也不增加肾素的分泌。代表药为哌唑嗪（prazosin），同类药还有特拉唑嗪（terazosin）、多沙唑嗪（doxazosin）、布那唑嗪（bunazosin）等，主要用于治疗高血压，作用原理参见第二十章抗高血压药。

三、α_2 受体阻断药

育亨宾

育亨宾（yohimbine）为选择性 α_2 受体阻断药，可阻断突触前膜 α_2 受体，促进去

甲肾上腺素释放，从而升高血压，加快心率。本品也是 5- 羟色胺的拮抗剂。主要用于阳痿及作为工具药用于实验研究。不良反应有恶心、呕吐、皮肤潮红等。

第二节　β 受体阻断药

β 受体阻断药（β –adrenoceptor blocking drugs）是一类能选择性地和 β 受体结合，竞争性阻断神经递质或拟肾上腺素药物 β 受体效应的药物。

根据对 $β_1$ 和 $β_2$ 受体选择性的不同，可分为非选择性和选择性两类，前者有 $β_1$、$β_2$ 受体阻断药和 α、β 受体阻断药；后者有 $β_1$ 受体阻断药。本类有些药物除具 β 受体阻断作用外，还具有一定的内在拟交感活性，因此又可分为有内在拟交感活性和无内在拟交感活性两类。

【体内过程】β 受体阻断药口服后自小肠吸收，因受脂溶性高低及首过消除影响，其生物利用度差异较大。脂溶性高的药物主要经肝代谢，少量以原型从尿中排泄；脂溶性低的药物主要以原型从肾脏排泄。

【药理作用】

1.β 受体阻断作用　可通过竞争性阻断 β 受体，对心脏、支气管平滑肌等产生作用。

（1）对心血管系统作用　阻断心脏 $β_1$ 受体，使心肌收缩力减弱、心率减慢、心输出量减少、心肌耗氧量降低、心房和房室结传导减慢、血压稍降低。因阻断血管 $β_2$ 受体，使 α 受体作用占优势，加之心脏抑制后反射性兴奋交感神经，可使血管收缩，外周阻力增加，肝、肾和骨骼肌及冠脉血管等血流量减少。

（2）降低血压　对正常人血压无影响，对高血压患者有降压作用，其机制尚未完全阐明。阻断心脏上的 $β_1$ 受体，心肌收缩力减弱，心输出量减少是血压下降的部分原因。

（3）收缩支气管　阻断支气管平滑肌上的 $β_2$ 受体而使支气管平滑肌收缩，呼吸道阻力增加。此作用对正常人影响较小，但对支气管哮喘患者可诱发或加重哮喘的急性发作。

（4）减少肾素释放　阻断肾小球旁器细胞的 $β_1$ 受体，可抑制肾素释放，使血管紧张素生成减少，这可能是其降血压作用的原因之一。

（5）减慢代谢　一般认为人类脂肪的分解主要与激动 $α_2$、$β_1$、$β_2$ 受体有关，而肝糖原的分解与激动 $α_1$ 和 $β_2$ 受体有关。β 受体阻滞药通过阻断 β 受体可抑制交感神经兴奋引起的脂肪分解，当与 α 受体阻断药合用时可拮抗肾上腺素升高血糖的作用。本类药物不影响正常人的血糖水平，也不影响胰岛素降低血糖的作用，但能延缓使用胰岛素后血糖水平的恢复，可能是其抑制了低血糖引起儿茶酚胺释放所导致的糖原分解。还可减少组织耗氧量。

2. 内在拟交感活性　有些 β 肾上腺素受体阻断药与 β 受体结合后除阻断受体外，尚对 β 受体具有部分激动作用，称内在拟交感活性（intrinsic sympathomimetic activity，

ISA）。因该作用较弱，一般被其 β 受体阻断作用所掩盖。如预先给予利血平以耗竭体内儿茶酚胺，再用 β 受体阻滞药，其激动受体的作用（加快心率、增加心输出量）便可表现出来。ISA 较强的药物抑制心收缩力，减慢心率和收缩支气管作用一般较不具 ISA 的药物弱。

3. 膜稳定作用 有些 β 受体阻断药具有局部麻醉作用和奎尼丁样作用，这两种作用都与其降低细胞膜对离子的通透性有关，称为膜稳定作用。由于产生膜稳定作用的血药浓度比临床有效浓度高出几十倍，且无膜稳定性作用的 β 受体阻断药也有抗心律失常作用，故认为在常用量时，膜稳定作用与治疗作用关系不大，因此无临床应用价值。

【临床应用】

1. 心律失常 用于窦性心动过速等快速型心律失常。

2. 心绞痛和心肌梗死 对心绞痛有良好疗效。心肌梗死患者长期应用可降低复发和猝死率。

3. 高血压 是治疗高血压的基础药物，可单独应用或与其他药物合用。

4. 其他 可用于偏头痛、嗜铬细胞瘤和肥厚性心肌病等的治疗，也用于甲状腺功能亢进的辅助治疗。噻吗心安可用于青光眼，降低眼内压。

【不良反应】一般反应有恶心、呕吐和轻度腹泻等消化道症状，停药后消失。偶见过敏、皮疹和血小板减少。严重不良反应常与应用不当、过度阻断 β 受体有关，主要包括：

1. 心血管系统 β 受体阻断药可使心功能不全、窦性心动过缓、房室传导阻滞患者的病情加剧，出现重度心功能不全、肺水肿、完全性房室传导阻滞。由于外周血管收缩，可引起四肢发冷、皮肤苍白或发绀，造成间歇性跛行、雷诺病等。

2. 诱发或加剧支气管哮喘 因阻断支气管平滑肌上的 β_2 受体，使支气管哮喘患者呼吸道阻力增加，可诱发或加重支气管哮喘。

3. 反跳现象 长期用 β 受体阻断药者若突然停药，可出现高血压、快速型心律失常、心绞痛加剧、急性心力衰竭等，其机制与受体上调有关。

4. 中枢神经系统 出现疲劳、睡眠障碍、精神抑郁等。

一、β_1、β_2 受体阻断药

β_1、β_2 受体阻断药可分为无内在拟交感活性和有内在拟交感活性两类。前者如普萘洛尔、噻吗洛尔（timolol）、纳多洛尔（nadolol）等，后者如吲哚洛尔等。

普萘洛尔

普萘洛尔（propranolol，心得安）为等量左旋和右旋异构体的消旋品，仅左旋体有阻断 β 受体作用，是最早应用于临床的 β 受体阻断药。

【体内过程】口服易吸收，有明显的首过效应，生物利用度较低。血浆蛋白结合率 90%，易透过血脑屏障，也可进入胎盘和分泌到乳汁中。主要在肝脏代谢，代谢产物 90% 以上从肾脏排泄。不同个体口服相同剂量普萘洛尔，血药浓度相差可达 20 倍之

多，可能是由于肝脏消除功能不同所致，故临床用药剂量必须个体化。

【药理作用与应用】普萘洛尔具有较强的 β 受体阻断作用，对 β₁ 受体和 β₂ 受体的选择性低，无内在拟交感活性。用药后心率减慢，心肌收缩力减弱，心输出量降低，冠脉血流量下降，心肌耗氧量明显减少。用于治疗心律失常、心绞痛、高血压、甲状腺功能亢进等。

吲哚洛尔（pindolol，心得静）对 β₁ 和 β₂ 受体阻断作用强度为普萘洛尔的 6 ~ 15 倍。

二、β₁ 受体阻断药

β₁ 受体阻断药可分为无内在拟交感活性和有内在拟交感活性两类。前者如阿替洛尔、美托洛尔（metoprolol）等，后者如醋丁洛尔等。

阿替洛尔

阿替洛尔（atenolol，氨酰心安）选择性阻断 β₁ 受体，无内在拟交感活性和膜稳定作用。口服吸收仅 50%，1 ~ 3 小时达峰浓度，$t_{1/2}$ 为 6 ~ 9 小时，作用维持时间较长。主要以原型自尿排泄。临床主要用于治疗高血压、心绞痛及心律失常。滴眼可降低眼内压，用于治疗青光眼。禁用于严重窦性心动过缓、房室传导阻滞、心力衰竭者及孕妇。哮喘患者需慎用。

醋丁洛尔（acebutolol，醋丁酰心安）减慢心率的不良反应轻于普萘洛尔、阿替洛尔等；诱发哮喘的不良反应相对较少。

三、α、β 受体阻断药

该类药物对肾上腺素受体的选择性低，对 α 和 β 受体均有阻断作用，但对 β 受体的阻断作用较强。代表药为拉贝洛尔（labetalol），还有地来洛尔（dilevalol）、布新洛尔（bucindolol）、卡维地洛（carvedilol）等。主要用于高血压，作用原理参见第二十章抗高血压药。

第三节　用药护理

1. 酚妥拉明、酚苄明　①静脉注射或滴注时必须缓慢，充分补液和密切监护，以防出现体位性低血压等不良反应。②酚妥拉明慎用于胃炎、溃疡病、冠心病患者；酚苄明慎用于肾、冠脉功能不全及脑血管病患者。

2. 普萘洛尔　①应注意剂量的个体化，用药需从小剂量开始，逐渐增加到适当剂量。②长期应用停药时应逐渐减量（持续数周以上），以免发生反跳现象。③长期应用影响脂质代谢和糖代谢，故高脂血症、糖尿病患者慎用。糖尿病患者应用胰岛素治疗时，如同时使用 β 受体阻断药，易掩盖心动过速等低血糖反应，应特别注意。④对支气管哮喘患者，可诱发或加重哮喘的急性发作，应尽量避免应用。⑤严重心功能不全、窦性心动过缓、重度房室传导阻滞低血压、肝肾功能不良者慎用。

小 结

肾上腺素受体阻断药可分为 α 受体阻断药、β 受体阻断药两大类。

酚妥拉明为短效非选择性 α 受体阻断药的代表药物，主要药理作用为舒张血管、兴奋心脏，临床主要用于外周血管痉挛性疾病、休克及肾上腺嗜铬细胞瘤等。酚苄明为长效非选择性 α 受体阻断药，具有起效慢、作用强而持久的特点。哌唑嗪为选择性 α_1 受体阻断药，而育亨宾为选择性 α_2 受体阻断药。

β 受体阻断药可分为选择性和非选择性两大类，为治疗高血压、快速型心律失常、心绞痛和心肌梗死的常用药物，某些药物兼有内在拟交感活性和（或）膜稳定作用。该类药物的严重不良反应为心功能不全及诱发或加重支气管哮喘，使用过程中应注意剂量个体化。

第十章　局部麻醉药

局部麻醉药（local anaesthetics）简称局麻药，是一类局部应用于神经末梢或神经干周围，能可逆性阻断神经冲动的发生和传导，在意识清醒状态下，使局部感觉特别是痛觉暂时消失，利于手术的药物。

第一节　概　述

一、局麻药应用方法

（一）表面麻醉

将黏膜穿透力强的局麻药液直接点滴、喷洒或涂抹于黏膜表面，药物穿过黏膜层，使黏膜下神经末梢麻醉，又称黏膜麻醉。适用于眼、鼻、口腔、咽喉、气管、食管及尿道等部位的小手术或检查。常用穿透力较强的丁卡因、利多卡因等。

（二）浸润麻醉

将局麻药液注入手术区域的皮下或深部组织，使局部神经末梢被药液浸润而麻醉。适用于浅表小手术。因用药量较大，应选用毒性较小的普鲁卡因、利多卡因。

（三）传导麻醉

将局麻药液注入外周神经干或神经丛周围，阻滞其冲动传导，使该神经所分布的区域麻醉，又称阻滞麻醉或神经干麻醉。适用于四肢及口腔手术。常用普鲁卡因、利多卡因。

（四）蛛网膜下腔麻醉

将局麻药液注入腰椎蛛网膜下腔（腰椎 3~4 或 4~5 间隙），阻断该部位的脊神经根，简称腰麻。此法适用于腹部、下肢手术。常用利多卡因、普鲁卡因和丁卡因。腰麻由于注药时硬脊膜被刺穿，脑脊液渗漏，易致麻醉后头痛。

（五）硬脊膜外腔麻醉

将局麻药液注入硬脊膜外腔，阻滞附近脊神经根的传导，使该处神经所分布的区域麻醉，也称硬膜外麻醉。其麻醉范围广，适用于胸、腹部的手术。常用普鲁卡因。由于硬膜外腔不与颅腔相通，药液不扩散至脑组织，无腰麻引起的头痛和脑膜刺激现象，但麻醉药用量较大，为腰麻的5~10倍，如误入蛛网膜下腔，可引起严重的毒性反应。

腰麻和硬膜外麻醉又称为椎管内麻醉，可抑制胸腰段交感神经使麻醉区域血管扩张，导致血压下降，常用麻黄碱预防和治疗。

知识链接

无痛分娩

无痛分娩是指用各种方法使分娩时的疼痛减轻，甚至消失。目前使用的方法有两种：一种是药物性的，应用麻醉药或镇痛药来达到镇痛效果；另一种方法是非药物性的，通过产前训练、按摩或中医针灸等方法在不同程度上缓解分娩时的疼痛。

应用麻醉药进行无痛分娩一般采用椎管内阻滞而发挥镇痛作用，包括硬膜外阻滞和腰麻-硬膜外联合阻滞等。当宫口开至3cm，产妇对疼痛的忍耐达到极限时，可将低浓度的局麻药注入蛛网膜下腔或硬膜外腔。采用间断注药或用输注泵自动持续给药，达到镇痛效果，镇痛可维持到分娩结束。麻醉药的浓度大约相当于剖宫产麻醉时药物浓度的1/5，浓度较低，起效快，可控性强，安全性高。这种无痛分娩法是目前各大医院广泛应用、效果比较理想的一种。产妇头脑清醒，能主动配合，积极参与整个分娩过程。

二、局麻作用与作用机制

（一）局麻药对离子通道的阻滞作用

在正常情况下，神经细胞膜的除极化有赖于Na^+内流，局麻药在细胞膜内侧阻滞Na^+通道，抑制Na^+内流，阻止动作电位的产生和神经冲动的传导，产生局麻作用。低浓度可阻断感觉神经冲动发生及传导，而较高浓度时对任何神经都有阻断作用，使之完全丧失兴奋性及传导性，任何刺激不再引起除极化反应。

（二）局麻药对各种感觉的作用

一般来说，细的无髓鞘神经纤维比粗的有髓鞘纤维对局麻药的作用更敏感。外周神经被局麻药阻滞时，各种感觉或运动功能消失的先后顺序是：痛、温觉纤维＞触、压觉纤维＞中枢抑制性神经元＞中枢兴奋性神经元＞自主神经＞运动神经＞心肌传导纤维＞血管平滑肌＞胃肠平滑肌＞子宫平滑肌＞骨骼肌，恢复时按相反顺序进行。

三、局麻药的吸收作用

局麻药从给药部位吸收入血或意外注入血管内，达到一定浓度时可产生全身作用，实际上就是局麻药的毒性反应，主要影响中枢神经系统和心血管系统。

（一）中枢神经系统反应

局麻药对中枢神经系统的作用是先兴奋后抑制，表现为不安、头痛、恶心、呕吐、惊厥，这是由于中枢抑制性神经元对局麻药比较敏感，首先被局麻药抑制，中枢神经系统的兴奋、抑制不平衡，致使中枢兴奋性神经元活动相对亢进所致。中枢过度兴奋转入抑制，直至昏迷，可因呼吸衰竭而死亡。

（二）心血管系统反应

局麻药对心肌有直接抑制作用，可降低心肌兴奋性，减慢传导，降低心肌收缩力。多数局麻药还可引起血管扩张，导致血压下降。局麻药对心肌细胞的作用具有重要的临床意义，如利多卡因静脉给药可治疗室性心律失常。通常在血药浓度高时才发生心血管系统毒性反应，中毒早期出现的血压升高、心动过速等是中枢兴奋的表现，心肌对局麻药耐受性较高，高浓度局麻药对心血管的作用常发生在对中枢神经系统的作用之后，中毒时呼吸首先停止，中毒晚期维持呼吸是重要的处理措施。

第二节　局麻药的分类和临床常用局麻药

常用局麻药均为人工合成品，根据化学结构不同可分为酯类和酰胺类两大类。

一、酯类局麻药

普鲁卡因

普鲁卡因（procaine，奴佛卡因，novocaine）属于短效局麻药。

【药理作用与应用】

1. 局部麻醉　本品毒性小，注射给药起效快（1～3分钟），维持30～45分钟。常与肾上腺素合用，局麻作用可延长到1～2小时。对黏膜穿透力较弱，一般不用于表面麻醉。临床广泛用于浸润、传导、腰麻及硬膜外麻醉。

2. 局部封闭　用0.25%～0.5%的普鲁卡因溶液注于损伤部位或炎症的病灶区域，可以消除炎症、解除疼痛。适用于全身各部位的肌肉、韧带、腱鞘、滑膜的急慢性损伤、退行性病变及骨关节病。

【不良反应】

1. 过敏反应　少数患者用药后可发生皮疹、哮喘甚至休克。

2. 毒性反应　用量过大或误注入血管时，可出现中枢神经系统及心血管系统的毒性反应，表现为先兴奋（烦躁不安、抽搐惊厥等）后抑制（昏迷、呼吸抑制等），血压降低，甚至心脏骤停。

丁卡因

丁卡因（tetracaine，地卡因，dicaine）属于长效局麻药。对皮肤、黏膜穿透力强，作用迅速而持久，1～3分钟显效，可维持2～3小时。局麻作用及毒性反应均比普鲁卡因强约10倍。主要用于表面麻醉，亦可用于传导麻醉和椎管内麻醉，但须严格控制剂量。不宜用于浸润麻醉，以免吸收中毒。

二、酰胺类

利多卡因

利多卡因（lidocaine，赛罗卡因，xylocaine）属于中效局麻药。水溶液稳定，是目前应用最多的局麻药。

【药理作用与应用】

1.局麻作用 本药脂溶性较高，穿透力强，对组织无刺激性。作用强度介于丁卡因和普鲁卡因之间，与普鲁卡因相比，利多卡因毒性相对较大，但起效快、作用强而持久。临床上可用于各种麻醉，尤其用于传导麻醉和硬膜外麻醉，具有全能麻醉药之称；扩散力强，弥散较广，腰麻时不易控制麻醉平面，应慎用。对酯类局麻药（如普鲁卡因）过敏者可改用此药。

2.抗心律失常 利多卡因可用于治疗快速型心律失常，包括各种室性心律失常，药理作用参见第二十二章抗心律失常药。

3.局部封闭 同普鲁卡因，可用于普鲁卡因过敏者。

【不良反应】常见嗜睡或眩晕，用量过大可引起惊厥及心脏骤停，故用药切勿过量。严重肝功能不全、房室传导阻滞以及有癫痫大发作病史者禁用。

布比卡因

布比卡因（bupivacaine，麻卡因，marcaine）水溶液稳定，是目前常用局麻药中作用维持时间最长的药物，可持续5～10小时，局麻作用较利多卡因强4～5倍，属于长效、强效局麻药。安全范围较利多卡因大，无血管扩张作用，常用于浸润麻醉、传导麻醉和椎管内麻醉。因穿透力较弱，不适用于表面麻醉。不良反应较少，偶有精神兴奋、低血压等反应；心脏毒性较强，且复苏困难，特别在酸中毒、低氧血症时尤为严重，应予以注意。

同类药物还有罗哌卡因（ropivacaine）和依替卡因（etidocaine）。罗哌卡因对子宫和胎盘血流几无影响，适用于产科手术麻醉。

第三节 用药护理

普鲁卡因 ①水溶液不稳定，宜避光保存，久贮药液变黄，药效降低；且不宜与葡萄糖液、碱性药液配伍，否则降低其局麻作用。②本药可出现过敏反应，故用药前必须询问过敏史，并做皮肤敏感试验。做皮肤敏感试验的方法为在前臂屈侧皮内注射 0.25% 普鲁卡因溶液 0.1mL，20 分钟后观察，局部红晕直径大于 1cm 者为阳性反应，禁用。但皮试阴性者，仍有可能发生过敏反应，用药后要注意观察。一旦出现过敏反应，立即停药；发生过敏性休克时，立即采用注射肾上腺素、吸氧和给予糖皮质激素等方法进行抢救。对普鲁卡因有过敏史者可用利多卡因代替。③应用时，一般要加入微量的肾上腺素，利用其缩血管作用减少局麻药的吸收、降低不良反应的发生、延长局麻药的作用时间。但手指、足趾等末梢部位手术时禁止加用，以防血管收缩过度而发生局部组织坏死。应用局麻药均应如此。④蛛网膜下腔与颅腔相通，麻醉时应注意患者体位和药液比重，控制麻醉平面，防止药物扩散到颅腔，危及生命中枢。应用局麻药均应如此。⑤用于蛛网膜下腔麻醉和硬膜外麻醉时，易引起外周血管扩张、血压下降及心脏抑制，可术前使用麻黄碱、术后保持头低脚高卧位 12 小时以避免体位性低血压。⑥一旦用量过大或误注入血管引起中枢神经系统及心血管系统毒性反应，立即采取维持呼吸和循环功能的抢救措施。⑦本品能减弱磺胺类药的抗菌效力，增强强心苷类药的作用及毒性。因此，禁与磺胺类和强心苷类药合用。

小　结

局部麻醉药在病人清醒状态下，通过阻断传入神经的传导来消除手术部位的痛感，具有操作简便、安全可靠、并发症少等优点。但需注意大量吸收后，可引起中枢和心血管系统的毒性反应。局麻药分为酯类和酰胺类，一般酯类局麻药起效较慢，维持时间短，常用药物有普鲁卡因、丁卡因；酰胺类局麻药起效较快，维持时间长，常用药物有利多卡因、布比卡因。局麻药给药方法有五种：表面麻醉、浸润麻醉、传导麻醉、蛛网膜下腔麻醉和硬脊膜外腔麻醉。药物歌诀：局麻用药容易混，普卡不表防过敏，丁卡表麻不浸润，利多卡因效能全。普鲁卡因使用前需要试敏，过敏可用利多卡因代替。

第十一章　全身麻醉药

全身麻醉药（general anaesthetics）简称全麻药，是能可逆性抑制中枢神经系统，引起意识、感觉和反射消失、骨骼肌松弛，利于外科手术的药物。根据给药途径的不同，分为吸入性麻醉药和静脉麻醉药两种。

第一节　吸入性麻醉药

吸入性麻醉药是指经过呼吸道使用的全麻药。常用氟烷、恩氟烷、异氟烷、氧化亚氮等。随着吸入量的增加，对中枢神经系统的抑制范围和程度会逐渐加大、加深，出现比较明显的麻醉分期。

> **知识链接**
>
> ### 吸入性麻醉药的麻醉分期
>
> 吸入性麻醉药的麻醉分4期：①镇痛期。从麻醉开始至意识消失。主要是由于大脑皮质和网状结构上行激活系统受到抑制，使温、痛、触、压觉依次消失，但各种反射仍存在，肌张力正常。②兴奋期。从意识消失至眼睑反射消失。此期皮质下中枢和运动中枢失去大脑皮质的控制和调节。患者出现血压、心率不稳定，呼吸不规则的兴奋现象。不能做任何手术或检查。镇痛期和兴奋期称为诱导期。③外科麻醉期。患者进入安静状态，呼吸规则，血压平稳。此期是麻醉的理想深度，大部分手术可进行，故称为外科麻醉期。根据临床需要，外科麻醉期分为四级：第一级特征为兴奋转为安静、呼吸规则，可进行腹部以外的手术；第二级特征为眼球固定，可进行大多数手术；第三级特征为胸式呼吸减弱，腹式呼吸明显，肌肉松弛，可进行支气管内插管的操作，为临床应用的最深级，不可继续加深；第四级特征为血压明显下降，呼吸微弱，为中毒先兆，应立即减量或停药。④麻醉中毒期。瞳孔极度散大，呼吸、心跳完全停止而死亡。临床严禁麻醉到此深度。若发生应立即进行抢救。

一、吸入性麻醉药的作用机制

吸入性麻醉药经肺泡扩散入血后，迅速透过血脑屏障，溶于神经细胞胞膜的脂质层，通过干扰神经细胞膜脂质层分子的排列、改变钠通道的结构和功能而使钠通道阻滞，致使神经冲动和传导障碍，引起中枢神经系统的全面抑制。

二、常用药物

氟　烷

氟烷（halothane）为无色、透明、有芳香味的挥发性液体，化学性质不稳定，不燃不爆。吸入给药可迅速引起全麻，停药后恢复快。对呼吸道黏膜无刺激性。但氟烷的镇痛、肌松作用不强。随麻醉加深，对呼吸和循环有直接抑制作用，临床只用作浅麻醉。

同类药物还有恩氟烷（enflurane）和异氟烷（isoflurane），二者为同分异构体，均不增加心肌对儿茶酚胺的敏感性，对肝肾功能影响小。

氧化亚氮

氧化亚氮（nitrous oxide，笑气）为无色、无刺激性的味甜气体，性质稳定，不燃不爆。在体内不代谢，大部分通过呼吸道以原型排出。镇痛作用强，诱导期短，苏醒较快，对呼吸和肝肾功能无不良影响，但对心肌有轻度抑制作用。本药麻醉效能较低，需与其他麻醉药配伍使用才能达到满意麻醉效果。临床主要用于诱导麻醉或与其他全身麻醉药配伍使用。

第二节　静脉麻醉药

静脉麻醉药是由静脉给药的非挥发性全麻药。与吸入麻醉药相比，其操作简便，作用迅速；但麻醉分期不明显，消除较慢，麻醉深度不易控制。常用的静脉麻醉药有硫喷妥钠、氯胺酮、丙泊酚、羟丁酸钠等。

硫喷妥钠

硫喷妥钠（thiopental sodium）属超短效巴比妥类药物，为淡黄色粉末，易溶于水。

【药理作用与应用】脂溶性高，静脉注射后快速透过血脑屏障进入脑组织发挥麻醉作用，麻醉作用迅速，无兴奋期。但由于此药在体内迅速重新分布，从脑组织转运至肌肉、脂肪等组织中，故麻醉作用持续时间短暂，脑内药物 $t_{1/2}$ 只有 5 分钟，分次静脉注射或静脉滴注可延长麻醉时间。本药镇痛效果差，肌肉松弛不完全，临床主要用于诱导麻醉、基础麻醉以及短时间之内完成的小手术，还可用于抗惊厥。

【不良反应】对呼吸中枢有明显抑制作用，易诱发喉头和支气管痉挛，静脉注射过快或剂量过大易致低血压。

氯胺酮

【药理作用与应用】氯胺酮（ketamine）麻醉作用快，静脉注射约 1 分钟起效，维持 10 分钟左右，重复给药能延长麻醉时间。镇痛作用良好，安全范围大，毒性小。

氯胺酮一方面阻断痛觉冲动向丘脑和新皮质传导，引起意识模糊、记忆丧失、痛觉消失，对环境刺激无反应，呈现睡眠状态；另一方面兴奋脑干网状结构和大脑边缘系统，导致患者睁眼、肌张力增加、心率加快、血压升高。这种抑制和兴奋共存的麻醉状态称为"分离麻醉"。由于麻醉时对体表镇痛作用明显，临床适用于不需肌肉松弛的短小手术、烧伤创面修复或更换敷料、骨折、脱臼复位、诊断性检查及低血压患者的诱导麻醉。氯胺酮能扩张支气管，是哮喘患者麻醉的首选药。

【不良反应】

1. 苏醒慢和麻醉恢复后恶梦增多为主要缺点，伴有幻觉、谵妄等反应。其他一般不良反应为恶心、呕吐、流涎等。对心血管有明显兴奋作用，导致心率增加，血压升高，脑血流量增加，颅内压升高。

2. 氯胺酮能增强肌张力，可出现眼球震颤、眼内压升高，对需要肌肉松弛的手术应加用肌松药。

丙泊酚（propofol）起效时间为 30 ~ 60 秒钟，维持时间约为 10 分钟；羟丁酸钠（sodium oxybate，γ - 羟基丁酸钠）起效较慢，可维持 1 ~ 3 小时。

第三节　复合麻醉

良好的全麻效果应该是意识消失、明显镇痛、必要的肌肉松弛和合理控制应急反应。为了达到良好的全麻效果，常常同时或先后应用两种以上的麻醉药物或其他麻醉辅助药物，这样的麻醉方法称为复合麻醉，有以下几种方法。

1. 麻醉前给药　指麻醉前应用地西泮或苯巴比妥等镇静催眠药、吗啡或哌替啶等中枢性镇痛药、阿托品或东莨菪碱等 M 受体阻断药，以消除紧张、稳定情绪、增强镇痛效果、减少呼吸道分泌物以预防窒息和吸入性肺炎为目的的麻醉方法。

2. 基础麻醉　指进入手术室前应用硫喷妥钠、氯胺酮等，使患者达到深睡眠的基础麻醉状态，消除其紧张情绪，在此基础上实施麻醉。常用于不易配合的小儿。

3. 诱导麻醉　指先使用几乎无兴奋期的硫喷妥钠或氧化亚氮等，使患者迅速进入外科麻醉期，避免诱导期的不良反应，然后改用易于调节麻醉深度的麻醉药维持麻醉。

4. 合用肌松药　指在麻醉同时合用琥珀胆碱或筒箭毒碱等肌肉松弛药，以达到手术所需的肌肉松弛程度。

5. 低温麻醉　指物理降温配合应用氯丙嗪，使体温下降到 28 ~ 30℃，降低心脏等生命器官的耗氧量，以便进行心脏直视手术。

6. 控制性降压　指加用短效扩张血管药硝普钠或钙拮抗剂，使血压适度、适时下降，并抬高手术部位，以减少出血。常用于止血难度大的颅脑手术。

7. 神经安定镇痛术　指应用氟哌利多与芬太尼以 50：1 制成的合剂作静脉注射，使患者意识模糊、自主动作停止、痛觉消失。适于外科小手术。

第四节　用药护理

1. 氟烷　因能增敏肾上腺素和去甲肾上腺素对心肌的作用、抑制子宫平滑肌、升高血压以及具有一定肝脏毒性，故本药禁与儿茶酚胺类药物合用，同时也禁用于临产妇、颅内高压患者、肝病患者。

2. 硫喷妥钠　①水溶液在室温下不稳定，故应临用前配制。②药液呈强碱性（pH＞10），静脉注射应防止漏出血管外，以免引起局部剧烈疼痛和组织坏死。静脉注射宜慢速，不可剂量过大，防止出现低血压，休克未纠正前及心力衰竭患者禁用。③浅麻醉时明显抑制交感神经，使迷走神经功能增强，可导致喉、支气管痉挛，需注射阿托品预防，支气管哮喘患者禁用。④因该药有明显的呼吸中枢抑制作用，故新生儿、婴幼儿禁用。

3. 氯胺酮　①该药属于第一类精神药品，应严格遵照《精神药品管理办法》管理使用。②为减少麻醉恢复期的恶梦、谵妄，应避免外部刺激，并预先给予地西泮或氯丙嗪，在防止幻觉和躁动的同时也可加深和延长麻醉时间。③因可兴奋心血管系统，使血压和颅内压升高，所以高血压、颅内高压和心脏病患者禁用。也可致眼内压升高，青光眼患者禁用。

小　结

全麻药通过对中枢神经系统的广泛抑制而产生作用。其中吸入性全麻药均为挥发性液体或气体，经呼吸道给药，通过控制吸入量或吸入速度较容易控制麻醉深度而常用。静脉麻醉药为非挥发性全身麻醉药，主要由静脉注射给药；与吸入麻醉药相比，其麻醉深度不易掌握，排出较慢，一般仅适用于短时间、镇痛要求不高的小手术；单独使用的范围不广，临床上常用于吸入性麻醉的诱导以及全身复合麻醉。

第十二章　镇静催眠药

镇静催眠药是一类对中枢神经系统功能具有选择性抑制作用的药物。较小剂量时呈现镇静作用；较大剂量能使机体产生近似生理性睡眠的催眠作用。随着剂量的加大，还可产生抗惊厥等作用。本类药物包括苯二氮䓬类、巴比妥类和其他类药物。

第一节　苯二氮䓬类

苯二氮䓬类（benzodiazepines，BZ）药物于 20 世纪 60 年代开始应用于临床，种类繁多，疗效好，安全范围较大，临床应用广泛。它们化学结构相似，药理作用也相似，但各有侧重。

知识链接

生理性睡眠

正常生理性睡眠可分为非快动眼睡眠（nonrapid-eye movements sleep，NREMS）和快动眼睡眠（rapid-eye movement sleep，REMS）两个时相：①非快动眼睡眠可分为 4 期，其中 1 期是瞌睡期；2 期为浅睡期；3、4 期为深睡期，又合称慢波睡眠期。脑电图显示的脑电活动以慢波为主，表现为肌张力减弱、呼吸和心率减慢、血压较清醒时低，此期的人处于深睡眠期，不容易觉醒，夜惊和梦游发生在此期。慢波睡眠有助于机体的生长发育和疲劳的消除，可促进体力及精力的恢复。②快动眼睡眠又称快波睡眠，脑电图显示的脑电活动从慢波转为快波，机体的感觉功能进一步减弱，肌肉更加松弛，腱反射甚至消失，还伴有快速动眼现象，做梦发生在这一时期。快动眼睡眠对大脑和智力发育起重要作用，有利于促进精力的恢复。整个睡眠过程两种睡眠时相交替 4～6 次，入睡后首先进入非快动眼睡眠，慢波睡眠持续约 80～120 分钟左右后进入快动眼睡眠；快动眼睡眠持续约 20～30 分钟左右后又转入慢波睡眠。

地西泮

地西泮（diazepam，安定）为苯二氮䓬类的代表药物，口服吸收迅速而完全，经

0.5～1.5 小时达峰浓度；肌内注射吸收缓慢而不规则，且峰浓度低于同剂量口服给药，故较少肌内注射；临床上急需发挥疗效时应静脉注射。可透过胎盘，也可经乳汁排泄。在肝内主要代谢为仍具有药理活性的去甲西泮，最终与葡萄糖醛酸结合，经肾排出。

【药理作用与应用】

1. 抗焦虑 小于镇静剂量即可发挥明显的抗焦虑作用，能显著改善患者的精神紧张、激动、焦虑不安、恐惧及失眠等症状。临床用于治疗各种原因引起的焦虑症，也用于缓解其他疾病出现的焦虑症状。

2. 镇静催眠 增大剂量可产生近似生理性睡眠，对快动眼睡眠时相影响较小；能明显缩短入睡时间，延长睡眠持续时间，减少觉醒次数，提高睡眠质量；醒后无明显后遗效应，加大剂量不产生麻醉作用。临床主要用于各种类型的失眠症，尤其对焦虑性失眠疗效更好；较大剂量可使记忆短暂缺失，用于手术麻醉前、心脏电击复律前或内窥镜检查前给药，减轻患者对手术的恐惧情绪，并使手术中的不良刺激在术后不复记忆。

3. 抗惊厥、抗癫痫 有较强的抗惊厥作用，可用于防治破伤风、子痫、小儿高热惊厥及某些药物中毒性惊厥。静脉注射地西泮是目前治疗癫痫持续状态的首选方法，对于其他类型的癫痫发作本类药中则以氯硝西泮的疗效较好。

4. 中枢性肌肉松弛 有较强的中枢性肌肉松弛作用，但不影响正常活动。适用于脑血管意外或脊髓损伤引起的中枢性肌强直，缓解局部关节病变、腰肌劳损、内窥镜检查等所致的肌痉挛。

BZ 类药物通过增强中枢抑制性递质 γ-氨基丁酸（GABA）的抑制功能而发挥中枢抑制作用。GABA 受体与 BZ 受体、Cl⁻ 通道形成一个大分子复合物。GABA$_A$ 受体是脑内 GABA 受体的一个亚型，BZ 类药物与 BZ 受体结合后，促使 GABA 与 GABA$_A$ 受体结合，继而 Cl⁻ 通道开放频率增加，Cl⁻ 内流增多，细胞膜超极化，加强了 GABA 对神经系统的抑制效应。

【不良反应】

1. 中枢神经系统反应 治疗量连续用药可出现头晕、乏力、嗜睡、记忆力下降等；大剂量偶见共济失调、视力模糊、震颤等。

2. 耐受性和依赖性 长期应用可产生耐受性和依赖性，突然停用可出现反跳现象和戒断症状，表现为激动、焦虑、失眠、心动过速、震颤，甚至惊厥。

3. 急性中毒 一次大量吞服或静脉注射速度过快可致昏迷及呼吸、循环功能抑制。

4. 其他 可通过胎盘屏障，孕妇长期服用有致畸危险；也可随乳汁分泌。

常用苯二氮䓬类药物见表 12-1。

表 12-1 常用苯二氮䓬类药物比较表

分类	药物	半衰期（h）	作用特点和临床应用
长效类	氟西泮（flurazepam）	40～100	催眠作用强而持久，不易产生耐受性，用于各种失眠症
	地西泮（diazepam）	20～80	用于麻醉前给药、焦虑症、失眠症、惊厥、癫痫持续状态（首选）

分类	药　物	半衰期（h）	作用特点和临床应用
中效类	氯硝西泮（clonazepam）	24 ~ 48	抗惊厥、抗癫痫作用强，可用于各型癫痫、舞蹈症、药物引起的多动症及慢性多发性抽搐等
	劳拉西泮（lorazepam）	10 ~ 20	作用为地西泮的 5 ~ 10 倍，用于焦虑症或暂时性心理紧张所致的失眠症
	艾司唑仑（estazolam）	10 ~ 24	镇静催眠、抗焦虑作用强，后遗作用小。用于焦虑症、失眠症及麻醉前给药
短效类	阿普唑仑（alprazolam）	12 ~ 15	抗焦虑作用比地西泮强 10 倍，且有抗抑郁作用
	三唑仑（triazolam）	2 ~ 3	催眠作用强而短，用于焦虑、失眠及神经紧张等
	奥沙西泮（oxazepam）	10 ~ 20	与地西泮作用相似但较弱，用于神经官能症、失眠及癫痫

第二节　巴比妥类

巴比妥类（barbiturates）药物为巴比妥酸的衍生物，根据作用持续时间的长短分为四类，见表 12-2。

表 12-2　巴比妥类药物的作用特点及主要临床作用

分　类	药　物	显效时间（h）	持续时间（h）	主要临床作用
长效类	苯巴比妥（phenobarbital，鲁米那）	0.5 ~ 1	6 ~ 8	抗惊厥、镇静、催眠
中效类	异戊巴比妥（amobarbital）	0.25 ~ 0.5	3 ~ 6	抗癫痫
短效类	司可巴比妥（secobarbital）	0.25	2 ~ 3	抗惊厥、镇静、催眠
超短效类	硫喷妥钠（thiopental sodium）	立即	0.25	静脉麻醉

【药理作用与应用】巴比妥类对中枢神经系统有普遍性抑制作用，随着剂量增加，相继出现镇静、催眠、抗惊厥及抗癫痫、麻醉等作用，过量则麻痹延髓呼吸中枢和血管运动中枢，甚至死亡。

1.镇静催眠　小剂量可起到镇静作用，缓解焦虑、烦躁不安等症状。中等剂量可起到催眠作用。因可改变正常睡眠模式，缩短快波睡眠时间，引起非生理性睡眠，且较易产生耐受性和依赖性，以及安全性不及苯二氮䓬类等原因，已不作为镇静催眠药常规使用。

2.抗惊厥　大于催眠剂量的巴比妥类有较强的抗惊厥作用，常用于小儿高热、破伤风、子痫及脑炎、脑膜炎等引起的惊厥。其中苯巴比妥有抗癫痫作用，常用于治疗癫痫大发作及癫痫持续状态。

3.麻醉及麻醉前给药　硫喷妥钠常用于静脉麻醉及诱导麻醉。苯巴比妥可用于麻醉前给药，消除患者手术前的紧张情绪。

巴比妥类主要通过激动 GABA$_A$ 受体 –Cl$^-$ 通道复合物上的巴比妥结合位点，促进 GABA 与 GABA$_A$ 受体结合，延长 Cl$^-$ 通道开放时间而增加 Cl$^-$ 内流，引起细胞膜超极化而产生中枢抑制作用，还可减弱或阻断谷氨酸引起的去极化导致的兴奋性反应。

【不良反应】

1. 后遗效应 服用催眠剂量的巴比妥类药物后，次晨可出现头晕、嗜睡、精神不振及定向障碍等症状，又称"宿醉"现象。

2. 耐受性和依赖性 巴比妥类药物能诱导肝药酶的活性，加速自身代谢，减弱药效，产生耐受性。长期连续用药可使患者产生精神依赖性和躯体依赖性，终至成瘾。一旦停药，可出现严重的戒断症状。

3. 急性中毒 大剂量服用或静脉注射过量、过快，均可引起急性中毒，表现为昏迷、发绀、呼吸抑制、血压下降、体温降低、休克及肾衰竭等。呼吸衰竭是致死的主要原因。

4. 其他 少数患者可出现荨麻疹、药热、血管神经性水肿等过敏反应，偶可致剥脱性皮炎。

第三节　其他镇静催眠药

水合氯醛

水合氯醛（chloral hydrate）口服吸收迅速，催眠作用较强，不缩短快动眼睡眠，醒后无后遗效应，可用于顽固性失眠或其他催眠药无效的患者。大剂量有抗惊厥作用，可用于中枢兴奋药中毒、小儿高热、破伤风等出现的惊厥及子痫。

局部刺激性强，口服易引起恶心、呕吐及上腹部不适等，须稀释后口服或直肠给药。药物安全范围较小，过量对心、肝、肾有损害。消化性溃疡，严重心、肝、肾疾病患者禁用。久用有耐受性和成瘾性，戒断症状严重。

佐匹克隆

佐匹克隆（zopiclone，忆梦返）是新型催眠药，能选择性作用于苯二氮䓬受体，主要特点是起效快、睡眠时间延长，能减少梦境，提高睡眠质量，且成瘾性小、毒性低，适用于各种原因引起的失眠症。

唑吡坦

唑吡坦（zolpidem，思诺思）是新一代催眠药，也能选择性作用于苯二氮䓬类受体，催眠作用类似佐匹克隆，对认知、记忆的影响较苯二氮䓬类小，不良反应较轻，长期服用无耐受性、依赖性及戒断症状。

第四节 用药护理

1. 地西泮 ①本类药物大多属于二类精神药品，应向患者宣传精神药品的危害，严格掌握适应证，避免长期使用或滥用，防止产生依赖性。②静脉注射时应缓慢，注射速度每分钟不宜超过 5mg，防止发生中毒。一旦发生中毒，除对症处理外，可用苯二氮䓬受体拮抗药氟马西尼（flumazenil）进行鉴别诊断和抢救。③用药期间禁酒、忌咖啡、忌饮茶，防止药效降低；不宜从事操作机器、驾车、高空作业等，以免因中枢抑制而发生意外。④中枢性肌肉松弛作用可致眼内压升高，故青光眼患者及重症肌无力禁用。因有致畸性，且可通过胎盘屏障及可随乳汁分泌，故孕妇和哺乳期妇女禁用。老年人和小儿慎用。

2. 苯巴比妥 ①用药时间不宜过久，防止产生依赖性，终至成瘾。长期、大剂量应用，不宜突然停药，以免发生停药反跳或出现戒断症状，应逐渐减量至停药。②急性中毒解救措施是首先排除毒物。在 3～5 小时内服药者，可用 0.9% 氯化钠注射液或 1∶2000 高锰酸钾溶液反复洗胃；同时用 10～15g 硫酸钠导泻（禁用硫酸镁，避免因其中枢抑制作用而加重中毒）；静脉滴注碳酸氢钠或乳酸钠碱化血液及尿液，促进药物排泄，也可用利尿药或甘露醇加速药物排泄；严重者可做血液透析。其次是支持和对症治疗。给氧或进行人工呼吸；保持呼吸道通畅，必要时行气管切开或气管插管；应用呼吸兴奋药或升压药，以维持呼吸和循环功能。③服药期间不宜从事操作机器、驾车、高空作业等，以免发生意外。

小 结

镇静催眠药包括苯二氮䓬类、巴比妥类和其他类药物。

目前应用最广泛的是苯二氮䓬类，其代表药物地西泮的主要作用为抗焦虑、镇静催眠、抗惊厥抗癫痫和中枢性肌肉松弛作用。地西泮是焦虑症、失眠症的常用药，是癫痫持续状态的首选药。为防止中毒，静脉注射时应缓慢。一旦出现急性中毒，除对症处理外，可用氟马西尼解救。其主要不良反应为中枢神经系统反应、耐受性和依赖性等，不宜长期应用。重症肌无力、青光眼、孕妇和哺乳期妇女禁用。巴比妥类因副作用较多，已不作为镇静催眠药常规使用，临床主要应用其其他作用。

第十三章 抗癫痫药及抗惊厥药

第一节 抗癫痫药

一、癫痫发作的病理基础及类型

癫痫是一组大脑局部神经元异常高频放电并向周围正常组织扩散所引起的反复发作的慢性脑疾病，具有突发性、短暂性和反复发作等特点，多伴有脑电图异常。根据临床表现可将癫痫分为以下主要类型。

（一）全身性发作

1. 强直-阵挛性发作（大发作） 最常见，表现为患者突然意识丧失，全身强直-阵挛性抽搐，持续数分钟后中枢神经系统功能进入全面抑制，表现为昏睡。

大发作若连续发作，患者反复抽搐、持续昏迷，称为癫痫持续状态，属危重急症，不及时抢救可危及生命。

2. 失神性发作（小发作） 主要表现为突然意识丧失、知觉丧失、动作和语言中断，无全身痉挛现象，一般持续 5～30 秒钟后迅速恢复，多见于儿童。

3. 肌阵挛性发作 可分为婴儿、儿童及青春期肌阵挛，单侧肢体部分肌群或全身部分肌群发生短暂（约 1 秒钟）的休克样抽动。

（二）局部性发作

1. 单纯局限性发作（局部性发作） 主要表现为一侧肢体或局部肌群运动抽搐或感觉异常，意识清楚，持续 20～60 秒钟。如发作累及身体两侧，则可表现为大发作。

2. 复合局限性发作（精神运动性发作） 主要表现为阵发性精神失常及无意识的非自主运动，如唇抽动、摇头等，可持续数分钟或数日不等。

目前控制癫痫发作的主要手段是长期服用抗癫痫药物，通过抑制脑细胞异常放电的产生和（或）扩散来控制癫痫的发作。

二、常用药物

苯妥英钠

苯妥英钠（phenytoin sodium，大仑丁）口服吸收缓慢且不规则，连续服药需 6 ~ 10 日才能达到稳态血药浓度。本药呈强碱性（pH10.4），刺激性大。静脉给药易透过血脑屏障。本药血药浓度的个体差异较大，故临床使用时应注意剂量个体化。

【药理作用与应用】

1. 抗癫痫 苯妥英钠对异常高频放电的神经元 Na^+、Ca^{2+} 通道有明显阻滞作用，能阻止异常放电向病灶周围的正常脑组织扩散，达到治疗作用，而对正常的低频放电无明显影响。苯妥英钠是治疗癫痫大发作和局部性发作的首选药；对精神运动性发作也有一定疗效；对小发作和肌阵挛性发作无效，有时甚至可增加发作次数。

2. 抗外周神经痛 对三叉神经痛疗效最佳，对坐骨神经痛、舌咽神经痛也有效，可减轻疼痛，减少发作次数。

3. 抗心律失常 主要用于强心苷中毒引起的室性心律失常，为首选药。

【不良反应】

1. 局部刺激性 口服可引起胃肠道症状，如恶心、呕吐、食欲减退、上腹部疼痛等；静脉注射可发生静脉炎。

2. 牙龈增生 因苯妥英钠可由唾液排出，刺激胶原组织增生，长期用药可致牙龈增生，青少年和儿童多见，发生率约20%。

3. 神经系统反应 用药过量或应用时间过长，可出现眩晕、复视、眼球震颤、共济失调等小脑前庭功能失调的症状，严重者可致精神失常甚至昏睡或昏迷。

4. 血液系统反应 长期用药可影响叶酸的代谢和吸收，导致叶酸缺乏，引起巨幼红细胞性贫血。少数患者可出现血小板减少、粒细胞缺乏、再生障碍性贫血。

5. 过敏反应 少数患者可出现皮肤瘙痒、皮疹、药热等。

6. 其他 可致低钙血症、佝偻病和软骨病等；可致性激素样反应，男性乳房发育、女性多毛症等；妊娠早期用药偶致畸胎；久用骤停可使病情加重，甚至诱发癫痫持续状态。

卡马西平

卡马西平（carbamazepine，酰胺咪嗪）口服吸收缓慢且不规则，体内代谢产物主要为环氧化物，仍有抗癫痫作用。

【作用与应用】

1. 抗癫痫 本品为广谱抗癫痫药，对各种类型的癫痫均有效，对精神运动性发作有良效，为首选药；对大发作和局限性发作也是首选药物之一，尤其适用于伴有精神症状的癫痫，对小发作疗效差。

2. 抗外周神经痛 治疗三叉神经痛和舌咽神经痛的疗效优于苯妥英钠。

3.抗躁狂抑郁　可控制癫痫并发的精神症状，减轻甚至消除精神分裂症的妄想症状，对锂盐治疗无效的躁狂症也有效。

【不良反应】

1.用药初期可见视力模糊、眩晕、恶心、呕吐等症状，少数有共济失调、皮疹、心血管反应等，一般不需治疗，一周左右可自行消退。

2.偶见的严重的不良反应有骨髓造血功能异常（如粒细胞缺乏、血小板减少、再生障碍性贫血等）、肝损害等。

3.本药为药酶诱导剂，反复用药致其他经肝代谢的药物及自身的半衰期缩短。

苯巴比妥

苯巴比妥（phenobarbital，鲁米那）能降低癫痫病灶细胞的兴奋性，抑制病灶神经元的异常放电，又能升高病灶周围组织的兴奋阈值，阻止癫痫发作时异常放电的扩散。主要用于癫痫大发作和癫痫持续状态，对局部性发作及精神运动性发作也有效，对癫痫小发作效果差。服用催眠剂量的苯巴比妥后，次晨可出现嗜睡、精神不振等后遗效应，长期用药易产生耐药性和依赖性。因本药对中枢抑制作用明显，故各型癫痫均不作首选药。

扑米酮

扑米酮（primidone，去氧苯比妥、扑痫酮）化学结构、药理作用、不良反应与苯巴比妥相似，但较苯巴比妥选择性高，对大发作及局限性发作疗效较好，优于苯巴比妥；对精神运动性发作也有效，但疗效不及卡马西平和苯妥英钠；对小发作无效。

乙琥胺

乙琥胺（ethosuximide）为治疗癫痫小发作的首选药，对其他类型癫痫无效。对于小发作伴大发作的混合型癫痫患者，须与苯妥英钠或苯巴比妥合用。常见不良反应有恶心、呕吐、食欲减退等胃肠道反应；其次为头痛、眩晕、嗜睡、幻觉等中枢神经系统症状；偶见粒细胞缺乏、血小板减少，严重者可发生再生障碍性贫血，用药期间应注意检查血象和肝肾功能。孕妇及哺乳期妇女慎用。

苯二氮䓬类

地西泮（diazepam，安定）是控制癫痫持续状态的首选药，采用静脉注射给药，见效快，安全性高，但剂量过大或给药速度过快也可引起呼吸抑制。氯硝西泮（clonazepam）对各型癫痫有效，对不典型小发作、肌阵挛性作用强且见效快；静脉注射可用于癫痫持续状态；合用其他药物也可用于局限性发作和大发作的治疗。

丙戊酸钠

丙戊酸钠（sodium valproate）为广谱抗癫痫药，对各种类型的癫痫均有效。对大发作的疗效不如苯妥英钠和苯巴比妥；对小发作疗效强于乙琥胺。但因其肝脏毒性大，通常不作首选药，仅作大发作合并小发作时的首选药。常见不良反应为胃肠道反应，偶见淋巴细胞增多、血小板减少、皮疹、脱发、共济失调等。肝肾功能不全者禁用；血液病患者、孕妇及哺乳期妇女慎用。

加巴喷丁

加巴喷丁（gabapentin）是人工合成的 γ–氨基丁酸（GABA）类似物，可自由通过血脑屏障。主要用于难治性癫痫患者的辅助治疗，对于大发作亦有效；对小发作无效，甚至有加重发作的危险；对肌阵挛性发作亦无效。

三、临床用药原则

癫痫是一类慢性且反复发作性疾病，需长期用药，有些患者需终生用药控制。用药时需注意以下几点：

1.合理选择药物　根据癫痫发作类型及患者具体情况合理选药，见表 13–1。

表 13–1　癫痫的类型及治疗药物

发作类型	治疗药物
大发作	苯妥英钠（首选）、卡马西平、苯巴比妥、丙戊酸钠、扑米酮
癫痫持续状态	地西泮（首选）、苯巴比妥、苯妥英钠、劳拉西泮
小发作	乙琥胺（首选）、丙戊酸钠、氯硝西泮、加巴喷丁
单纯性局限性发作	苯妥英钠、卡马西平、苯巴比妥
精神运动性发作	卡马西平（首选）、苯妥英钠、丙戊酸钠、苯巴比妥、扑米酮

2.继发性癫痫应祛除病因　如治疗脑囊虫病、切除脑肿瘤等，但残余病灶和术后瘢痕形成仍可引起癫痫发作，亦需药物治疗。

3.治疗方案个体化　不同患者对药物的反应有较大的差异，治疗方案应个体化。单纯型癫痫最好选用一种有效的药物，从小剂量开始逐渐增加剂量，直至达到理想效果且不引起严重的不良反应，而后进行维持治疗。若一种药物疗效不佳或混合型癫痫，常需联合用药，但需注意药物间的相互作用，毒副作用相似的药物不宜合用。

4.治疗期间不可突然换药　不要随意更换药物，如需更换药物或加用另一药物应采取逐渐过渡的方式，即在原用药物的基础上，逐渐加用新药至其发挥疗效后，再逐渐减量至停用原药，否则易出现反跳现象。

5.长期用药　癫痫症状完全控制后应至少维持 2～3 年，然后在数月甚至 1～2 年内逐渐减量停药，有些患者需终身用药。

6.定期检查　长期用药期间需注意观察毒副作用，应定期检查血象及肝功能等，有条件者可定期检测血药浓度，调整剂量。

7.孕妇用药问题　孕妇服用抗癫痫药引起畸胎及死胎几率较高，应注意。对于癫痫发作难以控制或多药合用者，不宜继续妊娠。

第二节　抗惊厥药

惊厥是由疾病或药物等多种原因引起的中枢神经系统过度兴奋，全身骨骼肌不自主地强烈收缩综合征。多见于破伤风、子痫、高热、癫痫强直–阵挛发作和中枢兴奋药过量等。常用抗惊厥药有苯二氮䓬类、巴比妥类和水合氯醛等药物。此外，硫酸镁（magnesium sulfate）注射给药也有抗惊厥作用，可用于各种原因引起的惊厥，尤其对子痫有较好的作用，具体参见第二十六章消化系统用药。

第三节　用药护理

1.苯妥英钠　①久用需缓慢减量至停药，防止骤停药加剧病情或诱发癫痫持续状态。②静脉注射时适当稀释并选择较粗大的血管缓慢给药，防止发生静脉炎；因碱性强，刺激性大，不宜肌内注射。③口服宜饭后给药，可减轻胃肠刺激。告诉患者服用苯妥英钠后尿液变红色或棕红色，对身体无害，停药后可自行消失。④告知患者服药期间注意口腔卫生，经常按摩牙龈或同服维生素C可减轻牙龈增生症状，一般停药3～6个月以上牙龈增生可消退。⑤长期用药者可补充甲酰四氢叶酸，以防治巨幼红细胞性贫血病；酌情补充维生素D以防治低钙血症、佝偻病、软骨病等。⑥苯妥英钠是肝药酶诱导剂，能加速多种药物如肾上腺皮质激素、避孕药等药物的代谢而降低这些药物的疗效，合用时应增加这些药物的剂量。⑦用药用药期间应定期检查血象、肝功能，并避免驾驶、高空作业，以免发病时发生意外，孕妇慎用。

2.卡马西平　①用药期间应定期检查血象和肝功能，防止出现骨髓造血功能异常和肝损害等。②因该药为肝药酶诱导剂，长期用药时应注意适当加量，避免反复用药致半衰期缩短，疗效降低。③青光眼、糖尿病患者和老年人慎用。有骨髓抑制史、严重心血管疾病、肝肾功能不全者及孕妇和哺乳期妇女禁用。

小　结

常用的抗癫痫药通过抑制癫痫病灶异常高频放电和（或）阻止异常放电向周围脑组织扩散而发挥作用。苯妥英钠是癫痫大发作和局限性发作的首选药，其主要作用和临床应用除了抗癫痫外，还能抗外周神经痛、抗室性心律失常。不良反应主要有局部刺激性、牙龈增生、小脑前庭功能失调、巨幼红细胞性贫血（补充甲酰四氢叶酸钙）等。卡马西平是精神运动性发作的首选药，乙琥胺是小发作的首选药，缓慢静注地西泮是癫痫持续状态的首选，丙戊酸钠是广谱抗癫痫药。

第十四章 抗帕金森病药及抗阿尔茨海默病药

中枢神经系统退行性疾病是慢性进行性中枢神经组织退行性变性引起的疾病的总称，主要包括帕金森病（Parkinson's disease，PD）、阿尔茨海默病（Alzheimer's disease，AD）和肌萎缩侧索硬化症（amyotrophiclateral sclerosis，ALS）等。本章重点介绍治疗帕金森病和阿尔茨海默病药。目前抗帕金森病药物主要分为中枢多巴胺药和中枢抗胆碱药两类；治疗阿尔茨海默病的药物主要包括胆碱酯酶抑制剂、M受体激动药和其他类别药物。

第一节 抗帕金森病药

帕金森病又称震颤麻痹，常见症状有肌肉僵直、静止性震颤、运动迟缓和共济失调等，严重者伴有知觉、记忆障碍和痴呆等，以老年人多见，发病率随年龄增长而递增。原发性疾病称为帕金森病；由脑动脉硬化、脑炎后遗症、改为化学物质（如 Mn^{2+}、CO 等）或药物（如抗精神病药物）中毒等原因引起的类似帕金森病症状的继发性疾病，则称为帕金森综合征（parkinsonism）。

知识链接

帕金森病发病机制

目前比较公认的帕金森病发病机制是"多巴胺（dopamine，DA）学说"，该学说认为帕金森病的病变部位主要在锥体外系黑质-纹状体多巴胺神经通路。黑质中多巴胺能神经元发出上行纤维到达纹状体，其末梢与尾-壳核神经元形成突触，以DA为递质，激动多巴胺受体 D_2 亚型，对脊髓前角运动神经元产生抑制作用；同时纹状体中的胆碱能神经元与尾-壳核神经元形成突触，以乙酰胆碱为递质，激动M受体，对脊髓前角运动神经元产生兴奋作用，正常状态下两种递质共同作用于脊髓前角运动神经元，参与运动调节，相互拮抗，处于平衡状态。帕金森病是由于黑质DA能神经元退行性病变、数目减少或DA合成减少，致使纹状体内DA含量降低，从而出现脊髓前角运动神经元功能失衡，使胆碱能神经功能相对占优势而产生震颤麻痹、肌张力增高等一系列症状。

目前帕金森病仍不能根治，但通过增强中枢多巴胺能神经功能或降低中枢胆碱能神经功能可控制或缓解症状，改善患者的预后，减少并发症，提高生活质量和延长寿命。

一、中枢拟多巴胺药

（一）多巴胺前体药

左旋多巴

左旋多巴（levodopa，L-dopa）是多巴胺的前体，是酪氨酸的羟化物，经多巴胺脱羧酶脱羧而转变成多巴胺，多巴胺在多巴胺 β-羟化酶作用下转变成去甲肾上腺素。

【体内过程】口服吸收迅速，0.5～2 小时血药浓度达峰值，食物中的其他氨基酸可与左旋多巴竞争同一转运载体，影响其吸收；胃排空延缓、高蛋白饮食等可降低其生物利用度。多巴胺难以通过血脑屏障，口服吸收绝大部分被肝和肠黏膜等组织的多巴胺脱羧酶脱羧转变成多巴胺，在外周组织引起不良反应；仅约 1% 未被代谢的左旋多巴可通过血脑屏障，进入中枢神经系统，在中枢神经脱羧转变成多巴胺发挥抗震颤麻痹作用，因此显效较慢。左旋多巴生成的多巴胺一部分通过突触前膜摄取，进一步转变为去甲肾上腺素；另一部分被单胺氧化酶（MAO）、儿茶酚氧位甲基转移酶（COMT）代谢后经肾脏排泄。如同时配伍外周多巴胺脱羧酶抑制药，既可增加进入中枢神经系统 L-dopa 的量而提高疗效，又可减少外周多巴胺引起的不良反应。

【药理作用与应用】

1. 抗帕金森病　进入中枢的左旋多巴在脱羧酶的作用下转变为多巴胺，补充纹状体内多巴胺含量不足而发挥抗帕金森病作用。其特点为：①起效慢，服药 2～3 周才开始起效；②疗效与疗程有关，疗程超过 3 个月，50% 的患者可获得较好疗效；疗程 1 年以上，疗效达 75%；③对轻症及年轻患者疗效较好；④对改善肌肉强直及运动困难的疗效较好，缓解震颤疗效较差；⑤对吩噻嗪类抗精神失常药物所引起的帕金森综合征无效，因该类抗精神病药物能阻断中枢多巴胺受体。此外，本药疗效随病情发展而降低，提示其作用还依赖于残存神经元功能，故早期用药疗效较佳。

2. 治疗肝昏迷　肝昏迷患者体内产生了大量的苯乙醇胺和羟苯乙醇胺（鳝胺），这种有毒的胺类物质与生理性神经传递介质去甲肾上腺素相似，而被称为假性神经传递介质，即伪递质。伪递质妨碍了神经系统的正常功能，促进并加重了意识障碍的过程。左旋多巴可转变成去甲肾上腺素，取代肝昏迷患者脑中伪递质，恢复正常神经功能，使患者意识暂时苏醒。因不能改善肝功能，所以只是对症治疗。

【不良反应】左旋多巴的不良反应大多与其在中枢和外周生成的多巴胺有关。

1. 胃肠道反应　治疗初期 80% 患者会出现恶心、呕吐、食欲减退，是由于多巴胺刺激胃肠道和延髓催吐化学感受区（chemoreceptor trigger zone，CTZ）D_2 受体所致。

2. 心血管反应　治疗初期约 30% 患者会出现直立性低血压，有些患者会出现头晕，偶见晕厥，继续用药可耐受。

3. 神经系统反应

（1）运动过多症（不自主运动）　长期用药所引起的不随意运动，主要表现为面部肌肉群抽动，如张口、伸舌、咬牙，称口 – 舌 – 颊三联征，也可见皱眉和头颈扭动等，也可累及躯干、肢体肌肉，表现为手舞足蹈，偶见喘息样呼吸。

（2）"开 – 关现象"（on-off phenomenon）　患者突然多动不安（开），随后又出现全身肌肉僵硬强直而运动不能（关），两种现象可交替出现，严重妨碍患者正常活动。

4. 精神障碍　久用可诱发失眠、焦虑、噩梦、抑郁等。多见于老年患者。

（二）左旋多巴增效剂

1. 外周多巴脱羧酶抑制药

卡比多巴

卡比多巴（carbidopa，α – 甲基多巴肼、洛得新）为多巴脱羧酶抑制药，不易透过血脑屏障，故仅能抑制外周多巴脱羧酶的活性。与 L-dopa 配伍应用，阻止 L-dopa 在外周转变为 DA，使 L-dopa 进入脑内量增加，提高疗效，并明显降低外周不良反应。故本药为左旋多巴增效药，对左旋多巴有增效减毒作用。

卡比多巴单独应用基本无效，临床常用卡比多巴与 L-dopa 按 1∶10 的比例配伍组成的复方制剂心宁美（sinemet）作为治疗帕金森病的首选药。

苄丝肼

苄丝肼（benserazide）的作用机制、临床应用与卡比多巴相同，其复方制剂美多巴（madopar）是苄丝肼与 L-dopa 以 1∶4 的比例配伍而成，也是临床常用药物。

2. 选择性单胺氧化酶 B 抑制药

司来吉兰

司来吉兰（selegiline）是选择性较高的单胺氧化酶 B（MAO-B）的抑制剂。在脑内抑制纹状体内 DA 代谢，增加纹状体内 DA 浓度，与 L-dopa 合用能增强疗效，并减少外周不良反应，更有利于缓解症状。还能消除长期单独应用 L-dopa 而引起的"开 – 关现象"。小剂量司来吉兰对外周 MAO-A 无作用，不影响肠道和血液中 DA 和酪氨酸代谢，较少引起高血压等不良反应。但大剂量亦可抑制 MAO-A，代谢产物为苯丙胺和甲基苯丙胺，可引起焦虑、失眠等精神症状，应避免使用。

另外，还有儿茶酚氧位甲基转移酶竞争抑制药硝替卡硼（nitecapone），用于其他抗 PD 药无效的患者。

（三）多巴胺神经递质促释药

金刚烷胺

金刚烷胺（amantadine）具有抗流感病毒作用，在治疗病毒感染性疾病时发现其有抗帕金森病作用，其多巴胺释放促进药，能使 DA 从神经元贮存部位释放，并减少再摄取，表现为 DA 激动作用，特点是见效快、维持时间短，用药数日可获得最大疗效，

6~8周后疗效逐渐减退。与 L-dopa 虽有协同作用，但主张单独用于轻、中度强直及运动不能而震颤不明显的患者，以减少毒性反应。其不良反应主要为长期用药可致下肢皮肤出现网状青斑，也可致失眠、精神不安和运动失调，偶致惊厥，精神失常及癫痫患者禁用。可致畸，孕妇禁用。

（四）多巴胺受体激动药

溴隐亭

溴隐亭（bromocriptine，溴麦亭）为中枢多巴胺受体激动剂，能激动黑质－纹状体通路的 D_2 受体而表现抗帕金森病的作用，与 L-dopa 合用产生协同作用，可减少运动障碍。对外周 DA 受体作用弱，其特点是对左旋多巴和复方制剂疗效不佳甚至无效者，该药仍可改善其症状。另外可激动结节漏斗部 D_2 受体，抑制催乳素和生长素的分泌，用于治疗泌乳闭经综合征和肢端肥大症等。

同类药物有培高利特（pergolide，硫丙麦角林），作用比溴隐亭强而持久。

二、中枢胆碱受体阻断药

当帕金森病患者脑内 DA 能神经功能降低时，中枢胆碱能神经兴奋性相对增强。中枢胆碱受体阻断药可抑制 ACh 的兴奋作用，改善帕金森病患者的症状。阿托品、东莨菪碱是最早用于治疗帕金森病的 M 受体阻断药，因有外周抗胆碱作用，不良反应多已少用。现多用中枢性抗胆碱药如苯海索，可减少外周不良反应。

苯海索

苯海索（benzhexol，安坦）中枢胆碱受体阻断作用较强，口服吸收好，易透过血脑屏障，选择性阻断中枢胆碱受体而减弱黑质－纹状体通路中 ACh 的作用，产生抗帕金森病作用；外周抗胆碱作用较弱。其治疗特点是：①对早期轻症疗效较好，对晚期重症疗效差；②对帕金森病、脑炎、动脉硬化引起的震颤疗效肯定，对继发性流涎有改善作用；③对抗精神病药氯丙嗪引起的帕金森综合征有效；④合用左旋多巴可增强疗效。不良反应与阿托品相似，但较轻，闭角型青光眼、前列腺肥大者禁用。

知识链接

帕金森病的历史

詹姆士·帕金森（James Parkinson）于 1817 年在英国发现一种神经综合征，将其命名为 "Parkinson's Disease"，译为帕金森病，其他常见的名称还有震颤麻痹综合征、帕金森综合征等。疾病症状为行动迟缓、肌肉僵直、四肢颤抖、步伐拖曳、忧郁及痴呆等。

1918~1926 年间，大约 1 500 万人患流行性嗜眠性脑炎，通称睡病。这是一个重要的发现，因为生存的人中，约有 5 百万人最终患上了帕金森病。

1960 年，解剖帕金森病患者的脑部，发现基底核的多巴胺浓度减少的现象。

1982 年，继美国加州流行吸食海洛因成瘾之后，爆发帕金森病的流行。

1984 年，人们发现合成出来的假海洛因有毒，会选择性的危害黑质脑细胞，使多巴胺神经元的线粒体中毒死亡，并因此产生帕金森病。他们亦发现不论吸食还是注射海洛因，以及一氧化碳中毒及重金属中毒，都可以破坏黑质脑细胞而产生帕金森病。

1990 年，Lindvall 和他的队员将黑质体脑细胞植入一位帕金森病的患者体内，5 个月后，患者的黑核细胞生产了足够的多巴胺，这些含量的多巴胺足够让患者自由行动。

第二节　抗阿尔茨海默病药

老年性痴呆可分为原发性痴呆症、血管性痴呆和两者的混合性痴呆，其中原发性痴呆症又称阿尔茨海默病（Alzheimer's disease，AD），最为常见，是一种与年龄高度相关，以进行性认知障碍、记忆损害为主的中枢神经系统退行性疾病。随着人类寿命的延长和社会老龄化问题的日益突出，发病数量和比例逐年增高。至今尚无十分有效治疗方法，目前的治疗策略是增加中枢胆碱能神经功能，其中胆碱酯酶抑制药效果相对肯定，M 受体激动药正在临床试验中。

知识链接

阿尔茨海默病发病机制及病变

阿尔茨海默病发病机制尚未完全清楚，研究发现其发病与脑内 β－淀粉样蛋白异常沉积有关，最终引起神经元死亡，随着神经元丢失，各种神经递质也随之缺乏，其中缺失最早也最明显的是 ACh，随着病情的发展，患者脑内 ACh 水平迅速下降。最具特征的病理学改变为细胞外淀粉样蛋白沉积和神经元纤维缠结。认知和记忆障碍的主要解剖基础是海马组织结构的萎缩，其功能基础是胆碱能神经兴奋传递障碍和中枢神经系统内乙酰胆碱受体变性，神经元数目减少等。阿尔茨海默病经历两种死亡，首先是精神死亡，然后是肉体死亡，给患者本人及其家庭、社会带来沉重负担。

一、胆碱酯酶抑制药

他克林

【药理作用与应用】他克林（tacrine）属第一代可逆性中枢胆碱酯酶（acetylcholines

terase，AChE）抑制药，具有高度脂溶性，极易透过血脑屏障。其通过抑制中枢 AChE 而增加中枢 ACh 含量；还可直接激动 M 受体和 N 受体；也可促进 ACh 释放，增强 ACh 的作用；还可促进脑组织对葡萄糖的利用，改善由药物、缺氧、老化等引起的学习记忆能力减退。因此，该药可从多个角度治疗阿尔茨海默病，是目前最有效的 AD 治疗药物，可延缓病程，提高患者的认知能力和自理能力。因不良反应较大，限制了其临床应用。此外还可用作呼吸兴奋剂，可减轻吗啡治疗所引起的呼吸抑制。

【不良反应】肝毒性最为常见，是患者中止治疗的主要原因。大多数患者在治疗后可引起氨基转移酶水平升高，75% 患者停药后可恢复。其他不良反应包括尿频、流涎、多汗、眩晕和皮疹等。

多奈哌齐

【药理作用与应用】多奈哌齐（donepezil）为第二代可逆性中枢 AChE 抑制药，对中枢 AChE 有更高的选择性和专属性，通过抑制 AChE 来增加中枢 ACh 的含量。与第一代的他克林相比，疗效更强。能改善轻、中度 AD 患者的认知能力，延缓病情发展。

【不良反应】肝毒性及外周不良反应轻，患者耐受性较好。流感样胸痛、牙痛等较常见。还有谵妄、震颤、眩晕、感觉异常等神经系统反应及高血压、血管扩张、心房颤动等心血管系统反应。也可有大小便失禁、胃肠道出血、腹部胀痛、呼吸困难、视物模糊等。

加兰他敏

加兰他敏（galanthamine）属于第二代中枢 AChE 抑制药。本药目前在许多国家被推荐为治疗轻、中度 AD 的首选药物。本品对神经元中的 AChE 有高度选择性，在胆碱能高度不足的区域（如突触后区域）活性最强，不与蛋白质结合。也不受进食和同时服其他药物的影响。主要不良反应表现为治疗早期患者可有恶心、呕吐及腹泻等胃肠道反应，但无肝毒性。

同类药物还有石杉碱甲（huperzinea，哈伯因）、美曲磷脂（metrifonate，敌百虫）等。

二、M 受体激动药

占诺美林

占诺美林（xanomeline）为选择性 M_1 受体激动剂，是目前发现的选择性高的 M_1 受体激动剂之一。口服易吸收，易通过血脑屏障。高剂量口服可明显改善 AD 患者的认知功能和行为能力。因有胃肠不适及心血管方面的不良反应，部分患者被迫中断治疗，可选择皮肤给药。

三、其他类抗阿尔茨海默病药

神经细胞生长因子增强药（如丙戊茶碱）通过保护神经、大脑功能恢复药（如胞磷胆碱、脑蛋白水解物、赖氨酸等）通过促进脑代谢、脑循环改善药（如二氢麦角碱、尼麦角碱等）通过扩张脑血管改善微循环、钙通道阻滞药（如尼莫地平、氟桂利嗪等）通过抑制脑细胞钙超负荷等作用从不同角度改善 AD 患者的症状。

第三节　用药护理

1. 左旋多巴　①因食物尤其是高蛋白食物影响左旋多巴吸收，故应餐后 1 小时服用。该药可使患者唾液、尿液变棕色，用药时应告知患者属于药物代谢反应，不必有心理负担。②胃肠反应用药数周后能耐受，饭后服药或减慢递增剂量可减轻；用 D_2 受体阻断药多潘立酮（吗丁啉）可有效抵抗；同服脱羧酶抑制剂如卡比多巴等可大大减少外周转化为 DA 的量，是减轻反应且增强疗效的最有效方法。③老年患者易引起心律失常，可用 β 受体阻断药对抗，冠心病患者禁用。④长期服药可引起运动过多症，表明已达最大耐受量，减少用量可克服。⑤用药疗程过长易发生"开–关现象"，适当减少用量可获得较好改善。⑥用药后若出现精神障碍可选用氯氮平治疗，精神病患者慎用。⑦维生素 B_6 是多巴脱羧酶的辅基，可增加 L-dopa 在外周脱羧成为 DA，使疗效降低，不良反应增加；抗精神病药能阻断中枢多巴胺受体，对抗 L-dopa 的中枢疗效；利血平能耗竭中枢多巴胺，甚至引起药源性 PD，抵消 L-dopa 疗效，故左旋多巴应慎与上述药物合用。

2. 他克林　①在开始给药时若出现肝功能异常则应减量或停药，如氨基转移酶升高幅度较大或出现黄疸亦应立即停药。停用本品后，约 90% 患者肝功能恢复正常。在开始给药的 18 周内，应每周测定血清氨基转移酶。②本品空腹给药虽可增加其吸收，但胃肠道疾病患者仍宜饭后服用。③由于其在肝内广泛被肝药酶代谢，因此，凡是该酶的诱导剂或抑制剂均会与其产生相互作用，使血药浓度下降或升高，合用时应调整剂量。④可增强去极化型肌松药琥珀胆碱的活性，并具有拮抗非去极化型肌松药的作用。

小　结

抗帕金森病药分为中枢拟多巴胺药和中枢抗胆碱药两类。左旋多巴为中枢拟多巴胺药的代表药，它是多巴胺的前体药，口服后仅约 1% 通过血脑屏障发挥抗帕金森病作用，99% 在肝和肠黏膜等组织经多巴胺脱羧酶脱羧转变成多巴胺，而多巴胺难以通过血脑屏障，在外周组织引起不良反应；若与外周多巴脱羧酶抑制药如卡比多巴等合用既可提高疗效又可减少不良反应。中枢抗胆碱药作用弱于中枢拟多巴胺药，代表药苯海索。中枢拟多巴胺药对抗精神病药引起的帕金森综合征无效，中枢抗胆碱药有效。

治疗阿尔茨海默病药主要包括胆碱酯酶抑制药（如他克林、多奈哌齐等）、M 受体激动药（如占诺美林）和其他药物（包括神经细胞生长因子增强药、大脑功能恢复药、脑循环改善药、钙通道阻滞药）。他克林为第一代可逆性 AChE 抑制药，是目前最有效的阿尔茨海默病治疗药。

第十五章　抗精神失常药

精神失常是由生物学、心理学以及社会环境因素等多种原因引起的精神活动障碍的一类疾病。治疗这类疾病的药物统称为抗精神失常药，根据临床用途可将其分为抗精神病药、抗躁狂症药、抗抑郁症药和抗焦虑症药。

第一节　抗精神病药

知识链接

精神分裂症

精神分裂症是一类以情感、思维、行为之间不协调，精神活动与现实脱离为主要特征的临床最常见的精神病。根据临床表现分为Ⅰ型和Ⅱ型。Ⅰ型以躁狂、幻觉、妄想等阳性症状为主要表现。Ⅱ型以情感淡漠、意志缺失、主动性缺乏等阴性症状为主要表现。精神分裂症目前尚无病因治疗方法，通常采用抗精神病药物治疗为主，辅以心理治疗的综合治疗措施。

一、中枢多巴胺通路功能及抗精神病药的作用机制

多巴胺（dopamine，DA）是一种重要的中枢神经递质，它由多巴胺能神经元释放。中枢多巴胺受体有多种亚型，而在中枢 DA 通路中存在的主要是 D_2 受体，多巴胺与 D_2 受体结合，引起相应的效应。

中枢神经系统 DA 通路主要有四条，其功能及典型抗精神病药阻断相应通路后的效应见表 15-1。

表 15-1　抗精神病药与中枢多巴胺能神经通路

多巴胺能神经通路	功能	典型抗精神病药阻断相应通路后的效应
中脑 – 皮质通路	与认知、思想、感觉、联想等有关	抗精神病作用
中脑 – 边缘系统通路	与情绪和行为功能有关	抗精神病作用

续表

多巴胺能神经通路	功能	典型抗精神病药阻断相应通路后的效应
黑质 – 纹状体通路	与锥体外系运动功能有关	出现锥体外系反应
结节 – 漏斗通路	与调节内分泌功能有关	可影响多种激素的分泌

目前认为 I 型精神分裂症与中脑 – 皮质通路和中脑 – 边缘系统 DA 通路功能亢进密切相关，抗精神病药大多数通过阻断中脑 – 皮质通路和中脑 – 边缘系统通路的 D_2 受体而发挥作用，主要用于治疗精神分裂症，对其他精神病的躁狂症状也有效。抗精神病药根据化学结构的不同可分为吩噻嗪类、硫杂蒽类、丁酰苯类及其他类。

二、常用药物

（一）吩噻嗪类

氯丙嗪

吩噻嗪类药物均具有吩噻嗪的基本结构，氯丙嗪（chlorpromazine，冬眠灵，wintermine）为吩噻嗪类药物的代表药，根据侧链的不同，它属于二甲胺类。

【体内过程】口服易吸收，但不规则，口服相同剂量不同个体血药浓度可差 10 倍以上，临床用药应个体化。肌内注射吸收快，但刺激性强。其脂溶性较高，易透过血脑屏障，脑组织内浓度可达血浆浓度的 10 倍。可通过胎盘屏障。主要经肝脏代谢，经肾排泄。

【药理作用】

1. 对中枢神经系统的作用

（1）抗精神病作用　氯丙嗪对中枢神经系统有较强的抑制作用，故抗精神病作用也称为神经安定作用，氯丙嗪称为神经安定剂。正常人口服治疗剂量后，显示强效镇静、安定作用，可出现安静、活动减少、注意力下降和感情淡漠、对周围事物不感兴趣等表现，在安静环境下易诱导入睡，但易唤醒，醒后神志清楚，与巴比妥类镇静催眠药不同的是其加大剂量也无麻醉作用；精神分裂症患者服用后能迅速控制兴奋躁动状态，大剂量连续服用能使幻觉、妄想、焦虑等症状消失，思维障碍减轻、睡眠改善、理智恢复、情绪安定、生活自理。对抑郁症无效，甚至可使之加重。

（2）镇吐作用　氯丙嗪有较强的镇吐作用。小剂量即可阻断延脑催吐化学感受区的 D_2 受体而产生镇吐作用，大剂量时则直接抑制呕吐中枢。

（3）对体温调节的作用　对体温调节中枢有很强的抑制作用，使体温调节功能减退，用药后可使体温随外界环境温度变化而升降。在物理降温的配合下，氯丙嗪可使发热患者下降，也可使正常人的体温降至正常以下。但在高温环境下，氯丙嗪可使体温升高，用药者夏季易中暑。

（4）加强中枢抑制药的作用　氯丙嗪对中枢神经系统有较强的抑制作用，可加强麻醉药、镇静催眠药、镇痛药等中枢抑制药的作用。

2. 对自主神经系统的作用 ①氯丙嗪可阻断 α 受体，翻转肾上腺素的升压作用。使血管舒张、血压下降。但因血压下降会反射性引起心动过速，连续用药还可产生耐受性，且副作用较多，故不能用于高血压的治疗；②可阻断 M 受体，但作用较弱。

3. 对内分泌系统的作用 氯丙嗪阻断结节 – 漏斗通路的多巴胺受体，抑制下丘脑催乳素抑制因子的分泌，使催乳素分泌增加，出现乳房肿大及泌乳；抑制促性腺激素的释放而抑制性周期；抑制垂体生长激素分泌，可影响儿童生长发育，亦可用于治疗巨人症；还能抑制肾上腺皮质激素的分泌等。

【临床应用】

1. 精神分裂症 主要用于治疗 I 型精神分裂症，尤其对急性患者效果显著，能有效缓解其进攻、亢进、妄想、幻觉等阳性症状，但不能根治，需长期用药，甚至终生用药。对 II 型精神分裂症无效，甚至可加重。也可用于治疗躁狂症及其他伴有兴奋、紧张及妄想等症状的精神病。

2. 呕吐和顽固性呃逆 对多种病因如胃肠炎、尿毒症、恶性肿瘤、妊娠及药物引起的呕吐均有显著疗效，但对晕动症等前庭刺激引起的呕吐无效。也可用于顽固性呃逆。

3. 低温麻醉和人工冬眠 配合物理降温可降低患者体温，用于低温麻醉。氯丙嗪与异丙嗪、哌替啶合用组成"冬眠合剂"，可使患者体温、基础代谢率、组织耗氧量及器官活动均降低，增加机体对缺氧的耐受力，减轻机体对伤害性刺激的反应。这种治法称为"人工冬眠"疗法，利于机体度过某些严重疾病的缺氧、缺能的危险期，为采取其他抢救措施争取时间，主要用于严重创伤、感染性休克、高热惊厥、甲状腺危象等的辅助治疗。

【不良反应】该药安全范围大，但大剂量长期应用不良反应多。

1. 常见不良反应 ①中枢抑制症状。如为嗜睡、乏力、淡漠等。②M 受体阻断症状。大剂量时易出现，表现为口干、便秘、视力模糊等。③ α 受体阻断症状。如鼻塞、血压下降、直立性低血压等。④局部刺激症状。刺激性较强，静脉注射可发生血栓性静脉炎。

2. 锥体外系反应 长期大量应用时最常见的锥体外系反应有四种：①帕金森综合征。表现为肌张力增高、肌肉震颤、面容呆板、动作迟缓、流涎等。②静坐不能。表现为坐立不安、反复徘徊、搓丸样动作等。③急性肌张力障碍。常在用药后 1～5 日出现，表现为强迫性张口、伸舌、斜颈、吞咽困难等。④迟发型运动障碍。长期大量用药后出现，表现为口面部不自主地刻板运动，如吸吮、鼓腮、舔舌等动作，有时伴有舞蹈样手足徐动症。迟发型运动障碍与长期用药后 DA 受体数目上调有关，目前该不良反应尚无特效治疗药物。

3. 急性中毒 1 次超大剂量（1～2g）服用可致急性中毒，患者出现昏睡、血压下降、心动过速、心电图异常等。

4. 精神异常 氯丙嗪可引起精神异常，表现为意识障碍、兴奋、妄想、幻觉、抑郁、淡漠、消极等。

5. 其他 过敏反应主要有皮疹、接触性皮炎；偶见肝脏损害、粒细胞减少、溶血性贫血甚至再生障碍性贫血；有诱发心律失常和猝死的危险；长期用药可致内分泌紊乱，可出现男性乳房发育、女性乳房肿大、泌乳、月经停止、儿童生长发育迟缓等。

除二甲胺类外，吩噻嗪类还包括哌嗪类和哌啶类，前者有奋乃静（perphenazine）、氟奋乃静（fluphenazine）、三氟拉嗪（trifluoperazine）；后者如硫利哒嗪（thioridazine）。这些药物的药理作用、临床应用和不良反应与氯丙嗪相似。哌嗪类镇静作用弱，对精神病的幻觉、妄想等症状治疗效果较好，锥体外系反应明显；哌啶类抗精神病疗效不如氯丙嗪，但锥体外系反应较轻。

（二）硫杂蒽类

氯普噻吨

氯普噻吨（chlorprothixene，泰尔登）镇静作用较强，有较弱的抗抑郁及抗焦虑作用。适用于伴有焦虑症或抑郁症的精神分裂症、焦虑性神经官能症以及更年期抑郁症。不良反应较轻，锥体外系症状较少，偶有肝功能损伤。

（三）丁酰苯类

氟哌啶醇

氟哌啶醇（haloperidol）有很强的抗精神病作用，不仅可显著控制各种精神运动兴奋症状，而且对慢性症状也有较好疗效。镇吐作用也较强，但镇静作用较弱。主要用于急慢性精神分裂症、躁狂症、焦虑性神经症及呕吐、顽固性呃逆。

（四）其他抗精神病药物

舒必利

舒必利（sulpiride，止呕灵）对紧张型精神分裂症疗效好，有良好的抗幻觉、抗妄想及抗躁狂作用，对情绪低落、忧郁等症状也有治疗作用。常见不良反应有头痛、头晕、便秘、注意力不集中等，锥体外系反应较轻，镇吐作用强，可用于止吐。

氯氮平

氯氮平（clozapine）属于苯二氮䓬类，为广谱神经安定剂。对精神分裂症的疗效与氯丙嗪相似，但作用更迅速，能较快地控制患者的兴奋躁动、幻觉妄想、痴呆木僵等症状，对情感淡漠及逻辑思维障碍的改善较差。临床常用于其他药物无效或锥体外系反应明显的精神分裂症患者，也可用于长期给予氯丙嗪等抗精神病药物引起的迟发性运动障碍。本药几乎无锥体外系反应，亦无内分泌方面的不良反应，但粒细胞减少或缺乏是本品易发生的严重不良反应，用药期间要严密观察白细胞的变化。

第二节　抗躁狂抑郁症药

躁狂抑郁症

　　躁狂抑郁症又称情感性精神障碍，分躁狂和抑郁两种症状，可单独一种症状反复发作（单相型），也可两种症状交替出现（双向型）。发病机制目前认为：躁狂症是脑内 5-羟色胺（5-hydroxytryptamine，5-HT）缺乏，而去甲肾上腺素（NA、NE）增多；抑郁症患者脑内 5-HT 和 NA 均减少。抗躁狂抑郁药通过调节脑内 5-HT、去甲肾上腺素等神经递质的含量与受体功能发挥治疗作用。

一、抗躁狂症药

　　抗躁狂症药（antimanic drug）主要用于治疗以情绪高涨、烦躁不安、活动过度、思维和语言难以自制为特征的躁狂症。因其有防止双相情感障碍复发的作用，即控制躁狂-抑郁循环发作，又将抗躁狂症药称为情绪稳定剂药。抗精神病药吩噻嗪类、丁酰苯类、氯氮平以及抗癫痫药卡马西平等均具有抗躁狂症的作用，但碳酸锂是治疗躁狂症的主要药物。

碳酸锂

　　【药理作用与应用】碳酸锂（lithium carbonate）治疗量对正常人的精神活动无明显影响，对躁狂症患者有显著疗效，尤其是对急性躁狂症和轻度躁狂症疗效显著，是治疗躁狂症的首选药，还可用于治疗躁狂抑郁症。长期重复使用可以减少躁狂复发，对预防抑郁复发也有效。

　　【不良反应】不良反应比较多，常见有恶心、呕吐、腹痛、腹泻、震颤等。锂盐安全范围小，血药浓度超过 2mmol/L 即可中毒。随着血药浓度增加，轻者出现头昏、恶心、呕吐、腹痛等，严重者可出现脑病综合征、昏迷、休克、肾功能损害等。

二、抗抑郁症药

　　抗抑郁症药主要用于治疗以情绪低落、言语减少、悲观失望、睡眠障碍、常自责自罪为主要表现有自杀倾向的抑郁症。本类药是通过抑制神经系统对 NA 和 5-HT 的再摄取，使这两种递质在突触间隙的浓度增加而发挥抗抑郁作用。常用药物有以下几类：

（一）三环类

丙米嗪

【药理作用与应用】正常人服用丙米嗪（imipramine，米帕明）后出现安静、嗜睡和血压稍降等中枢神经系统抑制作用及视力模糊、口干、便秘等抗胆碱反应。抑郁症患者连续用药后精神振奋、思维改善、食欲和睡眠好转。但起效慢，连用 2~3 周后才有显著疗效。目前认为其作用机制可能是通过阻断 NA 和 5-HT 在神经末梢的再摄取，使突触间隙 NA 和 5-HT 浓度升高而发挥抗抑郁作用。

用于治疗各种原因引起的抑郁症，对内源性抑郁症、更年期抑郁症疗效尤佳，对反应性抑郁症疗效次之，对精神分裂症伴发的抑郁症疗效差。也可试用于治疗儿童遗尿症。

【不良反应】常见的不良反应有口干、便秘、排尿困难、扩瞳、视力模糊、心动过速、眩晕、失眠、直立性低血压等；大剂量可引起癫痫样发作、共济失调等；少数患者可出现皮疹、粒细胞减少等过敏反应。

（二）NA 摄取抑制药

地昔帕明

地昔帕明（desipramine，去甲丙咪嗪）为三环类强效选择性 NA 摄取抑制剂，是米帕明的活性代谢物。其强度为抑制 5-HT 摄取的 100 倍以上。对 DA 的摄取也有一定的抑制作用。对 H_1 受体有强拮抗作用，对 α 受体和 M 受体拮抗作用较弱。本药能提高患者的活动能力，但提高情绪、减轻焦虑的作用不明显。主要用于抑郁症，对轻、中度抑郁症疗效较好。本药与丙米嗪相比，不良反应较轻，过量可导致口干、便秘、心律失常、震颤、惊厥等。老年人应适当减量。

此外，还有四环类选择性 NA 再摄取抑制剂马普替林（maprotiline）。

（三）单胺氧化酶抑制剂

吗氯贝胺

吗氯贝胺（moclobemide）是一种高选择性的强效单胺氧化酶抑制剂，通过抑制中枢神经末梢单胺氧化酶（MAO），使 NA、5-HT 和 DA 等胺类递质分解减少，从而增强胺类递质功能，发挥抗抑郁作用。本药对内源性和外源性抑郁皆有明显改善作用，具有广谱抗抑郁作用，可用于治疗各种类型的抑郁症，对精神运动性迟滞的抑郁效果尤佳，对睡眠障碍也有一定效果。不良反应较少，常见失眠、恶心、呕吐等。对本药过敏者，急性精神紊乱、精神分裂症和嗜铬细胞瘤患者禁用；甲亢患者、孕妇慎用；儿童不宜应用。

（四）5-HT 再摄取抑制药

氟西汀

氟西汀（fluoxetine，百忧解）是一种强效选择性 5-HT 再摄取抑制剂，抗抑郁症的疗效与三环类相当。适用于伴有焦虑的各种抑郁症、强迫症和神经性贪食症，尤其适用于老年抑郁症。不良反应较轻，常见不良反应有恶心、头痛、失眠、精神紧张、震颤等；大剂量用药可出现精神症状；长期用药易引起厌食及性功能下降。肝肾功能不全者及老年人长期用药需减量。心血管疾病、糖尿病患者应慎用。

同类药物还有舍曲林（sertraline，郁复发）等。

第三节 抗焦虑症药

焦虑症是一种以急性焦虑反复发作为特征的神经官能症，常伴有自主神经功能紊乱，其症状包括恐惧、紧张、忧虑、心悸、出冷汗、震颤及睡眠障碍等。常用的抗焦虑药除苯二氮䓬类、巴比妥类、三环类抗抑郁药外，尚有新型药物如丁螺环酮、甲丙氨酯（meprobamate，眠尔通）等。

丁螺环酮

丁螺环酮（buspirone）为新型抗焦虑药，可产生抗焦虑和抗抑郁作用，无明显镇静、抗惊厥及肌肉松弛作用，反复使用也无躯体依赖性。主要用于各型焦虑症，对焦虑伴轻度抑郁者尤佳。常见不良反应有头昏、头痛、恶心、呕吐、食欲减退、失眠等。

第四节 用药护理

1. 氯丙嗪 ①应告知患者严格遵医嘱服药，不宜突然停药，以免病情反复或恶化，坚持"全病程治疗"原则。②静脉注射需稀释后缓慢注射，避免发生静脉炎。因刺激性强，肌内注射应深部肌注。③因有强效镇静作用，应告知患者用药期间不宜从事驾车、操纵机器等机敏和危险作业。④该药影响体温调节中枢，应告知患者夏季用药时注意防止中暑。⑤为防止直立性低血压发生，注射后应嘱患者卧床休息 1 ~ 2 小时，缓慢改变体位，避免热水浴及太阳曝晒。一旦发生直立性低血压，应立即让患者就地平卧或抬高下肢 30°，严重者应用去甲肾上腺素抢救，禁用肾上腺素，防止翻转肾上腺素的升压作用。⑥服用过量氯丙嗪可引起急性中毒，应立即对症治疗。⑦一旦出现帕金森综合征、静坐不能及急性肌张力障碍等锥体外系反应，减少用药剂量或停药可使症状得到缓解。因为这些不良反应是氯丙嗪阻断黑质纹状体通路 D_2 受体所致，故也可应用中枢性抗胆碱药如苯海索缓解。若出现迟发型运动障碍应尽早停药，抗 DA 药可减轻，抗胆碱药会加重病情。⑧氯丙嗪可加强镇静催眠药、乙醇、抗组胺药、镇痛药等药物的中枢抑制作用，合用时宜减量。某些肝药酶诱导剂如苯妥英钠、卡马西平等可加速氯丙嗪的代谢。与吗啡、哌替啶合用时容易引起呼吸抑制和血压降低，应注意调整氯丙嗪的剂量。⑨用药期间应定期检查血象。长期用药可致内分泌紊乱，乳腺增生及乳腺癌患者禁用。老年人或对本药过敏者及青光眼、高血压、冠心病、有癫痫及惊厥病史、肝肾功能不全者慎用。

2. 碳酸锂 ①不良反应比较多，安全范围小，用药期间应观察患者是否出现锂中毒的前驱症状。若出现头昏、恶心、呕吐、腹痛等症状时，提示过量，应立即停药。备好0.9% 氯化钠注射液，静脉注射以促进碳酸锂的排出。②用药期间测定血药浓度至关重要，当血药浓度升至 1.6mmol/L 时，应立即减量或停药。

3. 丙咪嗪 ①长期大剂量用药时，应注意患者是否有乏力、感染等现象，需定期进行白细胞计数和肝功能检查。②因为三环类药物抑制 NE 再摄取，单胺氧化酶抑制剂减少 NE 灭活，可使 NE 增高，故应避免与单胺氧化酶抑制剂等合用，以免发生严重的高血压、高热及惊厥。不能与甲状腺激素、去甲肾上腺素、利血平、吩噻嗪类药物合用。③严重心血管疾病、青光眼、前列腺肥大、癫痫、肝肾功能不全患者及孕妇禁用。

小 结

抗精神失常药分为抗精神病药、抗躁狂症药、抗抑郁症药和抗焦虑症药。

氯丙嗪是抗精神病药的代表药，具有抗精神病、镇吐、抑制体温调节中枢等作用，临床主要用于精神分裂症、呕吐及顽固性呃逆、人工冬眠和低温麻醉等。其副作用较多，特征性不良反应为锥体外系反应。此外，用药期间应防治直立性低血压，一旦发生应用去甲肾上腺素抢救，禁用肾上腺素。

抗躁狂症药碳酸锂主要用于治疗躁狂症，安全范围窄，注意定期监测血药浓度。

抗抑郁症药丙咪嗪可用于治疗各型抑郁症，对内源性、更年期性抑郁症疗效较好，有心血管系统反应和阿托品样反应，长期大剂量应用需定期做白细胞计数和肝功能检查。

抗焦虑症药大多是可减轻焦虑症状兼有镇静催眠作用的一类药。

第十六章　镇痛药

疼痛是各种伤害性刺激作用于神经末梢引起的痛苦感觉，是机体患病时的自我保护措施之一，是临床许多疾病的常见症状。剧烈疼痛不仅给患者带来痛苦和焦躁不安的情绪，还可引起失眠等其他生理机能紊乱，甚至休克。控制疼痛是临床药物治疗的主要目的之一，但疼痛是疾病发病时的一种症状表现而非病因，因此，疼痛的部位和性质可作为医生诊断疾病的重要依据，因此在诊断明确前，不能随意使用镇痛药止痛，以免妨碍疾病的诊断。

镇痛药是一类主要作用于中枢神经系统，在意识清醒情况下能选择性消除或缓解疼痛而不影响其他感觉、意识和生理功能的药物。该类药物镇痛的同时还可以缓解因疼痛引起的精神紧张、烦躁不安等不愉快情绪，有助于耐受疼痛。但在连续多次应用后有成瘾性等不良反应，故又称为麻醉性镇痛药或成瘾性镇痛药，仅限于急性剧烈疼痛的短期使用或晚期癌性疼痛，属于特殊管理药品之一，要严格遵照国家《麻醉药品管理条例》的规定。镇痛药分三类：阿片生物碱类、人工合成类、其他类。

第一节　阿片生物碱类镇痛药

阿片（opium）是植物罂粟未成熟蒴果浆汁的干燥物，包含 20 多种生物碱。按化学结构分为菲类，如吗啡和可待因，具有镇痛作用；异喹啉类，如罂粟碱，无镇痛作用，有松弛平滑肌、舒张血管的作用。本类药物多是通过激动阿片受体而产生镇痛、镇静或呼吸抑制效应，阿片受体在体内分布广泛，参与多种功能的调节，以吗啡为代表的麻醉性镇痛药，对不同性质的疼痛均有强而持久的镇痛效果。

吗　啡

【体内过程】吗啡（morphine）是阿片中的主要生物碱，口服吸收良好、吸收快，首关消除大，生物利用度低仅为 25%。皮下注射和肌肉注射吸收较好，皮下注射 30 分钟后，吸收 60%，约 30% 与血浆蛋白结合，迅速分布至全身，主要分布在肝、肾、肺和脾脏，也可通过胎盘屏障，仅有少量通过血脑屏障进入脑内，但可产生明显的中枢性药理作用。大部分经肝脏代谢，主要代谢物为 3- 葡萄糖苷酸吗啡和 6- 葡萄糖苷酸吗啡，其中 6- 葡萄糖苷酸吗啡的生物活性强于吗啡。肾脏排泄，$t_{1/2}$ 约为 2.5～3 小时。少量可经乳汁、胆汁排泄。

目前已知介导阿片类药物药理效应的阿片受体主要有 μ、κ、δ、σ 和 ε 五种亚型，在脑内分布广泛但不均匀。吗啡通过与体内不同部位的特异性阿片受体结合而产生不同的效应。生理状态下，痛觉向中枢传递过程中，感觉神经末梢兴奋并释放兴奋性递质 P 物质，P 物质与 P 物质受体结合，将痛觉向感觉中枢传入。含脑啡肽的神经元释放脑啡肽（内源性阿片肽），与感觉神经末梢上的阿片受体结合，减少感觉神经末梢释放 P 物质，从而阻止痛觉冲动传入脑内，见图 16-1。吗啡的镇痛作用机制目前认为是通过模拟内源性阿片肽，激动阿片受体，阻断痛觉传导而产生中枢性镇痛作用，且缓解疼痛所引起的不愉快、焦虑等情绪，也可产生致欣快感作用。

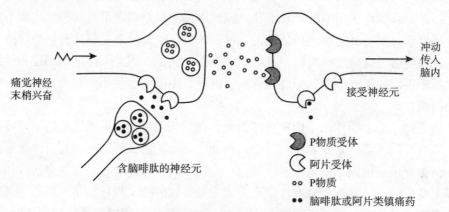

图 16-1　含脑啡肽神经元和吗啡类镇痛作用示意图

【药理作用】吗啡主要作用于中枢神经系统、心血管系统及平滑肌。

1. 中枢神经系统

（1）镇痛、镇静　吗啡具有强大的镇痛作用，对各种疼痛均有效，但是对慢性持续性钝痛的效果比间断性锐痛及内脏绞痛效果强，对神经压迫性疼痛效果差。本品选择性高，镇痛时意识清醒，其他感觉（如触、视、听觉等）不受影响。镇痛作用可持续 4～6 小时。同时吗啡具有明显的镇静作用，缓解疼痛所引起的紧张、焦虑和不安等情绪，减轻对疼痛的恐惧感，提高机体对疼痛的耐受性。给药后，患者在安静的环境中易入睡，但睡眠浅，易唤醒，若与中枢抑制药合用可引起深度睡眠。对部分患者可有致欣快感作用，这是患者反复追求、强迫用药而导致成瘾的主要原因。

（2）镇咳　吗啡等阿片类生物碱可直接抑制延髓咳嗽中枢，使咳嗽反射减轻或消失，产生强大的镇咳作用，对各种剧烈咳嗽均有良好的疗效，但易产生依赖性，临床常以可待因代替。还需注意镇咳的同时可能会造成分泌物潴留，阻塞呼吸道。

（3）抑制呼吸　吗啡对呼吸中枢有很强的选择性抑制作用，治疗量即可抑制呼吸中枢，使呼吸频率减慢，肺潮气量降低、每分通气量减少。对呼吸的抑制程度与使用剂量平行，随着剂量增加，呼吸抑制作用加深，中毒剂量时呼吸极度抑制，呼吸频率可减少至 3～4 次 / 分，从而导致严重缺氧。这与吗啡降低呼吸中枢对血液中 CO_2 的敏感性及抑制脑桥呼吸调整中枢有关。抑制呼吸是吗啡急性中毒致死的主要原因。

（4）其他作用 ①催吐。这与刺激延髓催吐化学感受区（chemoreceptor trigger zone，CTZ）多巴胺受体有关。②缩瞳。吗啡可与中脑盖前核阿片受体结合，兴奋动眼神经缩瞳核，引起瞳孔括约肌收缩，使瞳孔缩小，甚至瞳孔极度缩小呈针尖样，为吗啡中毒的明显特征。③吗啡可抑制下丘脑体温调节中枢对体温的调节作用，使下丘脑的体温调定点随外界温度的高低而波动。

2. 心血管系统 能扩张全身血管，降低外周阻力，引起体位性低血压，与吗啡促进组胺释放和抑制血管运动中枢有关；抑制呼吸作用可使体内 CO_2 蓄积，进一步导致脑血管扩张，使颅内压增高。

3. 平滑肌

（1）胃肠道平滑肌 吗啡作用于胃肠平滑肌的阿片受体，过度兴奋胃肠平滑肌，提高胃窦及十二指肠上部的张力，减慢胃排空速度；增加小肠及结肠张力，减弱推进性蠕动，加之提高回盲瓣及肛门括约肌的张力，延缓肠内容物通过，水分吸收增加；又抑制消化液分泌，使食物消化延缓；同时抑制中枢使便意迟钝，因而易引起便秘。

（2）胆管平滑肌 治疗剂量的吗啡使胆管平滑肌痉挛性收缩，胆道奥狄（Oddi）括约肌兴奋收缩，胆管排空受阻，胆囊内压力提高，易诱发或加重胆绞痛。

（3）其他平滑肌 提高输尿管平滑肌和膀胱括约肌张力，导致尿潴留；大剂量还能收缩支气管；对抗催产素作用，降低分娩子宫张力和收缩频率，使产程延长。

4. 其他 对免疫系统有抑制作用，包括抑制淋巴细胞增殖、减少细胞因子分泌、减弱自然杀伤细胞的细胞毒作用；也抑制人类免疫缺陷病毒蛋白诱导的免疫反应，这可能是吗啡吸食者易感染 HIV 病毒的主要原因。

【临床应用】

1. 镇痛 对各种原因引起的疼痛有效，但仅用于其他镇痛药无效的剧痛，如严重创伤、烧伤、手术和晚期癌性疼痛等；对心肌梗死引起的剧痛，血压正常者也可用吗啡止痛；对胆绞痛和肾绞痛合用解痉药（如阿托品）后可缓解；对神经压迫性疼痛疗效较差。

2. 心源性哮喘 左心衰竭突发急性肺水肿导致呼吸困难，称为心源性哮喘，除需强心、利尿、扩血管及吸氧等综合治疗外，静脉注射吗啡也是治疗的主要措施，能迅速缓解患者气促和窒息感，促进肺水肿液的吸收。作用机制与以下因素相关：吗啡的镇静和欣快作用利于减轻患者的焦虑、烦躁和恐惧情绪，降低耗氧量；吗啡降低呼吸中枢对 CO_2 敏感性，减弱过度的反射性呼吸兴奋，使呼吸由浅快变得深慢，缓解气促和窒息感；吗啡扩张外周血管，降低外周阻力，减少回心血量，减轻心脏前、后负荷，利于肺水肿的消除。

3. 止泻 适用于减轻急、慢性消耗性腹泻症状，可用阿片酊或复方樟脑酊。如伴有细菌感染，需加服抗菌药。因其依赖性的产生，止泻作用现少用。

【不良反应】

1. 一般反应 可引起恶心、呕吐、呼吸抑制、嗜睡、眩晕、便秘、排尿困难、胆绞痛、直立性低血压和免疫抑制等。

2. 耐受性和依赖性 吗啡连续使用 3 ~ 5 日即可产生耐药性，1 周以上可致依赖性，此时一旦停药会出现严重的戒断症状，表现为烦躁不安、失眠、打哈欠、流泪、流涕、出汗、肌肉震颤、呕吐、腹泻甚至虚脱、意识丧失等，患者为了减轻痛苦，重新获得应用吗啡的欣快感，常不择手段获取此类药物，称为强迫性觅药行为，可造成极大的社会危害。

3. 急性中毒 用量过大可引起急性中毒，主要表现为昏迷、针尖样瞳孔、呼吸抑制，常伴有血压下降、严重缺氧及尿潴留。呼吸麻痹是吗啡致死的主要原因。

可待因

可待因（codeine，甲基吗啡）口服易吸收，生物利用度 60%，脂溶性高，大部分在肝内代谢，约 10% 脱甲基成吗啡，主要经肾脏排泄。作用与吗啡相似，但较吗啡弱。镇痛作用为吗啡的 1/12 ~ 1/10，镇咳作用为吗啡的 1/4，镇咳剂量下对呼吸的抑制作用比较轻，无明显镇静作用，欣快感和成瘾性弱于吗啡。临床用于剧烈干咳和中度程度疼痛。不良反应比吗啡轻，但依然属于限制性使用的麻醉药品。

知识链接

成瘾的治疗

阿片类药物反复使用可使患者成瘾，一旦停药会导致严重的戒断症状。目前，对于成瘾者国内外主要采用的脱瘾治疗方法有：①冷火鸡疗法。即硬性撤药。该法应用最早但戒断症状极其严重，患者非常痛苦且有引起致命的气管痉挛及肺水肿的危险，已被摒弃。②药物疗法。对成瘾者可采用药物替代疗法，即使用成瘾性比较轻的阿片类药物进行治疗。如单独应用美沙酮，连续 7 日可基本脱瘾。治疗期间患者情绪稳定，不会出现戒断症状。但这类药物本身也会成瘾，使用时间不宜过长。③中医疗法。是我国戒毒工作的一大特色，依据中医辨证论治理论研制的福康片，对阿片类及非阿片类成瘾者均有良好的戒毒效果，在配合针灸同时给予少量戒毒药可收到良好治疗效果。

第二节　人工合成镇痛药

阿片类药物有很强的镇痛作用，但易产生成瘾性及呼吸抑制等不良反应，因此，目前临床常用人工合成镇痛药替代。

哌替啶

哌替啶（pethidine，杜冷丁，dolantin）属苯基哌啶衍生物，1937 年于人工合成阿托品类似物中得到，具有吗啡样作用，是目前临床常用的人工合成镇痛药。

【体内过程】口服注射均可吸收，但口服生物利用度较低，故临床常注射给药。对局部有刺激性，不宜皮下注射。血浆蛋白结合率约60%，$t_{1/2}$为3小时，主要在肝脏代谢，经肾排出。本药可通过胎盘屏障进入胎儿体内，也有少量经乳腺排出。其代谢产物去甲哌替啶是弱效镇痛剂和强效中枢神经系统兴奋剂，这可能是其反复大量使用引起肌肉震颤、抽搐甚至惊厥的原因，也是中毒时出现惊厥的原因。

【药理作用】作用及作用机制与吗啡基本相似。

1. 镇痛、镇静　其镇痛作用弱于吗啡，效价强度是吗啡的1/10~1/7，持续时间2~4小时。镇静作用较弱。成瘾性较吗啡轻，但连续使用也能成瘾。

2. 呼吸抑制　哌替啶在与吗啡等效镇痛剂量（哌替啶100mg相当于吗啡10mg）时对呼吸的抑制程度与吗啡相当，但维持时间较短。无明显中枢性镇咳作用。

3. 对心血管系统作用　治疗量偶可引起体位性低血压，扩张脑血管。

4. 对平滑肌作用　可提高胃肠道和膀胱平滑肌及括约肌张力，但较吗啡作用弱，且作用时间短，较少引起便秘及尿潴留；对胆道和支气管平滑肌张力的增强作用较弱，能使总胆管括约肌痉挛。治疗量哌替啶对正常子宫平滑肌无明显影响，但大剂量也可引起收缩；对妊娠末期子宫收缩无影响，也不对抗缩宫素的作用，故不延缓产程。

【临床应用】

1. 镇痛　常可代替吗啡用于中度疼痛。对内脏绞痛应需与解痉药阿托品配伍使用。

2. 心源性哮喘　哌替啶可代替吗啡用于心源性哮喘的辅助治疗，其机制与吗啡相同。

3. 麻醉前给药及人工冬眠　其镇静作用可消除术前紧张与恐惧情绪，减少麻醉药用量并缩短诱导期。与氯丙嗪、异丙嗪组成冬眠合剂用于人工冬眠，降低患者基础代谢。

【不良反应】

1. 治疗量可引起头晕、头痛、出汗、口干、恶心、呕吐等，过量可致体位性低血压、心悸、呼吸抑制，偶可致震颤、肌肉痉挛甚至惊厥等中枢兴奋症状。年老、体弱、呼吸功能不良及婴幼儿使用冬眠合剂不宜加入哌替啶。

2. 连续用药仍可产生耐受性和依赖性，较吗啡小。

3. 与氨茶碱、磺胺嘧啶、呋塞米、头孢哌酮等物配伍时，易产生混浊或沉淀，避免混合使用。

芬太尼

芬太尼（fentanyl）属于强效麻醉性镇痛药，药理作用与吗啡相似。镇痛作用较吗啡强100倍，用量小，作用迅速，维持时间短。可用于各种疼痛及外科、妇科等手术后的镇痛；也可用于防止或减轻术后谵妄；还可与麻醉药合用，作为麻醉辅助用药和用于静脉复合麻醉；与氟哌利多配伍制备"安定镇痛剂"，用于大面积换药及小手术镇痛。不良反应较轻微，耐受性及成瘾性发生较慢。有一定刺激性，避免直接涂抹于皮肤、黏膜或进入气管内。

美沙酮

美沙酮（methadone，美散酮）为 μ 阿片受体激动药，其镇痛效力与吗啡相当，起效慢，作用维持时间长，成瘾性小，但久用也能成瘾，戒断症状略轻。适用于创伤及外科手术后疼痛、癌症剧痛；也用于阿片、吗啡及海洛因成瘾者的脱毒治疗，是目前常用的阿片类依赖的替代治疗药物。

喷他佐辛

喷他佐辛（pentazocine，镇痛新）口服注射均易吸收，但口服首过消除明显，常注射用药，血浆蛋白结合率为 60%，$t_{1/2}$ 为 4~5 小时，可通过胎盘屏障，主要经肝代谢，代谢速率和镇痛效果有明显个体差异。

【药理作用与应用】喷他佐辛为阿片受体的部分激动剂，主要激动 κ 阿片受体，对 μ 亚型拮抗，故成瘾性很小。药物小剂量或单独应用时可激动 κ 受体，产生较弱的镇痛作用，大剂量或与阿片受体激动药合用时又可阻断 μ 受体，产生拮抗激动剂的作用。

镇痛效力为吗啡的 1/3，呼吸抑制作用为吗啡的 1/2，使用相对安全。主要用于各种慢性剧痛，对剧痛的止痛效果不及吗啡。成瘾性小，在药政管理上已列入非麻醉品。

【不良反应】常见有镇静、眩晕、嗜睡、出汗等，随剂量增加引起烦躁、致幻、血压升高、心率加快，增加心脏负荷，故不用于心肌梗死时的疼痛。依赖性虽然小，但长期反复使用也可产生躯体依赖，应逐渐减量至停药，防止突然停药出现戒断症状。

第三节　其他镇痛药

曲马朵

曲马朵（tramadol，曲马多）为中枢性镇痛药，对 μ 受体具有弱的激动作用，并能抑制去甲肾上腺素和 5- 羟色胺再摄取。其镇痛强度与喷他佐辛相当，但其镇痛作用机制不明，本药代谢物去甲基曲马多对 μ 受体的抑制作用为曲马多的 4 倍，但其镇痛作用不能被纳洛酮完全对抗，可能还有其他机制参与镇痛。对呼吸抑制作用较弱，无明显扩张血管和降压作用，耐受性和依赖性不明显。适用于中度及重度急慢性疼痛及外科手术。安定药可增强其镇痛作用，合用时应适当调整剂量。

延胡索乙素及罗通定

延胡索乙素（tetrahydropalmatine）为中药延胡索所含生物碱，即消旋四氢巴马汀，有效成分为其左旋体，即罗通定（rotundine，颅痛定）。口服吸收良好，有镇静、安定、镇痛和中枢性肌肉松弛作用，镇痛作用强度介于中枢性镇痛药与解热镇痛药之间，镇痛作用与脑内阿片受体无关，成瘾性小。对慢性持续性钝痛效果好，对创伤、术后痛及晚期癌症的止痛效果差。临床用于治疗胃肠和肝胆系统疾病所致的钝痛，亦可用于一般性头痛、脑震荡后头痛、痛经、分娩痛和疼痛性失眠。治疗量不抑制呼吸。

第四节　镇痛药应用的基本原则

一、癌症三阶梯止痛原则

早在 1982 年，WHO 就将缓解癌痛列为癌症综合治疗的四项重点之一，在全球范围内推广"三阶梯止痛方案"。癌症三阶梯止痛法的治疗原则是根据患者的疼痛程度选择不同等级的止痛药物，作为一种最常用且极为有效的止痛方法，WHO 大力推荐，已被广泛应用于治疗各类慢性疼痛。所提出治疗癌痛的三阶梯用药方案是：第一阶梯：对于初期的轻度癌痛，可以使用非阿片类止痛药（如对乙酰氨基酚、水杨酸盐等非甾体类抗炎药），同时根据病情使用或不用辅助类药物。第二阶梯：对于从轻度疼痛发展至中度疼痛的癌症，药物治疗可以逐渐过渡到弱阿片类止痛药（如氨酚待因、可待因等），同时根据病情需要决定是否同时使用非甾体类药物和辅助类药物。第三阶梯：对于具有中度到重度疼痛的晚期癌症，可选用强阿片类止痛药（如吗啡缓释片、控释片或芬太尼贴剂等），同时也要根据病情需要，决定是否合用非甾体类和辅助类药物。同时还应按照"口服给药、按时给药、按三阶梯"原则给药。

二、阿片受体阻断药及应用

阿片受体阻断药的化学结构与吗啡相似，与阿片受体有强亲和力，对各型阿片受体均有竞争性拮抗作用，却几乎无内在活性，能对抗阿片类药物的过量中毒。

纳洛酮

【体内过程】纳洛酮（naloxone）口服可吸收，但首过消除明显，生物利用度低，故临床常静脉给药。与肝药酶诱导剂巴比妥类药物合用或长期饮酒期间服用本药，可缩短本药的血浆半衰期。

【药理作用与应用】

1. 阿片类药物急性中毒的解救　正常人注射 12mg 不出现任何症状；但对阿片类药物过量中毒引起的呼吸抑制和昏迷者，小剂量（0.4~0.8mg）肌肉或静脉注射能迅速翻转吗啡的作用，可在 1~2 分钟内解除呼吸抑制，使呼吸频率增加、血压回升、迅速苏醒。

2. 阿片类药物成瘾者的鉴别诊断　对阿片类药物产生依赖者，肌注本品可迅速诱发戒断症状。

3. 镇痛药研究的工具药　纳洛酮是研究镇痛药和阿片受体的重要工具药。

【不良反应】不良反应较少，大剂量偶见轻度烦躁不安。

　　此外，同类药还有纳曲酮（naltrexone），与纳洛酮相似，具有更高的口服生物利用度和更长的作用时间。临床应用和不良反应同纳洛酮。

第五节　用药护理

　　1. 吗啡　①吗啡虽然具有很强的镇痛作用，但是在疼痛原因明确前忌用，以防掩盖症状，贻误诊治。②连续使用吗啡1周即可成瘾，需慎用；过大剂量可致急性中毒，慢性阻塞性肺疾患、支气管哮喘、肺源性心脏病禁用，急性左心衰竭晚期并出现呼吸衰竭者忌用；一旦过量中毒出现呼吸抑制，可静脉注射阿片受体阻断药纳洛酮或纳曲酮进行抢救，同时进行人工呼吸，并适量给氧。③治疗细菌性痢疾必须合用抗菌药。④因治疗剂量可使胆囊内压力提高，诱发或加重胆绞痛，需与阿托品合用。⑤因可通过胎盘屏障及经乳腺排出，对新生儿及婴儿呼吸有抑制作用，故新生儿、婴儿及哺乳妇女忌用；因对抗催产素可延长产程，禁用于临产妇女分娩止痛。⑥因可使颅内压增高，故颅内高压、颅脑损伤及颅内占位性病变等患者禁用。肝功能减退者忌用。

　　2. 纳洛酮　①应用纳洛酮拮抗大剂量麻醉镇痛药后，由于痛觉恢复，可出现高度危险症状，表现为血压升高、心率增快、心律失常，甚至肺水肿和心室颤动，故心功能不全和高血压患者慎用。②由于此药作用持续时间短，用药有效后一旦其作用消失，可使患者再度陷入昏睡和呼吸抑制，故用药需注意维持药效。

小　结

　　吗啡是镇痛药的代表的药物，镇痛作用强大，对持续性慢性钝痛的镇痛效力大于间断性锐痛；同时可解除因疼痛伴随的情绪反应、提高病人对疼痛的耐受力；对呼吸的抑制作用较为明显，是吗啡急性中毒致死的主要原因；反复用药可产生成瘾性，属于国家严格控制管理的麻醉类药品。阿片受体部分激动剂对阿片受体亚型具有选择性激动和拮抗作用，虽然喷他佐辛镇痛相对作用较弱，但因其不良反应相对轻、不易成瘾等特点而用于各种慢性剧痛。阿片受体拮抗剂可用于吗啡中毒解救；也用于阿片类药物成瘾者的鉴别诊断，对阿片类药物成瘾者使用该类药物可诱导戒断症状的提早出现，而不能用于缓解戒断症状。

第十七章　解热镇痛抗炎药及抗痛风药

第一节　解热镇痛抗炎药

一、概述

解热镇痛抗炎药（antipyretic-analgesic and anti-inflammatory drugs）是一类具有解热、镇痛，多数具有抗炎、抗风湿作用的药物。因其抗炎机制不同于甾体抗炎药糖皮质激素类药物，故又称非甾体抗炎药（non-steroidal anti-inflammatory drugs，NSAIDs）。尽管本类药物在化学结构上差别较大，但作用相似，作用机制相同，均通过抑制体内前列腺素（prostaglandin，PG）的生物合成而发挥作用，见图 17-1。该类药物具有以下共同作用：

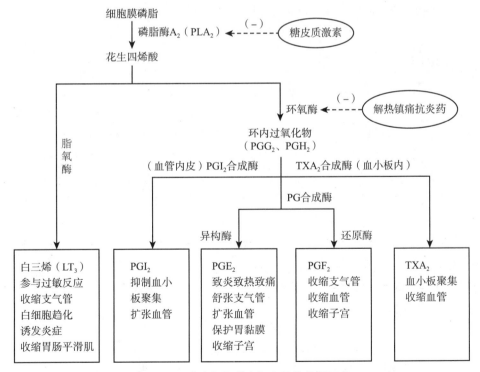

图 17-1　膜磷脂代谢途径和药物作用环节

PGI$_2$：前列环素；PGE$_2$：前列腺素 E$_2$；PGF$_2$：前列腺素 F$_2$；TXA$_2$：血栓素 A$_2$

（一）解热作用

解热镇痛抗炎药能降低发热患者的体温，而对正常体温几乎没有影响，有别于氯丙嗪对体温的影响。

作用机制：下丘脑体温调节中枢通过产热和散热两个过程的精细调节，使机体体温维持在37℃左右。当细菌、病毒或抗原抗体复合物等外热原进入机体，刺激中性粒细胞使之形成并释放内热原（如白细胞介素 -1 等），内热原进入中枢神经系统，促使下丘脑增加 PG 的合成和释放，使体温调定点上调，此时机体产热增加，散热减少，引起发热。解热镇痛抗炎药通过抑制环氧酶（cyclooxygenase，COX，前列腺素合成酶）使 PG 合成减少，体温调定点恢复正常，通过增加散热（皮肤血管扩张、出汗增多）使体温降至正常。

（二）镇痛作用

解热镇痛抗炎药具有中等程度的镇痛作用，对头痛、牙痛、神经痛、肌肉痛、关节痛、痛经等慢性钝痛效果好，对锐痛疗效差，对严重创伤性剧痛和内脏平滑肌绞痛基本无效。对轻度癌性疼痛也有较好镇痛作用，是 WHO 和我国卫生部推荐的癌症"三阶梯止痛原则"中治疗轻度疼痛的主要药物。其镇痛强度弱于吗啡类药物，但不产生欣快感和依赖性，也不抑制呼吸，故临床应用广泛。

知识链接

非选择性环氧酶抑制药和选择性环氧酶抑制药

COX 有两种同工酶 COX-1 和 COX-2。前者主要存在于血管、胃、肾等组织中，能促进生理性 PG 合成，如保护胃黏膜的 PGE、调节血小板聚集的 TXA_2、调节外周血管阻力的 PGI_2 和调节肾血流量的 PGI、PGE。COX-2 促进各种病理性 PG 合成，主要是 PGE_2 和其他致炎物质等，这些物质能引起发热、疼痛和炎症等。解热镇痛抗炎药对 COX-2 的抑制是其治疗作用的基础，而对 COX-1 的抑制则成为不良反应的主要原因。

依据对环氧酶的选择性不同，可将解热镇痛抗炎药分为非选择性环氧酶抑制药和选择性环氧酶抑制药。前者对 COX-1 和 COX-2 均有抑制作用，故不良反应多，如阿司匹林、布洛芬等；后者对 COX-2 选择性高，不良反应少，如美洛昔康、尼美舒利等。

作用机制：当组织损伤或炎症时，局部缓激肽、PG 和组胺等致痛、致炎物质的产生和释放增多，引起疼痛。PG 除有致痛作用外，还能提高痛觉感受器对缓激肽等致痛物质的敏感性，加重疼痛。解热镇痛抗炎药通过抑制外周病变部位的 COX，使 PG 合成减少，减少其对痛觉感受器的刺激，同时降低痛觉感受器对其他致痛物质的敏感性，发挥镇痛作用。

（三）抗炎、抗风湿作用

除苯胺类药物外，大多数解热镇痛抗炎药具有抗炎、抗风湿作用，能显著抑制风湿、类风湿性关节炎的炎症反应，有效缓解炎症引起的红、肿、热、痛等症状，但无病因治疗作用，也不能完全阻止炎症的发展和并发症的发生。

作用机制：PG 是参与炎症反应的主要活性物质，可使局部血管扩张，血管通透性增加，引起局部组织充血、水肿和疼痛，同时还可增强缓激肽、5- 羟色胺、白三烯等物质的致痛、致炎作用。解热镇痛抗炎药能抑制炎症部位的 COX，使 PG 的合成减少，产生抗炎作用。

二、常用药物

常用的解热镇痛抗炎药按化学结构不同，可分为水杨酸类、苯胺类、吡唑酮类及有机酸类。

（一）水杨酸类

水杨酸类药物包括阿司匹林和水杨酸钠，后者刺激性大，仅作外用，具有抗真菌及溶解角质的作用。临床常用阿司匹林。

阿司匹林

【体内过程】阿司匹林（aspirin，乙酰水杨酸）口服后约 1 ~ 2 小时血药浓度达峰值，$t_{1/2}$ 约为 15 分钟。很快被体内酯酶水解成水杨酸，以盐的形式存在，有药理活性。水杨酸盐与血浆蛋白结合率为 80% ~ 90%。游离型水杨酸盐可分布于全身组织，包括关节腔、脑脊液、乳汁，也可透过胎盘屏障进入胎儿体内。水杨酸盐主要经肝代谢，$t_{1/2}$ 2 ~ 3 小时，但机体代谢能力有限且个体差异较大。主要经肾排泄。尿液 pH 可影响水杨酸盐的排泄速度，尿液呈碱性时，水杨酸盐解离增多、重吸收减少，排出增加；尿液呈酸性则相反，排出明显减少。

【药理作用与应用】

1. 解热镇痛抗炎抗风湿　阿司匹林有较强的解热、镇痛作用，常与其他药配成复方制剂，用于感冒发热、头痛、牙痛、神经痛、肌肉痛、关节痛及痛经等慢性钝痛。抗风湿作用较强，治疗急性风湿热疗效迅速、可靠，可使患者于用药后 24 ~ 48 小时内退热，关节红肿及疼痛减轻，血沉减慢，全身症状改善，具有诊断和治疗双重意义。对类风湿性关节炎亦有明显疗效，目前仍为治疗风湿性和类风湿性关节炎的首选药。抗风湿最好用至最大耐受量（一般成人 3 ~ 4g/d），同时应防止中毒。

2. 影响血小板功能　小剂量（50 ~ 100mg/d）阿司匹林抑制血小板中环氧酶，减少血栓素 A_2 的产生，抗血栓形成。但大剂量时（> 300mg/d），则直接抑制血管壁中

PG 合成酶，减少前列环素（prostacyclin，PGI_2）的合成。PGI_2 是 TXA_2 的生理性拮抗剂，能促进血小板的聚集和血栓形成。临床常将小剂量阿司匹林用于缺血性心脏病的治疗，包括稳定型、不稳定型心绞痛及进展性心肌梗死，预防血栓形成，可降低死亡率和再梗死率。也用于预防血栓性疾病如脑血栓、血管成形术及旁路移植术等血栓的形成。

3. 其他作用 因阿司匹林少量自胆道排出，能降低胆道内 pH，促使胆道括约肌松弛，可用于治疗胆道蛔虫病。大剂量阿司匹林能促进尿酸排泄，可用于治疗痛风。

【不良反应】小剂量或短期应用不良反应较轻，大剂量长期应用不良反应多且较重。

1. 胃肠道反应 最为常见，表现为上腹部不适、恶心、呕吐等。低浓度时为直接刺激胃黏膜所致，高浓度时由于刺激延髓催吐化学感受区（CTZ）参与。较大剂量长期应用（抗风湿治疗）时可诱发或加重胃溃疡甚至引起不易察觉的无痛性胃出血，与其局部刺激和抑制胃黏膜合成 PG，减弱 PG 对胃黏膜的保护作用有关。

2. 凝血障碍 一般剂量即可抑制血小板聚集，延长出血时间。剂量过大（> 5g/d）或长期服用，还可抑制凝血酶原形成，引起凝血障碍，导致出血。

3. 水杨酸反应 剂量过大（> 5g/d）易引起中毒反应，可出现头痛、眩晕、恶心、呕吐、耳鸣、视力及听力减退，严重者可出现高热、过度呼吸，甚至精神错乱、谵妄，称为水杨酸反应。

4. 过敏反应 少数患者可出现皮疹、荨麻疹、血管神经性水肿和过敏性休克。某些哮喘患者服用本药后可诱发哮喘，称为"阿司匹林哮喘"。"阿司匹林哮喘"不是以抗原－抗体为基础的过敏反应，而是由于阿司匹林抑制了 COX，使 PG 合成受阻，导致花生四烯酸大量经脂氧酶代谢成白三烯，使白三烯（LTs）增多，引起支气管痉挛所致，见图 17-1。

5. 瑞夷（Reye）综合征 在儿童病毒感染性疾病如流感、水痘、麻疹、流行性腮腺炎等服用阿司匹林退热时，偶可引起瑞夷综合征（急性肝脂肪变性－脑病综合征），表现为肝损伤合并脑病，出现颅内压增高、惊厥，甚至昏迷等症状。虽少见，但预后恶劣。

（二）苯胺类

包括非那西丁和对乙酰氨基酚，后者是前者在体内代谢后的活性产物，二者均有较强的解热、镇痛作用，均几乎无抗炎、抗风湿作用。非那西丁毒性较大，已不单独使用，临床常用对乙酰氨基酚。

对乙酰氨基酚

【体内过程】对乙酰氨基酚（acetaminophen，扑热息痛，paracetamol）口服易吸收，0.5～1 小时血药浓度达峰值，$t_{1/2}$ 为 2～3 小时。主要在肝内与葡萄糖醛酸、硫酸结合后经肾排出。有极少部分经肝代谢为羟化物而致肝损害。

【药理作用与应用】对乙酰氨基酚对中枢神经系统 PG 合成酶抑制作用与阿司匹林

相似，但对外周 PG 合成酶的抑制作用弱，故解热作用强，镇痛作用相对较弱，几无抗炎、抗风湿作用。常用于感冒或其他原因引起的发热、头痛、牙痛、神经痛、肌肉痛等慢性钝痛，尤其适用于对阿司匹林不能耐受或过敏的患者。

【不良反应】治疗量不良反应较轻，可见胃肠道反应；偶见过敏反应（药热、皮疹等）、高铁血红蛋白血症、贫血；大剂量或长期应用可致严重肝肾损害。

（三）吡唑酮类

保泰松、羟基保泰松

【药理作用与应用】两药的抗炎、抗风湿作用强，而解热、镇痛作用弱。临床主要用于治疗风湿性及类风湿性关节炎、强直性脊柱炎，对急性进展期疗效好。保泰松（phenylbutazone）较大剂量可促进尿酸排泄，用于治疗急性痛风。

【不良反应】较多，现已少用。常见胃肠反应、过敏反应，长期应用可出现水钠潴留，偶见甲状腺肿大和黏液性水肿，大剂量可引起肝肾损害。溃疡病、高血压、水肿、心力衰竭患者禁用。

此外还有非普拉宗（feprazone），为保泰松的衍生物，疗效优于保泰松，不良反应较保泰松少。

（四）其他有机酸类

吲哚美辛

【体内过程】吲哚美辛（indomethacin，消炎痛）口服易吸收，3 小时血药浓度达峰值，血浆蛋白结合率 90%。主要经肝代谢，血浆 $t_{1/2}$ 为 2 ~ 3 小时，代谢物经尿、胆汁、粪便排泄，少部分以原型随尿排出。

【药理作用与应用】吲哚美辛是最强的 COX 抑制剂之一，对 COX-1 和 COX-2 均有强大的抑制作用，具有较强的抗炎、抗风湿和解热镇痛作用。抗炎作用较阿司匹林强 10 ~ 40 倍，解热作用与阿司匹林相似，对炎性疼痛有明显的镇痛作用。

因不良反应多，临床主要用于对其他药物不能耐受或疗效不明显的急性风湿性关节炎、类风湿性关节炎、强直性脊柱炎、骨关节炎、滑囊炎、腱鞘炎、恶性肿瘤引起的发热和其他难以控制的发热。

【不良反应】较多，且与剂量过大有关，约有 20% 患者因不能耐受而停药。主要有食欲减退、恶心、腹痛、腹泻、溃疡、出血，偶见穿孔，还可引起急性胰腺炎；头痛、眩晕，偶有精神失常；粒细胞减少、血小板减少、再生障碍性贫血；皮疹、哮喘，与阿司匹林有交叉过敏反应；肝损害及黄疸。

本药禁用于有精神病史、癫痫病史者及骨髓造血功能不良、溃疡病、帕金森病、阿司匹林哮喘、肝肾功能不全者，也禁用于孕妇、哺乳期妇女及对本药过敏者。

舒林酸

舒林酸（sulindac）是吲哚乙酸类衍生物，作用及应用与吲哚美辛相似，作用强度较吲哚美辛弱，但强于阿司匹林。其优点是作用持续时间长、不良反应少。

双氯芬酸

双氯芬酸（diclofenac）为邻氨基苯乙酸类衍生物，是一种新型的强效抗炎镇痛药。其抗炎作用强，为吲哚美辛的 2～2.5 倍，比阿司匹林强 26～50 倍。主要用于风湿性关节炎、类风湿性关节炎、骨关节炎、滑囊炎、术后痛及各种原因引起的发热等。不良反应少，可引起胃肠道紊乱、头晕、头痛、皮疹，偶见肝功能异常、白细胞减少。

布洛芬

布洛芬（ibuprofen，异丁苯丙酸）口服易吸收，1～2 小时血药浓度达峰值，血浆蛋白结合率高达 99%，可缓慢进入滑膜腔，保持较高浓度，$t_{1/2}$ 约 2 小时，主要经肝脏代谢，肾脏排泄。解热、镇痛、抗炎作用强，主要用于治疗发热、风湿性关节炎、类风湿性关节炎、急性肌腱炎、强直性关节炎、骨关节炎、滑囊炎等。主要特点是胃肠反应较轻，患者易于耐受，但长期服用仍可诱发消化性溃疡。偶见头痛、眩晕和视力模糊，一旦出现视力障碍应立即停药。

萘普生、酮洛芬

萘普生（naproxen，消痛灵）和酮洛芬（ketoprofen）均为布洛芬的同类药，作用及用途均与布洛芬相似，但萘普生的 $t_{1/2}$ 较长，可达 12～15 小时。

吡罗昔康

吡罗昔康（piroxicam，炎痛喜康）属苯噻嗪类，为长效、强效抗炎镇痛药。其特点为：①口服吸收完全，有明显的肝肠循环；②抑制 COX 效力略强于吲哚美辛，对风湿性和类风湿性关节炎的疗效与阿司匹林、吲哚美辛相当而不良反应更轻，患者耐受性良好；③血浆 $t_{1/2}$ 长，可达 36～45 小时，用量小，每日口服 1 次（20mg）即可维持药效；④大剂量或长期服用可致消化道溃疡和出血。

塞来昔布

塞来昔布（celecoxib）是选择性 COX-2 抑制药。口服吸收迅速而完全，生物利用度约为 99%，口服后约 3 小时血药浓度达峰值。药物吸收后广泛分布于全身各组织，血浆蛋白结合率约为 97%。常用于骨关节炎、类风湿关节炎、强直性脊柱炎、原发性痛经、急性疼痛的治疗。

选择性 COX-2 抑制药还有美洛昔康（meloxicam，莫比可）和尼美舒利（nimesulide）

等，二者作用强，不良反应少而轻微，尼美舒利更适合"阿司匹林哮喘"者选用。

三、解热镇痛药的复方制剂

为增强疗效，减少不良反应，解热镇痛药常与同类药物、咖啡因（可收缩血管，缓解由于脑血管扩张引起的头痛）、巴比妥类（对抗咖啡因引起失眠等）、抗组胺药（可缓解过敏症状）等组成复方制剂应用。常用的解热镇痛药复方制剂及组成成分见表17-1。

表 17-1　常用解热镇痛药复方制剂成分

药名	成分与含量（g/片）						
	阿司匹林	对乙酰氨基酚	非那西丁	氨基比林	咖啡因	苯巴比妥	氯苯那敏
复方阿司匹林片（APC）	0.22		0.15		0.035		
复方氯苯那敏片（复方扑尔敏片）	0.2268		0.162		0.0324		0.002
氨啡咖片			0.15	0.1	0.03		
去痛片（索密痛）			0.15	0.15	0.05	0.015	
安痛定片			0.2	0.02		0.005	
酚咖片		0.5			0.065		
复方对乙酰氨基酚片	0.03	0.126			0.03		

第二节　抗痛风药

痛风是体内嘌呤代谢紊乱所引起的疾病，表现为高尿酸血症，尿酸盐在关节、肾及结缔组织中析出结晶，引起粒细胞浸润，造成局部炎症和疼痛，治疗不及时可发展为慢性痛风性关节炎、肾病等。

抗痛风药是一类能抑制尿酸生成或促进尿酸排泄，减轻痛风炎症反应的药物。

一、抑制尿酸生成药

别嘌醇

别嘌醇（allopurinol，别嘌呤醇）是次黄嘌呤的异构体。口服易吸收，0.5~1小时血药浓度达峰值，约70%经肝代谢为有活性的别黄嘌呤。在体内黄嘌呤和次黄嘌呤可被黄嘌呤氧化酶催化生成尿酸。本药能与黄嘌呤和次黄嘌呤竞争黄嘌呤氧化酶，使尿酸生成减少。此外，别嘌醇也可经黄嘌呤氧化酶催化降解为别黄嘌呤，而别黄嘌呤也能非竞争性地抑制黄嘌呤氧化酶，使尿酸生成减少。用于治疗慢性高尿酸血症及预防噻嗪类利尿药、肿瘤化疗等引起的高尿酸血症。不良反应较少，耐受性较好。偶见皮疹、胃肠反应、氨基转移酶升高及粒细胞减少等。

二、促进尿酸排泄药

丙磺舒

丙磺舒（probenecid，羧苯磺胺）口服吸收完全，大部分通过肾脏的近曲小管主动分泌，因脂溶性高易被重吸收，故可竞争性抑制尿酸从肾小管重吸收，促进尿酸排泄。因无镇痛和抗炎作用，所以不适用于急性痛风，主要治疗慢性痛风和与痛风有关的高尿酸血症。另外，丙磺舒在肾小管与青霉素和头孢菌素竞争同一分泌机制，从而减慢青霉素和头孢菌素的排泄，提高青霉素和头孢菌素的血浆药物浓度。不良反应有胃肠反应和过敏反应。

促进尿酸排泄药还有苯溴马隆（benzbromarone），作用、应用和不良反应与丙磺舒相似。此外，阿司匹林、保泰松也具有促进尿酸排泄作用。

三、抑制痛风炎症药

秋水仙碱

秋水仙碱（colchicine）口服易吸收，从胆汁分泌形成肝肠循环。可抑制痛风急性发作时的粒细胞浸润，产生抗炎、镇痛作用。用药数小时可使关节红、肿、热、痛等症状消退。但对一般性疼痛和其他类型关节炎无效，且对血中尿酸浓度及尿酸排泄无影响。主要用于急性痛风和预防痛风急性发作。此外，还能抑制细胞有丝分裂，有一定抗肿瘤作用。不良反应较多，最常见的是胃肠反应，胃肠道反应为中毒前兆。急性中毒时出现咽部灼痛、水样腹泻、血便、脱水、休克等。对肾和骨髓也有损害作用。孕妇和严重肾功能不全患者禁用。

第三节　用药护理

1. 阿司匹林　①服用肠溶片、餐后服药或同服抗酸药、胃黏膜保护药可减轻或避免胃肠道反应。溃疡患者应慎用或禁用。糖皮质激素诱发消化性溃疡，二者合用可加重消化性溃疡，甚至胃肠出血，避免合用。②长期应用者应定期检查血常规及大便潜血，以及早发现凝血障碍。用药过程若出现皮肤瘀斑、齿龈出血、月经量多、尿血或柏油样便等出血症状，应及时停药并给予维生素K，维生素K可防治凝血障碍。血友病患者、低凝血酶原血症患者、严重肝损害及维生素K缺乏者、产妇和孕妇等禁用，术前1周停用。③若过量中毒出现水杨酸反应，应立即停药，口服或静脉滴注碳酸氢钠溶液以碱化尿液，加速排泄。④如果发生过敏反应，出现皮疹可用抗组胺药治疗；出现阿司匹林哮喘则应用糖皮质激素雾化吸入治疗。由于"阿司匹林哮喘"不是以抗原－抗体为基础的过敏反应，而是白三烯（LTs）增多所致，因此不宜应用肾上腺素治疗，疗效不佳。同时哮喘、慢性荨麻疹和鼻息肉患者应禁用。⑤出现瑞夷综合征则立即停药，对症治疗，如降低颅内压、抗惊厥、保肝等。儿童病毒性感染及颅内压增高者应禁用。⑥与香豆素类抗凝血药、磺酰脲类降血糖药等合用时，因与血浆蛋白的竞争置换作用，使上述药物的游离血药浓度增高，增强其作用与毒性，合用时上述两类药物应减量；与甲氨蝶呤、青霉素、呋塞米等弱碱性药物合用，可因竞争肾小管分泌使阿司匹林排泄减慢，易蓄积中毒，与这些药物合用时阿司匹林应适当减量；饮酒前后不宜服用本药，否则可损伤胃黏膜屏障而致出血。

2. 对乙酰氨基酚　①发热是机体的一种防御反应，因此对一般发热患者不必急于退热，以免掩盖病情。但体温过高或持久发热，可消耗体力，引起头痛、谵妄、惊厥甚至昏迷，严重者可危及生命，此时应用解热药可缓解高热引起的并发症。但是，解热仅为对症治疗，应注意配合病因治疗。对老幼体弱者，应用时须注意防止因出汗过多而致虚脱。婴幼儿则不宜选用含咖啡因的制剂，以免导致惊厥。②与巴比妥类药、卡马西平、苯妥英钠、利福平合用，可增加肝毒性，慎与这些药物合用。合用甲硫氨酸或乙酰半胱氨酸可预防肝损害。与双香豆素合用，可增强其抗凝作用，易致出血，合用时，双香豆素应减量。

小　结

解热镇痛抗炎药是一类具有解热、镇痛，大多数具有抗炎、抗风湿作用的药物。常用的解热镇痛抗炎药按化学结构可分为水杨酸类、苯胺类、吡唑酮类及其他有机酸等四类，它们在化学结构上虽属不同类别，但均通过抑制体内前列腺素的生物合成而发挥作用，因而该类药物除药理作用相同外，不良反应类型也相似，只是轻重不同，可根据患者的耐受情况选择药物。

抗痛风药是一类能抑制尿酸生成或促进尿酸排泄，减轻痛风炎症反应的药物。常用抗痛风药有别嘌醇、丙磺舒、苯溴马隆、秋水仙碱及阿司匹林、保泰松等。

第十八章　中枢兴奋药

中枢兴奋药（central stimulants）是指能提高中枢神经系统功能的药物，主要用于药物中毒、危重疾病所致中枢性呼吸抑制或呼吸衰竭的抢救。根据其作用部位可分为三类：①主要兴奋大脑皮层的药物，如咖啡因、哌甲酯等；②主要兴奋延髓呼吸中枢的药物，又称呼吸中枢兴奋药，如尼可刹米、洛贝林等；③主要兴奋脊髓的药物，如士的宁等。

中枢兴奋药在应用过程中，随着剂量的增加，其作用的强度和范围随之扩大，过量均可引起中枢神经系统广泛兴奋而导致惊厥，过度兴奋可转为抑制，甚至死亡。因此，使用时应严格掌握剂量、适应证，并密切观察患者用药后的反应。其中脊髓兴奋药因毒性较大，无临床应用价值，本章不作介绍。

第一节　兴奋大脑皮层药

咖啡因

咖啡因（caffeine）是从茶叶或咖啡豆中提取的生物碱，现已人工合成。因其溶解度低，故常制成苯甲酸盐（安钠咖）用于临床。

【药理作用与应用】

1. 中枢兴奋作用　咖啡因是竞争性腺苷受体拮抗药，通过拮抗抑制性神经递质腺苷的作用而产生中枢兴奋作用。小剂量（50～200mg）即可选择性兴奋大脑皮层，使疲劳减轻、睡意消除、精神振奋、思维活跃、工作效率提高；较大剂量（250～500mg）可直接兴奋延髓呼吸中枢和血管运动中枢，使呼吸加深加快、血压升高，在呼吸中枢受抑制（如地西泮、吗啡等药物过量）时作用尤为明显；中毒剂量（>800mg）可致脊髓兴奋，使反射亢进而诱发阵挛性惊厥。

2. 收缩脑血管　可直接收缩脑血管，增加其阻力，减少脑血流量以及血管搏动的幅度，缓解头痛症状。

3. 其他作用　能舒张支气管及胆道平滑肌、刺激胃酸和胃蛋白酶分泌，并能利尿。

主要用于治疗中枢抑制状态，如严重传染病、中枢抑制药过量所致昏睡及呼吸、循环抑制等疾病。与麦角胺合用可用于治疗偏头痛，与解热镇痛药合用用于一般性头痛。

【不良反应】治疗剂量不良反应较少。较大剂量可引起激动、不安、失眠、头痛及心悸等症状，中毒剂量可因兴奋脊髓而导致惊厥。

哌甲酯

【药理作用与应用】哌甲酯（methylphenidate，哌醋甲酯、利他林）为人工合成的苯丙胺类衍生物。其中枢兴奋作用温和，可改善精神活动，解除轻度中枢抑制和疲乏感，大剂量亦能导致惊厥。

哌甲酯可兴奋大脑皮层，使之易被尿意唤醒，临床用于小儿遗尿症。该药可促进脑干网状结构上行激活系统内多巴胺、去甲肾上腺素、5-羟色胺等神经递质的释放，故对儿童多动综合征有效。还可用于对抗中枢抑制药如巴比妥类过量所致的昏迷及呼吸抑制、轻度脑功能失调、抑郁症等症状。

【不良反应】使用治疗量不良反应少，偶见口干、失眠、心悸、焦虑等；大剂量可引起血压升高而致眩晕、头痛；久用可产生耐受性。因影响儿童生长发育，六岁以下小儿、癫痫以及高血压患者禁用。

同类药还有匹莫林（pemoline）、甲氯芬酯（meclofenoxate，氯酯醒）等。

第二节　呼吸中枢兴奋药

尼可刹米

【药理作用与应用】治疗量的尼可刹米（nikethamide，可拉明）主要直接兴奋延髓呼吸中枢，也可通过刺激颈动脉体和主动脉体化学感受器，反射性兴奋呼吸中枢，提高呼吸中枢对 CO_2 的敏感性，使呼吸频率加快、幅度加深，从而改善呼吸功能。对大脑皮层和血管运动中枢的兴奋作用较弱。该药安全范围较大，但作用时间短暂，1 次静脉注射仅维持 5 ~ 10 分钟，故常采用静脉间歇多次给药法以维持疗效。

临床主要用于各种原因引起的中枢性呼吸抑制，尤其对吗啡过量引起的呼吸抑制疗效较好，对吸入性麻醉药、巴比妥类药物中毒引起的呼吸抑制效果较差。

【不良反应】不良反应较少，大剂量可引起恶心、呕吐、出汗、血压升高、心动过速、肌震颤等；剂量过大或反复应用可致惊厥。

二甲弗林

【药理作用与应用】二甲弗林（dimefline，回苏灵）作用比尼可刹米强 100 倍，但作用时间较短。直接兴奋呼吸中枢，使肺换气量增加，血中 CO_2 分压降低，O_2 分压升高，呼吸加深加快。临床用于治疗各种原因引起的中枢性呼吸抑制，尤其对肺性脑病有较好的苏醒作用。

【不良反应】安全范围小，过量可致抽搐和惊厥，小儿尤易发生。静脉给药需用葡萄糖稀释后缓慢注射，并应严密观察患者的反应。有惊厥史、孕妇及肝肾功能不全者禁用。

洛贝林

洛贝林（lobeline，山梗菜碱）是从山梗菜中提取的生物碱，现已人工合成。

【药理作用与应用】对呼吸中枢无直接兴奋作用，可通过刺激颈动脉体和主动脉体化学感受器，反射性兴奋延髓呼吸中枢，使呼吸加深加快。其作用时间短暂，仅维持数分钟，对脊髓影响小，不易引起惊厥。临床主要用于新生儿窒息、小儿感染性疾病引起的呼吸衰竭、一氧化碳中毒引起的窒息以及吸入性麻醉药或其他中枢抑制药引起的呼吸抑制。

【不良反应】安全范围较大，大剂量可兴奋中枢迷走神经致心动过缓、传导阻滞等。中毒剂量可兴奋交感神经节和肾上腺髓质而致心动过速，严重者可致惊厥。

此外，还有新型人工合成呼吸兴奋药多沙普仑（doxapram，吗乙苯咯、吗乙苯吡酮），作用机制同尼可刹米。

第三节　促进大脑功能恢复药

吡拉西坦

吡拉西坦（piracetam，脑复康）为 γ - 氨基丁酸的衍生物，能增加线粒体中三磷酸腺苷（adenosine triphosphate，ATP）的合成，促进大脑皮质细胞代谢，增加脑组织对葡萄糖的利用，保护脑细胞免受缺氧引起的损伤；改善各种物理、化学等因素导致的记忆障碍；促进儿童大脑发育以及智力发展。临床用于治疗脑动脉硬化、阿尔茨海默病、脑外伤后遗症、药物及一氧化碳中毒所致思维障碍和儿童智力低下等。无明显毒性反应，偶见兴奋、头晕、头痛和失眠等中枢神经系统反应及恶心、呕吐、腹胀、腹痛等消化道反应和口干等。

胞磷胆碱

胞磷胆碱（citicoline，尼可林）为核苷酸衍生物，作为辅酶参与脑细胞内卵磷脂的生物合成，能增加脑血流量及氧的消耗，改善脑组织代谢，对大脑功能恢复及苏醒有一定促进作用。临床用于急性颅脑外伤和颅脑手术后的意识障碍等疾病的治疗。

第四节　用药护理

1.咖啡因　①本类药口服应在睡前 6 小时应用，防止失眠。②应控制好剂量和给药间隔时间，避免因剂量过大或反复给药导致惊厥。婴幼儿高热时应用此药易致惊厥，故婴幼儿退热不应选择含咖啡因的复方解热制剂。③与单胺氧化酶制剂合用，可致高血压危象。④本药能增加胃酸分泌，胃溃疡患者慎用。

2. 尼可刹米 ①作用时间短，常需反复给药，与其他呼吸兴奋药联用或交替使用，能提高疗效，减轻不良反应。②应用本药同时应积极处理原发病，采取吸氧、控制感染等措施。③静脉给药时缓慢注射，给药剂量每次不超过 500mg，注射过程中密切观察病情变化，一旦出现烦躁、面部肌肉跳动、反射亢进、抽搐等惊厥先兆，应立即减量或停药，若出现惊厥可使用地西泮治疗。

3. 吡拉西坦 ①消化道反应症状的轻重与服药剂量直接相关，故应严格控制给药剂量。②中枢神经系统不良反应症状轻微，且与服用剂量大小无关，停药后上述症状消失。③肝肾功能障碍者慎用。本品易通过胎盘屏障，故孕妇禁用。

小　结

中枢兴奋药主要包括大脑皮层兴奋药、延髓呼吸兴奋药、脊髓兴奋药等。其中脊髓兴奋药毒性大，无临床应用价值，呼吸兴奋药是重点。延髓呼吸兴奋药物可通过直接兴奋呼吸中枢或（和）反射性兴奋呼吸中枢产生呼吸兴奋作用，用于解救各类原因导致的呼吸抑制状态。本类药物普遍作用时间短，反复给药后可引起惊厥，故静脉用药时应慢速。除严格控制剂量外，最好采用间歇给药或几种药物交替使用。

促进大脑功能恢复药常用药物有吡拉西坦、胞磷胆碱等，具有保护脑细胞免受缺氧引起的损伤、增加脑血流量、改善记忆障碍、改善脑组织代谢等，用于促进受损伤的大脑功能恢复和儿童智力低下的治疗等。

第十九章　利尿药和脱水药

第一节　利尿药

利尿药（diuretics）是一类选择性作用于肾脏，促进电解质和水的排出，使尿量增加的药物。临床主要用于治疗各种原因引起的水肿，也用于高血压、高钙血症、尿崩症、肾结石等其他非水肿性疾病的治疗。

一、利尿药作用部位的生理学基础

尿液的生成过程包括肾小球滤过、肾小管与集合管的重吸收及分泌三个环节，利尿药通过作用于肾单位的不同部位而发挥强弱不等的利尿作用，见图 19-1。

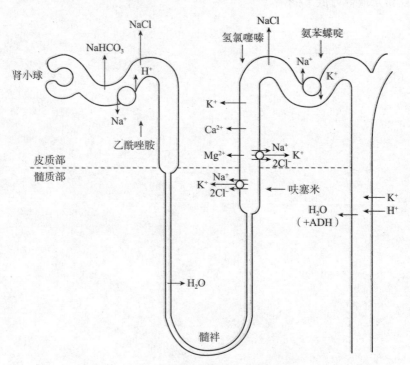

图 19-1　利尿药作用部位、机制示意图

（一）肾小球滤过

血液流经肾小球时，除血细胞和蛋白质外，其他成分均可经滤过而形成原尿。原尿量取决于肾脏血流量及有效滤过压。正常人每日产生的原尿量可达180L，但排出的终尿仅1~2L，表明约99%的原尿在肾小管和集合管被重新吸收。某些增加肾小球滤过率的药物使原尿量增加，但由于肾脏存在球-管平衡调节机制，同时使肾小管的重吸收率也增大，因而利尿作用弱。如氨茶碱、强心苷类等药物，可通过增加心脏输出量、肾血流量及肾小球滤过率等作用，产生较弱的利尿作用。

（二）肾小管与集合管重吸收和分泌

1. 近曲小管 原尿中 Na^+ 量的60%~65%在此部位被主动重吸收，主要通过 H^+-Na^+ 交换完成。H^+ 来源于肾小管细胞内 CO_2 和 H_2O 生成的 H_2CO_3。CO_2 和 H_2O 经过碳酸酐酶的催化生成 H_2CO_3，H_2CO_3 解离成 H^+ 及 HCO_3^-，H^+ 由肾小管细胞内主动分泌到小管液中，作为交换将肾小管液中的 Na^+ 主动转运至细胞内，完成 H^+-Na^+ 交换。此过程中 H^+ 的生成与碳酸酐酶活性有关，碳酸酐酶抑制药乙酰唑胺可使 H^+ 生成减少，致使肾小管管腔中 Na^+ 增多而发挥弱的利尿作用。

2. 髓袢升支粗段髓质部及皮质部 髓袢升支粗段的功能与利尿药作用关系密切。原尿中 Na^+ 量的30%~35%在此段被重吸收。Na^+ 的重吸收依赖于肾小管管腔膜上的 Na^+-K^+-$2Cl^-$ 共同转运系统，管腔液内的 Na^+ 因浓度差扩散到肾小管细胞内，同时携带1个 K^+ 和2个 Cl^- 一起转运至细胞内。Na^+-K^+-$2Cl^-$ 共同转运系统转运 Na^+ 的驱动力来源于 Na^+-K^+-ATP 酶，此酶将进入肾小管细胞内的 Na^+ 泵出到髓质间质，进入肾小管细胞内的 Cl^- 在电位差的作用下与 Na^+ 同时由细胞进入髓质间质，K^+ 则通过管腔膜侧的钾通道返回肾小管腔内，形成 K^+ 的再循环，见图19-2。

该部位对水的通透性差，随 Na^+ 和 Cl^- 不断重吸收原尿渗透压逐渐降低，产生肾脏对尿液的稀释作用。只有当尿液流经集合管时，由于管腔内低渗尿液与高渗髓质间存在渗透压差，在抗利尿激素的作用下，大量的水才被重吸收，完成肾脏对尿液的浓缩功能。因而影响肾小管重吸收的药物能影响肾脏的

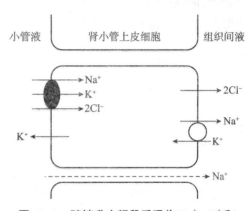

图19-2　髓袢升支粗段重吸收 Na^+、K^+ 和 Cl^- 机制示意图

黑色实心圆表示 Na^+-K^+-$2Cl^-$ 共同转运体；白色空心圆表示 Na^+-K^+- ATP 酶

稀释与浓缩功能，可产生强大的利尿作用，如高效利尿药呋塞米等。

3. 髓袢升支粗段皮质部及远曲小管起始部 原尿中 Na^+ 量的约10%在此段被重吸收。此处对 Na^+ 的重吸收主要依赖管腔膜上 Na^+-Cl^- 共同转运体来完成，但该部位对

水的通透性低，故可继续稀释肾小管中尿液。噻嗪类药物作用于此部分，抑制 Na^+–Cl^- 共同转运载体，从而减少 NaCl 的重吸收，但其只降低肾脏对尿液的稀释功能，而不影响肾脏对尿液的浓缩功能，所以噻嗪类的利尿作用弱于呋塞米，产生中等强度的利尿作用。

4. 远曲小管和集合管 原尿中 Na^+ 量的 5% 在此部位被重吸收，通过 Na^+–H^+、Na^+–K^+ 交换完成。H^+ 和 K^+ 均由肾小管分泌，Na^+–H^+ 交换受碳酸酐酶活性影响；Na^+–K^+ 交换受醛固酮调节，故能对抗醛固酮或直接抑制 Na^+–K^+ 交换的药物即可产生利尿作用，如螺内酯、氨苯蝶啶等。本类药物产生较弱的排 Na^+ 保 K^+ 利尿作用，又称为保钾利尿药。

二、利尿药分类、主要作用部位和机制

利尿药根据利尿效能和作用部位主要可分为三类：

1. 高效利尿药（袢利尿药） 主要作用于髓袢升支粗段的髓质部和皮质部，最大排钠量约为肾小球滤过钠量的 23%。如呋塞米、依他尼酸、布美他尼等。

2. 中效利尿药 主要作用于髓袢升支粗段皮质部及远曲小管起始部，最大排钠量约为肾小球滤过钠量的 8%。如氢氯噻嗪及氯噻酮等。

3. 低效利尿药 主要作用于远曲小管和集合管，最大排钠量约为肾小球滤过钠量的 2%。包括螺内酯、氨苯蝶啶、阿米洛利等。

还有一些作用于其他部位的利尿药。碳酸酐酶抑制药作用于近曲小管，通过抑制碳酸酐酶活性产生较弱的利尿作用，如乙酰唑胺。渗透性利尿药作用于髓袢及肾小管其他部位，通过提高肾小管内渗透压产生渗透性利尿作用，如甘露醇。

三、常用利尿药

（一）高效利尿药

呋塞米

【体内过程】呋塞米（furosemide，速尿、呋喃苯胺酸）口服吸收迅速，30 分钟显效，1～2 小时血药浓度达高峰；静注 5～10 分钟起效。血浆蛋白结合率达 95%～99%，大部分以原型通过肾脏近曲小管有机酸分泌机制经尿排出，约 1/3 经胆汁排泄。$t_{1/2}$ 为 0.5～1.5 小时，排泄较快，反复给药不易蓄积。

【药理作用】

1. 利尿 本品利尿作用强大而迅速，主要作用于髓袢升支粗段髓质部及皮质部，抑制 Na^+–K^+–$2Cl^-$ 共同转运系统，减少 Na^+ 和 Cl^- 的重吸收，使原尿中 K^+ 浓度增高，从而降低肾脏对尿液的稀释与浓缩功能，排出大量近于等渗的终尿。由于 Na^+ 重吸过少，致使尿液流经远曲小管液时 Na^+ 浓度升高，当这些高钠尿流经集合管时，Na^+–K^+ 交换增加，致使尿 K^+ 排出量进一步增多。因 Cl^- 的排出量超过 Na^+，可出现低氯性碱中毒。

同时由于 K^+ 重吸收减少，降低了由于 K^+ 再循环，减少了 Mg^{2+} 和 Ca^{2+} 重吸收的驱动力，使它们重吸收减少，排出量增加，长期应用可致低镁血症。Ca^{2+} 在远曲小管可被主动重吸收，故一般不引起低钙血症。

2. 扩张血管　该药可增加前列腺素 E_2 含量，使肾血管扩张、肾血流量增加。

【临床应用】

1. 急性肺水肿及脑水肿　呋塞米静脉给药可产生强大的利尿作用，浓缩血液，迅速降低血容量，进而使回心血量减少；又因能扩张血管，降低外周血管阻力，减轻心脏负荷，故可迅速消除左心衰竭引起的急性肺水肿。同时因利尿而引起血液浓缩、血浆渗透压升高，有利于消除脑水肿，对脑水肿合并心衰患者尤为适用。

2. 其他严重水肿　对心、肝、肾性水肿均有效，但主要用于其他利尿药无效的严重水肿和顽固性水肿。一般水肿不宜常规使用。

3. 急性肾衰竭　静脉注射呋塞米，强大的利尿作用使阻塞的肾小管得到冲洗，防止或减轻细胞水肿和肾小管萎缩及坏死。此外，呋塞米扩张肾血管，增加肾皮质血流量，进而增加肾小球滤过率，使尿量增多，故肾衰早期使用对肾脏有保护作用，可改善急性肾衰少尿及肾缺血；对急性肾衰竭有防治作用，但禁用于无尿的肾衰竭患者。

4. 加速毒物排泄　利尿作用配合大量输液，可促使药物及毒物随尿液排出。主要用于如长效巴比妥类、水杨酸类等以原型从尿液排出的药物或毒物中毒的解救。

5. 其他　呋塞米可抑制肾小管髓袢升支粗段对 Ca^{2+} 的重吸收，增加其排出而降低血钙浓度，用于高钙血症的紧急处理。此外，利尿作用还可用于高血压危象的辅助治疗。

【不良反应】

1. 水与电解质紊乱　过度利尿所致，可出现低血容量、低血钾、低血钠、低氯性碱中毒等。其中低血钾最为常见，主要有恶心、呕吐、腹胀、肌无力及心律失常等症状，严重者可导致心肌、骨骼肌及肾小管的器质性损害；诱发晚期肝硬化患者出现肝昏迷；增加强心苷对心脏的毒性。长期应用还可引起低血镁。

2. 耳毒性　表现为头晕、耳鸣、听力减退或暂时性耳聋，呈剂量依赖性，大剂量、静脉注射过快或肾功能减退时尤易发生。

3. 高尿酸血症　因利尿后血容量降低，细胞外液容积减少，致使尿酸经近曲小管的重吸收增加；此外，呋塞米和尿酸均由近曲小管的有机酸转运系统主动分泌排泄，由于依靠同一转运系统排泄，二者之间可产生竞争性抑制，长期使用可引起高尿酸血症。

4. 其他　常见恶心、呕吐、腹痛及腹泻等胃肠道反应，大剂量甚至可引起胃肠出血，久用可诱发或加重溃疡。偶可引起皮疹和骨髓抑制。

本类药物还有依他尼酸（ethacrynic acid，利尿酸）、布美他尼（bumetanide，丁氧苯酸）等，这些药物的作用机制、临床应用及不良反应等均与呋塞米相似。依他尼酸耳毒性最强，布美他尼最弱。

（二）中效利尿药

噻嗪类

噻嗪类是临床最常用的口服利尿药。本类药物由杂环苯并噻二嗪与一个磺酰胺基组成，基本结构相同，故利尿作用机制相似，仅效能和作用时间长短存在差异。其中常用的是氢氯噻嗪（hydrochlorothiazide，双氢克尿噻），此外，还有环戊噻嗪（cyclopenthiazide）、苄氟噻嗪（bendroflumethiazide）等。氯噻酮无杂环苯并噻二嗪结构，但有磺胺结构，其作用机制、利尿效能均与本类药相似。

【药理作用】

1. 利尿 抑制髓袢升支粗段皮质部和远曲小管起始部的 Na^+-Cl^- 共同转运体，减少 NaCl 和水的重吸收而发挥利尿作用。随着尿液中 Na^+、Cl^- 排出外，K^+ 的排出也增加，主要是转运至远曲小管的 Na^+ 增多，促进了 K^+-Na^+ 交换所致，故长期应用可引起低血钾。本类药还有轻度碳酸酐酶抑制作用，通过抑制 Na^+-H^+ 交换产生利尿作用。由于仅影响肾脏对尿液的稀释功能，可产生中等强度的利尿作用。

2. 降压 用药早期通过利尿、减少血容量而降压；长期应用后由于排 Na^+ 增多，导致血管平滑肌细胞内 Na^+ 减少，使 Na^+-Ca^{2+} 交换减少从而降低平滑肌细胞内 Ca^{2+} 含量，致使外周血管扩张，血压下降。

3. 抗利尿 作用机制可能与抑制磷酸二酯酶有关，增加远曲小管及集合管细胞中环磷酸腺苷含量，进而提高远曲小管和集合管对水的通透性，使水重吸收增多；同时因增加 Na^+ 和 Cl^- 的排出，使血浆渗透压降低，减轻口渴感而减少了饮水量，最终使尿量减少。

【临床应用】

1. 水肿 作用温和持久，用于各种原因引起的水肿。对轻、中度心性水肿疗效较好，可作为治疗水肿的首选药；对肾性水肿的疗效与肾功能损害程度相关，肾功能损害重者疗效差；对肝硬化腹水疗效亦较差，宜与保钾利尿药合用，以防血钾过低诱发肝昏迷。

2. 高血压 为基础降压药，作用温和，多与其他抗高血压药联合应用治疗各型高血压，以增强疗效，减少副作用。

3. 尿崩症 能明显减少尿崩症患者的尿量，主要用于肾性尿崩症及加压素无效的垂体性尿崩症。

【不良反应】

1. 电解质紊乱 长期用药可导致低血钾、低血钠、低血镁、低氯碱中毒等，其中以低血钾最为常见。可抑制碳酸酐酶，减少 H^+ 分泌，导致 NH_3 排出减少而引起血氨升高，进而引起肝昏迷。

2. 高尿酸血症 与尿酸竞争同一分泌机制，可抑制尿酸排泄而引起高尿酸血症。

3. 其他 噻嗪类抑制胰岛素的分泌，并抑制组织对葡萄糖的利用，可致血糖升高。

长期应用可升高血浆总胆固醇、三酰甘油水平，使高密度脂蛋白水平下降，低密度脂蛋白水平升高等。还可升高血浆尿素氮，损伤肾功能。促进远曲小管对 Ca^{2+} 的重吸收，久用易致高钙血症。偶见发热、皮疹、粒细胞及血小板减少等反应。

（三）低效利尿药

螺内酯

螺内酯（spironolactone，安体舒通）人工合成的甾体化合物，化学结构与醛固酮相似，是醛固酮的竞争性拮抗药。

【体内过程】口服易吸收，药物原型无明显药理活性，需经肝脏代谢为有活性的坎利酮（canrenone）后才能发挥作用。起效缓慢，服药后 1 日起效，2～4 日达最大效应，作用持久，停药后可维持 2～3 日。

【药理作用与应用】 螺内酯可在远曲小管和集合管细胞质内与醛固酮竞争醛固酮受体，拮抗醛固酮促进 Na^+-K^+ 交换的作用，增加 Na^+ 排出，进而增加水的排出，呈现排钠保钾作用。其利尿作用与体内醛固酮的浓度密切相关，仅在体内有醛固酮存在时才发挥作用。

主要用于醛固酮增多的顽固性水肿，对肝硬化腹水和肾病综合征水肿疗效好，对于醛固酮浓度低或肾上腺切除者作用弱。常与其他利尿药合用，以增强疗效并预防低血钾。

【不良反应】可致电解质紊乱，久用可引起高钾血症。有性激素样副作用，可引起男性乳房女性化和性功能障碍；引起女性乳房触痛、月经紊乱、面部多毛及增加乳腺癌的患病危险。停药后症状消失，内分泌可恢复正常。

氨苯蝶啶和阿米洛利

【药理作用】氨苯蝶啶（triamterene，三氨蝶啶）与阿米洛利（amiloride，氨氯吡咪）的化学结构不同，但药理作用相似。二者均作用于远曲小管末端和集合管，阻滞 Na^+ 通道而抑制 Na^+-K^+ 交换，增加 Na^+ 的排出量；同时也抑制远曲小管和集合管对 K^+ 的分泌作用，减少 K^+ 的排出，产生较弱的排钠保钾利尿作用。与其他利尿药合用时保钾作用更为明显。

【临床应用】两药口服吸收迅速，生物利用度约为 50%，药效持续时间长。由于作用弱，常与中效或强效利尿药联合用于治疗肝硬化腹水或其他顽固性水肿，以增强利尿作用，并防止低血钾。

【不良反应】不良反应较少，常见恶心、呕吐、腹泻等胃肠道反应。长期服用均可引起高钾血症，肾功能不全、糖尿病患者及老年人较易发生，应慎用。氨苯蝶啶还可抑制二氢叶酸还原酶，干扰叶酸代谢，易致巨幼红细胞性贫血。有高血钾倾向者禁用，高血压病、充血性心衰、糖尿病、严重肝肾功能不全及孕妇慎用。

乙酰唑胺

乙酰唑胺（acetazozmide，醋唑磺胺）通过抑制肾脏碳酸酐酶而产生利尿作用，因作用较弱，临床已不作利尿药应用。目前主要用于治疗各种类型青光眼，因为该药可抑制眼睛睫状体上皮细胞碳酸酐酶，减少 HCO_3^- 生成，进而减少房水生成而降低眼压。此外，因为其还抑制中枢神经细胞中的碳酸酐酶，可减少脑脊液的生成而降低脑脊液和脑组织的 pH，用于预防登山者急速登上 3000 米以上高度时出现肺水肿或脑水肿，需要攀登前 24 小时服药。本药作为磺胺衍生物可导致骨髓抑制、磺胺样肾损害，磺胺类过敏患者对本药易产生过敏反应。长期应用可致低钾血症和代谢性酸中毒等，严重不良反应少见，肝肾功能不全者慎用。

第二节　脱水药

脱水药（dehydrat agents）又称渗透性利尿药（osmotic diuretics），是能使组织脱水的药物。本类药物具有以下特点：①体内不被代谢；②不易穿过血管进入组织；③易经肾小球滤过；④不易被肾小管重吸收。

本类药包括甘露醇、山梨醇、高渗葡萄糖、尿素等。静脉注射后通过提高血浆渗透压，促进组织中水分进入血液，引起组织脱水；通过肾脏时不易被重吸收，可提高肾小管液渗透压，增加水和部分离子的排出，产生渗透性利尿作用。主要用于治疗脑水肿、青光眼及预防急性肾衰竭。

甘露醇

甘露醇（mannitol）为己六醇结构，是可溶于水的白色结晶粉末。

【药理作用】

1. 脱水　静脉注射后可迅速提高血浆渗透压，促使组织间液向血浆转移而产生组织脱水作用，可降低颅内压及眼内压。口服吸收极少，可提高肠道内渗透压造成渗透性腹泻而排出毒性物质。

2. 利尿　静脉注射后通过升高血浆渗透压、稀释血液、增加循环血容量及肾小球滤过率，增加原尿；同时该药经肾小球滤过后不易被肾小管重吸收，增加肾小管液的渗透压，减少水的重吸收而产生利尿作用。另外，甘露醇还能扩张肾血管，增加肾髓质血流量，将髓质间液 Na^+ 和尿素带入血流，降低了髓质高渗区的渗透压，最终排出低渗尿液。给药后一般 10 分钟左右起效，2～3 小时达峰值，持续 6～8 小时。

【临床应用】

1. 脑水肿及青光眼　甘露醇是降低颅内压的首选药，用于脑外伤、脑肿瘤、脑组织炎症及缺氧等引起的脑水肿，一般无反跳现象。还可减少房水量，青光眼术前给药以降低眼压，或用于青光眼急性发作的治疗。还可用于大面积烧伤引起的组织水肿。

2. 预防急性肾衰竭　甘露醇通过脱水作用减轻肾间质水肿；渗透效应阻止水分重吸收，维持足够的尿量，稀释肾小管中有害物质；同时还能扩张血管、增加肾血流量，提高肾小球滤过率和保证肾小管的充盈度。所以，急性肾功能衰竭初期及时应用甘露醇，能收到防止肾小管坏死和萎缩的疗效。

【不良反应】少见，静脉注射过快可引起一过性头痛、头晕和视力模糊等症状，可能与组织脱水过快、血容量迅速增加及血压升高有关。

山梨醇

山梨醇（Sorbitol）为甘露醇的同分异构体，常用25%高渗液静脉注射。其作用、临床应用及不良反应均与甘露醇相似。进入人体后大部分在肝内转化为果糖而失去药效，作用较弱，但因其易溶于水、价廉，所以应用也比较广泛。

葡萄糖

50%的高渗葡萄糖（Glucose）也具有脱水及渗透性利尿作用，可部分从血管弥散到组织，且易被代谢利用，故作用弱且不持久。临床上主要用于脑水肿、急性肺水肿，单用治疗脑水肿时停药后可致颅内压回升而引起症状"反跳"，一般与甘露醇合用。

第三节　用药护理

1. 呋塞米　①利尿作用强而迅速，大量利尿可引起脱水、电解质紊乱、血容量不足、体位性低血压等，静脉给药速度须缓慢，一般水肿不宜常规使用。电解质紊乱最常见低钾血症，合用洋地黄类药物时须注意此不良反应，及时补充钾盐或同时合用保钾利尿药，防止发生心律失常。②慎与氨基糖苷类抗生素合用，避免耳毒性的发生，同时密切观察用药后的反应。③久用可引起高尿酸血症、诱发晚期肝硬化患者出现肝昏迷及诱发或加重溃疡，痛风、肝硬化晚期及溃疡病患者慎用，饭后服药可减少消化性溃疡的发生。④本品血浆蛋白结合率极高，华法林等可与其竞争血浆蛋白结合部位，使其游离药物增多而增加其毒性；非甾体类抗炎药可抑制或干扰其利尿药作用，尽量避免合用。⑤与磺胺类药可出现交叉过敏，磺胺过敏者慎用。⑥严重肝肾功能不全、糖尿病患者及小儿慎用，孕妇禁用。

2. 氢氯噻嗪　①大剂量使用时利尿作用明显，须关注机体的水摄取和排出量，尤其避免发生低钾血症，应适当补充钾盐。氯噻酮较少引起低血钾，必要时可以选用氯噻酮或合用保钾利尿药。②噻嗪类可加重强心苷毒性，合用时更应该注意补钾或合用保钾利尿药，防止低血钾诱发心律失常。③长期应用可致高血糖、高尿酸血症及高血脂，故糖尿病、痛风、高脂血症患者慎用。④肝功能不全者慎用，以免因血氨升高而引起肝昏迷。另外，该药还可升高血浆尿素氮，损伤肾功能，故严重肾功能不全无尿者禁用。⑤可通过胎盘屏障，孕妇慎用，哺乳期禁用。

3. 甘露醇 ①遇冷易结晶，应用前应仔细检查，如有结晶可置热水中加温或用力振荡待结晶完全溶解后再使用。②除用作术前肠道准备时口服外，均应静脉给药，严禁作肌内或皮下注射。③临床常用20%高渗溶液静脉注射或滴注，注意不能与其他药物混合静滴。静脉注射不宜过快，避免因组织脱水过快、血容量迅速增加及血压升高而出现一过性头痛、头晕和视力模糊等症状，活动性颅内出血（开颅手术除外）及慢性心功能不全者禁用。④能透过胎盘屏障，孕妇慎用。一般水肿不宜常规使用。

小　结

利尿药通过促进电解质和水排泄，使尿量增多。根据其效能可分为三类：高效利尿药、中效利尿药和低效利尿药。高效利尿药主要作用于髓袢升支粗段髓质部和皮质部，主要用于严重水肿、急性肺水肿及脑水肿、急性肾衰竭等，作用强大，但易致电解质、水紊乱。常用药为呋塞米。中效利尿药主要作用于髓袢升支粗段皮质部及远曲小管起始部，主要用于心性水肿、高血压及尿崩症的治疗，作用温和、持久，常见不良反应为低钾血症。常用药为氢氯噻嗪。低效利尿药主要作用于远曲小管和集合管，通过抑制 Na^+-K^+ 交换利尿。因产生排钠保钾作用，被称为保钾利尿药，作用较弱且易致高血钾，故常与其他利尿药合用。常用药为螺内酯、氨苯蝶啶。

脱水药是可使组织脱水。静脉注射其高渗液可迅速提高血浆和肾小管液的渗透压，引起组织脱水、终尿增加，因利尿作用为影响肾小管液的渗透压所致，故又称渗透性利尿药。甘露醇为代表药，主要用于治疗脑水肿、青光眼及急性肾衰竭的预防。

第二十章　抗高血压药

高血压是危害人类健康的最为常见的心血管疾病，发病率高达 15%～20%。根据世界卫生组织 1999 年发布的高血压诊断标准，健康成人在静息状态且未服用降压药物时，非同日 3 次以上血压测量值收缩压（systolic blood pressure，SBP）≥ 140mmHg 和（或）舒张压（diastolic blood pressure，DBP）≥ 90mmHg 即可诊断为高血压。绝大部分（约90%）高血压病因不明，称为原发性高血压或高血压病，主要与交感神经系统、肾素 – 血管紧张素 – 醛固酮系统（renin-angiotensin-aldosterone system，RAAS）等血压调节功能失调有关；少数（约10%）高血压由其他疾病引起，称为继发性高血压或症状性高血压，其病因明确，继发于某些疾病如肾动脉狭窄、嗜铬细胞瘤或妊娠、药物等。临床上根据血压（主要指舒张压）升高幅度及主要器官受累程度又可将高血压分为轻度（1 级）、中度（2 级）和重度（3 级）三个不同程度或级别，高血压的分类及诊断标准见表 20-1。

表 20-1　高血压的分类及诊断标准

类别	收缩压（mmHg）	舒张压（mmHg）	靶器官损害程度
轻度（1 级）高血压	140～159	90～99	尚无靶器官损伤
中度（2 级）高血压	160～179	100～109	已有靶器官损伤，但功能可代偿
重度（3 级）高血压	≥ 180	≥ 110	损伤的靶器官功能已失代偿

高血压早期可无明显症状，血压持续升高可引起脑出血、肾功能衰竭、心脏衰竭、眼底动脉硬化等并发症，这些并发症多可致残或致死。若患者能坚持长期合理应用抗高血压药，同时配合非药物治疗措施，如适当运动、控制体重、保持积极乐观心态、减少食盐和脂肪的摄入及戒烟、限酒等健康的生活方式，不仅能有效控制血压，而且能防止或减少心、脑、肾、眼等重要脏器损害，提高患者的生活质量，降低病死率，延长寿命。

第一节　抗高血压药物的分类

抗高血压药又称降压药，是一类能降低血压，减轻靶器官损伤的药物。

高血压是一种以动脉压升高为特征的全身性疾病，动脉血压形成的两个基本因素是心输出量和外周血管阻力。前者受心脏功能、血容量和回心血量的影响，后者主要受小动脉紧张度的影响。正常情况下机体通过交感神经系统、肾素－血管紧张素－醛固酮系统、血管舒缓肽－激肽－前列腺素系统、血管平滑肌细胞内的钙离子浓度等调节而维持血压稳定在一定范围。抗高血压药通过作用于这些系统中的一个或多个环节，降低外周血管阻力、减少心排出量或减少循环血量而达到降压目的。根据药物的作用部位及作用机制，可将抗高血压药分为 5 类，见表 20-2。

表 20-2 抗高血压药物分类

分类	代表药
利尿药	
钙拮抗药	氢氯噻嗪
	硝苯地平
肾素－血管紧张素－醛固酮系统抑制药	
血管紧张素 I 转化酶抑制药	卡托普利
血管紧张素 II 受体阻断药	氯沙坦
肾素抑制药	雷米克林
交感神经系统抑制药	
中枢性降压药	可乐定
神经节阻断药	樟磺咪芬
去甲肾上腺素能神经末梢阻滞药	利血平
肾上腺素受体阻断药	普萘洛尔
血管扩张药	
直接扩张血管药	肼屈嗪、硝普钠
钾通道开放药	米诺地尔

由于利尿药、钙拮抗药、β 受体阻断药、血管紧张素 I 转化酶抑制药及血管紧张素 II 受体阻断药等降压疗效确切，不良反应少，是目前我国临床应用广泛的一线抗高血压药物。中枢性降压药、去甲肾上腺素能神经末梢阻滞药和血管扩张药不良反应相对较多，现较少单独应用，多用于联合用药和降压药的复方制剂中。神经节阻断药因作用广泛，不良反应较多，基本不用于高血压的常规治疗。肾素分泌抑制药目前亦较少应用。

第二节 常用抗高血压药

一、利尿药

本类药物除具有利尿作用外，还有降压作用，是治疗高血压的基础药物。临床治疗高血压以噻嗪类利尿药为主，代表药物为氢氯噻嗪。

氢氯噻嗪

【药理作用】氢氯噻嗪（hydrochlorothiazide，双氢克尿噻）降压作用温和、持久，对立位和卧位均有降压作用。长期用药无水钠潴留，无耐受性，不影响心率和心排出量，也不引起直立性低血压。大多数患者用药 3 ~ 4 日后起效，2 ~ 4 周可达最大疗效。

其降压机制尚不清楚，目前认为与排钠利尿有关：①用药初期，因抑制 Na^+ 和 Cl^- 的重吸收而发挥排钠利尿作用，使细胞外液和血容量减少，导致心排出量降低而使血压下降；②长期用药，因排钠使血管平滑肌细胞内的 Na^+ 浓度降低，Na^+–Ca^{2+} 交换减少，致使细胞内 Ca^{2+} 含量减少，血管平滑肌因对缩血管物质（如去甲肾上腺素）的敏感性降低而舒张，血压下降。此外，也可能与诱导动脉壁产生扩血管物质（如激肽、前列腺素等）有关。

【临床应用】氢氯噻嗪作为治疗高血压的基础药物，单独应用为治疗轻度高血压的首选药。与其他抗高血压药合用可治疗中、重度高血压。目前主张小剂量长期用药，在较好地控制血压的同时，还可最大限度地减少心、脑血管疾病的发生。

【不良反应】大多数不良反应与剂量和疗程有关。一般不良反应有乏力、眩晕、头痛等。长期大剂量应用可引起低血钾、低血钠、低血镁、高血糖、高血脂、高尿酸血症及血尿素氮升高等，并可使血浆肾素活性增高。

吲达帕胺

【体内过程】口服吲哚帕胺（indapamide）吸收迅速而完全，服药后约30分钟血药浓度达峰值。生物利用度高达93%以上，$t_{1/2}$ 约13小时，1次给药作用可维持24小时。经肝代谢，主要由肾排泄。

【药理作用与应用】吲达帕胺是一种新型、强效、长效降压药，利尿作用较弱，其降压机制主要是阻滞血管平滑肌细胞 Ca^{2+} 内流，使细胞内 Ca^{2+} 浓度降低，并可促使血管内皮细胞合成扩血管物质如前列环素（PGI_2）等，导致血管扩张，血压下降。本品不影响心率及心肌收缩力、不升高血脂，长期用药可减轻或逆转心室肥厚。主要用于轻、中度高血压，对伴有水肿或合并高脂血症的高血压患者尤为适用。

【不良反应】少而轻，可见头痛、嗜睡、皮疹、恶心、食欲减退等。长期大剂量应用可使血钾降低、尿酸增加。孕妇慎用，严重肝肾功能不全和脑血管疾病患者禁用。

二、钙拮抗药

钙拮抗药又称钙通道阻滞药，可选择性阻滞心肌和血管平滑肌细胞的钙通道，抑制细胞外 Ca^{2+} 内流，减少细胞内 Ca^{2+} 的含量，导致心肌收缩力降低、血管平滑肌松弛，血管扩张，血压下降。根据化学结构钙拮抗药可分为二氢吡啶类和非二氢吡啶类，两类药对心脏和血管的选择性不同，前者对血管的选择性高，较少影响心脏，降压常用，常用药物有硝苯地平、尼群地平、氨氯地平等，其特点是降压时不减少心排出量及重要脏器的供血，不引起直立性低血压等，降压作用温和，对正常血压影响不大，对收缩压和舒张压均有降低作用，长期用药无耐受性，可减轻或逆转高血压所致的心室肥厚、血管重构。

硝苯地平

【体内过程】口服硝苯地平（nifedipine，心痛定）易吸收，10～20分钟产生降压作用，30～40分钟达最大效应，作用维持6～8小时；舌下给药5～15分钟明显降压；灌肠30分钟明显起效。$t_{1/2}$为4～5小时。主要经肝代谢，少量原型药物经肾排泄。

【药理作用】本品是第一代钙拮抗药的代表。其特点是：①对各种程度高血压均有降压作用，降压作用快而强，但对正常血压者无明显影响；②可增加心、脑、肾的血流量；③不引起钠、水潴留；④对糖、脂质代谢无不良影响；⑤降压后可反射性引起心率加快，心输出量增加，血浆肾素活性增高，若与β受体阻断药合用可避免，并增强降压效果。

【临床应用】对轻、中、重度高血压均有较好疗效。尤其适用于合并心绞痛、肾脏疾病、支气管哮喘、糖尿病、高脂血症的高血压患者。可单独应用，也可与β受体阻断药、血管紧张素转化酶抑制药或利尿药联合应用。硝苯地平短效制剂虽降压作用强，但维持时间短，不良反应较多，目前临床多用缓释剂和控制剂，在延长作用时间的同时，可减轻因迅速降压引起的反射性交感神经活性增加，获得平稳降压效果。

【不良反应】不良反应轻微。主要有血管扩张导致的头痛、面色潮红、心悸、踝部水肿等，停药后可自行消失，久用亦可引起牙龈增生。长期用药引起的踝部水肿为毛细血管扩张而非水钠潴留所致。过量时可出现低血压，甚至心肌缺血，加重心绞痛。

尼群地平

尼群地平（nitrendipine）为第二代钙拮抗药，作用与硝苯地平相似，但松弛血管平滑肌作用较硝苯地平强，降压作用温和、持久，对冠状动脉的选择作用更高，能舒张冠状动脉，降低心肌耗氧量，对缺血心肌有保护作用，适用于各种程度高血压，尤适用于老年高血压患者。不良反应与硝苯地平相似，但症状轻微，长期用药可见头痛、乏力、眩晕及水肿等。

氨氯地平

氨氯地平（amlodipine，络活喜）为长效钙通道阻滞药，是第三代钙拮抗药的代表。其特点是对血管平滑肌有较高选择性，对心率、心肌收缩力及心脏传导系统无明显影响，降压作用起效缓慢、温和、持久，一般口服1～2周起效，6～8周达最大效应，持续时间较硝苯地平显著延长，每日口服1次，降压作用可维持24小时，是目前治疗高血压的常用药物，也用于治疗心绞痛。不良反应少，长期用药可出现头痛、眩晕、心悸、水肿、恶心、腹痛等。

其他钙拮抗药尚有尼莫地平（nimodipine）和拉西地平（lacidipine）等。尼莫地平的特点是对脑血管的作用比较明显，每日用药 3～4 次。拉西地平为第三代钙拮抗药，对血管选择性强，对心脏无明显影响，不易引起反射性心动过速和心输出量增加。

三、肾素－血管紧张素－醛固酮系统抑制药

肾素－血管紧张素－醛固酮系统在心血管活动和水电解质平衡的调节以及高血压的发病机制中占有重要地位。肾素是由肾小球旁细胞合成和分泌的活性物质，可催化血管紧张素原转化为血管紧张素Ⅰ（angiotensin Ⅰ，Ang Ⅰ），Ang Ⅰ可在血管紧张素Ⅰ转化酶（angiotensin converting enzyme，ACE）的作用下转化为血管紧张素Ⅱ（angiotensin Ⅱ，Ang Ⅱ），Ang Ⅱ是 RAAS 中参与血压调节的主要成分，生物活性高，与血管紧张素受体结合，引起血管平滑肌收缩，具有强大的缩血管作用；还可促进肾上腺分泌醛固酮和释放儿茶酚胺，导致水、钠潴留，循环血量增加和血管收缩，血压升高。此外 Ang Ⅱ还能促进缓激肽降解，缓激肽具有强大的扩血管作用。

根据所在部位不同 RAAS 可分为两类：一类是具有整体调节功能的 RAAS，存在于循环血液中，称为循环 RAAS；另一类存在于局部组织如心脏、血管壁、脑、肾脏、肾上腺等部位，称为组织 RAAS。循环 RAAS 生成的 Ang Ⅱ以体液传递的方式激动 Ang Ⅱ受体，通过收缩血管和促进醛固酮分泌而参与升高血压的调节；组织 RAAS 可在局部合成并释放肾素及血管紧张素，激动 Ang Ⅱ受体，通过收缩外周阻力血管而参与升高血压的调节。此外，组织中的 Ang Ⅱ还可作为一种细胞生长因子，促进心室重构（使心室肥厚）和血管重构（使管壁增厚），见图 20-1。

（一）血管紧张素Ⅰ转化酶抑制药

血管紧张素Ⅰ转化酶抑制药（angiotensin converting enzyme inhibitor，ACEI）一方面抑制血管紧张素Ⅰ转化酶活性，减少 Ang Ⅱ生成，减轻其缩血管作用，并减少其对缓激肽的降解；另一方面抑制激肽酶Ⅱ，使其对缓激肽降解减少，两方面作用协同扩张血管而降低血压；同时减少 Ang Ⅱ生成还可进一步减少醛固酮分泌，减轻水、钠潴留，发挥降压作用。此外还减轻或逆转心血管重构。常用药为卡托普利、依那普利等。

卡托普利

【体内过程】卡托普利（captopril，巯甲丙脯酸）口服易吸收，15 分钟起效，1 小时血药浓度达峰值，作用维持 6～12 小时。在体内分布广泛，但消除较快，$t_{1/2}$ 为 2 小时。以原型和代谢物形式从肾脏排出。

【药理作用】卡托普利抑制血管紧张素Ⅰ转化酶，使血管紧张素Ⅱ生成减少，并减少缓激肽的降解，使血管扩张，外周阻力降低；同时减少醛固酮的分泌，使排钠增多，减轻水、钠潴留，使血压下降；卡托普利亦可抑制交感神经系统活性。其具有以下特点：①降压时不伴有反射性心率加快，无直立性低血压；②舒张外周血管使血管阻力降低，能改善心功能不全患者的心脏泵血功能，增加心排血量；③降低肾血管阻力，增加

肾血流量，改善肾功能，保护肾脏；④长期用药不引起电解质紊乱和脂质代谢改变，可改善糖耐量异常，增强胰岛素敏感性，改善胰岛素抵抗；⑤预防和逆转心肌和心血管重构。

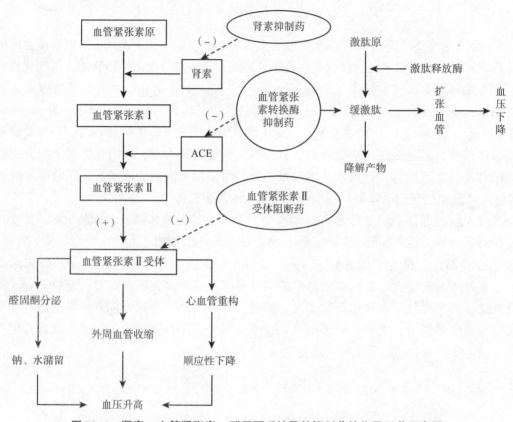

图 20-1 肾素－血管紧张素－醛固酮系统及其抑制药的作用环节示意图

（＋）：激动；（－）：抑制

【临床应用】

1.高血压 适用于各种程度高血压。对合并有糖尿病、心力衰竭、左心室肥厚、急性心肌梗死的高血压患者疗效显著，且无耐受性，停药不反弹。本品为目前抗高血压治疗的一线药物之一，与利尿药及 β 受体阻断药合用能增强疗效，用于重度或顽固性高血压。

2.充血性心力衰竭 是安全有效的药物之一，对各阶段心力衰竭患者均有作用。通过扩张血管，减轻心脏前、后负荷，改善心功能而降低充血性心力衰竭患者的病死率。

3.心肌梗死 对缺血心肌具有保护作用，心肌梗死患者早期应用卡托普利可改善心功能，降低病死率。

【不良反应】卡托普利毒性小，耐受性良好。

1.低血压 发生率约为3.3%，主要与初始剂量过大有关。心力衰竭或重度高血压患者在应用利尿药基础上首次应用该药时可引起血压骤降。

2. 咳嗽　无痰干咳发生率约 5% ~ 20%，为较常见的不良反应，以女性多见。可能与缓激肽和前列腺素在肺内蓄积、刺激呼吸道黏膜有关，是患者不能耐受而中断用药的主要原因。常于用药 1 周至 6 个月内出现，一般停药后 4 日内即可消失。

3. 其他　因其化学结构中含巯基（—SH）可产生皮疹、味觉障碍、白细胞减少等反应。还可见低血锌、高血钾、血管神经性水肿等。

同类药物还包括依那普利（enalapril）、赖诺普利（lisinopril）、雷米普利（ramipril）、喹那普利（quinapril）、福辛普利（fosinopril）、培哚普利（perindopril）和西拉普利（cilazapril）等。

（二）血管紧张素 Ⅱ 受体阻断药

知识链接

血管紧张素 Ⅱ 受体

血管紧张素 Ⅱ 受体（AT 受体）可分为 AT_1 和 AT_2 两种亚型。AT_1 受体主要分布在血管、心脏、肾脏及脑组织等处，与心血管功能活动调节有关。AT_2 受体主要分布在肾上腺髓质和脑组织，可能与抑制生长和抗增殖作用有关。血管紧张素 Ⅱ 的心血管作用主要由 AT_1 受体介导。AT_1 受体激动时可引起血管收缩、醛固酮分泌及心血管重构等，导致血压升高。目前血管紧张素 Ⅱ 受体阻断药主要为 AT_1 受体阻断药，通过阻断 AT_1 受体而发挥降压作用。无 ACE 抑制药的血管神经性水肿、刺激性咳嗽等不良反应。

血管紧张素 Ⅱ 受体阻断药是继 ACEI 之后的新型抗高血压药，在受体水平阻断 RASS 作用，可选择性阻断 AT_1 受体而拮抗 Ang Ⅱ 引起的心血管效应，并能逆转肥大的心肌。与 ACEI 相比，对 Ang Ⅱ 效应的拮抗作用更完全，并可促进尿酸排泄，对肾脏具有保护作用，咳嗽、血管神经性水肿等不良反应少。

氯沙坦

【体内过程】氯沙坦（losartan，洛沙坦）口服易吸收，首过消除明显，生物利用度约为 33%，$t_{1/2}$ 约为 2 小时。约 14% 的氯沙坦在肝脏代谢为活性更强的 EXP-3174，EXP-3174 的 $t_{1/2}$ 为 6 ~ 9 小时，每日服用 1 次，降压作用维持 24 小时。大部分随胆汁排泄，部分经肾及乳汁排泄。

【药理作用】氯沙坦为强效高选择性血管紧张素 Ⅱ 受体阻断药。竞争性阻断 Ang Ⅱ 与 AT_1 受体结合，抑制 Ang Ⅱ 的缩血管作用和增强交感神经活性的作用，使血管扩张，抑制心血管肥厚；抑制 Ang Ⅱ 引起的醛固酮分泌，调节水、盐平衡，减轻心脏负荷，改善心功能，降低血压。此外，本品在发挥降压作用的同时，尚可增加肾血流量，保持肾小球滤过率，减少蛋白尿，促进尿酸排泄，具有肾保护作用。

【临床应用】适用于各种程度的原发性高血压。对高血压合并肾病、糖尿病性肾病者疗效显著。因能改善心功能，可降低心血管疾病的病死率，还用于治疗慢性心功能不全。

【不良反应】不良反应较 ACEI 少而轻微，偶见低血压、高血钾、肾功能障碍、头晕、眩晕、头痛、乏力、胃肠不适等，不引起咳嗽及血管神经性水肿，故用药期间应慎用保钾利尿药及补钾药。妊娠及哺乳期妇女禁用。

同类药物有缬沙坦（valsartan）、厄贝沙坦（Irbesartan）、替米沙坦（telmisartan）等。

（三）肾素抑制药

肾素分泌抑制药是新型抗高血压药，通过抑制肾素活性而减少 Ang I 的生成，进而减少 Ang II 的生成而降低血压。本类药物有雷米克林（remikiren）和依那克林（enalkiren）等。口服有效，更适用于不能应用 ACEI 的高血压合并的患者。

四、交感神经系统抑制药

（一）中枢性降压药

中枢性降压药包括可乐定、甲基多巴、莫索尼定、利美尼定（rilmenidine）和胍法辛（guanfacine）等，分别作用于中枢 α_2 受体和（或）I_1- 咪唑啉受体而产生降压作用。

可乐定

【药理作用与应用】可乐定（clonidine）起效快，具有中等偏强的降压作用，并可抑制胃肠分泌及蠕动，且对中枢神经系统有明显的抑制作用。降压机制主要是激动延髓背侧孤束核次一级神经元（抑制性神经元）突触后膜 α_2 受体及延髓腹外侧区的咪唑啉受体，降低交感神经张力，使外周血管阻力降低，同时心肌收缩力减弱、心率减慢、心排出量减少，血压下降。降压作用还与其激动外周交感神经突触前膜的 α_2 受体，引起负反馈，减少神经末梢释放去甲肾上腺素有关。激动中枢的 α_2 受体还产生镇静作用。此外，可乐定还可抑制胃酸分泌和激动中枢阿片受体，促进内源性阿片肽释放，具有镇痛作用，可被纳洛酮拮抗。

用于中度高血压，特别是伴有消化性溃疡的高血压患者尤为适宜。因其不良反应较多，故仅用于其他抗高血压药疗效不佳者。与利尿药合用有协同作用，用于重度高血压的治疗。也可用于阿片类成瘾者的戒毒治疗。

【不良反应】

1. 常见副作用为口干、恶心、食欲减退、便秘、心动过缓、血管性水肿、腮腺肿痛、眩晕、嗜睡、精神抑郁等，停药可自行消失。久用可致水、钠潴留。

2. 长期用药突然停药可出现反跳现象，表现为血压突然升高、心悸、头痛、失眠、出汗、激动等。

甲基多巴

甲基多巴（methyldopa）作用于孤束核 α_2 受体，降压强度弱于可乐定，作用温和持久。降压时伴心率减慢、心输出量减少，能明显降低外周血管阻力，尤其是肾血管阻力，对肾血流量和肾小球滤过率无明显影响。主要用于治疗中度高血压，尤其是肾功能不全的高血压患者，必要时与利尿药合用。常见的不良反应同可乐定。

莫索尼定

莫索尼定（moxonidine）为第二代中枢性降压药，主要激动延髓腹外侧区的 I_1- 咪唑啉受体，对 α_2 受体作用弱，因此降压效能略低于可乐定。由于选择性较高，不良反应少，无明显的镇静作用，亦无反跳现象。嗜睡、口干等不良反应少见。

（二）神经节阻断药

本类药物有樟磺咪芬（trimethaphan camsylate）、美加明（mecamylamine，美卡拉明）等，通过阻断交感神经神经节产生迅速而强大的降压作用。由于不良反应较多且严重，现已少用，仅限于高血压危象、主动脉夹层动脉瘤特殊情况下的控制性降压。

（三）去甲肾上腺素能神经末梢阻滞药

去甲肾上腺素能神经末梢阻滞药通过影响儿茶酚胺的储存和释放而发挥降压作用。药物有利血平和胍乙啶（guanethidine）等，胍乙啶主要用于重症高血压。

利血平

利血平（reserpine，利舍平）是从植物萝芙木中提取的一种生物碱，其降压机制是其与去甲肾上腺素能神经末梢囊泡膜上的胺泵结合并抑制其活性，干扰递质的再摄取、储存及合成，使去甲肾上腺素逐渐减少、耗竭而降压。降压作用缓慢、温和而持久，口服 1 周后起效，2~3 周达高峰，同时伴有心率减慢、心排出量减少。利血平亦具有镇静、安定作用，可能与耗竭脑内儿茶酚胺和 5-HT 有关。因不良反应多，现已很少单用，常与其他抗高血压药制成复方制剂用于轻、中度高血压。不良反应主要表现副交感神经亢进症状，如胃酸分泌过多、胃肠蠕动亢进、鼻塞、心率减慢等；另外可有嗜睡、淡漠、精神抑郁等中枢抑制症状。伴有消化性溃疡、抑郁症患者及哺乳期妇女禁用或慎用。

（四）肾上腺素受体阻断药

临床用于治疗高血压的肾上腺素受体阻断药有 α 受体阻断药、β 受体阻断药及 α 和 β 受体阻断药。其中 β 受体阻断药是目前国内外应用广泛的一线抗高血压药。

1.β 受体阻断药 有普萘洛尔、阿替洛尔、美托洛尔（metoprolol，倍他乐克）、纳多洛尔（nadolol）等，降压作用大体相似，可用于各种程度的高血压。长期应用无明显的耐受性，一般不引起水、钠潴留。普萘洛尔为代表药，美托洛尔临床常用。

普萘洛尔

【体内过程】普萘洛尔（propranolol，心得安）脂溶性高，口服吸收完全，但肝脏首过消除明显，生物利用度低，约为 25%，且用量个体差异较大。口服后血药浓度个体差异可达 20 倍。血浆 $t_{1/2}$ 约为 4 小时，但降压作用持续时间较长，可每日 1～2 次。

【药理作用】普萘洛尔为非选择性 β 受体阻断药，无内在拟交感活性，通过阻断 $β_1$、$β_2$ 受体，产生缓慢、温和、持久的降压作用。其降压机制为：①阻断心脏 $β_1$ 受体，抑制心肌收缩力并减慢心率，降低心输出量；②阻断肾小球旁细胞的 $β_1$ 受体，使肾素分泌和释放减少，抑制肾素 - 血管紧张素 - 醛固酮系统活性；③阻断外周去甲肾上腺素能神经末梢突触前膜的 $β_2$ 受体，抑制正反馈调节，减少去甲肾上腺素释放；④能通过血脑屏障进入中枢，阻断中枢 β 受体，抑制兴奋性神经元，使外周交感神经活性降低；⑤增加前列环素的合成，扩张血管。此外，普萘洛尔在降压的同时，亦可减轻高血压患者的心肌肥厚。

【临床应用】用于治疗各种程度的高血压。可作为首选药单用治疗轻、中度高血压，也可与其他抗高血压药如利尿药、ACEI、钙拮抗药等合用治疗中、重度高血压。对高肾素活性、高心输出量和伴有心绞痛、心动过速、脑血管病变的高血压患者疗效好。

【不良反应】常见不良反应有头晕、嗜睡、乏力、失眠、抑郁；亦可抑制心脏，导致低血压、窦性心动过缓、房室传导阻滞等；易诱发或加重支气管痉挛；长期应用对脂质代谢和糖代谢有不良影响。

2.α 受体阻断药 本类药物选择性阻断 $α_1$ 受体，而对 $α_2$ 受体无影响。本类药物有哌唑嗪、特拉唑嗪、多沙唑嗪（doxazosin）、乌拉地尔（urapidil）等。

哌唑嗪

【体内过程】哌唑嗪（prazosin）口服吸收良好，30 分钟起效，2 小时血药浓度达峰值。首过消除效应明显，生物利用度为 60%。血浆 $t_{1/2}$ 为 2.5～4 小时，但降压作用可持续 10 小时。大部分在肝脏代谢，代谢物主要经胆汁排泄，10% 的原型药经肾脏排泄。

【药理作用】可选择性阻断血管平滑肌 $α_1$ 受体，扩张小动脉和小静脉，使外周血管阻力降低，血压下降。降压特点是：①因不影响突触前膜 $α_2$ 受体，故降压时引起的心率加快和心排出量增加。②长期应用对血脂代谢有良好的作用。可降低血浆总胆固醇、三酰甘油、低密度脂蛋白和极低密度脂蛋白的浓度，升高高密度脂蛋白浓度。③降压对肾血流量和肾小球滤过率均无明显影响，不提高肾素水平，不损害肾功能。④可松弛前列腺、膀胱及尿道平滑肌，缓解前列腺肥大患者的排尿困难症状。

【临床应用】适用于各种程度高血压，单用可治疗轻、中度高血压。对合并高脂血症、肾功能不全或前列腺肥大的高血压患者尤为适合。若与噻嗪类利尿药和 β 受体阻断药合用可用于治疗重度高血压。也可用于充血性心力衰竭的治疗。

【不良反应】

1. 首剂现象　部分患者首次用药后 30～90 分钟左右出现严重的直立性低血压、心悸、晕厥甚至意识丧失等，称为"首剂现象"，在直立体位、饥饿和低钠时较易发生。首次剂量减量，用药后卧位或临睡前服用可减轻此反应。

2. 一般不良反应　常见头晕、口干、鼻塞、心悸、头痛、嗜睡、乏力、性功能障碍等，一般在连续用药过程中可自行减少。

特拉唑嗪（terazosin）对血管平滑肌 α_1 受体具有高度选择性，作用弱于哌唑嗪。

3. α、β 受体阻断药

拉贝洛尔

拉贝洛尔（labetalol）能阻断 a、β 受体，对 β_1、β_2 受体无选择性，阻断程度相似。但选择性阻断 α_1 受体，对 α_2 受体无影响。通过阻断 α_1 及 β 受体，降低外周血管阻力而降压。其阻断 β 受体的作用强于阻断 α_1 受体。降压作用温和，对心率及心输出量影响较小。适用于各种程度原发性高血压、高血压危象、妊娠期高血压及麻醉或手术时高血压。不良反应少见而轻微，偶见疲乏、眩晕等。大剂量可致直立性低血压，支气管哮喘及心功能不全等不常见。

五、血管扩张药

本类药物通过直接扩张血管、降低外周阻力而降低血压，但又可通过压力感受器反射性兴奋交感神经、激活肾素－血管紧张素－醛固酮系统，导致心率加快、心肌收缩力增强、肾素分泌增加及水、钠潴留等，使其降压效果减弱，故不宜单用，与 β 受体阻断药及利尿药合用可克服上述不良反应，提高疗效。

（一）直接扩张血管药

硝普钠

【药理作用与应用】硝普钠（sodium nitroprusside，亚硝基铁氰化钠）通过扩张小动脉、小静脉，降低外周血管阻力而迅速降压，同时减轻心脏前、后负荷而改善心功能。具有速效、强效、短效的降压特点。口服不吸收，静脉滴注起效快，30 秒内起效，2 分钟内可获最大降压效应，停药 5 分钟内血压可回升至给药前水平。主要用于高血压危象，可作为首选药。也可用于伴有心力衰竭的高血压及手术麻醉时的控制性低血压。因为是非选择性扩张血管药，很少影响局部血流分布，故一般不降低肾血流量和冠脉血流量。

【不良反应】静脉滴注过程中可出现恶心、呕吐、头痛、肌肉痉挛、皮疹、出汗、发热、心悸、烦躁等。连续或大剂量使用，可引起血浆氰化物或硫氰化物蓄积性中毒，

可致甲状腺功能减退。

高血压危象

高血压危象指高血压患者在短时间（数小时或数天）内，血压急剧升高，出现头痛、烦躁、恶心、呕吐、心悸、多汗、面色苍白或潮红、视力模糊等征象，会危及生命。高血压危象包括高血压急症和高血压亚急症。前者指血压明显升高（超过180/120mmHg），同时伴靶器官损害，如高血压脑病、不稳定型心绞痛、心肌梗死及肺水肿等；后者指血压显著升高，但不伴靶器官损害。高血压危象的治疗以"快速降低血压、保护靶器官、治疗并发症"为原则，降压速度不宜太快，以免引起重要脏器组织灌注不足。

肼屈嗪

【药理作用与应用】肼屈嗪（hydralazine，肼苯哒嗪）直接松弛小动脉平滑肌，降低外周阻力而降压，对静脉影响较弱。口服易吸收，但生物利用度低，作用维持6～12小时。降压作用快而强，一般不引起体位性低血压。降压后可反射性兴奋交感神经、使血浆肾素活性提高，减弱降压效果。与β受体阻断药及利尿药合用可减少上述不良作用，增强疗效。适用于中、重度高血压。

【不良反应】不良反应较多，除了体位性低血压、头痛、头晕、颜面潮红、心悸等扩血管反应外，长期大剂量应用可引起全身性红斑狼疮样综合征及类风湿性关节炎，多见于慢乙酰化的女性患者。由于反射性兴奋交感神经，可能诱发或加重心绞痛，故老年人或伴有冠心病的高血压患者慎用。

（二）钾通道开放药

钾通道开放药是近年来发现的一类新型血管扩张药。可促进血管平滑肌细胞膜K^+通道开放，使细胞内K^+外流增加，导致细胞膜超极化，膜兴奋性降低，使细胞膜上电压依赖性钙通道难以激活，Ca^{2+}内流减少，使细胞内Ca^{2+}浓度降低，导致血管平滑肌松弛，血管扩张，血压下降。降压时常伴有反射性心动过速和心排出量增加。此类药物有米诺地尔、二氮嗪、吡那地尔（pinacidil）、尼可地尔（nicorandil）等。

米诺地尔

米诺地尔（minoxidil）本品口服易吸收，生物利用度约为90%，给药1小时后血药浓度达峰值，1次给药作用可维持24小时以上。本品为前体药，本身无活性，需经肝脏转化为活性代谢产物才能发挥作用，主要扩张小动脉，对容量血管无影响。降压作用强而持久，因强效降压反射性兴奋交感神经，可引起心率加快、心输出量增加、血浆肾素活性增强、钠水潴留，与利尿药、β 受体阻断药合用可减弱上述不良反应。主要用于顽固性原发高血压和肾性高血压。此外，还可促进毛发生长，用于治疗男性脱发。除上述不良反应外还可见多毛症。

二氮嗪

二氮嗪（diazoxide，氯甲苯噻嗪）化学结构与氯噻嗪相似，但是无利尿作用，仅有降压作用，降压机制同米诺地尔，为速效、强效降压药。静脉注射后30秒内起效，3~5分钟降压作用达到高峰。主要用于高血压危象及高血压脑病的治疗。不良反应较多，可引起恶心、头痛、眩晕、心悸、钠水潴留、血糖和尿酸升高等，过量可引起低血压，甚至休克，故常用硝普钠替代。

第三节　抗高血压药的应用原则

高血压不仅存在血流动力学异常，也存在糖类、脂肪等代谢异常，可累及心、脑、肾等重要器官。治疗高血压的目的不仅是降低血压，更重要的是阻止或逆转靶器官损伤，降低并发症的发生率和病死率。抗高血压药物种类繁多且各有特点，疗效存在很大个体差异，应根据具体情况酌情选用。临床用药应注意以下原则：

一、根据高血压程度选择药物

早期高血压，血压轻度升高且不稳定者，一般先不用药物治疗，约40%的轻度高血压患者可通过控制体重、限制钠盐摄入、戒烟限酒、合理膳食、加强锻炼、保持充分休息等非药物治疗方式获得满意效果。非药物治疗不能有效控制血压时，则应根据高血压程度采取药物治疗。轻、中度高血压的初始药物治疗可根据病情从利尿药、钙通道阻滞药、ACEI、β 受体阻断药、AT₁受体阻断药等一线抗高血压药中选择单药治疗。若单药治疗效果不理想，可采用二联用药，一般而言以利尿药为基础，在此基础上加用其他一线药。若仍然无效，则采取三联用药，即在二联用药的基础上加用一种一线降压药或加用一种二线降压药如血管扩张药或中枢性降压药。

二、根据合并症选择药物

高血压患者出现合并症时应慎重选药，充分考虑合并症：①合并消化性溃疡患者宜用可乐定，禁用利血平；②合并高脂血症患者宜用哌唑嗪、钙拮抗药，不宜应用 β 受体阻断药和利尿药；③合并心衰者宜用氢氯噻嗪、ACEI、硝苯地平、哌唑嗪等，不宜用 β 受体阻断药；④合并慢性阻塞性肺病、支气管哮喘者宜用钙拮抗药，禁用 β 受体阻断药及ACEI。⑤合并左室肥厚者宜用 ACEI、钙拮抗剂、β 受体阻断药逆转心肌肥厚，不宜用血管扩张药；⑥合并心绞痛者宜用 β 受体阻断药和钙拮抗药，禁用肼屈嗪；⑦合并窦性心动过速，年龄小于50岁者，宜用 β 受体阻断药；⑧合并肾功能不全者宜用钙拮抗药、

ACEI，不宜用噻嗪类利尿药；⑨合并双侧肾动脉狭窄、严重肾功能不全者禁用 ACEI；⑩合并糖尿病或痛风患者宜用 ACEI、钙拮抗药，不宜用氢氯噻嗪及 β 受体阻断药。

三、平稳降压，避免过剧、过快

平稳降压有利于保护心、脑、肾等重要器官。药物一般宜从小剂量开始，逐渐加量，达到满意效果后改维持量以巩固疗效。降压过快可造成重要器官灌流不足。短效的降压药常使血压波动幅度大，血压不稳定；而长效制剂患者依从性好，降压平稳、缓慢、持续时间长，可减少血压剧烈波动，保护心、脑、肾等重要器官。

四、坚持长期用药

高血压是一种至今病因未明的慢性病，除一些轻度高血压可通过非药物治疗控制、某些继发性高血压可通过外科手术得到根治外，绝大多数高血压无法根治，必须坚持长期用药，甚至终生用药，其目的不仅是将血压控制在正常水平，更为了防止或减轻高血压引起的各种并发症，降低对靶器官的损伤程度，提高患者的生存质量。故不宜中途随意停药，更换药物时应循序渐进，逐步替代。

五、抗高血压药的联合应用

联合用药的目的在于增强疗效、减少不良反应、减轻对靶器官损害，如利尿药与 β 受体阻断药或 ACEI 合用，利尿药激活 RAAS 的作用可被后两者消除。联合用药的基本原则是不同作用机制的药物联合，同类药物一般不宜合用，联合用药应从小剂量开始。

六、采用个体化用药方案

原发性高血压发病原因较多，病理生理过程复杂，个人对药物的反应性不一样，安全性相差较大，因此应根据患者的年龄、病情、并发症等情况制定用药方案，使治疗个体化。用药剂量也需个体化，病情相似的不同患者或同一患者在不同病程时期所需药物剂量可能不同。应以获得最佳疗效且不良反应最小为原则，对每一位患者选择最适宜剂量。

第四节　用药护理

1. 氢氯噻嗪　限制钠盐摄入量，可增强其降压效果。其他内容参见第十九章利尿药和脱水药。

2. 硝苯地平　①因本品过量时可出现低血压及心肌缺血，加重心绞痛，故低血压患者慎用，肥厚型心肌病、主动脉瓣狭窄、不稳定型心绞痛、急性心肌梗死患者及孕妇禁用。为避免血压下降速度过快，引起重要脏器灌注不足，3 级高血压患者尽量不含服硝苯地平。②本品能提高地高辛浓度，延长西咪替丁的血浆半衰期，降低奎尼丁血药浓度，与上述药物合用时，注意调整药物用量。③长期用药引起的踝部水肿与利尿药联合应用可减轻。

3. 卡托普利　①食物可影响本品的吸收，故宜在餐前 1 小时给药。②首剂导致的低血压常见于剂量过大、合用其他抗高血压药物时及伴有心力衰竭的患者，故使用本品时宜从小剂量开始，减少或停用利尿药，并密切监测血压。③引起的血管神经性水肿虽发生率低，但可危及生命，一旦发生应立即停药，应用糖皮质激素、抗组胺药及肾上腺素进行抢救。④久用可致高血钾、血锌降低，长期用药应适当补锌。用药期间应定期检查血清电解质，肝肾功能、血尿常规，如有异常，应立即调整剂量或停药。⑤妊娠中、后期使用本品可引起羊水减少、胎儿畸形或发育不良，甚至死胎，孕妇禁用。

4. 普萘洛尔　①长期用药不宜突然停药，以免引起反跳现象，出现血压升高、心动过速、烦躁不安等症状。②与单胺氧化酶抑制剂合用，可致极度低血压，禁止合用。其他内容参见第九章肾上腺素受体阻断药。

5. 硝普钠　①硝普钠遇光易分解，静脉滴注时应避光，溶液也应新鲜配制。②静脉滴注过程中一旦出现恶心、呕吐、头痛、肌肉痉挛、皮疹、出汗、发热、心悸、烦躁等，停药或减慢滴速症状可消失。③不宜连续或大剂量使用，并且用药期间必须严密监测血浆氰化物浓度，防止引起氰化物或硫氰化物蓄积中毒及甲状腺功能减退，硫代硫酸钠对此不良反应有防治作用。④肝肾功能不全、甲状腺功能低下者及孕妇禁用。

小　结

常用的抗高血压药物有利尿药、钙拮抗药、β 受体阻断药、ACEI 抑制药和 AT_1 受体阻断药等，均为一线抗高血压药。氢氯噻嗪为利尿药的代表药，是基础降压药，可单独应用治疗轻、中度高血压，与其他抗高血压药合用治疗重度高血压；硝苯地平为钙拮抗药的代表药，降压作用快而强；普萘洛尔为 β 受体阻断药的代表药，降压作用缓慢、持久，中等偏强；卡托普利为血管紧张素 I 转化酶抑制药的代表药，降压时不伴有反射性心率加快，无直立性低血压，长期应用无耐受性，较常见的不良反应为无痰干咳；氯沙坦为 AT_1 受体阻断药的代表药，可竞争性阻断 Ang Ⅱ 与 AT_1 受体结合，发挥降压作用。不引起直立性低血压，亦无 ACEI 的血管神经性水肿、刺激性咳嗽等不良反应。后四种一线降压药均可用于各种类型的高血压。硝普钠是治疗高血压危象的首选药，静脉滴注。其他抗高血压药物如中枢性降压药及血管扩张药等不良反应较多，较少单独应用。降低血压应该有效平稳地进行，坚持长期用药，甚至终生用药，阻止或逆转靶器官损伤，减少并发症的发生率，提高患者的生活质量。

第二十一章　抗心绞痛药及抗动脉粥样硬化药

第一节　抗心绞痛药

一、概述

心绞痛是冠心病的常见症状，是因冠状动脉供血不足引起的心肌急剧、短暂缺血缺氧综合征。发作时胸骨后或心前区可出现阵发性压榨性疼痛，有窒息感，疼痛向下颌、左肩及左上肢放射，舌下含服硝酸甘油或适当休息后疼痛可于几分钟内缓解。若心绞痛持续发作而得不到缓解则有可能导致急性心肌梗死。

根据世界卫生组织"缺血性心脏病的命名及诊断标准"将心绞痛分为三种类型：①劳累型心绞痛。多发生于情绪激动、劳累或其他心肌需氧量增加时，包括最常见的稳定型、初发型、恶化型，休息或舌下含服硝酸甘油可缓解。②自发型心绞痛。心绞痛的发生与心肌需氧量增加无明显关系，常发生于夜间或安静状态，发作时症状较重、持续时间较长，包括卧位型、变异型（由冠状动脉痉挛引起）、中间综合征和梗死后心绞痛，不易被硝酸甘油缓解。③混合型心绞痛。为劳累性心绞痛和自发性心绞痛混合出现，在心肌需氧量增加或不增加时都可发生。临床上常将初发型、恶化型、自发性心绞痛称为不稳定型心绞痛。

二、抗心绞痛药物的基本作用机制

正常情况下心肌供氧与需氧处于动态平衡状态。当心肌的血氧供需失衡时，如冠状动脉狭窄（尤其是动脉粥样硬化）、痉挛引起供血供氧不足，或心肌耗氧量增加等致使心肌暂时性供血供氧不足，心肌内积聚代谢产物（如乳酸、丙酮酸、磷酸、组胺、类似激肽样多肽等）增多，刺激心肌自主神经传入纤维末梢，则引发疼痛。

目前常用的抗心绞痛药物主要通过降低心肌耗氧量和（或）扩张冠状动脉以改善冠脉供血供氧，恢复心肌血氧供需平衡来发挥治疗作用。部分药物还具有保护心肌细胞、减轻心肌损伤、抑制血栓形成等作用。常用的抗心绞痛药物有硝酸酯类、β 受体阻断剂和钙通道阻滞剂，此外抗血小板药、抗血栓药也有助于心绞痛治疗。

三、常用的抗心绞痛药物

（一）硝酸酯类

常用的硝酸酯类药物有硝酸甘油、硝酸异山梨酯、单硝酸异山梨酯等，其中以硝酸甘油为代表，最为常用。

硝酸甘油

硝酸甘油（nitroglycerin）用于抗心绞痛已有一百多年的历史，由于具有起效快、疗效肯定、使用方便、价格低廉等优点，至今仍是抗心绞痛最常用的药物。

【体内过程】硝酸甘油口服因受首关效应等因素影响，生物利用度仅8%，不宜口服给药。其脂溶性高，舌下含服吸收速度快，且生物利用度可达80%，给药后1~3分钟起效，3~5分钟作用达高峰，作用维持20~30分钟。也可经静脉或皮肤给药。血浆蛋白结合率约为60%，主要经肝脏代谢，经肾脏自尿排出。

【药理作用】该药显著松弛血管平滑肌，可扩张体循环血管及冠状血管。其扩张血管的主要机制是：硝酸甘油经谷胱甘肽转移酶催化，释放出一氧化氮（NO），NO激活鸟苷酸环化酶，使细胞内环磷酸鸟苷含量增加，抑制Ca^{2+}内流和细胞内肌质网Ca^{2+}释放，使血管平滑肌松弛，血管扩张，尤其对处于痉挛状态的冠状动脉扩张作用强。

1. 降低心肌耗氧量 最小有效量硝酸甘油可明显扩张容量血管，减少回心血量，降低心脏前负荷，使心腔容积变小，心室壁张力下降，心肌耗氧量减少；稍大剂量也可舒张阻力血管，降低外周阻力，从而减轻心脏后负荷，降低心肌耗氧量。

2. 扩张冠状动脉，改善缺血区心肌供血 硝酸甘油选择性扩张较大的心外膜冠状血管、输送血管及侧支血管，尤其在冠状动脉痉挛时更明显。心绞痛发作时，缺血区的阻力血管因缺血缺氧和代谢产物的堆积而代偿性扩张，非缺血区血管不扩张，其阻力较缺血区血管大，因此，硝酸甘油舒张较大冠状动脉而增加的血流量，就从输送血管经侧支血管流向了缺血区阻力血管，增加缺血区心肌的血氧供应，缓解心肌缺血缺氧情况，见图21-1。

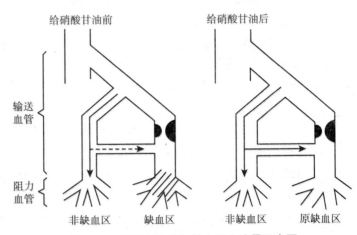

图21-1 硝酸甘油增加缺血区血流量示意图

虚线箭头表示无血流；实线箭头表示有血流

3.降低左室充盈度,增加心内膜供血 心内膜下血管血流量易受心室壁张力和室内压的影响。心绞痛发作时,室壁张力明显增高,降低了心外膜血流与心内膜血流的压力差,心内膜下极易缺血。硝酸甘油扩张容量血管,减少回心血量,降低心室壁张力和室内压;同时扩张较大的冠状动脉输送血管而增加血流量,从而增加心外膜向心内膜的有效灌注压,促使冠状动脉向心内膜下灌注血液,增加缺血区血流灌注。

4.保护缺血的心肌细胞,减少心肌损伤 硝酸甘油释放一氧化氮,促进内源性前列腺素 I_2、降钙素等物质的生成与释放,保护缺血的心肌细胞,可减轻心肌缺血性损伤。

此外,硝酸甘油还可抑制血小板聚集与黏附,可防止血栓形成,利于冠心病的治疗。

【临床应用】

1.心绞痛 舌下含服能迅速缓解各种类型心绞痛的急性发作,疗效确切可靠,常作为首选药物。出现发作先兆,如胸前区压迫、紧张、烧灼感时,及时舌下含服可以预防心绞痛发生。

2.急性心肌梗死 硝酸甘油可作为急性心肌梗死发作的常用急救药物。及早小剂量、短时间静脉注射使用,能改善缺血区的血液供应,减少心肌耗氧量,减轻心肌缺血损伤,还可抑制血小板聚集与黏附,缩小梗死范围。

3.心功能不全 硝酸甘油扩张动脉和静脉血管,降低心脏前、后负荷,缓解心衰症状,可用于重度和难治性心功能不全的治疗,还可舒张肺血管、改善肺通气,用于急性呼吸衰竭及肺动脉高压的治疗。

4.高血压危象 静脉给药扩张血管,降低血压,缓解高血压危象症状。

【不良反应】

1.扩血管反应 可出现颈、面、胸部潮红,颅内压增高,搏动性头痛,升高眼内压,严重者出现体位性低血压。大剂量硝酸甘油扩张血管,血压过度下降,可反射性兴奋交感神经,引起心率加快、心肌耗氧量增加,诱发或加重心绞痛。

2.高铁血红蛋白血症 大剂量或长期应用硝酸甘油代谢后产生亚硝酸根离子,使血红蛋白氧化成高铁血红蛋白,表现为恶心、呕吐、缺氧、发绀等。

3.快速耐受性 本品连用 2~3 周可出现疗效降低现象,称为快速耐受性。停药 1~2 周后耐受性消失,疗效恢复。

4.过敏反应 少数患者对硝酸甘油过敏。

硝酸异山梨酯

硝酸异山梨酯（isosorbide dinitrate，消心痛）属长效硝酸酯类药物,作用和不良反应与硝酸甘油相似,但作用较弱,起效较慢,持续时间较长,舌下含服 2~3 分钟起效,作用维持 2~3 小时,可用于心绞痛急性发作。口服 15~30 分钟起效,维持 2~5 小时,可用于缓解或预防心绞痛的发作,以及心肌梗死后心衰的长期治疗。

单硝酸异山梨酯

单硝酸异山梨酯（isosorbide mononitrate）是硝酸异山梨酯的活性代谢产物之一,

作用和不良反应与硝酸异山梨酯相似，无首关消除，口服经胃肠道吸收好，生物利用度约 100%，作用维持时间 8 小时。用于冠心病的长期治疗及预防心绞痛发作。

（二）β 受体阻断药

本类药包括非选择性 β 受体阻断药如普萘洛尔、吲哚洛尔及选择性 β_1 受体阻断药如阿替洛尔（atenolol）、美托洛尔（metoprolol）等。本类药物众多，作用及应用广泛，本节仅介绍抗心绞痛作用。

普萘洛尔

普萘洛尔（propranolol，心得安）脂溶性高，口服易吸收，但有明显的首关消除效应，易通过血脑屏障，主要经肝脏代谢，从肾脏排泄。

【药理作用】普萘洛尔对 β_1 受体和 β_2 受体均有阻断作用。

1. 降低心肌耗氧量　在心绞痛发作时，交感神经兴奋，心肌局部和血中儿茶酚胺含量均显著增加，激动 β 受体，引起心率加快、心肌收缩力增强、血管收缩，导致心肌耗氧量增加，诱发或加重心绞痛。普萘洛尔通过阻断心脏 β_1 受体，减慢心率、减弱心肌收缩力、降低血压而减少心脏做功，降低心肌耗氧量，从而缓解心绞痛。

2. 增加缺血区的血液供应　普萘洛尔通过阻断心脏 β_1 受体，减慢心率，使心室舒张期相对延长，冠状动脉灌注时间随之延长，有利于血液从心外膜流向心内膜缺血区；同时由于普萘洛尔阻断冠脉 β_2 受体，非缺血区血管阻力增高，缺血区血管由于酸性代谢物增多而阻力相对低，迫使血液向缺血区已代偿性扩张的阻力血管流动，增加缺血区的血液供应。

3. 改善心肌能量代谢　普萘洛尔阻断 β 受体，抑制脂肪分解酶活性，减少脂肪酸氧化代谢对氧的消耗；改善缺血区心肌对葡萄糖的摄取和利用；保护缺血区心肌线粒体的结构和功能；同时促进氧合血红蛋白解离，发挥改善心肌能量代谢和心肌供氧的作用。

【临床应用】普萘洛尔主要用于稳定型心绞痛和不稳定型心绞痛，尤其是伴高血压、心动过速或心律失常患者，以及对硝酸酯类不敏感或疗效差的稳定型心绞痛。对冠状动脉痉挛诱发的变异型心绞痛无效，甚至可使其症状加重、病情恶化，可能与阻断 β 受体后，α 受体活性相对增高，致使外周血管和冠状动脉收缩，减少心肌供血有关。

普萘洛尔与硝酸酯类联合应用，可互相取长补短，协同降低耗氧量，增强治疗心绞痛效果，机制如下：① β 受体阻断药能对抗硝酸酯类所引起的反射性心率加快；②硝酸酯类能纠正 β 受体阻断药所致的心室容积增大和冠脉血管收缩。但因合用时两药均可使血压降低，易致冠脉血管灌注不足，对缓解心绞痛不利，故合用时剂量不宜过大。

【不良反应】

1. 一般不良反应　乏力、头晕、恶心、呕吐、腹泻等，停药后可自行消失。

2. 心血管反应　心率减慢、房室传导阻滞、心肌收缩力降低、血压下降等。

3. 诱发哮喘发作 阻断 β_2 受体，抑制支气管平滑肌扩张，诱发或加重支气管哮喘。

4. 停药反应 长期用药后如突然停药，易导致心肌耗氧量增加，血压升高，诱发心绞痛，甚至引起心肌梗死。

（三）钙拮抗药

钙拮抗药通过阻滞心肌细胞和平滑肌细胞膜外 Ca^{2+} 通道，阻止 Ca^{2+} 内流，进而减少心肌耗氧量而发挥作用，故是临床预防和治疗心绞痛的常用药，特别是对变异型心绞痛疗效最好。因其兼有抗心律失常及降压作用，所以常用于心肌缺血伴高血压或心律失常的治疗。常用的钙拮抗剂有维拉帕米、硝苯地平、地尔硫䓬等。

维拉帕米

【体内过程】维拉帕米（verapamil，异搏定）口服吸收迅速而完全，2～3 小时血药浓度达高峰，首关消除明显，生物利用度仅 10%～30%；静脉注射立即起效，5～10 分钟作用达高峰。主要在肝脏代谢，其代谢产物去甲维拉帕米仍有活性。约 70% 经肾脏排泄，肝肾功能不全者应减量。

【药理作用】

1. 降低心肌耗氧量 抑制心肌细胞 Ca^{2+} 内流，使心肌收缩力降低、减慢心率、降低心肌耗氧量。抑制血管平滑肌细胞 Ca^{2+} 内流，使血管平滑肌松弛、血管舒张、血压下降，减轻心脏前、后负荷，降低心肌耗氧量。

2. 增加缺血心肌供血 抑制 Ca^{2+} 内流，松弛血管平滑肌，舒张冠状动脉和侧支循环，缓解冠脉痉挛，促进血液从心外膜向心内膜下灌注，增加缺血区血液量。

3. 保护缺血心肌 心肌缺血时可使 Ca^{2+} 聚集在细胞内，导致细胞内 Ca^{2+} 超载，线粒体肿胀而失去氧化磷酸化功能，促使细胞凋亡和死亡。维拉帕米阻滞 Ca^{2+} 内流，保护线粒体结构与功能，减轻缺血对心肌细胞的损害。

4. 抑制血小板聚集 不稳定型心绞痛与血小板聚集和黏附、冠状动脉血流减少有关，大多数急性心肌梗死是由动脉粥样硬化斑块破裂、局部形成的血栓突然阻塞冠状动脉所致。抑制 Ca^{2+} 内流，降低血小板内 Ca^{2+} 浓度，可抑制血小板聚集。

【临床应用】维拉帕米可用于各种类型心绞痛的治疗。因有强大的扩张冠状动脉作用，故对冠状动脉痉挛引起的变异型心绞痛效果好。对伴心律失常患者也可应用。

【不良反应】主要有搏动性头痛、颜面潮红、心悸、眩晕等扩张血管反应，其次有心脏抑制表现，如心动过缓、低血压、房室传导阻滞等。也有恶心、呕吐、便秘等。

硝苯地平、地尔硫䓬

硝苯地平（nifedipine）的作用机制与维拉帕米相同，对变异型心绞痛效果最好，尤其适用于心绞痛伴高血压患者。地尔硫䓬（diltiazem）对各种类型心绞痛都有较好效果。

第二节　抗动脉粥样硬化药

一、概述

动脉粥样硬化（atherosclerosis，AS）是由于脂质等沉积，引起动脉内膜非炎症性增生、肥厚、变硬的退行性病变，可导致缺血性心脑血管疾病。

诱发和加剧动脉粥样硬化的因素很多，如肥胖、高血压、糖尿病、高脂饮食、脂质代谢紊乱、血小板功能亢进及氧自由基增加等。因此，防治动脉粥样硬化的药物种类繁多，机制各不相同。本章重点介绍调血脂药、抗氧化剂和保护动脉内皮药。

二、常用抗动脉粥样硬化药

（一）调血脂药

血脂是血浆中脂类物质的总称，包括三酰甘油（TG）、磷脂（PL）、胆固醇（Ch）、游离脂肪酸（FFA）等。胆固醇又分为胆固醇酯（CE）和游离胆固醇 FC），两者合称总胆固醇（TC）。脂类物质与血浆载脂蛋白（apo）结合形成血浆脂蛋白（LP）后才能溶于血浆中，进行运输和代谢。LP 密度不同，应用超速离心或电泳法可将其分为乳糜微粒（CM）、极低密度脂蛋白（VLDL）、低密度脂蛋白（LDL）、高密度脂蛋白（HDL）四类。一般将高脂蛋白血症分为六种类型，见表 21-1。

表 21-1　高脂蛋白血症的临床分型

分型	脂蛋白的变化		血脂变化
Ⅰ型	CM ↑	TG ↑↑↑	TC ↑
Ⅱ型			
Ⅱa型	LDL ↑		TC ↑↑
Ⅱb型	VLDL 和 LDL ↑	TG ↑↑	TC ↑↑
Ⅲ型	LDL ↑	TG ↑↑	TC ↑↑
Ⅳ型	VLDL ↑	TG ↑↑	
Ⅴ型	CM 和 VLDL ↑	TG ↑	TC ↑↑

注：↑表示轻度升高；↑↑表示中度升高；↑↑↑表示重度升高。

凡能使 LDL、VLDL、TC、TG 降低，或使 HDL 升高的药物，均具有抗动脉粥样硬化作用，这类药物统称调血脂药。降低血脂可降低冠心病和脑血管病的发病率和死亡率。

1. 影响胆固醇吸收药 胆汁酸结合树脂（bile acid-binding resins）是影响胆固醇吸收药，属于碱性阴离子交换树脂，不溶于水，不易被消化酶破坏，其通过与肠道内胆汁酸络合、抑制胆汁酸的肠肝循环、减少胆固醇在肠道内吸收而发挥作用。常用药物有考来烯胺、考来替泊（colestipol，降胆宁）等。

考来烯胺

考来烯胺（cholestyramine，消胆胺）口服后在肠腔内不易吸收，与胆汁酸络合，随粪便排出。

【药理作用】胆固醇在肝脏内代谢为胆汁酸后随胆汁排入小肠腔，参与消化吸收脂类，大部分胆汁酸可经肝肠循环重新被吸收和利用。考来烯胺在肠腔内不吸收，与胆汁酸牢固结合形成络合物随粪便排出，导致胆汁酸肝肠循环过程减弱，胆汁酸再利用减少，进而抑制肠道胆固醇的吸收。因肝内胆汁酸含量减少，诱导肝内胆固醇向胆汁酸转化，降低肝内胆固醇含量。同时，还能引起肝细胞表面 LDL 受体增加或活性增强，血浆 LDL 向肝内转运增多，致使血中 LDL 水平降低。

【临床应用】主要用于治疗以 TC 和 LDL 增多为主要表现的高脂蛋白血症，如 Ⅱa 型高脂蛋白血症。起效较慢，服用后 4~7 日起效，2 周达最大疗效。因本品使肝内胆固醇水平降低，可代偿性增强羟甲基戊二酰辅酶 A 还原酶活性，促进肝脏合成胆固醇，故不宜单用，需与他汀类药物合用。

【不良反应】有刺激性难闻气味，较大剂量可引起恶心、呕吐、食欲减退、便秘等。长期应用可影响叶酸及铁剂的吸收，也抑制脂溶性维生素的吸收，导致脂肪痢。少数患者可出现碱性磷酸酶升高。该制剂为氯化物，长期应用可致高氯酸血症。

考来替泊与考来烯胺作用机制相同，与肠道胆汁酸络合而抑制其肠肝循环，减少肝脏合成胆固醇，不良反应发生率较低。

2. 影响胆固醇和三酰甘油代谢药 苯氧酸类（fibric acids）又称贝特类（fibrates），是影响胆固醇和三酰甘油代谢药。最早应用于临床的本类药物是氯贝丁酯（clofibrate），后经大规模和长期临床试验，发现不良反应多而严重，特别是肝胆系统并发症，且不降低冠心病的死亡率，临床应用受到限制。目前临床常用药物有非诺贝特（gemfibrozil）、吉非贝齐、苯扎贝特（bezafibrate）等，这些药物的调血脂作用更强且不良反应较少。

非诺贝特

【药理作用】脂蛋白酯酶是分解脂蛋白中三酰甘油的重要酶。非诺贝特（fenofibrate）激活脂蛋白酯酶，促进三酰甘油分解代谢；同时，还可抑制肝脏合成 VLDL，促进 VLDL 分解，降低血浆中 TG、VLDL 水平，导致 VLDL 中的 TG 与 HDL 中的 CE 交换减少，HDL 水平升高。此外，可轻度抑制肝脏合成胆固醇，使血浆胆固醇略有下降。还可抑制血小板聚集，增加纤溶酶活性，发挥抗冠状动脉粥样硬化作用。

【临床应用】用于治疗以 TG、VLDL 增多为主要表现的高脂蛋白血症，如Ⅱb型、Ⅲ型、Ⅳ型高脂蛋白血症；HDL 下降的轻度高胆固醇血症。

【不良反应】不良反应可有口干、胃部不适、恶心、腹胀、腹泻、头痛、眩晕、乏力、失眠、性欲丧失、阳痿等；可导致肌肉溶解症，应密切观察患者有无肌肉疼痛等反应；可导致肝功能异常和胆结石形成，故肝功能不全与胆结石患者禁用。

吉非贝齐作用强于非诺贝特。

3. 羟甲基戊二酰辅酶 A 还原酶抑制药 本类药为新型治疗高胆固醇血症的药物，又称他汀类（statins）。羟甲基戊二酰辅酶 A（3-hydroxy-3-methylglutaryl coenzyme A，HMG-CoA）还原酶是肝细胞合成胆固醇过程中的限速酶，催化 HMG-CoA 生成甲羟戊酸，甲羟戊酸生成是合成内源性胆固醇的关键步骤，抑制 HMG-CoA 还原酶则可减少内源性胆固醇的合成。常用药物有洛伐他汀、普伐他汀（pravastatin）、和辛伐他汀（simvastatin）等。

洛伐他汀

洛伐他汀（lovastatin，美降脂）口服吸收较差，易受食物影响。在体外无活性，在肝脏内转化为有活性的产物 β-羟基酸才可发挥作用。主要在肝脏代谢，随胆汁排出，少量代谢产物经肾排泄。

【药理作用】

（1）抑制 HMG-CoA 还原酶 在肝脏转为有活性的 β-羟基酸，抑制 HMG-CoA 还原酶的活性，使胆固醇合成减少。同时，体内胆固醇合成减少可代偿性诱导肝脏 LDL 受体上调，血浆 LDL 清除增多，使血浆中胆固醇、LDL、VLDL 含量下降，HDL 含量略有增加。

（2）抑制血小板聚集，减轻动脉粥样硬化 洛伐他汀抑制血小板聚集、黏附，增强纤溶功能，保护血管内皮，减轻动脉粥样硬化症状。洛伐他汀在一定浓度范围内可保护血管内皮细胞，促进内皮细胞增殖，同时抑制血管平滑肌细胞，防止血管内膜增生。

【临床应用】

（1）高脂血症 对以胆固醇增高为主的高脂血症效果较好，是伴有胆固醇增高的Ⅱ型和Ⅲ型高脂蛋白血症的首选药。也可用于 2 型糖尿病和肾病综合征引起的高胆固醇血症。

（2）预防心脑血管急性意外发生 能增加粥样斑块的稳定性或使斑块缩小，故可减少缺血性脑卒中、心绞痛、心肌梗死的发生，抑制血管成形术后再狭窄。原因是本品有调节血脂代谢、抑制血小板聚集与黏附等作用。

【不良反应】一般反应较轻，少数患者大剂量应用时偶可出现胃肠反应、皮肤潮红、头痛等；偶见肝功能改变，如无症状性氨基转移酶、碱性磷酸激酶、肌酸磷酸激酶可逆性升高等，停药后可恢复；可出现横纹肌溶解症，发生率较低，表现为肌无力、肌疼痛、肌强直等，病变部位肌退化，伴发热、乏力、肌酸磷酸激酶升高，尿液黑色或可乐色，严重者可导致肾功能衰竭。

知识链接

横纹肌溶解症与拜斯亭事件

　　横纹肌溶解症是因肌细胞损伤，细胞膜完整性改变，细胞内容物（如肌红蛋白、肌酸激酶、小分子物质等）漏出，其病因为当骨骼肌被破坏时，被释放入血的肌红蛋白可堵塞肾小管，引起肾衰。主要表现为肌肉的疼痛、压痛、肿胀及无力等肌肉受累的情况，尿外观呈茶色或红葡萄酒色尿等，自然发病率< 1/10000。他汀类与贝特类药物联用，可增加横纹肌溶解的危险性，是已公认的事实。

　　西立伐他汀钠片（拜斯亭）为他汀类，吉非罗齐属于贝特类，为防止二者合用发生横纹肌溶解症，2001 年 8 月 8 日，德国拜耳公司提出报告停止拜斯亭在全球市场销售。国家药品监督管理局发出暂停销售、使用拜斯亭的通知。拜斯亭是1997 年上市的新药，至召回为止，全球共有上千名患者造成肌肉损害，其中 52人死亡。这就是影响颇大的"拜斯亭事件"。

辛伐他汀

　　辛伐他汀（simvastatin）口服吸收好，在体外无活性，在肝脏内代谢为有活性的代谢产物，调血脂作用较洛伐他汀强 1 倍。长期应用辛伐他汀在有效调血脂的同时，显著延缓动脉粥样硬化病变的进展和病情恶化，减少不稳定心绞痛和心肌梗死的发生。

　　4. 烟酸类　烟酸类属于 B 族维生素。

烟 酸

　　【药理作用】烟酸（nicotinic acid）属 B 族维生素。口服吸收快，对多种高脂蛋白血症均有效。烟酸通过抑制脂肪酶活性，使脂肪组织 TG 不易分解为游离脂肪酸，减少游离脂肪酸向肝脏转运，肝脏合成 TG 的原料不足，减少 VLDL 的合成和释放，也使 LDL 来源减少；促进胆固醇经胆汁排泄，抑制胆固醇酯化，降低肝脏胆固醇水平。由于 TG 浓度降低导致 HDL 分解代谢减少可适度提高 HDL 水平，发挥抗动脉粥样硬化作用。还可抑制血小板聚集，扩张血管，对血管内皮有保护作用。

　　【临床应用】烟酸属广谱调血脂药，可用于Ⅱ型、Ⅲ型、Ⅳ型高脂蛋白血症患者，其中对Ⅱ b 型和Ⅳ型高脂蛋白血症患者效果最好，适合于混合型高脂蛋白血症、高胆固醇血症、低 HDL 血症。若与他汀类或贝特类合用，可提高疗效。

　　【不良反应】可见胃肠道反应，如恶心、呕吐、腹泻等，可加重消化道溃疡症状，故消化道溃疡患者禁用。偶见皮肤瘙痒、潮红，与皮肤血管扩张有关。大剂量使用可致肝功能异常、血糖升高、尿酸增高等。

　　同类药物还有烟酸衍生物阿昔莫司（acipimox），可用于高脂蛋白血症伴 2 型糖尿病患者。

（二）抗氧化剂

普罗布考

【体内过程】普罗布考（probucol，丙丁酚）口服吸收不完全，仅为 2% ~ 8%，饭后服可增加其吸收。吸收的药物中 95% 沉积于脂蛋白，脂肪组织中的药物浓度为血药浓度的 100 倍。$t_{1/2}$ 约为 47 日，停药后血中的有效药物浓度仍可持续 3 至 5 个月。主要经胆道和消化道排泄。

【药理作用】

1. 降低胆固醇 可使血浆 TC、低密度脂蛋白胆固醇（LDL-C）下降，而血浆高密度脂蛋白胆固醇（HDL-C）含量同时明显下降，对 VLDL、TG 一般无影响。

2. 抗氧化 该药脂溶性高，可结合到脂蛋白中，抑制氧自由基对 LDL 的氧化修饰。被氧化修饰的 LDL 有细胞毒性，损伤血管内皮，进而促进血小板、白细胞黏附，并分泌生长因子等物质，平滑肌移行和过度生长，并沉积于血管壁，造成动脉粥样硬化。

【临床应用】适用于以 LDL 升高为主要表现的高胆固醇血症，对于糖尿病、肾病所致高胆固醇血症也有疗效。长期应用可降低冠心病的发病率，对已形成的动脉粥样硬化病变有抑制和消退作用。与考来烯胺、烟酸、HMG-CoA 还原酶抑制剂合用作用加强。

【不良反应】以胃肠道反应为主，少数患者可出现恶心、呕吐、腹泻、腹胀、腹痛等。偶有嗜酸性粒细胞增多、感觉异常、血管神经性水肿。个别患者可有心电图 QT 间期延长，用药期间应注意心电图变化，近期心肌损伤者应避免使用。孕妇及小儿禁用。

除普罗布考外，维生素 C、维生素 E 也具有较强的抗氧化作用，能清除氧自由基，可作为动脉粥样硬化的辅助治疗药物。

（三）保护动脉内皮药

硫酸多糖（polysaccharide sulfate）是一类含有硫酸基的多糖，多从动物脏器或藻类中提取，如肝素（heparin）、硫酸葡聚糖（dextran sulfate，右旋糖酐）、硫酸软骨素 A（chondroitin sulfate A）等，其中肝素是本类药物的典型代表，具有降低 TC、LDL、TG、VLDL 以及升高 HDL、抗凝血、防止血栓形成的作用；此外，本药带有大量阴电荷，能结合在血管内皮表面，防止白细胞、血小板以及有害因子的黏附，因而具有保护血管内皮作用，对平滑肌细胞增生也有抑制作用。但因肝素抗凝血作用较强，容易导致出血，且口服无效，应用不便，因此目前临床已出现了很多低分子量肝素，如依诺肝素（enoxaparin）、替地肝素（tedelparin）等，以及类肝素类制剂，如藻酸双脂钠（polysaccharide sulfate）、冠心舒（猪小肠黏膜提取物）等，用于缺血性心脑血管疾病。

（四）多烯脂肪酸类

多烯脂肪酸（polyenoic fatty acids）也称多不饱和脂肪酸类（polyunsaturated fatty acids，PUFAs），是指含有两个或两个以上不饱和键的脂肪酸，根据第一个不饱和键在脂肪酸链中的位置，可分为 n-6（或 ω-6）型、n-3（或 ω-3）型两类。

n-6 型 PUFAs 包括亚油酸（linoleic acid）、γ-亚麻油酸（γ-linolenic acid），主要存在于玉米油、葵花籽油、红花油、亚麻籽油及大豆油等植物油中，降脂作用较弱，临床应用疗效可疑。常见的药物制剂有月见草油（evening primrose oil）、亚油酸丸（linoleic acid pill）复方心脑康胶丸等。

n-3 型 PUFAs 除 α-亚麻油酸外，主要有二十碳五烯酸（eicosapentaenoic acid，EPA）和二十二碳六烯酸（docosahexaenoic acid，DHA）等长链 PUFAs，含于海洋生物藻、鱼及贝壳类中。人摄取长链 PUFAs 后，易结合到血浆磷脂、血细胞、血管壁及其他组织中，改变体内脂肪酸代谢。EPA 或 DHA 可明显降低血浆 TG、VLDL，降低血浆 TC 和 LDL-C，升高 HDL-C。并能抑制血小板聚集，降低全血黏度，增强红细胞变形性，有利于动脉粥样硬化的预防和治疗，用于以高三酰甘油为主要表现的高脂血症。本类药物一般无不良反应，但大剂量或长期应用，可使出血时间延长，免疫功能降低。

第三节 用药护理

1. 硝酸甘油 ①硝酸甘油应密封避光保存于棕色玻璃瓶内，放置于阴凉处。不宜经常开、关瓶盖，用后应拧紧瓶盖。若舌下含化无烧灼麻刺感，则表明药物已经失效，应尽快更换新药。②大剂量硝酸甘油扩张血管，使血压过度下降，可反射性兴奋交感神经，引起心率加快、心肌耗氧量增加，诱发或加重心绞痛，故应严格控制用药量，禁用于心动过速者，与 β 受体阻断药合用可对抗。严重者出现体位性低血压，应采取坐位或卧位给药，不宜快速更换体位。③大剂量或长期应用硝酸甘油代谢后产生亚硝酸根离子，一旦发生高铁血红蛋白血症，应立即停药，症状严重者静脉注射亚甲蓝缓解。④本品有快速耐受性，宜采用小剂量、间歇给药方法（给药间隙至少在 8 小时以上），同时服用叶酸、富含巯基的食物或药物如卡托普利、甲硫氨酸等。⑤禁用于低血压、低血容量、严重贫血、活动性颅内出血、颅脑外伤、闭角型青光眼及对硝酸酯类过敏的患者。

2. 维拉帕米 ①易出现搏动性头痛、颜面潮红、心悸、眩晕等扩张血管反应，用药后不应立即变换体位，防止出现体位性低血压。②用后易出现胃肠反应，进餐时服药或与饮料同服可减轻胃肠道症状；但不宜用茶、咖啡、可乐等含咖啡的饮料送服。③由于抑制心脏，心动过缓、重度低血压、房室传导阻滞、充血性心力衰竭患者禁用，不宜与 β 受体阻断药合用，防止加重心脏抑制。

3. 考来烯胺 ①有特殊的臭味和一定的刺激性，较大剂量可引起恶心、呕吐、食欲减退、便秘等，可适当加用调味剂，便秘过久应停药，老年慢性便秘者慎用，过敏者、完全性肠梗阻患者禁用。②长期应用可影响叶酸、铁剂及脂溶性维生素的吸收，所以用药期间应及时补充维生素 A、D、叶酸和铁剂等药物。③少数患者可出现碱性磷酸酶和氨基转移酶增高，用药期间应检查肝功能。

4. 洛伐他汀 ①偶有横纹肌溶解症，严重者可导致肾功能衰竭。与苯氧酸类药合用时，会增加横纹肌溶解症发生的危险，用药期间有肌痛者监测肌酸磷酸激酶，必要时停药。②偶见无症状性氨基转移酶、碱性磷酸激酶、肌酸磷酸激酶可逆性升高，停药后可恢复，故用药期间应定期检查肝功能。③活动性肝病、肝肾功能不全患者禁用。妊娠期、哺乳期妇女、儿童禁用。

5. 烟酸　①由于胃肠道刺激性较大，可加重消化道溃疡症状，一般选择餐时或餐后服用，并且消化道溃疡患者禁用。②用量较大时如果有皮肤潮红及瘙痒等症状，服用阿司匹林可减轻。③大剂量使用可致肝功能异常、血糖升高、尿酸增高等，长期应用应定期检查血糖、肝功能、尿酸含量。糖尿病、痛风、严重肝功能不全患者禁用。

小 结

抗心绞痛常用药物包括硝酸酯类、β 受体阻断剂和钙通道阻滞剂，各类药物主要通过降低心肌耗氧、增加冠状动脉供血供氧而恢复心肌血氧供需平衡。硝酸酯类的硝酸甘油舌下含服能迅速缓解各型心绞痛的急性发作，常作为首选药物。普萘洛尔对变异型心绞痛无效，甚至加重病情。钙拮抗药的维拉帕米可用于治疗各种类型心绞痛。

动脉粥样硬化可导致缺血性心脑血管疾病，防治动脉粥样硬化也是临床防治心脑血管疾病的重要方法。目前临床常用的抗动脉粥样硬化药种类繁多，包括影响胆固醇吸收药、影响胆固醇和三酰甘油代谢药、HMG-CoA 还原酶抑制药及其他药物。

第二十二章 抗心律失常药

心律失常（arrhythmia）为临床常见症状，是由于心脏冲动形成障碍和（或）传导障碍而引发的心动节律、频率、起源部位、兴奋次序、传导速度异常。临床上通常将心律失常分为两类，即缓慢型和快速型心律失常。前者包括心动过缓、各种传导阻滞等，治疗药物主要为阿托品和异丙肾上腺素，参见第七章胆碱受体阻断药和第八章肾上腺素受体激动药；后者包括各种期前收缩，窦性或异位心动过速，心房、心室扑动或颤动等，发病机理和药物治疗都比较复杂，主要应用本章药物治疗。

第一节 正常心肌电生理

在正常情况下，人的心脏以窦房结的自律性最高，窦房结在迷走神经控制下以一定的频率发放冲动，经过心房、房室结、房室束及浦肯野纤维，最后到达心室肌，使整个心脏进行协调而有节律地收缩、舒张，顺利地完成泵血功能，而心肌细胞动作电位的整体协调平衡是心脏正常电活动的基础。

一、正常心肌细胞膜电位

心肌细胞膜具有选择通透性，使膜两侧离子分布不均，正常心肌在静息时膜两侧形成内负外正的电位差，称为静息电位（resting potential，RP）。窦房结的静息电位为 –60mV，心肌和浦肯野纤维的静息电位为 –90mV。当心肌细胞受刺激而兴奋时，细胞膜对离子通透性发生改变，引起膜两侧不同离子分别向细胞内外转运，膜电位升高达阈电位水平而形成动作电位（action potential，AP），发生除极、复极过程。AP 分为 5 个时相，见图 22-1。

0 相：除极期，由大量 Na^+ 快速内流所致。

1 相：快速复极初期，由 K^+ 短暂外流所致。

2 相：缓慢复极期（平台期），主要由 Ca^{2+} 内流，也有少量 Na^+ 内流及 K^+ 外流所致，故复极进展缓慢，膜电位稳定在 0 电位水平，形成平台期。

3 相：快速复极末期，由大量 K^+ 外流所致。随着 K^+ 外流。0 相至 3 相的时程合称为动作电位时程（action potential duration，APD）。

4 相：静息期，非自律细胞膜电位维持在静息水平，自律细胞则为自发性舒张期除极，因具有自动除极化的特点，4 相舒张电位不能稳定在等电位上，而是向阈电位倾斜，使膜电位（绝对值）逐渐减小，直至达阈电位时便激发下一次动作电位，见图 22-1。

自律细胞的静息电位称为最大舒张电位（maximal diastolic potential，MDP）。

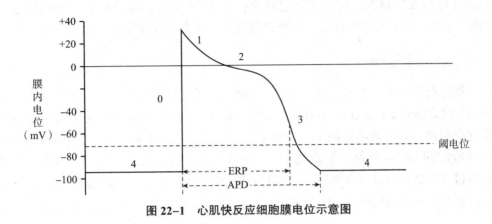

图 22-1 心肌快反应细胞膜电位示意图

快反应细胞与慢反应细胞

按动作电位特征可将组成心脏的细胞分为快反应细胞（包括心房肌细胞、心室肌细胞、房室束和浦肯野细胞）和慢反应细胞（包括窦房结细胞和房室结细胞）。两类细胞因动作电位时程中参与的电流不同而动作电位特征不同。快反应细胞动作电位 0 相除极是由 Na^+ 内流介导；慢反应细胞则由 Ca^{2+} 内流介导。因 Na^+ 通道的启动速度和电流幅度远较 Ca^{2+} 通道快而大，所以快反应细胞的动作电位 0 相上升快、振幅大、传导快，表现为快反应电活动；慢反应细胞的动作电位振幅小、传导速度慢，表现为慢反应电活动。

二、自律性

心脏自律细胞能够在没有外来刺激的作用下，复极达到最大舒张电位后自动发生节律性兴奋，缓慢除极，达到阈电位时激发动作电位，心肌的这种电生理特性称为自律性。影响自律性的主要因素是 4 相斜率（舒张期自动除极化速率），达到阈电位的时间越短，单位时间内产生冲动的频率越高，心肌自律性越高；反之自动除极速率越慢，自律性越低。正常时窦房结起搏点频率最高，故窦房结节律为正常心脏的主导节律，称窦性心律。若某一异位起搏点频率超过窦性频率，就可以取而代之成为心脏主导节律，构成快速异位心律。

三、膜反应性与传导速度

膜反应性指静息电位（或最大舒张电位）水平与其所激发的 0 相最大上升速率之间的关系，即心肌细胞膜对刺激的反应性，与动作电位的舒张期电位和 0 相的除极速度有关。一定范围内，膜静息电位（或最大舒张电位）绝对值越大，0 相上升速度越快，兴奋后动作电位振幅越大，传导速度也越快；反之则传导速度减慢。0 相的除极速度与 Na^+ 电流有关，故膜反应性代表 Na^+ 通道的活性，是影响传导速度的重要因素。

四、有效不应期

心肌除极后，复极必须达到 $-60 \sim -50mV$，细胞才能对刺激产生可扩布性兴奋。有效不应期（effective refractory period，ERP）是指从 0 相除极开始至能引起可扩布性兴奋前这段时间，在有效不应期中无论给予细胞多大刺激也不能产生可扩布的动作电位。ERP 这段时间 Na^+ 通道处于失活状态，ERP 反映 Na^+ 通道的复活时间，抑制 Na^+ 通道的复活过程可延长有效不应期，从而抑制心脏的异常兴奋传导。ERP 越长，则心肌不能产生可扩布性兴奋的时间越长，越不易发生快速型心律失常。

第二节 抗心律失常药的作用机制和分类

一、心律失常的电生理学基础

所有的心律失常均为冲动形成异常或冲动传导异常所致，或二者兼有引起。

（一）冲动形成障碍

1. 自律细胞的自律性增高 影响自律细胞自律性的主要因素是 4 相斜率。若 4 相自动除极速度加快，则达到阈电位的时间缩短，单位时间内产生冲动的频率增多，自律性增高。交感神经活性增高、低血钾、心肌细胞受到机械牵张等因素均可加快 4 相自动除极速度，导致自律细胞的自律性增高。

2. 非自律性细胞产生异常自律性 在某些病理情况下，如心肌缺血、缺氧，可使非自律性细胞出现异常自律性，这种异常兴奋可向周围扩布而引起心律失常。

3. 后除极和触发活动 后除极是指在一次动作电位中，继 0 相除极后又再一次发生的除极。其频率快、振幅小，呈振荡性波动，膜电位不稳，达到阈电位易引起异常冲动的发放，称为触发活动。后除极的扩布可诱发心律失常。根据后除极发生时间不同，分为早后除极和迟后除极两种类型。

（1）早后除极 发生在细胞完全复极之前的 2 或 3 相中，动作电位时程过度延长时易发生，主要是 Ca^{2+} 内流增多所致。

（2）迟后除极 发生在完全复极后的 4 相中，由于细胞内 Ca^{2+} 过多，激活 $Na^+ - Ca^{2+}$ 交换电流，诱发 Na^+ 短暂内流，引起膜去极化，当达到 Na^+ 通道激活电位时，产生可扩布动作电位，致心律失常。细胞外高钙、心肌缺血、强心苷类药物中毒等可诱发迟后除极。

（二）冲动传导障碍

1. 单纯性传导障碍 当心肌细胞受损、缺血、缺氧、炎症时，心肌冲动传导障碍，可引起传导减慢、传导阻滞、邻近细胞传导速度不一致及单向传导阻滞等。

2. 折返激动 是指一次冲动下传后，又可顺着另一环形通路折回，再次兴奋原已兴奋过的心肌且反复运行。折返激动是引发快速性心律失常的重要机制之一，见图 22-2。

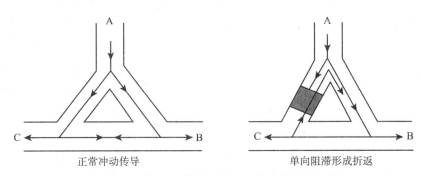

图 22-2 正常冲动传导及单向阻滞形成折返示意图

正常状态时，冲动从 AB、AC 同时下传达心室肌，引起心室肌一致地除极而兴奋收缩；激发除极与收缩后，冲动传导在 BC 段内各自遇到对方的不应期而消失。若 AC 段发生病变，传导减慢，冲动不能经病变区下传，出现单向传导阻滞时，冲动只能沿 AB 支下传至心室肌，引起兴奋收缩，此时该冲动可经心室肌 BC 段逆行通过单向阻滞区沿 CA 方向上传，再折回至 AB 支，形成折返，见图 22-2（右）。如此单个冲动就会反复激动心肌，引发快速型心律失常。单次折返只引起一次早搏，连续折返则可引起阵发性室性或室上性心动过速、心房或心室的纤维性颤动和扑动等。邻近细胞 ERP 长短不一也会引起折返。

二、抗心律失常药的作用机制

（一）降低自律性

抗心律失常药物通过阻滞快反应细胞 4 相 Na^+ 内流或抑制慢反应细胞 4 相 Ca^{2+} 内流，减慢 4 相自动除极化速度，使自律性降低；此外，也可通过促进 K^+ 外流，使最大舒张电位下降，即最大舒张电位绝对值增大，使其远离阈电位而降低自律性。如钠通道或钙通道阻滞药可提高动作电位的发生阈值；钾通道阻滞药可延长动作电位时程。

（二）减少后除极和触发活动

后除极引起的触发活动与 Ca^{2+} 内流的增加和短暂的 Na^+ 内流有关，因而钙通道阻滞药或钠通道阻滞药可减少后除极的发生，消除触发活动。

（三）消除折返

1. 改变传导性 一种方法是通过促进 K^+ 外流，增强膜反应性，改善病变部位传导性，加速传导，取消单向传导阻滞，消除折返激动，如苯妥英钠；另一种方法是通过抑制 Na^+ 内流，降低膜反应性，减慢传导，使单向传导阻滞变为双向传导阻滞而终止折返激动，如奎尼丁。

2. 改变 ERP 和 APD ①延长 ERP、APD，但延长 ERP 更明显，使 ERP 与 APD 比值增大，为绝对延长 ERP。延长有效不应期意味着异位冲动落入有效不应期的机会增多，可减少折返，因此延长有效不应期的药物均具有抗心律失常作用。如 Na^+ 通道阻滞药和 K^+ 通道阻滞药可延长快反应细胞的 ERP，Ca^{2+} 通道阻滞药和 K^+ 通道阻滞药可延长慢反应细胞的 ERP；②缩短 ERP、APD，但缩短 APD 更明显，ERP 与 APD 比值仍较正常为大，为相对延长 ERP，同样能消除折返，利多卡因有此作用。③促进邻近细胞 ERP 不均一趋向均一化也可防止折返的发生。一般延长 ERP 的药物，对 ERP 较长的细胞延长较少，ERP 较短者延长较多；缩短 ERP 的药物，对 ERP 较长的细胞缩短较多，ERP 较短者缩短较少。所以在不同条件下，这些药物均可促使长短不一的 ERP 较为接近，防止折返发生。

三、抗心律失常药的分类

根据对心肌细胞膜离子通道及受体选择性的不同，将治疗快速型心律失常药分为 4 类，其中Ⅰ类根据对钠通道阻滞程度的不同可分为 A、B、C 三个亚类，见表 22-1。

表 22-1 抗心律失常药分类

类　别	代表药
Ⅰ类（钠通道阻滞药）	
Ⅰ A 类（适度阻滞 Na^+ 通道药）	奎尼丁
Ⅰ B 类（轻度阻滞 Na^+ 通道药）	利多卡因
Ⅰ C 类（重度阻滞 Na^+ 通道药）	普罗帕酮
Ⅱ类（β 肾上腺素受体阻断药）	普萘洛尔
Ⅲ类（长动作电位时程药）	胺碘酮
Ⅳ类（钙通道阻滞药）	维拉帕米

第三节　常用抗心律失常药

一、Ⅰ类药物（钠通道阻滞药）

本类药物阻滞 Na^+ 通道，抑制除极 Na^+ 内流，降低 0 相上升速度；抑制 4 相 Na^+ 内流，降低自律性，减慢传导速度；并可不同程度地影响 Ca^{2+} 通道和 K^+ 通道。

（一）ⅠA 类药物

ⅠA 类药物适度阻滞 Na^+ 通道，减慢 0 相上升速率而减慢传导；减慢异位自律细胞的 4 相 Na^+ 内流而降低自律性；延长 Na^+ 失活后恢复开放所需的时间，并抑制 K^+ 外流、抑制 Ca^{2+} 内流，延长 APD 和 ERP，延长 ERP 更显著。

奎尼丁

奎尼丁（quinidine）是从金鸡纳树皮中提取的一种生物碱，是抗疟药奎宁的右旋体，抗疟作用较弱，但对心脏的作用却比奎宁强 5～10 倍。

【体内过程】本品口服吸收迅速而完全，30 分钟起效，1～3 小时血药浓度达高峰。生物利用度为 70%～80%，血浆蛋白结合率约为 80%。心肌中分布较多，药物浓度约为血药浓度的 10 倍。主要经肝代谢，10%～20% 药物以原型经肾排泄。$t_{1/2}$ 约为 6 小时。

【药理作用】

1. 抗心律失常　本药通过抑制自律细胞 4 相 Na^+ 内流，降低异位起搏点细胞的自律性而消除异位冲动引起的心律失常；通过阻滞 Na^+ 通道，抑制 Na^+ 内流，减慢 0 相上升速度而减小动作电位振幅，使膜反应性降低，减慢传导；阻滞 Na^+ 通道，抑制 3 相 K^+ 外流和 2 相 Ca^{2+} 内流，延长 ERP，使折返激动的单向传导阻滞变为双向传导阻滞，消除折返激动。

2. 对自主神经的影响　本药具有明显的抗胆碱作用和阻断外周血管 α 受体作用，抗胆碱作用可对抗迷走神经对心脏的抑制作用，进而提高窦房结的自律性，并加快房室传导速度；阻断 α 受体引起的血管扩张、血压下降，反射性引起交感神经兴奋。这些作用可致窦性频率增加。

【临床应用】本品为广谱抗心律失常药，适用于多种快速型心律失常的治疗，如心房纤颤、心房扑动、室性和室上性心动过速的转复和预防。对心房扑动和心房纤颤患者，目前多采用电转律术，然后用奎尼丁维持窦性心律，防止转律后复发。

【不良反应】奎尼丁安全范围小，不良反应较多。

1. 胃肠道反应　多发生在用药初期，可见恶心、呕吐、腹泻等症状，其中腹泻是最常见的副作用。

2. 金鸡纳反应　为从金鸡纳树皮中提取出的生物碱所共有的反应，长期用药可出现，与血浆奎尼丁水平过高有关。患者表现为头痛、头晕、恶心、呕吐、腹泻、耳鸣、耳聋、视力模糊等症状，严重时出现惊厥、呼吸抑制、休克，甚至死亡。

3. 心血管反应　心脏毒性较为严重，治疗量可使心室内传导减慢，中毒浓度可致房室及室内传导阻滞，引起各种心律失常。本品阻断 α 受体，可使血管扩张，心肌收缩力减弱，血压下降；抗胆碱作用可加快窦性频率。中毒严重者可发生奎尼丁晕厥，患者突然出现意识丧失、四肢抽搐、呼吸停止、阵发性室性心动过速、心室纤颤，严重时可猝死。

4. 过敏反应　出现药热、皮疹、呼吸困难、哮喘、溶血性贫血、发绀、白细胞减少、血小板减少等反应。

心脏电转律术

心脏电转律术是指严重快速型心律失常时，在短时间内向心脏通以高压强电流，使心肌瞬间同时除极，造成心脏短暂的电活动停止，消除异位快速性心律失常，然后恢复窦房结重新主导心脏节律——窦性心律的治疗方法。最早用于消除心室颤动，在心室颤动时的电转律治疗也常被称为心脏电除颤。目前所用电流均为直流电，除了转复心室颤动外，也转复心房颤动和室上性或室性心动过速。

普鲁卡因胺

【体内过程】本药是局麻药普鲁卡因的衍生物，不易被血液中酯酶破坏。口服吸收迅速而完全，1小时血药浓度达峰值，生物利用度约80%。代谢产物N-乙酰普鲁卡因胺仍具有抗心律失常作用，但几乎没有钠通道阻滞作用。

【药理作用】普鲁卡因胺（procainamide）是一种广谱抗心律失常药，其心脏电生理作用与奎尼丁相似而较弱，能阻滞开放状态的钠通道，降低自律性，减慢传导速度，延长有效不应期；但无明显抗胆碱及α受体阻断作用。

【临床应用】主要用于室性心律失常，如室性期前收缩及室性心动过速，可以口服或静脉注射，作用快于奎尼丁。但由于其作用时间短，不良反应多，不作为心律失常的长期给药。一般认为普鲁卡因胺对房性心律失常的转复作用弱于奎尼丁。

【不良反应】口服可有胃肠道反应；静脉注射可引起低血压、传导减慢；过敏反应较常见，可出现皮疹、药热、粒细胞减少等；中枢系统反应可见精神抑郁、幻觉、精神失常等。长期应用少数患者可出现红斑狼疮综合征，停药后可消失，必要时可用糖皮质激素治疗。严重心力衰竭、传导阻滞、肝肾功能严重受损者及系统性红斑狼疮患者禁用。

（二）ⅠB类药物

此类药与Na^+通道的亲和力最小，易解离，对心肌Na^+通道有轻度阻滞作用，轻度降低0相上升速度，抑制4相Na^+内流，降低自律性；促进K^+外流，缩短动作电位时程，相对延长ERP。主要作用于心室肌、希氏束和浦肯野细胞，对心房作用很弱。代表药物有利多卡因、苯妥英钠、美西律（mexiletine，慢心律）等。

利多卡因

利多卡因（lidocaine）除具有局部麻醉作用外，尚有抗心律失常作用，为速效、短效、安全的抗室性心律失常药。

【体内过程】本药首过效应明显，生物利用度低。静脉注射给药后 15～30 秒即见效，但作用仅维持 20 分钟左右。血浆 $t_{1/2}$ 约为 2 小时，血浆蛋白结合率约 70%，体内分布广泛。本药约 90% 经肝代谢，仅 10% 以原型经肾排泄。

【药理作用】

1. 降低自律性　治疗浓度降低浦肯野纤维自律性，提高心室致颤阈，对窦房结、心房肌无效。

2. 改变传导速度　治疗剂量对正常心肌细胞的传导速度无影响。在心肌梗死区内，细胞外 K^+ 浓度升高，静息电位变小，离阈电位较近而易发生心律失常。利多卡因阻滞 Na^+ 通道，抑制 Na^+ 内流，可明显减慢传导，变单向传导阻滞为双向传导阻滞而消除折返；当细胞外低 K^+ 或损伤心肌部分发生除极化时，利多卡因促进 K^+ 外流，加速传导，消除单向传导阻滞而消除折返。大剂量时，能明显抑制 0 相上升速率而减慢传导。

3. 缩短 APD，相对延长 ERP　由于促进 3 相复极期 K^+ 外流而缩短 APD 和 ERP，但缩短 APD 更为显著，相对延长 ERP，消除折返。

【临床应用】利多卡因系窄谱抗心律失常药，对各种室性心律失常疗效显著，如室性早搏、室性心动过速和心室纤颤等。特别适用于严重的室性心律失常的急性处理，为急性心肌梗死并发室性心律失常的首选药。对室上性心律失常效果较差。

【不良反应】发生率低而轻，多在静脉注射和剂量过大时发生，可出现头昏、嗜睡、兴奋、感觉异常等中枢神经系统反应，严重者神志不清、呼吸抑制。中毒量时，血压明显下降，心率减慢甚至心跳骤停。偶见过敏反应、窦性心动过缓、房室传导阻滞等。

苯妥英钠

苯妥英钠（phenytoin sodium）除抗癫痫作用外，还具有抗心律失常的作用，与利多卡因相似，可降低浦肯野纤维的自律性；与强心苷竞争 Na^+-K^+-ATP 酶，抑制 Ca^{2+} 内流，防止强心苷中毒所致的迟后除极及触发活动，是治疗强心苷中毒所致的各种快速型心律失常的首选药。苯妥英钠还能提高房室结 0 相除极速率，加快传导，有对抗强心苷中毒所致房室传导阻滞作用。对其他原因所致的室性心律失常疗效不及利多卡因。口服或静脉注射给药。严重心功能不全、呼吸抑制、低血压患者慎用，孕妇、窦性心动过缓、严重房室传导阻滞者禁用。

（三）ⅠC 类药物

此类药能重度阻滞心肌细胞膜 Na^+ 通道，显著降低动作电位 0 相上升速率和幅度，明显减慢传导。代表药物有普罗帕酮、氟卡尼（flecainide）等。

普罗帕酮

【药理作用与应用】普罗帕酮（propafenone，心律平）为新型广谱抗心律失常药，通过阻滞 Na^+ 通道，减少 4 相 Na^+ 内流，减慢 4 相自动除极速率，降低浦肯野纤维及心室肌的自律性；重度阻滞 0 相 Na^+ 内流，减慢传导，变单向传导阻滞为双向传导阻滞，消除折返；适度延长 APD 和 ERP，但对复极过程的影响弱于奎尼丁。此外，还具有弱的 β 受体阻断作用。用于室性、室上性心律失常。

【不良反应】常见恶心、呕吐、味觉改变、口腔金属味、便秘及头痛、眩晕等，一般不须停药。心血管反应可见心肌收缩力减弱、血压降低、心动过缓、房室传导阻滞等，严重时可致心律失常。本药一般不宜与其他抗心律失常药合用，以避免心脏抑制。

此外，还有氟卡尼兼有局麻作用，副作用较轻。

二、Ⅱ类药物（β 肾上腺素受体阻断药）

β 肾上腺素受体阻断药主要通过阻断 β 受体发挥对心脏的作用。本类药物主要有普萘洛尔、纳多洛尔（nadolol）、美托洛尔（metoprolol）、阿替洛尔（atenolol）等。

普萘洛尔

【药理作用】普萘洛尔（propranolol，心得安）阻断 β 受体，能降低窦房结、心房及浦肯野纤维的自律性，在情绪激动及运动时作用更明显；能减少儿茶酚胺所致的迟后除极发生；减慢传导速度，对房室结 ERP 有明显延长作用。

【临床应用】主要用于室上性心律失常的治疗，尤其是对交感神经兴奋性过高、甲状腺功能亢进及嗜铬细胞瘤等引起的窦性心动过速效果较好，可作为窦性心动过速的首选药。与强心苷或地尔硫䓬合用治疗房颤、房扑及阵发性室上性心动过速以控制心室率，效果较好。心肌梗死患者长期服用本药，可减少心律失常的发生，缩小心肌梗死范围，降低死亡率。

【不良反应】可致窦性心动过缓、低血压、房室传导阻滞、心力衰竭、哮喘等，长期应用影响糖代谢和脂质代谢，故高脂血症及糖尿病患者慎用；房室传导阻滞、支气管哮喘、慢性肺部疾患者禁用。

此外，阿替洛尔是长效、安全的选择性心脏 $β_1$ 受体阻断药，可用于伴有糖尿病、支气管哮喘的心律失常患者。

三、Ⅲ类药物（选择性延长复极的药物）

本类药物能够阻滞与复极化过程相关的 K^+ 通道，延长 APD 和 ERP。此外，还阻滞 Na^+ 通道、Ca^{2+} 通道。延长 ERP 可消除折返，抑制异常冲动。代表药为胺碘酮。

胺碘酮

【体内过程】胺碘酮（amiodarone，乙胺碘呋酮）口服及静脉注射均可。血浆蛋白结合率约 95%，广泛分布于全身。生物利用度 35% ~ 65%，个体差异明显。主要在肝内代谢为有活性的代谢产物，血浆 $t_{1/2}$ 为 25 ~ 60 日，停药后疗效可维持 1 ~ 3 个月。

【药理作用】胺碘酮对多种心肌细胞 Na^+ 通道、K^+ 通道和 Ca^{2+} 通道有阻断作用，为长效、广谱的抗心律失常药。

1. 抗心律失常　①降低自律性。通过阻滞 4 相 Na^+ 和 Ca^{2+} 内流，降低窦房结和浦肯野纤维的自律性；②减慢传导。通过阻滞 0 相 Na^+ 和 Ca^{2+} 内流，减慢浦肯野纤维和房室结的传导速度；③延长 ERP、APD。能阻滞 3 相 K^+ 外流，明显抑制心肌复极过程，显著延长 ERP、APD，由于 ERP 的绝对延长而取消折返。

2. 抗心绞痛　能非竞争性阻断 α、β 受体，舒张血管平滑肌，降低外周阻力，减轻心脏负荷，从而减少心肌耗氧量；能扩张冠状血管，增加冠脉流量，增加心肌的供氧。

【临床应用】可用于治疗心房扑动、心房纤颤及各种室性和室上性心动过速，也适用于冠心病并发的心律失常。

【不良反应】

1. 胃肠道反应　表现为恶心、呕吐、腹胀、便秘、食欲减退等。

2. 神经系统症状　少数患者可见头痛、头晕及睡眠紊乱等，多在用药一周后出现。

3. 心血管反应　快速静脉注射可引起低血压、窦性心动过缓、房室传导阻滞等。

4. 甲状腺功能紊乱　长期应用少数患者可出现甲状腺功能低下或亢进。

5. 其他　长期应用可引起角膜褐色微粒沉着，停药后可消失，不影响视力；个别患者还可出现间质性肺炎或肺纤维化。皮肤、眼睛对强烈日光敏感性增加，可引起光敏反应。

索他洛尔

索他洛尔（sotalol，甲磺胺心定）为非选择性 β 肾上腺素受体阻断药，其作用与普萘洛尔相似，降低自律性，减慢房室结传导；选择性阻滞钾通道，延长心房、心室及浦肯野纤维的 APD 和 ERP，终止折返。临床用于各种严重室性心律失常的转复和预防，维持心房颤动患者的窦性心律。不良反应较少。

四、Ⅳ类药物（钙拮抗药）

本类药物作用于慢反应细胞，阻滞钙通道，减少 Ca^{2+} 内流，减轻胞浆 Ca^{2+} 超负荷而发挥作用，对室上性心动过速和房室结折返性心律失常治疗效果较好。其中硝苯地平抗心律失常作用较差，甚至反射性使心率加快，因此不用于治疗心律失常；维拉帕米和地尔硫䓬（diltiazem）可减慢心率，临床常用。

维拉帕米

【药理作用】

1. 抗心律失常　维拉帕米（verapamil）能降低窦房结、房室结自律性，减慢传导，减少或消除后除极所致触发活动，延长窦房结、房室结的有效不应期，消除折返。

2. 抗心绞痛　有扩张冠状血管作用，能增加冠脉血流量，改善心肌供氧。

【临床应用】临床用于抗心律失常及抗心绞痛。是阵发性室上性心动过速的首选药，此外，对心肌缺血、强心苷中毒、急性心肌梗死引起的室性期前收缩也有效。

【不良反应】一般不严重。口服安全，可有恶心、呕吐、便秘等。静脉注射易引起低血压、心动过缓、暂时窦性停搏、加重心功能不全。

第四节　快速型心律失常的用药原则

抗心律失常药物的安全范围较窄，在发挥治疗作用的同时，也可导致心律失常，甚至致死，故在决定应用抗心律失常药物之前，应权衡利弊。

一、考虑原发病，去除诱发因素

心律失常的诱因包括缺氧、心肌缺血、酸中毒或碱中毒、电解质紊乱（如低钾）及药物等。能引起心律失常的药物有强心苷类、茶碱类、抗精神病药（硫利达嗪）、抗生素（红霉素）、抗寄生虫药、抗组胺药等。去除诱发因素是治疗心律失常的基本措施。

二、根据心律失常类型，合理选药

根据心律失常类型的不同选择不同的药物，如室性心律失常首选利多卡因，此外也可使用美西律、胺碘酮；强心苷中毒所引起的室性心律失常首选苯妥英钠；室上性心律失常首选维拉帕米；窦性心动过速首选 β 受体阻断药。另外还应根据治疗目的的不同，科学合理地选择药物。如心房纤颤的治疗，若以减慢心室率为目的，可选择 β 受体阻断药、强心苷类、维拉帕米、地尔硫䓬等抑制房室结传导的药物；若以转律为目的，可采用奎尼丁、氟卡尼和胺碘酮等治疗；对于无症状的房颤，可不予药物治疗。

三、不轻易采用联合用药

抗心律失常药本身也能引起心律失常。对于必须应用者，先单独小剂量给药，不轻易采用联合用药。若单独用药疗效不佳或为增强疗效、减少各药不良反应，可考虑联合用药。如治疗心房颤动用奎尼丁维持窦性心律，若同时伴心功能不全；心律失常在应用胺碘酮的同时，若伴有心功能不全也可考虑联合应用小剂量强心苷。切忌盲目联合用药，用药时一定要严格掌握适应证，注意用药剂量个体化。

四、减少不良反应

因一些抗心律失常药的不良反应与药物浓度有关，所以应监测血药浓度，随时调整剂量；用药期间需密切监测血压、心率、心电图和肝肾功能，尽量少用广谱抗心律失常药。

第五节　用药护理

1.奎尼丁　①中毒严重若发生奎尼丁晕厥，应立即人工呼吸、胸外心脏按压和电复律抢救。②饭后服药可减轻其引起的胃肠反应。③与地高辛合用时，由于奎尼丁可减少地高辛的肾排泄，使地高辛的血药浓度增加，易诱发中毒；与硝酸甘油合用，可诱发严重体位性低血压；与双香豆素、华法林合用，可竞争血浆蛋白结合，使后者抗凝血作用增强，故合用时应减少这些药物的用量。④低血压、心功能不全、肝肾功能不全者慎用；强心苷中毒所致的心律失常、重度房室传导阻滞、严重心肌损害、高血钾患者禁用。

2. 利多卡因 ①因首过效应明显，生物利用度低，不宜口服给药，常静脉注射。②用药过程中若有麻醉样感觉如头晕、眼黑，改为静滴可减轻或消失。③若出现中枢神经系统反应（如头晕、嗜睡、肌肉颤动、定向障碍、语言障碍、视感觉异常等），应减量或停药。④眼球震颤应停药，是早期中毒信号，用药期间应严格控制血药浓度和用药总量，静脉滴注速度 ≤ 4mg/min。同时注意监测血压、血药浓度、血清电解质及心电图。

3. 胺碘酮 ①餐后给药或与牛奶同服可减轻或避免胃肠道反应。②出现头痛、头晕及睡眠紊乱等神经系统症状，及时减量或停药，给予对症处置。③静脉给药宜稀释后缓慢给药，同时监测血压、心率及心电图变化，防止给药过快引起低血压、窦性心动过缓、房室传导阻滞等，如心率少于 60 次 / 分应立即停用。④告知患者用药期间外出应注意防晒，避免阳光下皮肤裸露。⑤长期应用需定期检查甲状腺功能和肺功能，防止甲状腺功能紊乱和出现间质性肺炎或肺纤维化。甲状腺功能障碍及碘过敏者禁用，定期肺部 X 光检查。

小 结

抗心律失常药主要通过降低自律性、改变传导性、取消折返激动、绝对或相对延长有效不应期及减少后除极和触发活动而发挥作用。治疗快速型心律失常的药物按作用机制分为四类：①钠通道阻滞药。如奎尼丁为广谱抗心律失常药，利多卡因是急性心肌梗死并发室性心律失常的首选药，苯妥英钠长于治疗室性心律失常，特别是强心苷中毒引起的室性心律失常，为首选药。② β 受体阻断药。代表药物普萘洛尔是交感神经兴奋引起的窦性心动过速的首选药。③延长动作电位时程药。代表药物胺碘酮为广谱抗菌药，适用于各种室上性和室性心律失常。④钙通道阻滞药。代表药物维拉帕米对阵发性室上性心动过速的疗效佳，为首选药。

第二十三章 抗慢性心功能不全药

慢性心功能不全又称充血性心力衰竭（congestive heart failure，CHF），是一种在正常静脉回流的前提下，心肌收缩功能减弱或障碍，不能泵出足够的血液以满足机体组织代谢需要的病理综合征。CHF 可由多种心血管疾病（如冠心病、高血压、心脏瓣膜病、病毒性心肌炎等）以及代谢障碍性疾病（如甲状腺功能亢进等）引起，表现为心肌收缩力减弱、心率加快、心脏前后负荷增高、心输出量降低、心肌耗氧量增加，同时还可改变心脏结构、影响神经内分泌，这些因素进一步加剧影响心功能，形成恶性循环。

> **知识链接**
>
> ### 心功能不全的程度判断
>
> 心力衰竭分期（ACC/AHA，2001 年）：
>
> A 期：有发生心力衰竭的高度危险因素，但无心脏结构异常或心衰表现。
>
> B 期：有心肌重塑或心脏结构异常，但从未无心衰表现。
>
> C 期：目前或既往有心力衰竭表现，包括射血分数降低和射血分数正常两类。
>
> D 期：即难治性心力衰竭。采用药物治疗后，患者症状仍未得到改善或迅速复发。

治疗 CHF 可以根据患者心脏结构、功能及神经内分泌等方面的病理变化，选择不同的药物，以改善患者心功能、缓解症状、预防或逆转心室重构，降低死亡率。常用药物包括三类：①强心苷类正性肌力药，如地高辛、洋地黄毒苷等；②非强心苷类正性肌力药，如磷酸二酯酶抑制药、拟交感神经药；③减负荷药，如利尿药、血管紧张素转换酶抑制药和血管紧张素 II 受体阻断药、血管舒张药及 β 受体阻断药等。

第一节 强心苷

强心苷（cardiac glycosides）是一类选择性作用于心脏，增强心肌收缩力的苷类药物，主要来源于洋地黄类植物，故又称为洋地黄类药物。临床常用药物主要有地高辛（digoxin）、洋地黄毒苷（digitoxin）、去乙酰毛花苷（deslanatoside）、毒毛花苷 K（strophanthin K）等。其中以地高辛最为常用。

【体内过程】根据在体内作用时间长短，强心苷类药物可分为长效、中效和短效三类。各药物的脂溶性差异大，脂溶性高则口服吸收好，而且血浆蛋白结合率和肝脏代谢率均高。其中，洋地黄毒苷脂溶性最高，毒毛花苷 K 脂溶性最低，地高辛脂溶性介于两者之间，各种强心苷的药动学特点见表 23-1。

表 23-1 强心苷类药物的药动学特点

药物	类别	给药途径	起效时间（min）	达峰时间（h）	半衰期（d）	主要消除途径
洋地黄毒苷	长效	口服	120	8 ~ 12	5 ~ 7	肝
地高辛	中效	口服	60 ~ 120	4 ~ 8	36	肾
毒毛花苷 K	短效	静脉注射	5 ~ 10	0.5 ~ 2	12 ~ 19	肾
去乙酰毛花苷	短效	静脉注射	10 ~ 30	1 ~ 2	23	肾

1. 吸收 洋地黄毒苷因脂溶性最高，口服吸收完全，生物利用度高达 100%；地高辛脂溶性稍低，生物利用度在 20% ~ 80% 之间，可能与药物制剂的生产工艺有关，故用药应注意选择同一来源的制剂；毒毛花苷 K 很少由胃肠道吸收，不宜口服，应用时需静脉注射给药。强心苷口服吸收后，部分经胆道排泄入肠道后被再次吸收，形成肝肠循环，药物作用时间延长。

2. 分布 不同强心苷在血液中与血浆蛋白结合率不同。其中洋地黄毒苷与血浆蛋白结合率最高，毒毛花苷 K 最小，地高辛介于两者之间。洋地黄毒苷和地高辛分布较广，可分布于全身各组织；毒毛花苷 K 和去乙酰毛花苷在心、肝、肾中浓度较高。此外，强心苷在乳汁中也有分布。

3. 代谢 洋地黄毒苷脂溶性最高，易进入肝细胞代谢；地高辛在体内代谢较少，60% ~ 90% 以原型经肾脏排泄；毒毛花苷 K 和去乙酰毛花苷则很少在体内代谢。

4. 排泄 洋地黄毒苷大多以代谢产物的形式经肾脏排出，少量以原型经肾脏排出；地高辛约 60% ~ 90% 以原型经肾脏排出。毒毛花苷 K 和去乙酰毛花苷水溶性高，几乎全部以原型经肾脏排出。老年人以及肾功能不全的患者血药浓度升高，容易导致中毒。

【药理作用】

1. 正性肌力作用 治疗量下，强心苷能选择性作用于心脏，加强心肌收缩力，表现为①增强心肌收缩力且加快心肌收缩速度，这是对心肌的直接作用。心肌收缩力加强，每搏输出量增加；心肌纤维收缩速度加快、每搏收缩期缩短、舒张期相对延长，有利于静脉血的回流、冠状动脉血液灌注，并使心肌得到充分休息，从而缓解 CHF 症状；②降低衰竭心肌耗氧量。心力衰竭致使心肌耗氧量较高，应用强心苷后，虽然心肌收缩力增强使耗氧量增多，但因用药后心排血充分，心室舒张末期容量减少，心室壁张力下降，明显降低耗氧量。加之心排出量增加后的反射性心率减慢、舒张期相对延长均可使心肌耗氧量减少，最终总耗氧量并不增加，这是强心苷类药物区别于儿茶酚胺类药物的主要特点，也是强心苷类药物用于治疗 CHF 的重要依据；③增加衰竭心脏排出量。心衰患者心室内残余血量较多，强心苷增强心肌收缩力使心排出量增加；同时通过反射，降低交感神经兴奋性，使外周血管扩张、心脏射血阻力降低、心排出量增加。

2. 负性频率作用 强心苷对正常心率影响小，能减慢 CHF 患者的心率。心功能不全时，心输出量减少，反射性提高交感神经功能，导致心率加快。强心苷通过增强心肌收缩力，使心排出量增加，反射性兴奋迷走神经，使心率减慢，减少心脏做功，使心脏得到充分休息；同时延长心室舒张期，可增加静脉回流，进而提高心排出量，又可增加冠状动脉的灌流量，使心脏获得更多的冠脉供血，这些有利于缓解衰竭心脏的缺氧症状。

3. 负性传导作用 治疗剂量的强心苷能反射性兴奋迷走神经，降低窦房结自律性、缩短心房有效不应期而加快其传导、减慢房室传导、提高浦肯野纤维自律性并缩短其有效不应期。

4. 对心电图的影响 治疗剂量强心苷影响心肌电生理，心电图可出现 PR 间期延长、PP 间期延长、QT 间期缩短，甚至 T 波低平、倒置或 ST 段下移呈鱼钩状等改变。中毒剂量引起的各种心律失常均可在心电图上表现出来，如室性早搏、室性心动过速及房室传导阻滞等，但没有特异性，易与冠心病的心电图混淆。

5. 对肾脏的影响 强心苷对心力衰竭的患者有明显利尿作用，通过增加心输出量，使肾血流量和肾小球滤过率增加而实现，产生间接利尿作用；同时抑制 Na^+-K^+-ATP酶，减少肾小管对 Na^+ 的重吸收，产生直接利尿作用。

作用机制：强心苷增强心肌收缩力的作用与增加心肌细胞内 Ca^{2+} 浓度有关。通过抑制心肌细胞膜上 Na^+-K^+-ATP 酶，使 Na^+-K^+ 交换减少，心肌细胞内 Na^+ 量增多，促进 Na^+-Ca^{2+} 交换增加，导致心肌细胞内 Ca^{2+} 浓度升高，心肌收缩力增强，见图 23-1。中毒剂量强心苷重度抑制 Na^+-K^+-ATP 酶，使 Na^+-Ca^{2+} 交换大量增多、Na^+-K^+ 交换明显减少，致使心肌细胞 Ca^{2+} 超负荷，K^+ 锐减，复极加速，最大舒张电位或静息电位上移，自律性升高，容易诱发快速型心律失常。可见强心苷的正性肌力作用与心脏不良反应均为抑制 Na^+-K^+-ATP 酶所致，只是抑制程度不同，关键在于正确掌握给药剂量。

【临床应用】

1. 慢性心功能不全 强心苷对不同原因引起的心功能不全有不同程度的疗效：对心衰伴心房颤动、或心室率过快者的疗效最好；对高血压、先天性心脏病、动脉硬化及心瓣膜病引起低排血量心衰效果良好；对甲状腺功能亢进、重症贫血、维生素 B_1 缺乏等能量产生障碍引起的高排血量心功能不全疗效较差；对伴有机械性梗阻的心功能不

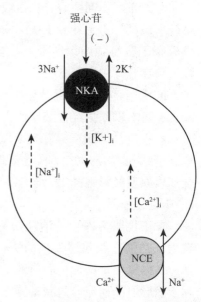

图 23-1 强心苷作用机制示意图

NKA：Na^+-K^+-ATP 酶；NCE：Na^+-Ca^{2+} 双向交换

全，如缩窄性心包炎、心包积液、严重二尖瓣狭窄等引起的心衰疗效不佳或无效；对活动性心肌炎、肺源性心脏病等存在心肌缺血缺氧的心衰疗效不佳，且易引起中毒。

2. 某些心律失常

（1）**心房纤颤（房颤）**　心房纤颤是指心房各部位发生细弱、快速而不规则的纤维性颤动，心房率可达 350～600 次 / 分，其主要危险是引起心室颤动，心室率可达 100～160 次 / 分、心排血量减少，导致循环障碍，甚至体循环栓塞。强心苷的负性传导作用可减慢房室传导，抑制冲动从心房传入心室，从而减慢心室率，保护心室，是治疗房颤首选药。

（2）**心房扑动（房扑）**　心房扑动是指心房快速而规律的异位节律，心房率每分钟 250～300 次，此冲动相对较强且规则，易于传入心室，使心室率加快。强心苷较易控制房颤者的心室率，应用强心苷先通过缩短心房有效不应期，使心房扑动转变为心房颤动，再通过减慢房室传导而抑制心房颤动的传导，进而减慢心室率。部分患者在房扑转为房颤后停用强心苷可恢复窦性心律，是由于停用强心苷等于取消了缩短心房不应期的作用，相当于延长了心房有效不应期，使折返冲动落于不应期而终止了折返激动，恢复窦性节律。

（3）**阵发性室上性心动过速**　强心苷增强心肌收缩力，使心排出量增加，能反射性兴奋迷走神经，降低心房细胞的自律性，减慢传导，治疗阵发性室上性心动过速。但室性心动过速不宜用强心苷，可引起心室纤颤。

【**不良反应**】强心苷安全范围较小，治疗量接近中毒量，且个体差异较大，存在肝肠循环，故易出现中毒。用药前应注意诱发强心苷中毒的各种因素，如低血钾、低血镁、高血钙、严重心肌缺血缺氧、肝肾功能不全等。中毒反应的主要表现如下：

1. 胃肠道反应　是常见的强心苷中毒早期症状，主要表现为恶心、呕吐、腹泻、食欲不振等，与其兴奋延髓催吐化学感受区有关。

2. 中枢神经系统反应　可有疲倦、眩晕、失眠、谵妄、表情淡漠、惊厥及视觉障碍（黄视、绿视、视力模糊）等。视觉障碍为强心苷中毒的先兆反应。

3. 心脏毒性反应　是强心苷最严重的毒性反应，可出现各种心律失常。最常见的心律失常是室性早搏，也可出现二联律、三联律，严重者可出现室性心动过速。其机制可能与心肌细胞内钙超负荷激发心肌后除极有关。此外，还可出现不同程度的房室传导阻滞及窦性心动过缓。

【**给药方法**】

1. 传统给药方法　分两个步骤进行：第一步即先在短时间内给予足量强心苷，使血药浓度达到最大有效浓度，以充分发挥疗效，此量称为全效量或洋地黄化量；第二步，达到全效后，逐日给予小剂量补充每日消除量，以维持疗效，此量称为维持量。全效量给药法分为速给法和缓给法，可根据患者情况选择不同给药法。

（1）**速给法**　适用于病情危急且 2 周内未用过强心苷者，24 小时内给足全效量。

（2）**缓给法**　适用于轻、中度心功能不全患者，3～4 日内给足全效量。达到全效量后给予小剂量以补充每日消除量，维持有效血药浓度。一般多选用地高辛、洋地黄毒苷。

2. 每日维持量法 对轻、中度心功能不全者，为减少毒性反应，可不先给予全效量，而是采用每日维持给药法，即每日给予维持量，经过 4~5 个 $t_{1/2}$，使血药浓度逐渐达到稳态。这种方法可明显减少强心苷中毒反应的发生，简便易行、安全有效，但起效缓慢。

第二节 非强心苷类正性肌力药

一、磷酸二酯酶抑制药

磷酸二酯酶抑制药（phosphodiesterase inhibitor，PDEI）特异性抑制心肌和血管平滑肌细胞内的磷酸二酯酶，通过减少环磷酸腺苷（cAMP，环腺苷酸）的降解而增加细胞内的 cAMP 含量。心肌细胞内 cAMP 水平的升高，可使 Ca^{2+} 内流增加，升高细胞内 Ca^{2+} 浓度，增强心肌收缩力；血管平滑肌细胞内 cAMP 的水平升高，可抑制血管平滑肌细胞 Ca^{2+} 内流并促进 Ca^{2+} 外流，使血管平滑肌细胞内 Ca^{2+} 减少，从而舒张血管，减轻心脏负荷。

PDEI 正性肌力作用强于洋地黄，长期应用不良反应多。主要用于治疗各种原因所致急性左心衰竭、三联（强心苷、扩血管药及利尿药）无效的难治性心力衰竭、心脏手术后的低心排血量综合征、慢性充血性心力衰竭及外科手术前的过渡性治疗。

药物氨力农（amrinone，氨吡酮）仅供短期静脉给药，但不良反应发生率高且较严重，已被同类药物米力农（milrinone，甲氰吡酮）替代。米力农作用比氨力农强 10~30 倍，且不良反应少，但也仅用于短期静脉滴注。

PDEI 均能扩张外周血管，如用量过大或患者已有血容量不足，则易引起低血压，注射过快可引起心动过速及诱发室性心律失常，增加心房颤动的心室率，甚至增加病死率。长期应用氨力农可导致血小板减少，有 1/3 患者可出现不易耐受的胃肠道刺激症状。

二、拟交感神经药

用于 CHF 的拟交感神经药可激动心肌细胞膜上 β_1 受体，激活心肌细胞腺苷酸环化酶，使 cAMP 水平升高，心肌细胞 Ca^{2+} 内流增加，产生正性肌力作用，改善心衰症状。

多巴酚丁胺

多巴酚丁胺（dobutamine）选择性兴奋心脏 β_1 受体，增强心肌收缩力，心排出量增多；对血管的 β_2 受体的微弱兴奋作用可使外周血管平滑肌松弛，降低外周阻力，减轻心脏后负荷，降低心肌耗氧量，改善心功能。由于易产生耐药性，且需要静脉滴注，因此仅能短期给药，临床主要用于心肌梗死后心力衰竭及急性左心衰竭患者。本药能加快房室传导，心房纤颤患者禁用。

扎莫特罗

扎莫特罗（xamoterol）为 β 受体部分激动剂。轻度 CHF，交感神经活动较弱，发挥激动药的作用；重症 CHF，交感神经活性较高，发挥拮抗药的作用。临床主要用于轻度 CHF 患者。剂量过大可致血压升高、心率加快、心肌耗氧量增加，诱发心律失常及心绞痛，加重心力衰竭。长期应用可因 β 受体下调机制而产生耐受性，使疗效降低，故不适宜长期用药。

第三节　减负荷药

慢性心功能不全与心脏前、后负荷密切相关，减负荷药通过减轻心脏前、后负荷而增加心输出量，改善心衰症状，可用于心力衰竭治疗。临床常用药物有如下几种。

一、利尿药

利尿药是治疗 CHF 的常规辅助用药。短期应用时，通过排钠利尿减少血容量和回心血量，减轻心脏前负荷；长期用药，由于排钠，可使血管壁平滑肌细胞中 Na^+ 减少，Na^+-Ca^{2+} 交换减少，致使细胞内 Ca^{2+} 减少，外周血管张力下降，降低心脏后负荷。由于前、后负荷均能降低，可改善心脏泵血功能，缓解 CHF 的症状。长期大剂量应用可导致心律失常、心衰加重、糖代谢紊乱等。用药期间需密切关注电解质情况，必要时纠正电解质平衡紊乱。

利尿药常需要与其他抗心衰药物联合应用，其中，对于轻、中度心功能不全可选用噻嗪类利尿药，如氢氯噻嗪；对于重度心功能不全，尤其急性左心功能不全合并肺水肿者，应静脉注射高效利尿药，如呋塞米、布美他尼等；严重的心力衰竭伴有醛固酮增多者，为避免低血钾，可选用保钾利尿药如螺内酯、氨苯蝶啶等。

二、血管紧张素转换酶抑制药和血管紧张素受体 II 阻断药

（一）血管紧张素转换酶抑制药

血管紧张素转换酶抑制药（angiotensin converting enzyme inhibitors，ACEI）可缓解 CHF 症状，降低 CHF 的病死率，可逆转心肌肥厚、心室重构及抑制心肌纤维化，从而改善预后。常用药物有卡托普利、依那普利等。

【药理作用】

1. 减轻心脏负荷　ACEI 使血管紧张素 II（Ang II）生成减少，缩血管作用减弱，致血管舒张，降低外周阻力；同时减少醛固酮分泌，减轻水钠潴留，降低心脏负荷。此外，还抑制缓激肽的降解，使缓激肽增多，扩张外周血管，外周阻力下降，心排出量增加，进一步减轻心脏负荷。

2. 降低交感神经活性　Ang Ⅱ通过作用于交感神经突触前膜血管紧张素受体（AT$_1$受体）促进去甲肾上腺素释放，并可作用于中枢神经系统 AT$_1$ 受体而促进中枢交感神经冲动的传递。ACEI 减少 Ang Ⅱ 生成，使去甲肾上腺素释放减少，降低交感神经系统活性，降低心肌耗氧量。

3. 抑制心室及血管重构　小剂量 ACEI 逆转心血管重构，抑制心肌纤维化，改善心功能，降低患者病死率。

【临床应用】ACEI 用于重度和难治性心功能不全，明显降低患者的病死率，临床常与利尿药、强心苷类药物合用。尤其适用于高血压并发心功能不全患者。第二代 ACEI 类药物依那普利作用明显强于第一代药物卡托普利，每日给药 1 次即可。

（二）血管紧张素受体 Ⅱ 阻断药

本类药选择性阻断 Ang Ⅱ 受体，可明显对抗 Ang Ⅱ 的血管收缩作用；疗效与 ACEI 相似，但对缓激肽途径无影响，故不产生刺激性干咳、血管神经性水肿等不良反应。临床上主要用于不能耐受 ACEI 的重度心功能不全患者。常用药物有氯沙坦、厄贝沙坦等。

三、血管舒张药

血管舒张药可舒张血管，减轻心脏前、后负荷，有助于改善心功能，是治疗 CHF 的辅助药物。主要适用于不能耐受强心苷或使用利尿药无效的难治性心功能不全。常用药物有硝酸酯类、肼屈嗪、硝普钠及氨氯地平等。本类药物的应用应避免剂量过大、给药速度过快，以免造成血压骤降，引起低血压，加重心衰症状。

静脉滴注硝普钠适用于急性左心衰伴重度高血压、CHF 急性恶化等，通过强力扩张小静脉和小动脉，降低心脏前、后负荷，能够迅速降低血压，改善心功能。

肺淤血症状显著及呼吸困难或伴有冠心病的心衰患者，可选用硝酸酯类舒血管药。本类药物以扩张小静脉为主，减少静脉回心血量，降低心脏前负荷；此外，硝酸酯类可以选择性扩张心外膜血管，改善心肌血液循环，增加缺血区的血流量，改善心功能。长期大剂量服用突然停药可产生依赖性或反跳现象，应注意调整剂量，谨慎、缓慢的停药。

心输出量明显减少、肾功能不全及不能耐受 ACEI 的心衰患者宜选用肼屈嗪。舒张小动脉为主，降低心脏后负荷，增加心输出量，同时也能增加肾血流量。但由于能反射性加快心率，增加肾素 - 血管紧张素 - 醛固酮系统活性，长期应用不良反应较多。

高血压合并心力衰竭患者，可选用 Ca^{2+} 通道阻滞药氨氯地平。氨氯地平通过阻滞 Ca^{2+} 通道，减少 Ca^{2+} 内流，舒张外周血管，减轻心脏后负荷；扩张冠状动脉，增加心肌供血；还缓解钙超载，预防或逆转血管及心室重构。但第一代 Ca^{2+} 通道阻滞药制剂硝苯地平可引起反射性心动过速，维拉帕米等有负性肌力作用，故不适用于 CHF 患者。

四、β 受体阻断药

因 β 受体阻断药具有很强的负性肌力作用，曾被禁用于治疗 CHF。随着临床治疗学的发展，人们发现美托洛尔治疗特发性扩张型及缺血性心肌病引起的 CHF 疗效显著。研究结果表明，早期应用 β 受体阻断药，可明显改善预后、降低死亡率。自 20 世纪 80 年代中期，β 受体阻断药开始用于 CHF 的治疗。常用药物有卡维地洛（carvedilol）、拉贝洛尔（labetalol）及比索洛尔（bisoprolol）等。

【药理作用】

1. 对神经 – 内分泌的作用　心衰患者交感神经系统活性增高，儿茶酚胺释放过多使 β 受体下调，β 受体对正性肌力作用药物的反应性逐渐减弱。该类药物通过阻断 β 受体，可降低交感神经张力，抑制去甲肾上腺素对心肌细胞的损伤，从而保护心肌；长期使用上调 β 受体数量，促进心肌舒缩的协调性，降低 CHF 死亡率。

2. 对血液动力学的作用　β 受体阻断药阻断肾脏 β_1 受体，减少肾素分泌，抑制肾素 – 血管紧张素 – 醛固酮系统，减少血管紧张素 II 的生成，使血管舒张，并减少水钠潴留，减轻心脏负荷，降低心肌耗氧量，从而改善心衰症状。

3. 对心功能及预后的改善　通过阻断心脏 β_1 受体可减慢心率、降低心肌耗氧、并延长舒张期充盈，增加心肌有效血流量，改善心肌缺血；对降低心律失常引起的病死率很有意义，对衰竭心脏有保护作用。

【临床应用】第一代 β 受体阻断药普萘洛尔等因有明显抑制心肌收缩力的作用，增加心脏后负荷，不适用于心衰，目前临床上证实有效的药物为第二代 β 受体阻断药，已被医学界确认为治疗 CHF 的基本药物之一。临床上通常与强心苷、利尿剂、ACEI 等联合应用，用于治疗扩张型心肌病导致的轻、中度 CHF，尤其适合伴高血压、冠心病、心肌梗死、心律失常患者。需遵循"从小剂量开始、剂量个体化"原则，逐渐增加至耐受量，同时需严密观察患者的血压、心率变化，避免过度抑制心脏，心衰症状加重。

【不良反应】β 受体阻断药减慢心率、降低房室传导速度、收缩支气管平滑肌，故禁用于重度心衰、重度房室传导阻滞、严重心动过缓、严重左室功能减退、低血压及支气管哮喘患者。长期用药者停药时应逐渐减少药量，骤然停药易出现"反跳现象"，导致心绞痛甚至急性心肌梗死发生。

第四节　用药护理

强心苷　①用药前应了解近期使用的强心苷的种类、剂量、剂型、给药方法及使用时间，对于不能口服的药物避免肌内注射，静脉用药应按规定进行稀释，并即刻使用，避免药物降解。注射应缓慢，以免发生心律失常等不良反应。②强心苷类药物安全范围非常小，要严格掌握适应证，用药期间监测患者血清药物浓度，警惕洋地黄中毒。地高辛口服生物利用度个体差异大，与制剂的制备过程有关，故使用时应选择同一来源制剂。③及时发现中毒的临床表现，尤其是中毒先兆，如胃肠道反应、黄绿视症或心率低于 60 次 / 分等均为停药指征。胃肠反应注意与心功能不全未被控制或因胃肠疾病而产生的恶心、呕吐症状相区别。④用药期间观察患者有无低钾的症状，如嗜睡、肌无力、反射减弱、感觉异常、直立性低血压等，尤其是同时应用利尿药的患者需重视维持血钾水平，防止出现心律失常。一旦出现心律失常，应立即停药，防止发展为致死性心室纤颤。有低血钾者应补充钾盐，应用苯妥英钠、利多卡因纠正快速型心律失常；对窦性心动过缓、房室传导阻滞等缓慢型心律失常，可用阿托品纠正。⑤若强心苷中毒危及生命，应用地高辛抗体 Fab 片段静脉注射对抗，它可特异性地与强心苷结合，促使强心苷从与 Na^+-K^+-ATP 酶的结合中解离出来，使中毒症状缓解或消失。有甲状腺功能低下、严重呼吸系统疾病、心肌损伤者应减少剂量。⑥禁用于房室传导阻滞、窦性心动过缓、严重心肌缺血缺氧性疾病（如活动性心肌炎、肺源性心脏病等）。⑦应注意诱发强心苷中毒的各种因素，如年龄较大、肝肾功能不全、低血钾、低血镁、高血钙以及合用能提高强心苷血药浓度的药物（如利血平、胺碘酮、奎尼丁、排钾利尿药、儿茶酚胺类药）等。

小　结

治疗慢性心功能不全可以根据心脏结构、功能及神经内分泌等方面的病理变化，选择不同的药物，常用药物包括三类：①强心苷类正性肌力药。如地高辛、洋地黄毒苷等。通过抑制心肌细胞膜上 Na^+-K^+-ATP 酶，使 Na^+-K^+ 交换减少，心肌细胞内 Na^+ 含量增多，促进 Na^+-Ca^{2+} 交换增加，使心肌细胞内 Ca^{2+} 增多，心肌收缩力增强，对不同原因引起的心功能不全有不同程度的疗效。②非强心苷类正性肌力药。如磷酸二酯酶抑制药、拟交感神经药，对心脏有正性肌力作用。前者临床上短时间用于强心苷治疗无效的难治性心力衰竭；后者可用于重症心力衰竭患者。③减负荷药。如利尿药、血管紧张素转换酶抑制药和血管紧张素受体 Ⅱ 阻断药、血管舒张药、β 受体阻断药等，通过减轻心脏前、后负荷，使心排出量增多，改善心功能，对心力衰竭有良好疗效。

第二十四章　血液及造血系统用药

第一节　抗贫血药

一、概述

贫血是指循环血液中红细胞数或血红蛋白含量低于正常值。根据发病原因和机制的不同，贫血主要分为：①缺铁性贫血，铁质缺乏所致，可用铁剂治疗；②巨幼红细胞性贫血，由于叶酸或维生素 B_{12} 缺乏所致，可用叶酸和维生素 B_{12} 治疗；③再生障碍性贫血，由于骨髓造血功能障碍引起红细胞、白细胞和血小板减少，治疗较困难。

二、常用药物

（一）治疗缺铁性贫血药物

常用的口服铁剂有硫酸亚铁（ferrous sulfate）、枸橼酸铁铵（ferric ammonium citrate）、富马酸亚铁（ferrous fumarate）等；注射铁剂包括右旋糖酐铁（iron dexran）；山梨醇铁（iron sorbitex）等。

【体内过程】口服铁剂或食物中的铁以亚铁形式在十二指肠和空肠上段吸收。Fe^{2+} 被吸收入血后即被氧化成 Fe^{3+}，并与血浆中的转铁蛋白结合成血浆铁，输送至骨髓、肝、脾等造血组织和储铁组织，用于合成血红蛋白。而多余的铁与肠黏膜上的去铁蛋白结合，以铁蛋白形式储存备用。注射铁剂主要用于胃肠道吸收障碍或不能耐受口服制剂的患者。铁的排泄主要通过肠黏膜细胞的脱落以及尿液、胆汁。人体每日需铁量约 1mg。

【药理作用】铁是红细胞成熟阶段合成血红素必不可少的物质。吸收到骨髓的铁首先吸附在有核红细胞膜上并进入细胞线粒体内，与原卟啉结合形成血红素，再与珠蛋白结合，形成血红蛋白。

【临床应用】用于治疗缺铁性贫血，主要用于：①儿童生长发育期及孕妇妊娠期。②营养不良及铁吸收减少者。如萎缩性胃炎、胃癌等患者。③慢性失血。如月经过多、钩虫病、痔疮出血等。④溶血、疟疾等红细胞大量破坏引起的缺铁性贫血。在针对病因治疗的基础上选用铁剂疗效较好。口服铁剂后血液中网织红细胞数 4~5 日即可上升，

10 ~ 14 日达高峰，血红蛋白每日可增加 0.1% ~ 0.3%，4 ~ 12 周接近正常。为使体内铁储存恢复正常，待血红蛋白恢复正常后还需减半量继续用药 2 ~ 3 个月。

【不良反应】

1. 胃肠道反应　口服铁剂最常见的不良反应是恶心、呕吐、上腹部不适、腹泻等胃肠道刺激症状，与剂量相关。此外，铁剂与肠蠕动生理刺激物硫化氢结合后，可减弱肠蠕动而引起便秘。

2. 局部刺激症状　注射用铁剂可能有注射局部刺激症状。

3. 过敏反应　少数人可出现荨麻疹、发热等过敏反应，偶见过敏性休克。

4. 急性中毒　小儿误服 1g 以上铁剂，表现为胃黏膜凝固性坏死，甚至出现急性循环衰竭、休克、死亡。

（二）治疗巨幼红细胞性贫血药物

叶　酸

叶酸（folic acid）由蝶啶、对氨苯甲酸及谷氨酸三部分组成，广泛存在于动、植物食品中，人体只能从食物中获得。动物不能自身合成叶酸，因此，人体所需叶酸只能直接从植物中摄取。

【药理作用】食物中的叶酸和叶酸类制剂进入体内后，在二氢叶酸还原酶作用下形成有活性的 5- 甲基四氢叶酸，作为甲基的供给体，使维生素 B_{12} 转变成甲基维生素 B_{12}，而自身变为四氢叶酸。四氢叶酸作为一碳单位的传递体，参与嘌呤、嘧啶等多种物质的合成，并与维生素 B_{12} 共同促进红细胞的生成和成熟。叶酸缺乏可导致上述代谢障碍，表现为胞浆丰富、细胞核中染色质疏松、细胞增大等改变，这些改变在红细胞中尤为突出，出现巨幼红细胞，称为巨幼红细胞性贫血。此外，对消化道上皮细胞也有一定影响，出现舌炎、腹泻等症状。

【临床应用】

1. 巨幼红细胞性贫血　对各种原因引起的巨幼红细胞性贫血有效。①叶酸供应不足所致巨幼红细胞性贫血。叶酸尤其对营养性巨幼红细胞性贫血、婴儿期或妊娠期对叶酸需求增加所致的巨幼红细胞性贫血等疗效好，治疗时以叶酸为主，配合维生素 B_{12} 疗效更好。②二氢叶酸还原酶功能障碍所致巨幼红细胞性贫血。甲氨蝶呤、乙胺嘧啶及肝脏因素等可造成二氢叶酸还原酶功能障碍，引起巨幼红细胞性贫血。由于二氢叶酸还原酶受到抑制，叶酸在体内不能转变为四氢叶酸，故应用一般叶酸制剂无效，需选用甲酰四氢叶酸钙（calcium folinate）治疗。

2. 恶性贫血　对维生素 B_{12} 缺乏所致恶性贫血，单用叶酸仅能纠正异常血象，不能改善神经损害症状，故治疗时应以维生素 B_{12} 为主，叶酸为辅。

【不良反应】长期服用可能出现厌食、恶心、腹胀等胃肠道反应，偶见过敏反应。大剂量服用可致尿液呈黄色。

恶性贫血

恶性贫血是由于胃黏膜永久性的萎缩，不能分泌内因子，进而导致维生素 B_{12} 吸收减少而引起的贫血，其发病机理尚待阐明，目前多认为与遗传、种族等因素有关，如北欧斯堪的纳维亚人、英格兰人、爱尔兰人多见此病，而亚洲、非洲及南欧人则少见。此外，还认为与自体免疫有关，如恶性贫血患者常同时患有甲状腺功能亢进、慢性淋巴细胞性甲状腺炎、类风湿关节炎等疾病。临床除头晕、心悸、气短、面色苍白等贫血症状外，还可有胃肠道症状和手足对称性麻木、感觉障碍等神经系统症状。贫血的治疗为补充维生素 B_{12}，需要终生维持治疗。

维生素 B_{12}

维生素 B_{12}（vitamin B_{12}）是一类含钴的水溶性 B 族维生素，广泛存在于动物内脏、蛋、乳类食物中。药用的维生素 B_{12} 为氰钴胺和羟钴胺，性质稳定。

【体内过程】口服维生素 B_{12} 必须与胃壁细胞分泌的糖蛋白（内因子）结合才能避免被胃液消化而进入空肠吸收。胃黏膜萎缩所致内因子缺乏可影响维生素 B_{12} 的吸收，引起恶性贫血。维生素 B_{12} 吸收后大部分储存于肝脏。其余则由胆汁、胰液、胃液排泄。口服维生素 B_{12} 主要由肠道排出，注射液大部分由肾脏排出。

【药理作用】维生素 B_{12} 为细胞分裂、维持肝脏功能和神经组织髓鞘完整所必需。体内维生素 B_{12} 主要参与以下两个代谢过程：①参与叶酸的代谢过程。维生素 B_{12} 是 5-甲基四氢叶酸转化为四氢叶酸反应必需的物质，促进四氢叶酸的循环利用。因此，维生素 B_{12} 缺乏会导致叶酸缺乏症；②维持有鞘神经纤维功能的完整性。维生素 B_{12} 可使甲基丙二酰辅酶 A 代谢为琥珀酰辅酶 A，进入三羧酸循环。当维生素 B_{12} 缺乏时，甲基丙二酰辅酶 A 积聚，干扰脂肪酸的正常合成，影响神经髓鞘蛋白形成，出现神经退化性和进行性脱髓鞘，表现为感觉异常、运动失调等。因此，对巨幼红细胞性贫血，维生素 B_{12} 和叶酸可以互相纠正贫血，但神经症状必须用维生素 B_{12} 治疗。

【临床应用】主要用于治疗恶性贫血及巨幼红细胞性贫血，与叶酸合用可改善神经症状。也可用于神经系统疾病（如神经萎缩、神经炎等）、肝脏疾病（如肝炎、肝硬化）、牛皮癣、再生性障碍贫血等的辅助治疗。

【不良反应】不良反应较少，极少数患者可出现过敏性休克，应慎用。

第二节　促凝血药与抗凝血药

一、机体凝血和抗凝血机制

血液能在血管通畅地流动，既不发生出血，又不发生凝血，主要依赖于机体内血液凝固与抗血液凝固、纤维蛋白溶解与抗纤维蛋白溶解两个对立统一的平衡状态。一旦平衡失调，可因凝血亢进形成血栓性疾病，或因纤溶亢进导致出血性疾病。

　　血液凝固过程是多种凝血因子共同参与的一系列蛋白质的水解活化过程，包括内源性和外源性两个途径。内源性凝血途径是由凝血因子Ⅻ与受损血管内皮带负电荷异物表面接触而被激发。外源性凝血途径是从组织受损伤释放组织因子激活凝血因子Ⅶ开始的。两条途径的共同通路是凝血因子Ｘ被激活为Ｘa，并与因子Ｖa形成凝血酶原复合物，能使凝血酶原转变为凝血酶，催化纤维蛋白原转化为纤维蛋白，见图24-1。

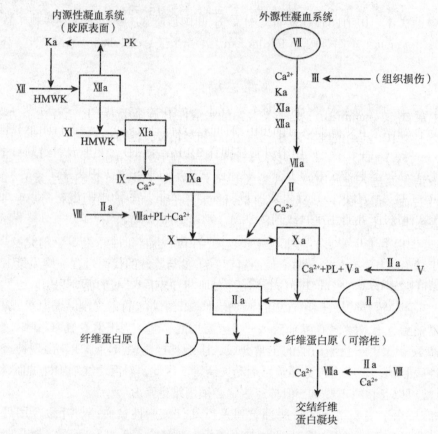

图24-1 凝血过程及抗凝血药的作用点

□：需维生素K参与合成；○：与肝素作用有关的凝血因子；a：为凝血因子的活化型；

PK：前激肽释放酶；HMWK：高分子量激肽原；PL：磷脂

二、常用药物

（一）促凝血药

　　促凝血药是一类通过促进凝血因子活性、抑制纤维蛋白溶解或降低毛细血管通透性而使出血停止的药物。

1. 促进凝血因子生成药

维生素 K

维生素 K（vitamine K）广泛存在于自然界，分为 K_1、K_2、K_3 和 K_4，基本结构为甲萘醌。其中维生素 K_1 多存在于绿色植物中，维生素 K_2 则由腐败鱼粉制得或由肠道细菌产生，维生素 K_1 和维生素 K_2 均为脂溶性维生素，需胆汁协助吸收。维生素 K_3、K_4 是人工合成品，为水溶性维生素，不需要胆汁协助吸收。

【药理作用】维生素 K 作为 γ-羧化酶的辅酶，参与肝脏内凝血因子 Ⅱ、Ⅶ、Ⅸ、Ⅹ、抗凝血蛋白 C 和抗凝血蛋白 S 的合成。这些凝血因子上的第 10 个谷氨酸残基必须经过羧化酶的 γ-羧化作用后才具有活性可与 Ca^{2+} 结合，然后与带有大量负电荷的血小板磷脂结合，使血液凝固。在羧化反应中，维生素 K 由氢醌型转化为环氧型，环氧型维生素 K 又在还原型辅酶 Ⅰ 作用下还原成氢醌型，继续参与羧化反应。维生素 K 缺乏或环氧化物还原反应受阻，凝血因子 Ⅱ、Ⅶ、Ⅸ、Ⅹ 合成将停留在无活性的前体状态，导致凝血酶原时间延长，引起出血，见图 24-2。

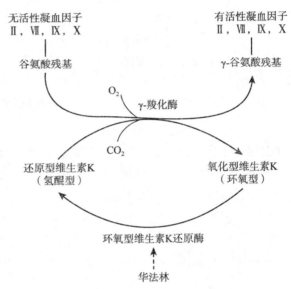

图 24-2　维生素 K 与华法林的作用机制
虚线箭头表示抑制

【临床应用】

（1）维生素 K 缺乏引起的出血　①维生素 K 吸收障碍。如胆瘘、梗阻性黄疸、慢性腹泻或广泛肠段切除后导致维生素 K 吸收障碍引起的出血；②维生素 K 合成障碍。早产儿、新生儿及长期应用广谱抗生素患者，维生素 K 合成减少导致维生素 K 缺乏引起的出血。

（2）凝血酶原过低导致的出血　长时期使用抗凝药香豆素类和水杨酸类等药物，可抑制肝内凝血酶原的合成而引起出血。

（3）内脏绞痛　肌内注射维生素 K_1、K_3 有解痉、止痛作用。

【不良反应】维生素 K_1 注射过快，可产生颜面潮红、胸闷、呼吸困难、血压下降等症状。维生素 K_3、K_4 的刺激性强，口服易引起恶心、呕吐等胃肠道反应。较大剂量维生素 K_3 可能引发新生儿、早产儿溶血性贫血和高胆红素血症等，对葡萄糖 -6- 磷酸脱氢酶（G-6-PD）缺乏的患者也可诱发溶血。

2. 抗纤维蛋白溶解药

氨甲苯酸

氨甲苯酸（aminomethylbenzoic acid，PAMBA，对羧基苄胺）竞争性抑制纤溶酶原激活因子，阻止纤溶酶原转化为纤溶酶，而抑制纤维蛋白的溶解，产生止血作用。用于纤维蛋白溶解过程亢进所致的出血，如肝、肺、胰、前列腺、肾上腺、甲状腺等手术时的异常出血、产后出血以及肺结核咯血或痰中带血、血尿、前列腺肥大出血、上消化道出血等。此外，还可用于链激酶或尿激酶过量引起的出血。氨甲苯酸不良反应少，但用量过大可致血栓，并可诱发心肌梗死。

本类药物还有氨甲环酸（tranexamic acid，AMCHA），作用与氨甲苯酸相似而略强。

3. 作用于血管的止血药

垂体后叶素

垂体后叶素（pituitrin）含缩宫素和加压素（又称抗利尿激素）两种成分。加压素能直接收缩小动脉、小静脉及毛细血管，尤其对内脏血管作用明显，可降低门静脉压和肺循环压力，有利于血小板在血管破裂处形成血栓而达到止血的目的。适用于肺出现血及门静脉高压引起的上消化道出血。此外，加压素还能增加肾远曲小管和集合管对水分的重吸收，发挥抗利尿作用，可用于治疗尿崩症。不良反应主要是静脉注射过快时可出现面色苍白、出汗、心悸、胸闷、腹痛、腹泻等。少数患者可产生过敏反应。冠心病、动脉硬化、高血压、肺源性心脏病及过敏体质者禁用。

（二）抗凝血药

抗凝血药是一类干扰凝血因子功能以阻止血液凝固的药物，主要用于血栓栓塞性疾病的预防与治疗。

1. 体内、体外抗凝血药

肝　素

肝素（heparin）因最初源自肝脏而得名，存在于哺乳动物的许多脏器中，目前药用肝素多自猪肠黏膜和猪、牛肺脏中提取。肝素平均分子量 12kDa，带有大量负电荷，呈强酸性。

【体内过程】肝素是大分子，口服不被吸收，常静脉给药。静脉注射 10 分钟起效，维持 3~4 小时。60% 集中于血管内皮，大部分经网状内皮系统破坏，极少以原型从尿排出。肝素抗凝活性半衰期与给药剂量有关，静脉注射 100U/kg、400U/kg、800U/kg，抗凝活性 $t_{1/2}$ 分别为 1 小时、2.5 小时和 5 小时。肺栓塞、肝硬化患者半衰期延长。

【药理作用】肝素在体内、体外均具有抗凝作用，可延长凝血时间、凝血酶时间、凝血酶原时间。肝素抗凝血作用依赖于抗凝血酶Ⅲ（antithrombin Ⅲ，AT Ⅲ）。AT Ⅲ

是凝血酶及凝血因子Ⅱa、Ⅸa、Ⅹa、Ⅺa、Ⅻa等含丝氨酸蛋白酶的抑制剂，它与凝血酶形成AT Ⅲ凝血酶复合物而使凝血酶灭活，肝素可加速这一反应达千倍以上。肝素与AT Ⅲ结合后引起AT Ⅲ构象改变，使AT Ⅲ更易与凝血酶结合。一旦肝素–AT Ⅲ凝血酶复合物形成，肝素就从复合物上解离，再次与另一AT Ⅲ分子结合而被反复利用。抑制凝血酶活性的作用强度与肝素分子长度有关，分子越长对酶的抑制作用越大。

除抗凝作用外，还具有以下作用：①调血脂，加速极低密度脂蛋白和乳糜微粒分解代谢。但停药后血脂易回升。②保护动脉内皮细胞和抗平滑肌细胞增生。③抗炎。④抑制凝血酶诱导的血小板聚集。

【临床应用】

（1）防治血栓栓塞性疾病　如深静脉血栓形成、肺栓塞、脑栓塞以及急性心肌梗死，可防止血栓形成和扩大。

（2）防治弥散性血管内凝血　早期应用可防止因凝血因子和纤维蛋白消耗引起的继发性出血，是肝素的主要适应证。

（3）防治缺血性心脏病　心肌梗死后用肝素可预防高危患者发生静脉血栓栓塞性疾病，并预防大面积前壁心肌梗死患者发生动脉栓塞。

（4）体外抗凝　如心导管检查、体外循环、血液透析和心血管手术时，应用本药可防止血栓形成。

知识链接

弥散性血管内凝血

弥散性血管内凝血（disseminated intravascular coagulation，DIC）是指在某种致病因子作用下，大量促凝物质入血，凝血因子和血小板被激活，继而因凝血因子及血小板大量消耗，引起继发性纤维蛋白溶解亢进而发生的一种全身性血栓–出血综合征。临床表现为出血、休克、器官功能障碍和溶血性贫血，是许多疾病在进展过程中产生凝血功能障碍的最终共同途径。

【不良反应】

（1）出血　是最常见的不良反应，发生率约5%～10%，表现为皮肤黏膜出血、血肿、咯血、血尿、便血以及颅内出血等，多见于老年女性患者静脉注射给药时。因肝素轻度过量而引起的自发性出血，停药即可自行恢复。

（2）血小板减少症　发生率约为5%，多发生在用药后2～14天，程度较轻，不需中断治疗即可恢复，一般认为是肝素引起一过性血小板聚集所致。

（3）其他反应　偶见过敏反应、皮下注射局部坏死等，久用可引起脱发、骨质疏松等。

低分子量肝素

低分子量肝素（low molecular weight heparin，LMWH）是新发展起来的抗凝药，是肝素经化学或酶法解聚而得，相对分子量低于6500。与肝素相比，具有以下特点：①抗凝血因子X a活性选择性，对凝血酶及其他凝血因子影响小，故抗血栓而又降低了出血的危险；②抗血栓作用强；③由于分子量小不易引起血小板释放血小板因子Ⅳ（PF_4），PF_4引起的病理反应少；④$t_{1/2}$较长，皮下注射每日1次即可。

可用于预防术后血栓栓塞、肺栓塞、血液透析时体外循环、末梢血管病变和一些栓塞性疾病的治疗。不良反应与用药护理同肝素，用量过大仍可导致自发性出血。

目前临床常用的低分子量肝素制剂有替地肝素（tedelparin fragmin）、依诺肝素（enoxaparin lovenox）、洛吉肝素（logiparin）、洛莫肝素（lomoparin）等。

2. 体内抗凝血药

香豆素类

香豆素类是一类口服抗凝药。常用药物有双香豆素（dicoumarol）、华法林（warfarin）和醋硝香豆素（acenocoumarol）等，它们的药理作用、应用等基本相同。

【体内过程】华法林口服吸收快且完全，其钠盐的生物利用度几乎为100%，2~8小时达高峰。血浆蛋白结合率为90%~99%，主要在肝脏代谢，其代谢产物由肾脏排出，$t_{1/2}$为10~60小时；双香豆素吸收慢且不规则，血浆蛋白结合率可达90%~99%，$t_{1/2}$为10~30小时；醋硝香豆素大部分以原型经肾排出，$t_{1/2}$约为8小时。

【药理作用】本类药物是维生素K的拮抗剂，具有间接抗凝血作用。在肝脏合成的凝血因子Ⅱ、Ⅶ、Ⅸ、Ⅹ的前体物质无凝血活性，必须在氢醌型维生素K存在的条件下，经γ-羧化酶作用，使谷氨酸残基羧化为γ-羧基谷氨酸才具有活性，产生止血作用。经过羧化反应，氢醌型维生素K转变为环氧型维生素K，后者经环氧型维生素K还原酶作用可还原为氢醌型，继续参与羧化反应。香豆素类药物能抑制肝脏的环氧型维生素K还原酶，阻止环氧型维生素K向氢醌型转变，从而阻碍维生素K的循环再利用，影响凝血因子Ⅱ、Ⅶ、Ⅸ、Ⅹ的活化，而产生抗凝作用，见图24-2。

本类药物只能阻止凝血因子的活化过程，对已具有活性的凝血因子无抑制作用，需待血液循环中原有的有活性凝血因子耗竭后才能发挥作用，因此本类药物起效慢，且无体外抗凝作用，作用维持时间长。此外，还具有抑制凝血酶诱导血小板聚集的作用。

【临床应用】本类药物主要用于防治血栓栓塞性疾病，如外周动脉或静脉血栓栓塞、心房纤颤伴有附壁血栓、心脏外科手术和冠状动脉闭塞、肺栓塞等。由于起效慢，对需快速抗凝患者应在治疗前3~4日先使用肝素，然后再用香豆素类维持治疗。

【不良反应】自发性出血是其常见不良反应，可累及所有脏器。表现为牙龈出血、皮肤和黏膜瘀斑以及胃肠道、泌尿、呼吸和生殖系统的出血症状，严重者可引起颅内出血。给药3~7日后易发生皮肤、肌肉和软组织坏死，表现为局部紫绀、疼痛、皮疹和缺血性坏死等，机制不明，较罕见。此外，还可有粒细胞增多、胃肠道反应等，华法林可能引起肝脏损害，并有致畸作用。

3. 体外抗凝血药

枸橼酸钠

枸橼酸钠（sodium citrate）可与血浆中的钙离子结合，形成一种不易解离的可溶性络合物，降低血中钙离子浓度，使血液凝固过程受阻，产生快速抗凝作用，仅用于体外抗凝。用于保存新鲜血液时，一般每 100mL 血液中加入 2.5% 枸橼酸钠溶液 10mL。大量输入或过快输入含有该药的血液制品可引起低血钙，导致心功能不全的发生，必要时静注氯化钙解救。

第三节　纤维蛋白溶解药

纤维蛋白溶解药可使纤维蛋白溶解酶原转变为纤维蛋白溶解酶而快速降解纤维蛋白和纤维蛋白原，限制血栓增大和溶解血栓，故又称血栓溶解药，机制见图 24-3。

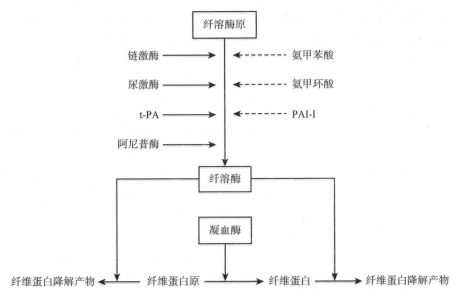

图 24-3　纤维蛋白溶解系统及其影响系统的药物作用位点

PAI-I 为纤溶酶原激活抑制剂；实线箭头表示激活；虚线箭头表示抑制

链激酶

链激酶（srreptokinase，SK）为第一代天然溶栓药，是从丙组溶血性链球菌培养液中提取得到的一种非酶性蛋白质。现可用基因工程方法制备重组链激酶。

【体内过程】链激酶为蛋白质，口服在胃肠道易被破坏，临床常采用静脉给药，也可经导管直接冠状动脉内给药。可与纤溶酶原形成复合物，部分可由蛋白酶水解后失活，$t_{1/2}$ 约为 25 分钟，主要在肝脏蓄积，代谢产物经肾脏排泄。

【药理作用】SK 是纤溶酶原间接激活药，能与内源性纤溶酶原结合，形成 SK- 纤溶酶原复合物，激活纤溶酶原，使之转变成纤溶酶，水解血栓中的纤维蛋白，发挥溶栓的作用。对血管内新形成的血栓有溶解作用，但选择性差，会呈现全身性纤溶状态。

【临床应用】临床主要用于治疗血栓栓塞性疾病。在冠脉血栓形成 2 ~ 4 小时内，静脉或冠状动脉内给药可缩小心肌梗死面积，恢复血流灌注，适用于早期治疗。血栓形成 24 小时后给药则无此作用。对深静脉血栓、眼底血管栓塞、肺栓塞均具有一定疗效，且尽早给药疗效佳。

【不良反应】SK 链激酶选择性低，易导致全身性纤维蛋白溶解反应而引起出血，包括穿刺部位的出血、颅内出血等。另外具有抗原性，能引起发热、寒战、头痛等过敏反应症状。还可能引起血压降低。

尿激酶

尿激酶（urokinase，UK）是自人尿中分离得到的一种糖蛋白，也可经基因重组技术制备而得。$t_{1/2}$ 约为 20 分钟，经肾排出。作用与链激酶相似，但尿激酶是纤溶酶原直接激活药，能直接作用于血凝块表面的纤溶酶原，使之转变成纤溶酶，产生溶栓作用。尿激酶缺乏选择性，此外还能促进血小板聚集。临床应用同链激酶。尿激酶不具有抗原性，不引起过敏反应和血压降低，主要不良反应为出血、呕吐等。价格较链激酶昂贵。

组织型纤溶酶原激活剂

组织型纤溶酶原激活剂（tissue-type plasminogen activator，t-PA）存在于血管壁、心脏等组织中。最初由人胎盘中提取纯化而得，后利用基因工程技术制备了重组组织型纤溶酶原激活剂。t-PA 对与纤维蛋白结合的纤溶酶原激活作用较游离的纤溶酶原强数百倍，能选择性作用于血栓中的纤维蛋白，使其构型发生改变，所以，t-PA 的溶栓作用较强，显效迅速。$t_{1/2}$ 为 3 ~ 8 分钟，治疗急性心肌梗死和肺栓塞效果优于链激酶，且不良反应小，较少引起出血，是较好的第二代溶栓药。

第二代溶栓药还有阿尼普酶（anistreplase），显效慢，$t_{1/2}$ 长，具有选择性作用，全身性纤溶作用弱。

葡萄球菌激酶

葡萄球菌激酶（staphylokinase，SAK，葡激酶）是从金黄色葡萄球菌中提取的一种酶类物质，现已能利用基因工程技术制备重组葡激酶。本身不具有酶活性，间接激活纤溶酶原转变为纤溶酶而溶栓。SAK 具有特异性溶栓作用，对富含血小板的血栓和已收缩血栓的溶栓作用强于其他溶栓药，临床多用于治疗急性心肌梗死等血栓性疾病。与链激酶相比，具有抗原性弱、出血并发症少等优点。

第四节　抗血小板药

血小板黏附、聚集和分泌是血栓形成的关键步骤。抗血小板药是可预防或阻止血栓的形成的药物，用于防治脑或心脏缺血性疾病、外周血栓栓塞性疾病。

阿司匹林

阿司匹林（aspirin）是目前应用最广泛的抗血小板药，主要抗血小板代谢。血小板内存在环氧酶和血栓素 A_2（TXA_2）合成酶，参与 TXA_2 合成；血管内皮细胞存在环氧酶和前列环素（PGI_2）合成酶，参与 PGI_2 合成。TXA_2 促进血小板聚集、黏附，促进血栓形成；PGI_2 抑制血小板聚集，抑制血栓形成。

阿司匹林抗血栓形成的作用机制主要是不可逆地抑制血小板中环氧酶（COX-1）的活性，使 TXA_2 生成减少，从而抑制血小板聚集和血栓形成。应用小剂量（50~100mg）阿司匹林只能抑制血小板内环氧酶的活性，显著减少 TXA_2 水平，抑制血小板功能，防止血栓形成，而对血管内皮的环氧酶作用弱，即对 PGI_2 的合成几乎无影响。较大剂量（0.3g）的阿司匹林能抑制血管内皮细胞的 PGI_2 活性，减少 PGI_2 合成，增强血小板功能，促进血栓形成。临床上可每日给予小剂量阿司匹林，用于预防心肌梗死、心绞痛及脑梗死等疾病，能降低缺血性心脏病、一过性脑缺血及脑卒中等的发病率和死亡率。

双嘧达莫

双嘧达莫（dipyridamole，潘生丁）为磷酸二酯酶抑制剂，其抗血栓作用机制：①抑制磷酸二酯酶活性，减少磷酸二酯酶对环磷酸腺苷（cAMP）的降解，增加血小板内 cAMP 含量，抑制血小板聚集；②抑制血小板生成 TXA_2，减弱其促进血小板聚集的作用；③可直接刺激血管内皮细胞产生 PGI_2，增强其活性；④能抑制血小板的黏附性，防止其黏附于血管壁的损伤部位。在体内、外均有抗凝血作用，主要用于血栓栓塞以及人工心脏瓣膜置换术后预防血栓形成。对动脉粥样硬化早期的病变过程有阻抑作用。

不良反应多与剂量有关，可表现为头晕、面部潮红、皮疹、胃肠道症状等。过量或快速静脉注射可致血压下降，少数心绞痛患者用后可致心绞痛发作。哺乳期妇女慎用。

水蛭素

凝血酶是凝血过程的关键酶，是最强的血小板激活剂。水蛭素（hirudin）是强效凝血酶抑制药，是目前所发现的最强凝血酶天然特异性抑制剂，由水蛭唾液腺中分离并提纯而得到，对凝血酶有高度的亲和性。其作用主要是通过与凝血酶结合，抑制凝血酶活性，使凝血酶诱导的血小板聚集和释放功能受抑制，并抑制凝血酶的收缩功能，从而发挥良好的抗凝作用。主要用于弥散性血管内凝血、急性冠脉综合征、预防术后血栓形成、经皮冠脉成形术术后冠脉再阻塞等。不良反应少。

第五节 升高白细胞药和造血细胞生长因子

一、升高白细胞药

由于某些原因（如肿瘤化疗、放射治疗、药物、毒物、某些感染或疾病等）引起的周围血中白细胞数量少于 4×10^9/L，称为白细胞减少症。升高白细胞药物多为某些细胞生长因子，能增强机体代谢，促进造血功能，使白细胞数目增加，但升高白细胞药物治疗效果不理想。

维生素 B_4

维生素 B_4（vitamin B_4，磷酸腺嘌呤）是核酸的组成部分，在体内参与 RNA 和 DNA 合成，能促进白细胞增生。用于防治各种原因引起的白细胞减少症，特别是对肿瘤化疗、放疗及某些药物引起的白细胞减少症疗效比较明显，也用于急性粒细胞减少症。一般用药 2～4 周，白细胞数目可明显增多。常用剂量未见明显的不良反应。

肌 苷

肌苷（inosine，次黄嘌呤核苷）为人体的正常成分，是腺嘌呤的前体，能直接透过细胞膜进入体细胞，参与体内核酸和能量代谢及蛋白质的合成。药用肌苷能活化丙酮酸氧化酶系，提高辅酶 A 的活性，改善或增强肝功能，并可使处于低能缺氧状态下的组织细胞继续进行代谢，有助于受损肝细胞功能的恢复。适用于各种原因引起的白细胞减少症、血小板减少症，并且作为辅助药用于急性或慢性肝炎、肝硬化及多种心脏疾患的治疗。偶见胃部不适、轻度腹泻，静注可有颜面潮红、恶心、腹部灼热感。

升高白细胞药物还有地菲林葡萄糖苷（cleistanthin-B，升白新）等。

二、造血细胞生长因子

红细胞生成素

红细胞生成素（erythropoietin，EPO）是一种糖蛋白，主要由肾脏近曲小管管周细胞分泌，肝细胞和巨噬细胞也可产生。临床应用的 EPO 由 DNA 重组技术合成，称重组人促红素，静脉或皮下注射应用。EPO 只作用于骨髓巨核前体细胞，促进红系干细胞增生和成熟，并促进网织红细胞从骨髓中释放入血。EPO 的产生依靠机体内血容量和氧分压调节，在失血或低氧的刺激下，EPO 水平迅速上升。在某些肿瘤患者和骨髓造血反应不良的贫血患者可出现 EPO 异常增高。

EPO 是最早用于临床的细胞因子，是迄今所知作用最单一、且安全可靠的升血红蛋白制剂。对再生障碍性贫血、多发性骨髓瘤、结缔组织病、肿瘤化疗及艾滋病药物治疗引起的贫血均有一定疗效；此外，由于 EPO 主要由肾小管内皮细胞产生，肾性疾患引起的贫血是 EPO 的首选适应证。少数患者用药初期可出现头痛、低热、乏力等，个别患者可出现肌痛、关节痛等。

粒细胞集落刺激因子

粒细胞集落刺激因子（granulocyte colony stimulating factor，G-CSF，非格司亭）是由单核－巨噬细胞、血管内皮细胞和成纤维细胞合成的糖蛋白。非格司亭为重组人 G-CSF。G-CSF 能刺激骨髓粒细胞前体，使之分化增殖为成熟的粒细胞集落，还作用于完全成熟的终末粒细胞，提高中性粒细胞的吞噬能力，促进超氧化物的产生。

临床上 G-CSF 可用于骨髓移植和肿瘤化疗后严重中型粒细胞缺乏症。G-CSF 作为肿瘤化疗的辅助制剂，在化疗前给予，可使髓性白细胞进入细胞周期，对大剂量化疗药物的治疗更敏感；在化疗中或化疗结束后给予，可以缩短骨髓抑制期。少数患者应用后有轻度骨骼疼痛症状，少数出现暂时性的血清尿酸、乳酸脱氢酶及碱性磷酸酶增高，停药后可恢复。偶可发生过敏性休克。

粒细胞－巨噬细胞集落刺激因子

粒细胞－巨噬细胞集落刺激因子（granulocyte-macrophage colony stimulating factor，M-CSF，沙格司亭）是分子量为 22kDA 的糖蛋白，主要来源于活化的 T 细胞、B 细胞、单核－巨噬细胞、成纤维细胞和血管内皮细胞。沙格司亭为重组人 GM-CSF。该药能刺激粒细胞、单核细胞、巨噬细胞等多种白细胞的分化、活化及生成；刺激 T 淋巴细胞的生长，使其成熟细胞数目增多，而对 B 细胞的生长没有影响；能增强成熟中性粒细胞的吞噬及细胞毒性作用；促进巨噬细胞和单核细胞对肿瘤细胞的裂解作用，提高机体抗肿瘤和抗感染免疫力。临床用于癌症化疗和应用骨髓抑制疗法时引起的白细胞减少症，可用于白细胞低下的骨髓衰竭患者，也可预防白细胞减少时可能潜在的感染并发症，还可加快感染引起的中性粒细胞减少的恢复。常见不良反应是发热、皮疹。较少见的为低血压、恶心、胸痛、骨痛。

第六节 扩充血容量药

本类药物主要用于大量失血或大面积烧伤导致血容量降低、休克等紧急情况，以扩充血容量、维持器官的血液灌注，是防治低血容量性休克的基本疗法。本类药的共同特点是具有一定的胶体渗透压、作用久、不具有抗原性等。

右旋糖酐

右旋糖酐（dextran）是蔗糖经肠膜状明串珠菌 -1226 发酵而成的一种高分子葡萄糖聚合物，是目前最佳的血浆代用品之一。按其分子量可分为小分子量右旋糖酐（右旋糖酐 10）、低分子量右旋糖酐（右旋糖酐 40）和中分子量右旋糖酐（右旋糖酐 70），临床常用后两种。

【药理作用与应用】右旋糖酐静脉注射后可提高血浆胶体渗透压，扩充血容量，维持血压，通过稀释血液等机制降低血液黏滞度，改善微循环，减少血小板聚集、黏附。临床主要用于各型休克的抢救、预防术后的血栓形成以及某些血栓栓塞性疾病的治疗。右旋糖酐40与右旋糖酐70比较，区别为：①前者改善微循环作用佳，后者扩充血容量作用强；②前者能使已聚集的血小板和红细胞解聚，从而降低血液黏滞性，后者能降低某些凝血因子和血小板的活性；③前者还具有渗透性利尿作用。

【不良反应】偶见过敏反应，如荨麻疹、皮肤瘙痒、发热等，也可出现恶心、呕吐、喘息、关节痛、出血等，个别出现血压下降、呼吸困难和胸闷等严重反应。

第七节　盐类和酸碱平衡调节药

一、盐类

盐类是指含有铁、钙、锌、钾、钠、碘等成分的物质，有的是人体的重要组成成分，有的参与调节人体活动。如铁是血红蛋白的组成成分；钙和磷是骨骼和牙齿的组成成分；碘是甲状腺的组成成分；钾对维持细胞内液的渗透压起主导作用，并参与糖及蛋白质的代谢等；钠和钾对维持水和电解质平衡具有重要意义。

（一）钠盐

钠盐是指由钠离子和酸根离子化合而成的盐类。

氯化钠

【体内过程】氯化钠（sodium chloride）静脉注射在体内广泛分布，但主要存在于细胞外液。钠离子、氯离子均可被肾小球滤过，部分被肾小管重吸收。由肾脏随尿排泄，仅少部分从汗排出。

【药理作用】钠离子和氯离子是机体重要的电解质，80%存在于细胞外液，即血浆和细胞间液。氯化钠与维持细胞外液的渗透压和容量有关，0.9%氯化钠溶液与血浆有相同的渗透压，称为生理盐水，是主要的体液替代物，广泛用于防治脱水及低血容量性休克。钠离子以碳酸钠形式构成缓冲系统，参与体液酸碱平衡的调节；并参与调节神经冲动的传导，对维持神经和肌肉的正常兴奋性有着重要作用。氯离子参与胃酸的生成。

【临床应用】

1. 脱水或休克　对低渗性、等渗性和高渗性脱水均有效。严重脱水或出血可因血容量骤减导致休克，输入0.9%氯化钠注射液可短暂维持血容量而防治休克；高渗性非酮症糖尿病昏迷，输入0.9%氯化钠注射液或低渗氯化钠注射液（0.6%）可纠正脱水和高渗状态。

2. 低钠综合征　大量出汗、严重吐泻、大面积烧伤、利尿过度等均可导致钠的流失，引起低钠综合征，表现为身体虚弱，精神倦怠、严重者可出现肌肉阵挛，循环衰竭，甚至昏迷死亡。0.9%氯化钠注射液滴注可缓解低钠综合征症状，严重者可选用高渗

（3%～5%）氯化钠溶液静脉滴注，纠正低渗性脱水。口服可用于防治急性腹泻脱水。

3. 低氯性代谢性碱中毒　幽门梗阻、严重呕吐是最常见的病因，以及长期使用呋塞米等利尿药使 Cl^- 排出增多、HCO_3^- 回收入血液增多所致。轻者无明显症状，重者可有呼吸浅表而缓慢及嗜睡、躁动或谵妄等精神神经方面的异常表现；有手足搐搦、腱反射亢进等神经肌肉兴奋症状，伴有低钾血症和缺水等表现。给予 0.9% 氯化钠注射液或复方氯化钠注射液（林格液）可纠正低氯性代谢性碱中毒。

4. 外用　生理盐水可用于冲洗伤口及眼、耳、鼻、腹腔等手术部位。

5. 其他　0.1%～0.5% 氯化钠溶液口服可用于防治中暑；0.9% 氯化钠可作为溶剂用于稀释和溶解其他药物。

【不良反应】输入过多、过快可致水钠潴留，引起水肿、血压升高、心率加快、胸闷、呼吸困难，甚至急性左心衰竭。酸中毒患者大量输入可致高氯性酸中毒。故大量输液应缓慢滴注，并检查血清中钠、钾、氯离子浓度及心、肺、肾功能。肾病综合征、肝硬化腹水、急性左心衰竭、低钾血症等均慎用。妊娠高血压综合征禁用。

（二）钾盐

氯化钾

【药理作用与应用】钾离子是人体细胞内的主要阳离子，参与维持正常神经肌肉兴奋性及正常心脏功能；是维持细胞内渗透压的主要成分；通过与细胞外氢离子交换，参与调节酸碱平衡。临床主要用于：

1. 低钾血症　血钾过低可致食欲减退、恶心、腹胀、肌无力、心律失常等。氯化钾（potassium chloride）可用于防治各种原因引起的低钾血症，如进食不足、严重吐泻、长期应用排钾利尿药或糖皮质激素以及巴特综合征等。

2. 心律失常　用于强心苷中毒引起的快速型心率失常，如频发性、室性早搏及心动过速等；与葡萄糖、胰岛素和氯化钾组成极化液，静脉滴注，可促进 K^+ 流入细胞内，纠正细胞内缺钾，用于防治心肌梗死及其他心脏病引起的心律失常。

【不良反应】

1. 口服给药　有较强刺激性，可刺激黏膜而引起恶心、呕吐、咽部不适等，严重者引发消化道溃疡。应用饮料稀释 10% 溶液餐后服用可减轻。

2. 静脉注射　对心肌有严重的副作用，过量可出现疲乏、肌张力降低、反射消失、周围循环衰竭、心率减慢，甚至心脏停搏或猝死。故静脉给药应小剂量慢速滴注，防止出现心律失常；且不要漏于皮下，否则可致局部组织坏死。

（三）钙盐

氯化钙

【药理作用与应用】氯化钙（calcium chloride）以碳酸钙和盐酸为原料制得。钙离子为维持神经、肌肉正常功能和骨骼生长发育所必需，对维持细胞膜、凝血功能正常及毛细血管通透性等有重要意义。

1. 降低毛细血管通透性　降低毛细血管通透性，可减少渗出。用于瘙痒性皮肤病、荨麻疹、急性湿疹、接触性皮炎、渗出性水肿、血清病等过敏性疾病的辅助治疗，一般应用注射液稀释后静脉注射，可迅速减轻及缓解症状。

2. 维持骨骼生长发育　钙维持骨骼生长发育所必需，可促进牙齿和骨骼的钙化。用于佝偻病、软骨病、骨质疏松等钙缺乏性疾病及儿童生长期、妇女孕期和哺乳期钙缺乏。

3. 维持神经和肌肉正常功能　用于急性血钙过低、碱中毒及甲状旁腺功能低下所致神经肌肉兴奋性增高，主要表现为肠绞痛、输尿管绞痛、手足抽搐、惊厥，甚至昏迷，也用于钙通道阻滞药引起的心脏抑制。

4. 拮抗钾离子对心肌的作用　用于治疗高钾血症引起的心律失常。钙离子虽然不能影响血钾浓度，但可使心肌细胞静息电位远离阈电位，降低心室肌的兴奋性。

5. 解救中毒　静脉注射钙盐，钙离子可拮抗镁离子作用，用于解救镁盐中毒引起的高镁血症及心脏功能、中枢神经系统及外周神经–肌肉兴奋性抑制；钙离子可与氟化物形成不溶性氟化钙，用于氟中毒的解救；还用于解救氨基糖类抗生中毒引起的呼吸肌麻痹。

此外，钙离子还参与凝血过程。

【不良反应】静注时，可有全身发热感。因钙盐兴奋心脏，注射过快会使血钙浓度突然增高，引起心律失常，甚至心搏骤停。注射液漏于血管外可致剧痛及组织坏死。

葡糖糖酸钙

葡萄糖酸钙（calcium gluconate）作用与氯化钙相似。口服制剂一般无不良反应；含钙量低于氯化钙，对组织的刺激性小，注射较氯化钙安全，但静脉给药时仍可能出现全身发热感，静脉速度过快时，可产生心律失常，恶心和呕吐。临床应用同氯化钙。

二、酸碱平衡调节药

人体正常代谢过程中不断产生酸性或碱性物质，但血浆 pH 却能维持在较稳定的范围内，称酸碱平衡，利于保证正常生理活动和代谢的需要。酸碱平衡的维持有赖于三个方面的调节：血液中缓冲系统的缓冲作用、肺呼出二氧化碳、肾的排酸作用。病理状态使机体产酸过多或排出不足，或产酸不多而排出增加，导致酸碱平衡紊乱，出现酸中毒或碱中毒，在对因治疗的同时，还应及时使用酸碱平衡调节药，以纠正酸碱平衡紊乱。

碳酸氢钠

【药理作用与应用】

1. 中和胃酸　口服碳酸氢钠（sodium bicarbonate，小苏打）后能迅速中和胃中过剩的胃酸，减轻疼痛，但作用持续时间较短。

2. 碱化尿液　口服易吸收，能碱化尿液。与某些磺胺类药物同服，可防止磺胺类在尿中析出结晶；也可加速有机酸性物离子化，促进有毒物的排泄，可用于苯巴比妥、阿司匹林等酸性药物的中毒解救。

3. 碱化血液　静脉注射可作为治疗代谢性酸中毒、呼吸性酸中毒合并代谢性酸中毒的首选药；能直接增加机体的碱储备，使体内氢离子浓度降低，可用于各种原因引起的伴有酸中毒症状的休克、早期脑栓塞以及严重哮喘持续状态经其他药物治疗无效者。

4. 降低血钾　碳酸氢钠升高血液的 pH，可促进 K^+ 由细胞外进入细胞内，从而降低血钾，用于高钾血症的治疗。

【不良反应】大量静注或存在肾功能不全时可出现心律失常、肌肉痉挛、疼痛、异常疲倦虚弱等，主要由于用量过大而促进 K^+ 由细胞外大量进入细胞内，导致代谢性碱中毒而引起低钾血症所致。有时可出现水肿、精神症状、呼吸减慢、口内异味等。

乳酸钠

在体内有氧条件下经肝脏乳酸脱氢酶的作用转化为丙酮酸，进入三羧酸循环氧化脱羧生成碳酸氢根，然后与 H^+ 结合生成碳酸，进一步分解成二氧化碳和水，使体内的 H^+ 浓度降低。可用于纠正代谢性酸中毒，但由于乳酸钠（sodium lactate）的作用不及碳酸氢钠迅速和稳定，故临床上比较少用。可出现低血钾、水肿、心率加速、胸闷、气急、肺水肿、心力衰竭等。过量可致代谢性碱中毒。禁忌证同碳酸氢钠。

氯化铵

氯化铵（ammonium chloride）进入体内，部分铵离子迅速由肝脏代谢形成尿素，随尿排出。而氯离子与氢结合成盐酸，以中和体内过量的碱储备，从而纠正碱中毒。此外，本品对胃黏膜的化学性刺激，可反射性地增加呼吸道腺体分泌，稀释痰液，使痰液易于排出，有利于不易咳出的黏痰的清除。临床上主要用于重症代谢性碱中毒，也可用于用于黏痰不易咳出者。

本药可引起恶心、呕吐、胃痛等刺激症状。禁用于肝肾功能严重损害者，尤其是肝昏迷、肾功能衰竭、尿毒症、镰状细胞贫血及代谢性酸中毒患者。

第八节　用药护理

1. 铁剂　①右旋糖酐铁可用于肌内注射和静脉注射，而山梨醇铁禁用于静脉注射，仅用作深部肌内注射。静脉滴注铁剂时应在穿刺成功后，再将药物注入输液瓶内，以免药物渗出引起静脉炎。②若服用过量而中毒，应立即催吐、洗胃，并应在服药后 1 小时内用 1% 碳酸氢钠溶液洗胃，然后以特殊解毒药去铁胺注入胃内以结合残存的铁。③服用糖浆剂时可用橙汁溶解，用吸管服药，既能增加药物的吸收，又能防止牙齿变黑。服药后应立即漱口、刷牙。④了解影响口服铁剂吸收的因素。胃酸、维生素 C、果糖、谷胱甘肽、枸橼酸等有助于其吸收。食物中高磷、高钙、鞣酸等物质或胃酸缺乏以及抗酸药和四环素类药物等均可妨碍铁的吸收。⑤对口服铁剂的轻度胃肠道反应，餐后服用或减小药量可减轻。铁制剂与肠内硫化氢结合成黑色的硫化铁致大便变深绿或黑色，属正常现象，不必紧张，若引起便秘可服用泻药。⑥服用铁剂必须坚持足够的疗程，以保证体内储存铁量恢复正常，并注意对因治疗。用药期间定期检查血红蛋白、网织红细胞及血清铁蛋白和血清铁。

2. 维生素 K ①维生素 K_1 常采用肌内注射，严重出血可静脉注射。维生素 K_3、K_4 多采用口服。②如果选择静注，需用氯化钠注射液或葡萄糖注射液稀释，不可用其他溶液稀释。本品对光敏感，稀释后需立即使用。③滴注过程药液应避光（使用避光输液管并用黑纸或黑布包裹滴液瓶）、慢滴，并严密监护患者的血压、体温、脉搏及心率，防止虚脱。如有异常，及时调整滴速，必要时停止输注。④注射剂为水的胶体溶液，如有油滴析出或分层则不可使用；或在遮光条件下水浴加热至 70～80℃，振摇后使其自然冷却，如澄明度正常仍可继续使用。⑤严重肝病者、新生儿、早产儿及孕妇禁用。G-6-PD 缺乏者慎用，防止溶血性贫血。

3. 肝素 ①询问用药史及过敏史，过敏者禁用。用药期间如出现过敏反应，可给予皮肤冷敷以减轻皮肤瘙痒。②不宜肌内注射，刺激性大，易发生血肿；静脉注射或滴注，要确定针头在血管内方可给药。应单独使用静脉通道注射肝素。③皮下注射时应选择细而短小的针头，在距肚脐 4.5～5cm 外的皮下脂肪注射。注射前针头排气时要避免肝素挂在针头外面，防止造成皮下组织微小血管出血。针头拔出后应按压针孔片刻。④用药后若有出血现象，如尿液粉色或红棕色、齿龈出血、黑便、红色痰、瘀斑、月经量增多等，可静注鱼精蛋白（protamine sulfate）对抗，通常 1mg 鱼精蛋白可中和 100U 肝素。⑤应用肝素后不能突然停药，应逐渐减量至停药。⑥慎与水杨酸类、口服抗凝药、右旋糖酐等药物合用，否则增加出血危险。⑦有出血倾向、不能控制的活动性出血、外伤或术后渗血、先兆流产、消化性溃疡、严重肝肾功能不良、重症高血压患者及孕妇禁用。

4. 香豆素类 ①告知患者用药期间观察出血现象，避免任何有损伤的活动。②给药两天后开始检测凝血酶原时间，将其控制在 25～30 秒之间。维持剂量时，应每 1～2 周检查 1 次凝血酶原时间、尿潜血、大便潜血及肝功，并密切观察口腔黏膜、鼻腔及皮下是否出血。如有出血现象，应立即停药，严重者用维生素 K 救治或输血。③维生素 K 缺乏可增强抗凝血作用甚至出现出血反应。④老年人和肥胖者易发生皮肤软组织坏死，尤其是给药 3 日后应注意观察，及时停药。⑤可致畸，孕妇禁用。

5. 右旋糖酐 ①与硫喷妥钠混合产生沉淀，与维生素 B_{12}、双嘧达莫混合可发生变化，影响本品药效，避免合用。②偶见过敏反应，用药前需取 0.1mL 做皮肤过敏试验，15 分钟后给药部位未出现红斑才可静脉滴注，应缓慢滴注。③用量超过 1000mL 时，少数患者可出现凝血障碍，可用抗纤维蛋白溶解药对抗。④血小板减少、出血性疾病、心功能不全患者禁用。肺水肿及肝肾疾病患者慎用。

6. 氯化钙 ①5% 溶液不可直接静注，应以等量葡萄糖液稀释后注射，且需要缓慢注射（2mL/min），防止出现心脏毒性或全身发热。②注射如不慎露出血管外，应立即用 0.5% 普鲁卡因局部封闭，热敷。不宜作皮注或肌注。③可增加强心苷的毒性，应用强心苷期间或停药后 7 日以内禁用氯化钙。④氯化钙呈酸性，不宜用于肾功能不全低钙血症及呼吸性酸中毒、呼吸衰竭患者。一般不用于儿童。

7. 碳酸氢钠 ①阑尾炎或有类似症状而未确诊或消化道出血原因不明者不可口服本药，因本品引起的腹胀腹痛会影响疾病诊断。②大量静脉输注可致严重碱中毒、低钾血症、低钙血症，出现心律失常、肌肉痉挛等。当用量超过 10mL/min 时，高渗溶液可导致高钠血症、脑脊液压力下降甚至颅内出血，故以 5% 溶液输注时，速度不能超过 8mmol/min；但在心肺复苏时因存在致命的酸中毒，又需快速静脉输注。③因能增加钠负荷，故少尿或无尿、钠潴留、充血性心力衰竭、肾功能不全、肝硬化、高血压等患者及孕妇均需慎用。

小　结

贫血需明确诊断，对因治疗。缺铁性贫血补充铁剂治疗；巨幼红细胞性贫血应用叶酸和维生素 B_{12} 治疗；恶性贫血应用维生素 B_{12} 肌内注射，并辅以叶酸治疗。

促凝血药维生素 K 用于维生素 K 缺乏所致出血；氨甲苯酸用于纤溶过程亢进的各种出血；垂体后叶素主要用于肺咯血和门静脉高压所致上消化道出血。抗凝血药肝素体内、体外均有抗凝作用；香豆素类抗凝作用只在体内有效；枸橼酸钠仅用于体外抗凝。

纤维蛋白溶解药和抗血小板药均用于各种血栓栓塞性疾病。前者如链激酶、尿激酶等可溶解血栓，而后者如阿司匹林、双嘧达莫等主要是预防或阻止血栓形成。

升高白细胞药物和造血细胞生长因子主要用于治疗贫血和粒细胞缺乏症，前者如维生素 B_4 等，后者有红细胞生成素、粒细胞集落刺激因子等。

血容量扩充药右旋糖酐有中分子、低分子和小分子之分，可用于各种原因引起的低血容量性休克。

盐类和酸碱平衡调节药主要用于纠正代谢性酸中毒和代谢性碱中毒。

第二十五章　组胺受体阻断药

第一节　概　述

一、组胺受体的分布及生理效应

组胺（histamine）是由组氨酸经特异性的组氨酸脱羧酶脱羧产生，并广泛分布于体内的具有多种生理活性的自体活性物质之一。通常组胺在体内以无活性结合型存在于肥大细胞和嗜碱性粒细胞中。当机体发生变态反应或受到其他理化刺激时，肥大细胞脱颗粒，释放有活性的游离型组胺，组胺与靶细胞膜上特异性组胺受体结合，产生多种生物效应。目前已发现的组胺受体有 H_1、H_2 和 H_3 三种亚型。

二、组胺受体阻断药的分类

根据药物对受体选择性的不同，组胺受体阻断药可分为 H_1 受体阻断药、H_2 受体阻断药、H_3 受体阻断药三类。目前 H_1 受体阻断药和 H_2 受体阻断药已广泛应用于临床，H_3 受体阻断药仅作为实验研究用药。组胺受体的分布及效应见表 25–1。

表 25–1　组胺受体分布及效应

受体类型	分布	效应	受体阻断药
H_1	支气管、胃肠道、子宫平滑肌	收缩	苯海拉明、异丙嗪、氯苯那敏等
	皮肤血管	扩张	
	心房肌、房室结	收缩增强、传导减慢	
	中枢神经系统	兴奋、觉醒	
H_2	胃壁细胞	分泌功能加强	西咪替丁、雷尼替丁、法莫替丁等
	血管	扩张	
	心室肌、窦房结	收缩加强、心率加快	
H_3	中枢与外周神经末梢	负反馈性调节组胺合成与释放	硫丙咪胺

第二节　H₁受体阻断药

常用的第一代 H₁ 受体阻断药包括苯海拉明（diphenhydramine）、异丙嗪（promet hazine，非那根）、氯苯那敏（chlorphenamine，扑尔敏）等。具有对中枢抑制作用强、受体特异性差、易引起困倦及口鼻眼干、易产生耐药性且作用时间短等特点。

第二代 H₁ 受体阻断药有西替利嗪（cetirizine，仙特敏）、阿司咪唑（astemizole，息斯敏）、氯雷他定（loratadine）、特非那定（terfenadine）等。具有抑制中枢作用弱、无嗜睡及阿托品样作用等不良反应、对喷嚏、清涕及鼻痒疗效好，而对鼻塞效果较差等特点。

【体内过程】本类药物口服和注射均易吸收。口服后多数在 15～30 分钟起效，2～3 小时血药浓度达高峰，一般可持续 4～6 小时。在体内分布广泛，除特非那定、阿司咪唑外，大部分可通过血脑屏障。大部分在肝内代谢，以代谢物形式随尿排出。

【药理作用】

1. 阻断 H₁ 受体作用　竞争性地阻断 H₁ 受体，能完全对抗组胺收缩胃肠道、气管支气管平滑肌的作用；可收缩小血管，抑制毛细血管通透性增加，能部分对抗组胺舒张血管及其降低血压作用；不能阻断组胺刺激胃酸分泌的作用。

2. 中枢抑制作用　多数 H₁ 受体阻断药在治疗量可抑制中枢神经系统，而产生镇静、嗜睡等作用，其作用机制可能与中枢 H₁ 受体被阻断有关。此类药物的中枢抑制作用强度因药物和个体敏感性而异，其中以苯海拉明和异丙嗪作用最强；阿司咪唑、特非那定因不易透过血脑屏障，几乎无中枢抑制作用；而苯茚胺则略有中枢兴奋作用。

3. 抗胆碱作用　本类药物多数具有抗胆碱作用。中枢抗胆碱作用可产生防晕和止吐效应，外周抗胆碱作用是引起某些不良反应的药理基础。如苯海拉明、异丙嗪等有较强的防晕和止吐作用。

4. 其他作用　较大剂量的苯海拉明、异丙嗪等可产生局部麻醉作用和奎尼丁样作用。

【临床应用】

1. 皮肤黏膜变态反应性疾病　H₁ 受体阻断药对内源性组胺释放引起的皮肤黏膜变态反应性疾病如荨麻疹、枯草热、过敏性鼻炎等疗效较好，可作为首选用药，现多用第二代 H₁ 受体阻断药。对昆虫咬伤所致的皮肤瘙痒和水肿也有良效；对药疹、接触性皮炎和黄疸引起的皮肤瘙痒也有一定疗效；但对支气管哮喘疗效差，对过敏性休克无效。

> ### 知识链接
>
> **过敏性疾病**
>
> 过敏性疾病又称变态反应性疾病，是指机体受抗原性物质，如花粉、粉尘、食物、药物、寄生虫等刺激后，引起的组织损伤或生理功能紊乱，属于异常的或

病理性的免疫反应。主要的过敏性疾病有：①过敏性哮喘。占哮喘的60%，多于儿童期起病，有家族史，常伴有其他特应性过敏症，30%左右可进入成年期，引起死亡者少见。②变应性鼻炎。多由于尘螨引起。若不及时治疗，会引起鼻窦炎、中耳炎、鼻息肉、支气管哮喘等。③荨麻疹。一种常见的过敏性皮肤病，接触过敏原后，会在身体不特定部位出现若干形状、大小不一的红色斑块，斑块部位有发痒的感觉。

2. 防晕止吐 常以苯海拉明、异丙嗪用于晕动病及放射病引起的呕吐，与东莨菪碱等合用可增强疗效。

3. 其他 苯海拉明和异丙嗪可用于过敏性疾病引起的失眠；可与平喘药氨茶碱等合用，以对抗茶碱类药物引起的中枢兴奋、失眠等副作用；异丙嗪常作为冬眠合剂的组分用于人工冬眠。常用 H_1 受体阻断药的作用特点比较见表 25-2。

表 25-2 常用 H_1 受体阻断药作用特点比较

分类	药物	中枢抑制程度	抗晕止吐	抗胆碱作用	持续时间（小时）	应用特点
第一代	苯海拉明	+++	++	+++	4~6	抗皮肤过敏、抗晕动病
	异丙嗪	+++	++	+++	4~6	抗晕动病
	氯苯那敏	+	－	++	4~6	抗皮肤过敏
	赛庚啶	+	－	+	4~6	抗皮肤过敏
第二代	西替利嗪	+	－		12~24	抗皮肤过敏
	美克洛嗪	+	+++	+	12~24	抗晕动病
	阿司咪唑	－	－		>24	抗皮肤过敏、缓解鼻塞
	氯雷他定	－	－		12~24	抗皮肤过敏、抗晕动病
	特非那定	－	－		12~24	抗皮肤过敏

注：+++ 表示作用强；++ 表示作用中等；+ 表示作用弱；－表示无作用。

【不良反应】

1. 中枢神经系统反应 第一代药物常见嗜睡、头晕、乏力、反应迟钝、注意力不集中、共济失调等中枢抑制现象。第二代 H_1 受体阻断药多数无中枢抑制作用。

2. 消化系统反应 可引起口干、厌食、恶心、呕吐、便秘或腹泻等。

3. 其他 可见粒细胞减少和溶血性贫血。特非那定和阿司咪唑过量可引起心律失常，应予以注意。

第三节　H₂受体阻断药

H₂受体阻断药能选择性阻断胃壁细胞上的 H₂ 受体，拮抗组胺引起的胃酸分泌，主要用于治疗消化性溃疡、卓 – 艾综合征（胃泌素瘤或胃窦 G 细胞增生）、反流性食管炎和急性胃炎引起的胃出血等。对 H₁ 受体几乎无作用。临床常用药物有西咪替丁（cimetidine）、雷尼替丁（ranitidine）、法莫替丁（famotidine）及尼扎替丁（nizatidinde）等。新型 H₂ 受体阻断药乙溴替丁（ebrotidine）已上市。具体参见第二十六章消化系统用药。

第四节　用药护理

H₁受体阻断药　①不宜与镇静催眠药等中枢抑制药配伍，以免增强中枢抑制作用，尤其是第一代药物；服药期间避免驾驶车辆、操纵机器或从事高空作业，以免发生意外。②餐后服用可减轻消化系统反应。③防治晕动病一般应在乘车、乘船前 15 ~ 30 分钟服用才有效，发作后用药效果不佳。美克洛嗪因有致畸作用，禁用于妊娠呕吐。④用药期间应注意监测患者的血压和心率变化，尤其是特非那定和阿司咪唑，防止出现心律失常。⑤阿司咪唑、特非那定与红霉素、酮康唑等合用，可干扰其代谢，导致药物在体内蓄积，并延长 QT 间期，合用时应适当调整剂量。⑥多数药物具有抗胆碱作用，故青光眼、尿潴留、幽门梗阻患者禁用；胎儿和婴儿对本类药物敏感性高，故妊娠和哺乳期妇女慎用。

小　结

组胺受体阻断药分为 H₁ 受体阻断药、H₂ 受体阻断药、H₃ 受体阻断药三类。H₃ 受体阻断药仅作为实验研究用药，H₁ 受体阻断药和 H₂ 受体阻断药广泛应用于临床。

H₁ 受体阻断药对皮肤黏膜变态反应性疾病如荨麻疹、枯草热、过敏性鼻炎等疗效较好，可作为首选用药，第一代 H₁ 受体阻断药具有中枢抑制作用和抗胆碱作用等不良反应，现多用第二代药物。本类药物的中枢抗胆碱作用可产生防晕和止吐效应，常用苯海拉明、异丙嗪等。

H₂ 受体阻断药可特异性阻断胃壁细胞组胺 H₂ 受体，使胃酸分泌受到抑制。临床主要用于十二指肠溃疡和胃溃疡，也用于卓 – 艾综合征及反流性食管炎等。

第二十六章 消化系统用药

消化系统疾病是临床常见病、多发病。消化系统疾病用药包括助消化药、抗消化性溃疡药、泻药与止泻药、止吐药及胃肠动力药、利胆药等。主要通过调节胃肠功能和影响消化液分泌而产生疗效。

第一节 助消化药

助消化药大多数为消化液中的成分或是促进消化液分泌的药物，能促进食物消化及增加食欲，当消化液分泌不足时起替代补偿作用，主要用于消化不良或消化液分泌不足引起的消化功能减弱。有些药物还可阻止肠内食物过度发酵，也用于消化不良不良。常见的助消化药见表 26-1。

表 26-1 常用的助消化药

药 物	来源和成分	作 用	用 途	注意事项
稀盐酸（dilute hydrochloric acid）	10%盐酸溶液	提高胃液酸度，增强胃蛋白酶活性	胃酸缺乏症及发酵性消化不良	饭前水稀释后服用，防止刺激胃黏膜
胃蛋白酶（pepsin）	猪、牛、羊等动物的胃黏膜	分解蛋白质	辅助治疗胃蛋白酶缺乏症及过食引起的消化不良	遇碱失效，常与稀盐酸合用；不宜与铝制剂合用，易出现拮抗作用
胰酶（pancreatin）	猪、牛、羊的胰脏，含胰酶	消化脂肪、蛋白质和淀粉	胰液分泌不足引起的消化不良，并能促进食欲	宜进餐时服用，且不宜进食过热食物时服用；同服碳酸氢钠可提高活性，肠衣片不能嚼服
乳酶生（lactasin biofermin，表飞鸣）	干燥的活乳酸杆菌制剂	分解糖类产生乳酸，提高肠内容物酸性，抑制肠内腐败菌繁殖，减少发酵和产气	肠内异常发酵引起的消化不良、腹胀及小儿消化不良性腹泻	不宜与抗菌药、抗酸药或吸附剂合用，饭前服，送服水温宜低于40℃
干酵母（dried yeast）	麦酒酵母的干燥菌体	富含 B 族维生素	食欲不振、消化不良和 B 族维生素缺乏症	宜饭后 10 分钟嚼碎吞服。剂量不宜过大，否则可致腹泻

第二节　抗消化性溃疡药

消化性溃疡是一种常见病，主要发生在胃和十二指肠黏膜暴露于胃酸和胃蛋白酶的部位，包括胃溃疡和十二指肠溃疡。目前发病机制尚不明确，但多数研究认为其发生是"攻击因子（胃酸、胃蛋白酶、乙醇、幽门螺杆菌感染等）"作用增强或"防御因子（黏液 – 碳酸氢盐屏障、胃黏膜屏障、前列腺素等）"功能减弱引起。抗消化性溃疡药主要是抑制或减轻攻击因子的攻击作用，促进和加强防御因子的防御作用，使二者重回平衡，减轻溃疡病症状，促进溃疡愈合，防止复发和减少并发症。

一、抗酸药

抗酸药又称胃酸中和药，多为弱碱性无机物，口服后可中和胃内过多的胃酸，解除胃酸对胃和十二指肠黏膜的侵蚀和刺激；降低胃蛋白酶活性，减弱其分解胃壁蛋白的能力，具有解痉止痛、促进溃疡愈合的作用。同时胃内酸度降低促进了血小板聚集，利于止血和预防溃疡再出血。有些抗酸药还可形成胶状保护膜，覆盖于溃疡和黏膜表面，使其免受胃酸刺激。主要用于胃、十二指肠溃疡及胃酸分泌过多症的辅助治疗。因食物刺激胃酸分泌高峰在餐后 1 ~ 2 小时，故餐后服抗酸药效果较好，且能延长药物作用时间。

碳酸氢钠

【药理作用与应用】

1. 局部作用　口服碳酸氢钠（sodium bicarbonate，小苏打）可直接中和胃酸，作用强、起效快，但作用时间短暂。

2. 全身作用　静脉点滴可碱化体液，用于治疗代谢性酸中毒；口服或静脉点滴还可用于解救巴比妥类、阿司匹林等酸性药物中毒，碱化尿液以加速药物排泄；与氨基苷类抗生素合用治疗泌尿系感染，可加强氨基苷类抗生素的抗菌作用。

【不良反应】中和胃酸时产生大量 CO_2，增加胃内压力，引起腹胀、嗳气等反应，严重者可引起胃肠穿孔，还可引起继发性胃酸分泌增多。长期大量使用可引起碱中毒，或血中钠离子浓度升高，导致高钠血症、脑脊液压力下降甚至颅内出血。

常用药物还有碳酸钙（calcium carbonate）、氢氧化铝（aluminum hydroxide）、氢氧化镁（magnesium hydroxide）、三硅酸镁（magnesium trisilicate）等，这些药药物很少单用，多联合用药以减少不良反应。

理想的抗酸药应是作用迅速、持久、不产气、不引起便秘或腹泻，且能保护溃疡面和黏膜，单一抗酸药很难实现，故抗酸药在临床上很少单独使用，常制成复方制剂应用以增强疗效、减少不良反应。但是，抗酸药只是中和已经分泌的胃酸，而不能调节胃酸分泌，有些甚至可能造成反跳性胃酸分泌增加，所以抗酸药并不是治疗消化性溃疡的首选药。

抗酸药的临床常用复方制剂

复方铝酸铋片（胃必治）含铝酸铋、重质碳酸镁、碳酸氢钠、甘草浸膏粉等，用于缓解胃酸过多引起的胃痛、胃灼热感、反酸，也可用于慢性胃炎。胃得乐含次硝酸铋、碳酸镁、碳酸氢钠、弗朗鼠李皮，用于胃溃疡、十二指肠溃疡、急慢性胃炎、胃酸过多、反流性食管炎等。三硅酸镁复方制剂含海藻酸、氢氧化铝、三硅酸镁，用于胃酸过多和慢性胃炎。复方氢氧化铝片（胃舒平）含氢氧化铝、三硅酸镁、颠茄流膏，用于缓解胃酸过多引起的胃痛、胃灼热感（烧心）、反酸，也可用于慢性胃炎。

二、胃酸分泌抑制药

胃酸是通过"三体一泵"由胃黏膜壁细胞分泌，即当壁细胞的 H_2 受体、M_1 受体和胃泌素受体分别受到组胺、乙酰胆碱和胃泌素激动后，通过激活胃壁细胞上的 H^+-K^+- ATP 酶（H^+ 泵或质子泵），使 H^+ 从壁细胞内大量转运到胃腔而形成胃酸。所以，能阻断胃壁细胞受体或抑制质子泵的药物，可以明显减少胃酸分泌，从而缓解溃疡症状和促进溃疡愈合。

（一）H_2 受体阻断药

常用药有西咪替丁，换代产品有雷尼替丁、法莫替丁、尼扎替丁（nizatidine）等，新型药物乙溴替丁（ebrotidine）已上市。它们选择性阻断胃壁细胞膜上 H_2 受体，减少胃酸分泌。区别在于抑制胃酸的强度、不良反应的差异。西咪替丁作用较弱，法莫替丁最强。

西咪替丁

【体内过程】西咪替丁（cimetidine）口服吸收迅速，60%~70% 由肠道吸收，1 小时左右血药浓度达峰值，$t_{1/2}$ 约 1.5~2.3 小时，作用持续约 6 小时。部分在肝脏内代谢，主要经肾排泄，也可通过胎盘转运或从乳汁排出。

【药理作用】本药为第一代 H_2 受体阻断药，能竞争性阻断胃壁细胞膜上的 H_2 受体，对基础胃酸分泌和夜间胃酸分泌均有良好的抑制作用，对进食、胃泌素、迷走神经兴奋以及低血糖等诱导的胃酸分泌也有抑制作用。还能促进胃黏液分泌，改善黏液凝胶附着物的质量，利于溃疡愈合。另外，还具有收缩血管作用，对皮肤及黏膜血管的收缩作用更好。

【临床应用】可减少夜间胃酸分泌，对十二指肠溃疡具有促进愈合作用，是治疗胃及十二指肠溃疡的常用药物。也可用于反流性食管炎、急性胃黏膜出血、上消化道出血等。较大剂量用于治疗卓－艾综合征。停药后易复发，延长用药时间可降低复发率。此外，本药能阻断心血管系统的 H_2 受体，可以对抗组胺引起的心脏正性肌力和正性频率作用，部分对抗组胺引起的舒张血管和降血压作用。

【不良反应】

1. 消化系统反应　以轻微的口干、便秘、腹泻为主。偶见急性胰腺炎、严重肝炎、肝坏死等。突然停药可引起溃疡穿孔，可能与其反跳现象有关。

2. 中枢神经系统反应　较为少见，本品能通过血脑屏障，具有一定的神经毒性，可产生头痛、头晕、嗜睡等症状，剂量过大可有烦躁、幻觉、感觉迟钝，甚至惊厥等。

3. 造血系统　对骨髓有一定的抑制作用，少数患者可发生可逆性中等程度的粒细胞减少、血小板减少及自身免疫性溶血性贫血，严重者引起再生障碍性贫血。

4. 内分泌系统　久用有抗雄激素作用，长时间大剂量服用还可引起内分泌紊乱。

5. 其他　长期服用可引起肝肾功能损害。

知识链接

卓－艾综合征

　　卓－艾综合征又称胃泌素瘤，1955 年 Zollinger 及 Ellison 首先报道，故命名为 Zollinger-Ellison syndrome（ZES）。它是一种原因不明的胃肠胰神经内分泌肿瘤，表现为发生在胰腺的非 β 胰岛细胞或胃窦 G 细胞增生。虽多为恶性，但瘤体小，发展缓慢，具有难治性、反复发作和不典型部位的消化性溃疡、高胃酸分泌等特征。如肿瘤无远处转移，手术切除是最佳治疗方法，切除后可治愈。应用胃酸分泌抑制药可以减轻溃疡、减少并发症、控制肿瘤生长。

雷尼替丁

雷尼替丁（ranitidine）为第二代 H_2 受体阻断药，具有速效、高效、长效等特点。抑酸强度是西咪替丁的 5～10 倍，作用持续 8～12 小时。临床应用与西咪替丁相似，对消化性溃疡疗效高。不良反应少而轻，治疗量不改变血清催乳素、雄激素浓度，无中枢神经系统不良反应。静注过快可减慢心率、抑制心肌收缩力，导致心动过缓。8 岁以下儿童禁用，孕妇慎用。

常用药物还有法莫替丁（famotidine），抑制胃酸作用强度为西咪替丁的 40～50 倍。

（二）M_1 受体阻断药

哌仑西平

哌仑西平（pirenzepine）口服吸收不完全，食物影响其吸收，故宜餐前服用。小剂

量即阻断胃壁细胞 M_1 受体，抑制胃酸及胃蛋白酶分泌，对基础胃酸、胰岛素、五肽胃泌素引起的胃酸分泌抑制作用较强；较大剂量可产生解除胃肠平滑肌痉挛作用。治疗效果与西咪替丁相似，与其合用可增强疗效，用于胃和十二指肠溃疡、应激性溃疡。对唾液腺、平滑肌、心脏等部位的 M 受体亲和力低，故不良反应较轻，以消化道症状为主，有轻微的口干，可能有视力模糊、头痛、便秘、腹泻、心动过速等。孕妇和有过敏史者禁用。

同类药还有替仑西平（telenzepine），作用较强，作用持续时间较长。主要用于治疗消化性溃疡。不良反应相对较少而轻。

（三）胃泌素受体阻断药

丙谷胺

丙谷胺（proglumide）的化学结构与胃泌素相似，可与胃泌素竞争胃泌素受体，抑制胃酸和胃蛋白酶的分泌；同时促进胃黏膜黏液合成，增强胃黏膜的黏液 – 碳酸氢盐屏障作用，对胃黏膜有保护作用，可促进溃疡愈合。主要用于胃、十二指肠溃疡和胃炎等。疗效不及 H_2 受体阻断药，很少单独使用。偶有口干、食欲不振、大便干燥、腹胀、失眠等。

（四）胃壁质子泵抑制药

奥美拉唑

【体内过程】奥美拉唑（omeprazole，洛赛克）口服易吸收，胃内食物可减少其吸收，宜空腹服用。生物利用度为 35%，重复给药可使生物利用度提升为 60%。$t_{1/2}$ 为 0.5～1 小时。有肝肠循环，血浆蛋白结合率约为 95%，主要在肝脏代谢，80% 代谢产物由尿排出。

【药理作用】本品为第一代质子泵抑制药，弱碱性化合物，易进入酸性的胃壁细胞分泌小管内，选择性与 H^+–K^+–ATP 酶结合而使其失活，抑制其向胃腔转运 H^+ 的功能，减少胃酸分泌。由于药物与酶结合不可逆，因此其抑制胃酸分泌的作用强大而持久。对正常人和溃疡病患者的胃酸分泌均有较强抑制作用。1 次给药，3 日后胃酸分泌仍部分受抑制。此外，本药尚有增加胃黏膜血流量和抗幽门螺杆菌的作用，利于溃疡愈合。

【临床应用】临床主要用于胃及十二指肠溃疡的治疗，也可用于应激性溃疡、消化性溃疡急性出血、卓 – 艾综合征及反流性食管炎等。对胃烧灼和疼痛的缓解率及愈合率明显高于 H_2 受体阻断药，且复发率低。

【不良反应】不良反应发生率低，少数患者出现头痛、头晕、失眠、口干、恶心、腹胀、腹痛等，停药后可恢复，偶见皮疹、外周神经炎等反应。长期应用可持续抑制胃酸分泌，使胃内细菌过度滋生和亚硝酸物质增多。

同类药物还有第二代的兰索拉唑（lansoprazole）、第三代的泮托拉唑（pantoprazole）和雷贝拉唑（rabeprazole）。

三、黏膜保护药

硫糖铝

硫糖铝（sucralfate，胃溃宁）为蔗糖硫酸酯的碱式铝盐，在酸性胃液中凝聚成胶冻状，黏附于胃、十二指肠黏膜表面，增加黏膜表面不流动层的厚度和黏性，形成屏障，保护胃黏膜免受胃酸及胃蛋白酶的刺激和侵蚀，与溃疡面的亲和力为正常黏膜的 6 倍；与胃蛋白酶结合，抑制其活性，减轻胃黏膜蛋白质的分解；促进胃黏膜及血管增生，促进胃、十二指肠黏膜合成前列腺素，从而增强黏膜的屏障功能；增加胃黏液和碳酸氢盐分泌，利于溃疡修复和愈合；还可抑制幽门螺杆菌的繁殖。主要用于治疗消化性溃疡、反流性食管炎、慢性糜烂性胃炎。不良反应较轻，久用可引起便秘。偶有口干、恶心、皮疹、胃痉挛等。

枸橼酸铋钾

【药理作用】枸橼酸铋钾（bismuth potassium citrate）接触胃酸后能在溃疡表面形成一层氧化铋胶体膜，隔绝胃酸、胃蛋白酶、酸性食物对溃疡面的刺激和消化作用。同时，还能与胃蛋白酶结合而降低其活性、促进黏液分泌而利于溃疡的愈合。此外还有促进内源性前列腺素释放、改善胃黏膜血流量的作用；可使幽门螺杆菌菌体膨胀、破裂而死亡，并且与抗菌药产生协同作用。

【临床应用】临床主要用于治疗胃及十二指肠溃疡，复发率较低；幽门螺杆菌阳性的消化性溃疡及慢性胃炎应与抗菌药合用。

【不良反应】较少，偶有恶心、呕吐，服药期间口中可能有氨味，可使口腔、舌及大便变黑；长期大剂量服用可引起急性肾衰竭、中毒性脑病等。

米索前列醇和恩前列醇

米索前列醇（misoprostol）和恩前列醇（enprostil）均为前列腺素衍生物，作用相似，对基础胃酸分泌以及组胺、胃泌素等刺激引起的胃酸分泌均有抑制作用，同时减少胃蛋白酶的分泌；也能增加黏膜浅表细胞的黏液和碳酸氢盐分泌，增强屏障功能；增加胃肠黏膜血流，促进黏膜受损上皮细胞重建和增殖。主要用于消化性溃疡，且可预防复发。对长期应用非甾体抗炎药引起的消化性溃疡、胃出血，作为细胞保护药有特殊效果。因能引起子宫收缩，尚可用于产后止血。

不良反应轻微、短暂，有恶心、腹泻、腹痛、腹部不适；也有头痛、眩晕、子宫收缩等。对子宫有兴奋作用，故妊娠期妇女禁用。

四、抗幽门螺杆菌药

目前认为幽门螺杆菌感染与消化性溃疡、慢性胃炎、胃癌、胃黏膜相关性淋巴组织样恶性淋巴瘤的发病密切相关，必须根除幽门螺杆菌才能达到胃及十二指肠溃疡的临床治愈效果，同时也是预防胃癌的一个可行措施。目前临床用于抗幽门螺杆菌的药物有两类：①抗菌药。如阿莫西林、氨苄西林、克拉霉素、呋喃唑酮、罗红霉素、甲硝唑、庆大霉素等皆能杀灭此菌；②抗消化性溃疡药。如含铋制剂和 H^+–K^+–ATP 酶抑制药，作用弱，单用疗效差，为增强疗效，常将两类联合应用。目前治疗消化性溃疡推荐三联疗法，即含铋制剂、H^+–K^+–ATP 酶抑制剂、抗生素或甲硝唑三类联合应用。为防止幽门螺杆菌耐药，一般选择两种抗菌药同时应用，抗生素中的克拉霉素和阿莫西林应用较多。

知识链接

幽门螺杆菌与诺贝尔医学奖

2005 年诺贝尔医学奖授予澳大利亚科学家巴里·马歇尔和罗宾·沃伦，以表彰他们发现了幽门螺杆菌。沃伦用高倍显微镜意外发现一种蜷缩于人体胃黏膜下的细菌（幽门螺杆菌），后来巴里·马歇尔和他一起研究这种菌，他们坚信这种细菌与慢性胃炎等疾病有关，并认为抗生素是有效的治疗方法。然而，这项发现并不符合当时"正统"的医学理念，当时旧理论主导医学，同时由于动物实验失败且缺乏人体试验对象，医学界不认可这些观点，认为健康的胃是无菌的，因为胃酸会将细菌迅速杀灭，坚持胃溃疡与压力、刺激性食物和胃酸过多有关的理论。1984 年的一天，马歇尔不惜喝下含有这种细菌的培养液，结果患上了胃炎。之后使用抗生素和抑酸剂治愈。被誉为消化病学研究领域的里程碑式的革命。由于他们的发现，溃疡病从原来难以治愈反复发作的慢性疾病，变成了一种采用短疗程抗生素和抑酸剂联合就可治愈的疾病，大大提高了胃溃疡等的彻底治愈率，为改善人类生活质量做出了巨大贡献。

第三节　泻药与止泻药

一、泻药

泻药是刺激肠蠕动、软化粪便、润滑肠道促进粪便排出的药物。临床主要用于治疗功能性便秘，也可应用于清洁肠道或加速肠道内毒物排出。常用的泻药有容积性泻药、接触性泻药、润滑性泻药三类。

（一）容积性泻药（渗透性泻药）

硫酸镁

硫酸镁（magnesium sulfate，泻盐）易溶于水，苦咸味。硫酸镁的给药途径不同，可呈现不同的药理作用。口服给药，发挥导泻、利胆作用；注射给药，则具有抗惊厥、降压作用。

【药理作用与应用】

1. 局部作用

（1）导泻 硫酸镁经口服后，Mg^{2+} 和 SO_4^{2-} 在肠道很难被吸收，产生的肠内容物高渗又可抑制肠内水分吸收，增加肠腔容积，刺激肠壁，反射性地引起肠蠕动加强，产生导泻作用，作用强大而迅速。若空腹服药并大量饮水，会加快导泻速度，约在 $1 \sim 4$ 小时内排出流体样粪便。主要用于外科手术前和结肠镜检查前排空肠内容物、辅助排除肠内毒物或配合驱虫药导出肠内寄生虫体。

（2）利胆 口服高浓度硫酸镁溶液（33%）或用导管将其直接导入十二指肠，可刺激十二指肠黏膜，使胆囊收缩素释放增多，反射性引起胆总管括约肌松弛，胆囊强烈收缩，促进胆汁排出，发挥利胆作用。可用于治疗阻塞性黄疸、慢性胆囊炎、胆石症等。

（3）消炎去肿 应用 50% 的硫酸镁溶液热敷于未化脓的肿痛部位，可消炎去肿。

2. 全身作用

（1）抗惊厥 静脉注射硫酸镁后，血中 Mg^{2+} 浓度升高，可产生中枢抑制作用；同时又可抑制神经接头处乙酰胆碱的释放，呈现骨骼肌松弛，产生抗惊厥作用。临床多用于妊娠高血压综合征和破伤风引起的惊厥。

（2）降压 注射给药后，Mg^{2+} 可竞争性拮抗 Ca^{2+}，抑制心脏和松弛血管平滑肌，发挥降血压作用，降压迅速。用于高血压危象、高血压脑病和妊娠高血压综合征。

【不良反应】

1. 静脉注射过快或过量，血中 Mg^{2+} 浓度过高易引起中毒，表现为血压急剧下降、呼吸抑制、肌腱反射消失等，甚至心脏骤停而死亡。

2. 用于导泻时作用剧烈，刺激肠壁引起盆腔充血。服用大量浓度过高的硫酸镁溶液后可能自组织中吸取大量水分而致脱水。

3. 硫酸镁少量吸收后，对中枢神经有抑制作用。

硫酸钠

硫酸钠（sodium sulfate，芒硝）导泻作用机制及用法与硫酸镁相似，作用稍弱。但因无中枢抑制作用，适用于中枢抑制药中毒的导泻，以加速排除肠内毒物。是钡化合物中毒的特效解毒药，可与钡离子结合成无毒的硫酸钡。肾功能不全者应用硫酸钠导泻较硫酸镁安全。心功能不全者禁用。

同类药物还有乳果糖（lactulose）和来源于蔬菜、水果的天然食物纤维素、半合成的多糖及纤维素衍生物（如甲基纤维素、羧甲基纤维素等）。

（二）接触性泻药（刺激性泻药）

酚 酞

酚酞（phenolphthalein，果导）口服后与碱性肠液反应，形成可溶性钠盐，刺激结肠壁，增加结肠推进性肠蠕动，同时能抑制钠和水吸收。导泻作用温和，服药后约6～8小时排出软便。适用于习惯性便秘。不良反应偶见皮疹、肠炎、出血倾向，停药后可恢复。以肾排泄为主，可使碱性尿液显示红色。少部分药经胆汁排泄，有肝肠循环现象，故起效缓慢而持久，可持续3～4日。长期使用可损伤肠壁黏膜下神经丛。婴儿禁用，幼儿和孕妇慎用。

比沙可啶（bisacodyl，双醋苯啶）与酚酞同属二苯甲烷类刺激性泻药，在结肠内产生较强的刺激作用。

蓖麻油

蓖麻油（castor oil）口服后在十二指肠水解出有效成分蓖麻油酸，刺激肠蠕动而导泻，服药后2～3小时排出流质便。大剂量服用可致恶心、呕吐等反应，孕妇及月经期女性禁用。

蒽醌类

大黄、番泻叶、芦荟等中药含有蒽醌苷类物质（anthraquinones）。它们经口服后在肠道内被细菌分解释放出蒽醌，刺激结肠推进性蠕动，用药后6～8小时排出软便或产生轻度腹泻，用于急慢性便秘。本类药含有鞣酸成分，具有收敛作用，故久用易产生继发性便秘。

（三）滑润性泻药

液状石蜡

液状石蜡（1iquid paraffin）是一种矿物油，口服后在肠道内不被消化和吸收，而发挥润滑肠壁、软化粪便的作用。适用于慢性便秘，尤其是年老体弱及高血压、动脉瘤、痔疮、腹部及肛门术后等患者的便秘，但长期用药可减少脂溶性维生素 A、D、K 及钙、磷的吸收，故不能与食物或维生素同时服用。婴幼儿不宜使用。

甘 油

甘油（glycerin）常用其栓剂或50%高渗溶液直肠给药，由于高渗透压刺激肠壁引起肠蠕动增加，并有局部润滑作用，数分钟内引起排便。临床用于偶发的急性便秘，尤其适用于年老体弱及儿童患者。空腹服用不良反应明显，如头痛、咽部不适、口渴、恶心、呕吐、腹泻、血压轻微下降等。停药或减量症状逐渐好转。

开塞露

开塞露（glycerol Enema）为50%甘油与硫酸镁或山梨醇组成的溶液，密封于特制塑料容器内供肛门注入用。注入肛门后，因高渗压吸收水分，增加肠容积而刺激肠壁而引起排便反射，具有润滑肠壁和软化粪便作用，几分钟即可排便。导泻作用迅速、方便、安全、有效，适用于偶发的急性便秘、轻度便秘、老年及儿童便秘。

二、止泻药

腹泻是多种疾病的常见症状，可引起腹部疼痛，也有利于肠内毒物的排出，对机体有一定保护作用，应该以针对病因治疗为主。但剧烈而持久的腹泻可引起脱水、电解质紊乱和营养吸收障碍，故必要时适当给予对症治疗可以减轻症状。止泻药通过抑制肠蠕动或保护肠道免受刺激而发挥作用。

地芬诺酯

地芬诺酯（diphenoxylate，苯乙哌啶）为人工合成的哌替啶衍生物，但无镇痛作用，对肠道作用类似于阿片类药物，通过作用于肠黏膜阿片受体产生作用，能直接作用于肠道平滑肌，抑制肠黏膜感受器，消除局部黏膜的蠕动反射而减少肠蠕动，使肠内容物通过速度减慢，利于肠内水分吸收，具有收敛和止泻作用。主要作用于外周神经，较少引起中枢神经系统作用。适用于急、慢性功能性腹泻，可减少排便频率。不良反应较少，可有嗜睡、恶心、呕吐、腹胀和腹部不适。长期大剂量应用可产生依赖性。孕妇、哺乳期女性及严重肝损害者慎用。

双八面体蒙脱石

双八面体蒙脱石（dioctahedral smectite，思密达）是从天然蒙脱石中提取的白灰色粉末，呈极细颗粒状，表面积大，覆盖能力强。口服后覆盖于消化道黏膜表面，与黏液蛋白结合，增加胃黏液分泌，增强和修复黏膜屏障作用；可将消化道内的多种病原体吸附于肠腔表面，随肠蠕动排出体外；同时也能提高胃肠黏膜对胃蛋白酶、胃酸、胆盐、酒精等的防御功能；促进损伤的消化道黏膜上皮再生；有消化道局部止血和减少黏膜吸收作用。用于治疗急、慢性功能性腹泻，尤其对儿童急性腹泻疗效较佳。也用于反流性食管炎、胃炎、肠道菌群失调症、结肠炎等的治疗。

此外，复方樟脑酊、鞣酸蛋白酵母散、次水杨酸铋和吸附性药物药用炭（medicinal charcoal，活性炭）等也有止泻作用。

第四节　止吐药及胃肠动力药

胃肠运动受植物神经、体液和胃肠神经丛的综合调节，如果被胆碱能神经支配表现为兴奋，而被去甲肾上腺素能神经支配则表现为抑制；多巴胺 D_2 受体阻断药和 5- 羟色胺受体激动剂可增加食管下部括约肌张力、促进胃排空。此外，呕吐反射还有呕吐中枢和化学催吐感受区的参与。胃肠平滑肌调控失常，就会出现胃肠运动功能低下或亢进，引起多种消化道症状，如恶心、呕吐、胃－食管反流、消化不良等。临床上常采用对症治疗。

一、止吐药

呕吐是一种复杂的反射活动，同时又是机体的一种保护性反应。可由多种原因引起，如一些化学药物、胃肠疾病、晕动病、放射病、尿毒症时体内蓄积的有毒物质等。与呕吐有关的受体有多巴胺受体、5-羟色胺（5-HT$_3$）受体、组胺受体、M胆碱受体，这些受体的阻断剂均可发挥止吐作用，止吐应针对其原因，选用不同药物。

（一）H$_1$受体阻断药

如茶苯海明、苯海拉明（diphenhydramine）、异丙嗪（promethazine）等，有止吐和镇静作用，临床用于防治晕动病、内耳眩晕症及妊娠、化疗药物所致呕吐等。

茶苯海明

茶苯海明（dimenhydronate，晕海宁、乘晕宁）是由苯海拉明与氨茶碱组成的复合物。具有抗组胺作用，但较苯海拉明弱，抗晕动病作用较强，能影响发自内耳迷路的神经冲动的传导，从而抑制恶心和呕吐反应，适用于治疗和预防由于运动引起的恶心。不良反应主要有疲倦、头痛、头晕、精神混乱、失眠、心悸、低血压，以及视力模糊、呼吸道干燥、口干、恶心、呕吐等。

（二）M胆碱受体阻断药

东莨菪碱

东莨菪碱（scopolamine）为从茄科植物中提取的莨菪烷型生物碱。其基本作用与阿托品相似，通过阻断呕吐中枢和外周反射途径的M受体，降低迷路感受器的敏感性和抑制小脑前庭通路的传导，产生抗晕动病和预防恶心、呕吐作用。与苯海拉明合用能增加效果，用于预防晕车、晕船呕吐，也可用于妊娠和放射病所致的呕吐。不良反应和禁忌证与阿托品相似。

（三）多巴胺受体阻断药

多巴胺受体阻断药多潘立酮、甲氧氯普胺等通过阻断多巴胺受体而产生止吐作用，机制参见本节胃肠动力药。

（四）5-羟色胺受体阻断药

昂丹司琼

昂丹司琼（ondansetron）能选择性阻断中枢及迷走神经传入纤维的5-HT$_3$受体，产生强大的止吐作用。抗肿瘤化疗药物或放射治疗可诱发小肠嗜铬细胞释放5-HT$_3$，导致恶心呕吐。昂丹司琼主要用于肿瘤化疗和放疗引起的恶心、呕吐，止吐作用迅速而较强，但对晕动病及多巴胺受体激动剂阿扑吗啡引起的呕吐无效。不良反应较轻，可有头痛、疲倦、便秘、腹泻。哺乳期妇女禁用。

同类药物有阿扎司琼（azasetron）、格拉司琼（granisetron）等。

二、胃肠动力药

促胃肠动力药是一类能增强并协调胃肠节律性运动的药物，可促进胃肠道的蠕动和收缩。主要用于胃肠运动功能低下引起的消化道症状。常用药物可分为多巴胺受体阻断药（如多潘立酮）、拟胆碱药（如西沙必利）和两种机制兼具的药物（如甲氧氯普胺）。

多潘立酮

【体内过程】多潘立酮（domperidone，吗丁啉）口服易吸收，首过效应明显，生物利用度为 13% ~ 17%，15 ~ 30 分钟达最大有效浓度，$t_{1/2}$ 为 7 ~ 8 小时。不易通过血脑屏障，广泛分布于其他组织，分布到胃肠的药物浓度最高。主要经肝代谢。

【药理作用】本品为多巴胺受体阻断药，但不易通过血脑屏障，对中枢多巴胺受体无明显影响，主要作用于外周，选择性阻断外周多巴胺受体，对胃肠多巴胺受体 D_2 亚型选择性高，阻断胃肠壁 D_2 受体，增强食管蠕动和食管下部括约肌张力，防止胃 - 食管反流；加强胃及肠道上部蠕动，加强胃肠推进作用，防止十二指肠 - 胃反流。具有增加胃肠动力和高效止吐作用。

【临床应用】

1. 用于各种轻度胃动力不足，加速胃排空，尤其适用于慢性食后消化不良、恶心、呕吐和胃潴留的治疗，也用于反流性食管炎、慢性萎缩性胃炎、胆汁反流性胃炎等。

2. 对痛经、偏头痛、颅脑外伤或颅内病灶、肿瘤化疗或放疗及食物等因素引起的恶心、呕吐有效。

3. 食管镜、胃镜检查前用药，防止检查时发生恶心、呕吐。

【不良反应】偶见短暂的腹痛、腹泻、口干、皮疹、头痛、乏力等。无锥体外系副作用。会升高血清催乳素水平，停药后可自行恢复正常。注射给药可引起心律失常。孕妇及对本药过敏者禁用，婴幼儿慎用。不宜与抗胆碱药合用，否则疗效降低。

三、胃肠解痉药

胃肠解痉药主要是 M 受体阻断药，能解除胃肠平滑肌痉挛或蠕动亢进，缓解痉挛性疼痛。目前常用药物有颠茄生物碱和合成解痉药两类。前者包括阿托品、山莨菪碱等，阿托品作用广泛，副作用较多，现已很少应用；后者有溴化丙胺太林（propantheline bromide，普鲁本辛）、丁溴东莨菪碱（scopolamine butylbromide，解痉灵）等，山莨菪碱和合成解痉药对胃肠 M 受体选择性较高，故副作用较少，主要用于治疗胃肠痉挛性疾病。

第五节　利胆药

利胆药为促进胆汁分泌或胆囊排空的药物。胆汁的基本成分是胆汁酸，胆汁酸的主要成分是胆酸、去氧胆酸和鹅去氧胆酸，占95%。次要成分是石胆酸和熊去氧胆酸。胆汁酸的生理功能有：引起胆汁流动；反馈性抑制胆汁酸合成；调节胆固醇的合成与消除；促进脂类和脂溶性维生素吸收等。常用利胆药的作用与胆汁酸相关。

去氢胆酸

去氢胆酸（dehydrocholic acid）系半合成的胆酸氧化衍生物，可增加胆汁中水分的含量，使胆汁变稀，数量增加，流动性提高，起冲洗胆道系统的作用。对脂肪的消化吸收也有促进作用。临床用于胆囊及胆道功能失调、胆汁淤滞，阻止胆道逆行性感染；也可用于胆石症，以排除胆石。对胆道完全梗阻及严重肝肾功能减退者禁用。

熊去氧胆酸

熊去氧胆酸（ursodeoxycholic acid）抑制肠道吸收胆固醇，减少胆固醇的分泌，使进入胆汁中的胆固醇减少，从而降低胆汁中胆固醇含量，进而促进胆固醇从结石表面溶解。不仅可阻止胆石形成，长期应用还可以促进胆石溶解。对胆色素结石、混合性结石无效。对胆囊炎、胆道炎也有治疗作用。不良反应发生少且不严重。

利胆药还有鹅去氧胆酸（chenodeoxycholic acid）。

第六节　用药护理

1. 碳酸氢钠　①不宜单独用于胃酸过多症的治疗，常与其他药配伍应用，防止中和胃酸后产生大量 CO_2，导致胃内压力增加，甚至胃肠穿孔。②服药同时不宜饮用大量牛奶或食用奶制品，否则易引起高钙血症。其他内容参见第二十六章血液及造血系统用药。

2. 西咪替丁　①长期使用者，停药需逐渐减量，防止突然停药引起反跳性胃酸分泌增加，导致溃疡穿孔。②应用剂量不宜过大，尤其是老年、幼儿及肝肾功能不全患者，防止引起烦躁不安、感觉迟钝、幻觉，甚至惊厥等中枢神经系统症状。且应避免与中枢抗胆碱药合用，以防加重中枢神经系统毒性反应。③因抑制骨髓和损伤肝肾功能，用药期间需定期检查血常规和肝肾功能，一旦发现骨髓或肝功能异常，需减量或停药。④本药是肝药酶抑制剂，可减慢地西泮、苯妥英钠、吲哚美辛、华法林、茶碱、普萘洛尔等药物在体内的转化，使它们的血药浓度升高，合用时注意调整这些药物的剂量。⑤不宜与抗酸药同服，以免影响西咪替丁的吸收。如果需要合用，两药至少相隔1小时以上。

3. 奥美拉唑　①胃内食物充盈时可减少吸收，故应餐前空腹口服。酸性环境利于本品活化，故不宜与抗酸药同服。②长期应用者要定期检查胃黏膜有无肿瘤样增生，防止持续抑制胃酸分泌引起胃内细菌过度滋生和亚硝酸物质增多。③本品抑制肝药酶，可导致苯妥英钠、华法林、地西泮等代谢减慢，合用时应调整这些药物的剂量。

4. 枸橼酸铋钾　①服药期间口中可能有氨味，可使口腔、舌及大便变黑，应预先告诉患者，不必紧张。②抗酸药和牛奶可干扰枸橼酸铋钾作用，使其疗效降低，枸橼酸铋钾又影响四环素的吸收，不宜同时服用。③长期大剂量服用可引起急性肾衰竭、中毒性脑病等，应定期检查肾功能。④肾功能不全者及儿童应慎用或减量，孕妇及严重肾功能不全者可导致铋中毒，应禁用。

5. 硫酸镁　①腹痛患者在诊断未明的情况下不能应用泻药，防止贻误诊断。②该药静脉注射过快或过量，导致血中 Mg^{2+} 过高而引起中毒，则立即静脉注射钙剂抢救，同时进行人工呼吸。③因导泻作用剧烈，刺激肠壁引起盆腔充血，故孕妇、月经期女性、急腹症患者禁用。④因硫酸镁少量吸收可对中枢神经产生抑制作用，故中枢抑制药中毒时，不宜选用硫酸镁导泻，应选用硫酸钠导泻，防止硫酸镁吸收后，加重中枢抑制药对中枢神经的抑制作用。⑤主要经肾排泄，肾功能不全者禁用或慎用。

小　结

作用于消化系统疾病药物主要包括助消化药、抗消化性溃疡药、泻药和止泻药、止吐药及胃肠动力药、利胆药等。

抗消化性溃疡药包括抗酸药、胃酸分泌抑制药、黏膜保护药、抗幽门螺杆菌药。幽门螺杆菌是消化性溃疡病发病及复发的主要原因，抗消化性溃疡的治疗多采用质子泵抑制药、黏膜保护药、抗菌药三联疗法。

泻药分为容积性泻药、刺激性泻药、润滑性泻药，通过增加肠内水分、刺激肠壁、软化粪便或润滑肠道而促进肠道蠕动，加速排便。可用于功能性便秘，也可应用于清洁肠道或加速肠道内毒物排除；止泻药地芬诺酯、洛哌丁胺等通过抑制肠蠕动发挥止泻作用，蒙脱石可将多种病原体吸附于肠腔表面而止泻，应用于各种原因引起的腹泻。

止吐药通过阻断与呕吐有关的多巴胺受体、5-HT$_3$ 受体、组胺受体、M 胆碱受体等发挥止吐作用。胃肠动力药选择性阻断多巴胺受体、胆碱能受体等，协调肠道功能。

利胆药为胆汁酸的成分，具有促进胆汁分泌或促进胆囊排空的作用。主要用于胆囊及胆道功能失调、胆汁淤滞、胆囊炎、胆道炎及胆石症等。

第二十七章　呼吸系统用药

呼吸系统疾病包括上呼吸道感染、急慢性支气管炎、支气管哮喘、肺炎等，病变持续发展则成为阻塞性肺气肿和肺源性心脏病等，均为常见病、多发病。咳、痰、喘是呼吸系统疾病的三大常见症状，多由感染或变态反应所致，所以治疗时除针对病因治疗的药物，如抗菌、抗病毒药、抗结核病药、抗过敏药外，同时还应合理使用对症治疗药物，如平喘药、镇咳药及祛痰药以缓解症状，改善患者通气功能，预防并发症的发生。本章主要讨论以缓解症状为主的平喘药、镇咳药及祛痰药。

第一节　平喘药

喘息是支气管哮喘（简称哮喘）或慢性喘息性支气管炎的临床症状，主要以过敏原或非特异性刺激等因素引起的呼吸道炎症和呼吸道高反应性为特征，发病机制涉及炎症、变态反应、遗传、神经调节失衡、药物、环境、心理等多种因素。主要病理表现包括炎性细胞（嗜酸性粒细胞、淋巴细胞等）浸润、血管通透性增加、黏膜下组织水肿、平滑肌增生、气道高反应性等，导致支气管收缩、黏液分泌增加、气道狭窄，患者出现突然发作的喘息、呼吸困难、咳嗽和胸闷等症状。

凡具有能够缓解或消除哮喘及喘息症状的药物统称为平喘药。常用平喘药根据作用机制和作用部位的不同分为三类：支气管平滑肌松弛药、抗过敏平喘药、抗炎性平喘药。哮喘发生过程及各类平喘药作用见图 27-1。

一、支气管平滑肌松弛药

支气管平滑肌松弛药是常用的平喘药，包括 β_2 肾上腺素受体激动药、茶碱类药、M 胆碱受体阻断药。

（一）β 肾上腺素受体激动药

人体呼吸道中的肾上腺素受体主要是 β_2 受体，广泛分布于呼吸道的不同效应细胞上。当 β_2 肾上腺素受体激动药兴奋呼吸道 β_2 受体时，可促进支气管平滑肌松弛、抑制肥大细胞与中性粒细胞释放过敏介质与炎症介质、增强呼吸道纤毛运动、促进呼吸道黏液分泌、降低血管通透性、减轻呼吸道黏膜下水肿等，这些效应均利于缓解或消除支气管痉挛和呼吸道狭窄。根据对 β 受体选择性的不同，β 受体激动药类平喘药可分为

非选择性 β 受体激动药和选择性 β₂ 受体激动药。

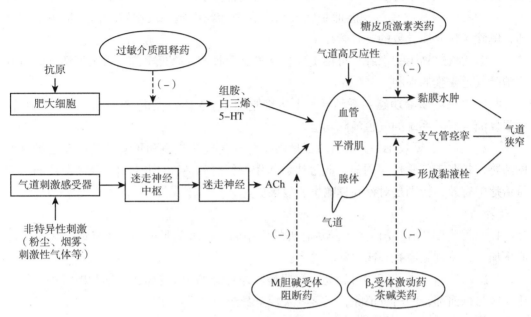

图 27-1　哮喘发生过程及各类平喘药作用图示

非选择性 β 受体激动药对 β₁、β₂ 受体均有激动作用，包括肾上腺素、异丙肾上腺素、麻黄碱等，多数药物还有激动 α 受体的作用，参见第八章肾上腺素受体激动药。肾上腺素气雾吸入、皮下或肌内注射给药，异丙肾上腺素气雾吸入给药，均有强大的平喘作用，用于缓解支气管哮喘急性发作。麻黄碱口服用于预防哮喘发作和轻症哮喘的治疗。但这些药物对 β₁、β₂ 受体的激动作用无选择性，可使心血管系统产生严重的不良反应，故本类药物不宜长期连续应用，必要时可与其他平喘药交替使用。

选择性 β₂ 受体激动药对 β₂ 受体有较强的兴奋作用，对 β₁ 受体亲和力低，对 α 受体无作用，因此治疗量时很少产生心血管反应。此外，该类药还具有稳定性好、作用持续时间长、多途径给药等优点，已基本取代了非选择性 β 受体激动药，成为治疗哮喘的首选药物。常用药物有沙丁胺醇、特布他林（terbutaline，间羟舒喘灵、博利康尼）、克仑特罗（clenbuterol，氨哮素）、沙美特罗（salmeterol）、福莫特罗（formoterol）等。前两者为短效 β₂ 受体激动药，后三者为长效 β₂ 受体激动药。

【体内过程】本类药物可通过多种途径给药。其吸入剂型给药量小，可直接到达呼吸道，形成高浓度，具有速效、方便、安全等优点。多数药物口服有效，一般 30 分钟内起效，不良反应稍多。部分药物也可皮下注射（如特布他林）、直肠给药（如克仑特罗）或静脉给药（如特布他林）。

【药理作用】本类药物的平喘作用及作用机制主要有以下几个方面：

1. 松弛支气管平滑肌　本类药物与气道靶细胞膜上的 β₂ 受体结合，活化腺苷酸环化酶，催化环磷酸腺苷（cAMP）合成，细胞内的 cAMP 水平增加，进而激活 cAMP 依赖蛋白激酶，使细胞内游离钙浓度的下降，肌球蛋白轻链激酶失活和钾通道开放，发挥强大的松弛支气管平滑肌作用，缓解或消除支气管痉挛。

2. 抑制炎症介质释放 能抑制肥大细胞和中性粒细胞释放组胺、白三烯等炎症介质，解除炎症介质导致的支气管痉挛。

3. 消除气道黏膜的水肿 可使支气管黏膜血管收缩，降低毛细血管的通透性，有利于消除气道黏膜的水肿。

4. 增强气道清除功能 激动纤毛上皮细胞的 β_2 受体，促进黏液分泌和纤毛运动，增强黏液 – 纤毛系统的气道清除功能。

【临床应用】短效 β_2 受体激动药是治疗急性支气管痉挛和预防运动性哮喘最有效的药物，扩张支气管作用明显、起效快、作用持续时间适宜。长效 β_2 受体激动药在维持治疗中有效，特别是对夜间哮喘患者效果更好。

【不良反应】

1. 心脏反应 β_2 受体激动药对心脏的作用弱，但大剂量或注射给药时，仍可引起心率加快，特别是原有心律失常的患者。

2. 肌肉震颤 本类药物可激动骨骼肌慢收缩纤维的 β_2 受体，引起肌肉震颤，好发于四肢与颈面部，停药可消除，气雾吸入较全身给药时发生率低。

3. 代谢紊乱 β_2 受体激动药能增加肌糖原分解，引起血乳酸、丙酮酸升高，并产生酮体。糖尿病患者应用时应注意防止酮血症。

4. 耐受性 久用可产生耐受性，停药 1~2 周可恢复敏感性。心功能不全、高血压及甲亢患者慎用。

沙丁胺醇

沙丁胺醇（salbutamol，舒喘灵）对支气管平滑肌有强而持久的松弛作用，口服易吸收，喷雾吸入起效快。适用于治疗和预防支气管哮喘、支气管痉挛、喘息型支气管炎。是目前较为安全常用的平喘药。通常预防用药时口服，控制发作时气雾吸入。不良反应可见心悸、心动过速、肌肉震颤等。长期使用可产生耐受性，且有加重哮喘的危险，停药 1~2 周可恢复敏感性。

> **知识链接**
>
> ### 瘦肉精
>
> 瘦肉精，即盐酸克仑特罗，是一种肾上腺素能神经兴奋药，它不是一种兽药，也不是一种饲料添加剂，将其大剂量用在饲料中可加速猪的增长，减少脂肪含量，提高瘦肉率。但是瘦肉精在动物体内的残留量很大，尤其在内脏器官残留较多，食用含有瘦肉精的肉类直接危害人体健康，严重的可导致死亡。中国农业部已发文禁止在饲料和畜牧生产中使用瘦肉精。

（二）茶碱类（theophylline）

茶碱类药物包括氨茶碱和胆茶碱等。

氨茶碱

【体内过程】口服易吸收，生物利用度约为96%，用药后1~3小时血药浓度达峰值；静脉注射起效快，15~30分钟作用可达峰值。氨茶碱（aminophylline）在体内释放出茶碱后，持续5~6小时，约60%与血浆蛋白结合。主要经肝脏代谢，消除速度个体差异大，老年人及肝硬化患者的半衰期明显延长。药物大部分以代谢产物形式通过肾脏排出，10%以原型排出。

【药理作用】为茶碱与乙二胺复合盐，其药理作用主要来自茶碱，乙二胺能增加茶碱的水溶性并增强其药理作用。

1. 平喘　对支气管平滑肌松弛作用较强，特别对痉挛状态的平滑肌作用更突出，但弱于 β_2 受体激动药。其作用机制除抑制磷酸二酯酶、阻断腺苷受体、增加内源性儿茶酚胺的释放、促进支气管纤毛运动并增加膈肌收缩力外，还可通过干扰呼吸道平滑肌的 Ca^{2+} 内流，降低细胞 Ca^{2+} 浓度而扩张支气管。

2. 强心和利尿　可增强心肌收缩力，增加心输出量和肾小球血流量，并能降低右心房压力，增加冠状动脉血流量，同时抑制肾小管对钠的重吸收，最终产生利尿作用。

3. 松弛胆道平滑肌　可舒张胆道平滑肌，解除胆管痉挛。

【临床应用】

1. 支气管哮喘　对于急性重症哮喘或哮喘持续状态，临床多采用静脉滴注或静脉注射，以迅速缓解喘息与呼吸困难等症状。口服给药预防慢性支气管哮喘急性发作，因半衰期短，已逐渐被茶碱缓释剂或控释剂取代。

2. 其他　增加心肌收缩力、利尿减轻心负荷，增加冠状动脉血流量可增加心肌供养，用于心源性哮喘、急性心功能不全的治疗以及心源性水肿辅助治疗。松弛胆道平滑肌可用于胆绞痛的治疗。

【不良反应】

1. 胃肠反应　氨茶碱呈强碱性，口服对胃刺激性大，可致恶心、呕吐、食欲减退等。

2. 中枢兴奋　治疗量少数人用后可出现失眠、烦躁等，剂量过大可致惊厥、谵妄。

3. 急性中毒　静脉给药速度过快或剂量过大，易引起严重心脏毒性反应，包括心律失常、心动过速、血压下降、昏迷，甚至呼吸及心跳停止而死亡。

> **知识链接**
>
> ### 哮喘持续状态
>
> 哮喘持续状态指的是常规治疗无效的严重哮喘发作，持续时间一般在12小时以上，它并不是一个独立的哮喘类型，而是病理改变严重，临床表现为：患者

不能平卧、烦躁不安、大汗淋漓、讲话不能连续、呼吸频率超过 30 次 / 分、胸廓饱满、运动幅度下降、心率超过 120 次 / 分、常出现奇脉等。此外，伴有辅助呼吸肌参与工作，可见胸锁乳突肌收缩、三凹征（吸气时胸骨上窝、锁骨上窝、肋间隙出现明显凹陷）。如果对其严重性估计不足或治疗措施不适当、治疗不及时，会威胁生命。

胆茶碱

胆茶碱（choline theophyllinate）是茶碱和胆碱形成的复盐，水溶性较氨茶碱大，口服易吸收。作用与氨茶碱相似，因其水溶性大，平喘作用为氨茶碱的 5 倍，且因对胃肠道刺激性小，胃肠道反应较氨茶碱少，患者易耐受。对心脏和中枢神经系统的作用不明显。适用于支气管哮喘和肺气肿的治疗，也可用于治疗冠状动脉功能不全、心绞痛及心源性水肿、心源性哮喘等。

茶碱类药除了普通制剂外，还有缓释剂和控释剂，如葆乐辉（protheo，优喘平）、舒弗美片。本类药物主要优点是血药浓度波动小，作用持续时间长，对胃肠道刺激性小，服药后能维持有效血药浓度，适用于慢性反复发作性哮喘，特别是夜间哮喘频繁发作者。

（三）M 胆碱受体阻断药

呼吸道 M 胆碱受体有 M_1、M_2、M_3 亚型。M_1 胆碱受体阻断药可抑制副交感神经节神经冲动的传递，可致气道松弛，但作用较弱；哮喘患者 M_2 胆碱受体功能失调，胆碱能节后纤维释放的乙酰胆碱增加，促使气道收缩加剧；M_3 胆碱受体存在于气道的平滑肌、黏膜下腺体及血管内皮细胞，该受体激动时，气道平滑肌收缩、黏液分泌增加、血管扩张及气道口缩窄，可诱发或加重哮喘。非选择性 M 胆碱受体阻断药阿托品等能阻断乙酰胆碱作用，但选择性低，不良反应多，不能用于哮喘。目前用于治疗哮喘的 M 胆碱受体阻断药为阿托品衍生物，能选择性阻断气道 M_1、M_3 受体。常用药物有异丙托溴胺、噻托溴铵等。

异丙托溴胺

异丙托溴胺（ipratropium bromide，异丙阿托品）口服难吸收，气雾吸入给药 5 分钟内起效，30 ~ 60 分钟作用达高峰，可持续 4 ~ 6 小时。对 M_1 和 M_3 没有选择性，对气管有一定选择性，松弛支气管平滑肌作用强，可解除支气管痉挛。主要用于喘息型支气管炎、支气管哮喘，尤其适用于老年性哮喘及不能耐受 β 受体激动药者。一般不单独用于急性、重症哮喘的治疗，常作为选择性 $β_2$ 受体激动药的辅助药。因呼吸道黏膜吸收量少，故全身性不良反应较少，也不影响痰液的分泌。大剂量应用可有口干、咽部不适及肌肉震颤等。青光眼及对阿托品过敏者禁用。

同类药物还有噻托溴铵（tiotropium bromide），为新型、长效、高效的选择性气道 M 受体阻断药，作用与异丙托溴胺相似，但与 M 受体的亲和力是异丙托溴胺的 10 倍，松弛气道平滑肌作用更强。每日吸入给药 1 次，约 30 分钟起效，药效维持时间超过 24 小时。

二、抗过敏平喘药

抗过敏平喘药能抑制肥大细胞释放过敏介质，抑制炎症细胞活性和拮抗炎性介质的作用，产生抗过敏和轻度抗炎作用。平喘作用起效较慢，不适于哮喘急性发作的治疗，临床主要用于预防哮喘发作。常用药物有以下三类。

（一）炎症细胞膜稳定药

色甘酸钠

【体内过程】色甘酸钠（sodium cromoglycate，咽泰）为非脂溶性药物，口服难吸收，临床采用粉剂定量雾化方式吸入，生物利用度约 10%，血浆 $t_{1/2}$ 为 1~1.5 小时，以原型经胆汁和肾脏排泄。

【药理作用】色甘酸钠（sodium cromoglycate，咽泰）无松弛支气管平滑肌作用，其作用机制为稳定肥大细胞膜，从而抑制肥大细胞脱颗粒，减少过敏介质的释放，可抑制多种原因引起的支气管痉挛，减轻呼吸道高反应性。对白三烯和组胺等过敏介质引起的气道收缩无对抗作用。

【临床应用】主要用于预防支气管哮喘发作，特别对于季节性哮喘最为有效，但起效慢，需连用数日才能起效。一般在抗原和刺激物接触前 7~10 日给药。对正在发作的哮喘无效。也可用于预防过敏性鼻炎、溃疡性结肠炎及慢性过敏性湿疹等疾病的发生。

【不良反应】不良反应少见，气雾吸入时偶有咽部刺激症状、气管刺痛或支气管痉挛，甚至可能诱发哮喘。

同类药物还有奈多罗米钠（sodium nedocromil）。

（二）H₁ 受体阻断药

酮替芬

酮替芬（ketotifen，噻哌酮）作用与色甘酸钠类似，此外还有强大的 H₁ 受体、5-羟色胺受体和抑制磷酸二酯酶等作用，是强效肥大细胞膜稳定药，并能加强 β₂ 受体激动药的平喘作用。是一新型口服强效预防哮喘药，可用于预防轻、中度哮喘，尤其对儿童哮喘效果较好，对已经发作的急性哮喘无效，对荨麻疹、过敏性鼻炎及血管神经性水肿也有较好疗效。不良反应为用药初期可能出现短暂的嗜睡、疲倦、头晕及口干等。应用后不可突然停药，以免哮喘复发。

（三）白三烯受体阻断药

白三烯受体阻断药目前常用的有扎鲁司特（zafirlukast）、孟鲁司特（montelukast）和普仑司特（pranlukast）等，能竞争性阻断白三烯受体，有较强的抗炎活性，能有效预防和抑制白三烯导致的血管通透性增加及支气管痉挛。适用于 12 岁以上儿童和成人哮喘的长期治疗和预防，但不适于哮喘发作期的解痉治疗。常见不良反应为轻度头痛、咽痛、鼻炎、咽炎、胃肠道反应及氨基转移酶升高，停药后可恢复。

三、抗炎性平喘药

（一）糖皮质激素类药

糖皮质激素用于哮喘的治疗已有近 50 年历史，是有效的抗炎平喘药，强大的抗炎作用和抗免疫作用是其治疗哮喘的基础，已经成为平喘药中的一线药物。目前，糖皮质激素类平喘药物中最常用的是吸入型糖皮质激素，其在气道内可获得较高的药物浓度，充分发挥局部抗炎作用，可避免或减少全身性不良反应。

糖皮质激素通过多个环节产生抗炎平喘作用：①抗炎作用。抑制气道黏膜中各种炎症细胞的活化、聚集及多种炎症介质的生成、释放，减轻气道黏膜的充血水肿和局部炎症反应。②抗过敏作用。抑制过敏介质释放，减轻变态反应。③抑制花生四烯酸代谢。减少前列腺素和白三烯的生成、释放，减轻白三烯引起的气道反应。④阻止 β_2 受体下调，增加气道平滑肌 β_2 受体的反应性，松弛支气管平滑肌。

目前临床常用的吸入型糖皮质激素有倍氯米松、丙酸氟替卡松（fluticasone propionate，FP）、氟尼缩松（flunisolide，FNS）、布地奈德（budesonide，BUD，布地缩松）等。这些吸入型糖皮质激素因脂溶性不同，作用强弱和持续时间长短略有差异。

倍氯米松

倍氯米松（beclomethasone）具有局部抗炎作用强大、剂量小、全身不良反应少等特点。气雾吸入给药后，能直接作用于气道发挥抗炎平喘作用，效果好，长期应用不抑制肾上腺皮质功能。本药起效慢，药效高峰在用药 10 日后出现，故不能用于急性哮喘发作和哮喘持续状态的抢救，用于预防哮喘的发生需 10 日前用药。可以长期低剂量或短期高剂量应用于中度或重度哮喘；对激素依赖性慢性哮喘，可替代其他糖皮质激素的全身治疗；对哮喘发作间歇期也有效。少数患者长期吸入可出现声音嘶哑、咽部不适、口咽部念珠菌病等不良反应。

（二）磷酸二酯酶 –4 抑制剂

罗氟司特

cAMP 可导致支气管平滑肌松弛和肺部炎症反应，PDE–4 可水解与多种炎性细胞有关的 cAMP，因此抑制 PDE-4 可减少炎症介质的释放。

罗氟司特（roflumilast）是第一个用于临床的选择性磷酸二酯酶 -4 抑制剂，具有抑制炎症细胞聚集和活化、松弛气道平滑肌、缓解气道重塑的作用。由于糖皮质激素治疗慢性阻塞性肺疾病不能明显改善肺功能，也无法降低慢性阻塞性肺疾病的死亡率，罗氟司特被批准用于治疗反复发作并加重的成人慢性阻塞性肺疾病，常与长效支气管扩张药联合应用。对于慢性喘息型支气管炎和慢性阻塞性肺疾病伴有喘息者有较好疗效。虽然哮喘不是罗氟司特的适应证，可是临床试验表明其治疗轻至中度哮喘安全有效，但不能作为缓解急性支气管痉挛的用药。最常见不良反应是腹泻、食欲减退、体重减轻、恶心、头晕、头痛和背痛，主要发生在治疗开始后的 7 日内，且大部分随着持续治疗而消失。不用于 18 岁以下患者。

第二节　祛痰药

祛痰药（expectorants）是一类能裂解痰中黏性成分，使痰液稀释、液化，或能加速呼吸道黏膜纤毛运动，利于痰液咳出的药物。祛痰药物通过促进呼吸道内痰液的排出，减轻对呼吸道黏膜的刺激，间接起到镇咳、平喘作用，利于控制肺部继发感染。按作用机制的不同祛痰药可分为痰液稀释药和黏痰溶解药。

一、痰液稀释药

痰液稀释药又称刺激性祛痰药、恶心性祛痰药。口服后，可刺激消化道，引起轻度恶心，兴奋迷走神经，反射性增加呼吸道腺体分泌，使痰液稀释而易于咳出，常用药物有氯化铵、碘化钾（potassium iodine）、愈创甘油醚、酒石酸锑钾（potassium antimony tartrate）、吐根及中药桔梗、远志等。

氯化铵

氯化铵（ammonium chloride）为偏酸性无机盐，由于口服后对胃黏膜产生局部刺激作用，可反射性引起呼吸道腺体分泌增多，使痰液变稀，易于咳出。本药单独应用祛痰作用弱，常与其他药配成复方制剂，是祛痰合剂的主要成分之一。临床用于急慢性呼吸道炎症而痰多不易咳出者。此外，本药还有利尿和酸化体液、酸化尿液作用，可用于治疗心性水肿、肾性水肿和代谢性碱中毒，以及促进碱性药物的排泄。空腹服用效果明显，但刺激胃黏膜，易引起恶心、呕吐，宜餐后服用。溃疡病、代谢性酸中毒及肝肾功能不全者慎用。

碘化钾除了发挥恶心性祛痰作用外，还可用于预防地方性甲状腺肿。

愈创甘油醚

愈创甘油醚（guaifenesin）有恶心性祛痰作用，并有轻度镇咳及微弱的抗菌作用，可减少痰液的恶臭。主要用于慢性支气管炎、支气管扩张等引起的痰多咳嗽。多配成复方制剂，与镇咳药或平喘药合用疗效好，是祛痰合剂的主要成分之一。不良反应较轻。急性胃肠炎及肾炎患者禁用。

二、黏痰溶解药

黏痰溶解药是一类能改变痰中黏性成分、降低痰的黏滞度、使之易于咳出的药物。对于因痰液黏稠而引起的咳痰困难者，须使用黏痰溶解药。痰液的黏性来自气管、支气管腺体及杯状细胞分泌的黏蛋白和呼吸道感染后大量炎症细胞破损后残留的 DNA。大多数黏痰溶解药是使黏痰中的黏蛋白、DNA 分解，使痰液的黏稠度降低，易于咳出。

黏痰溶解药按作用机制不同大体可分为四类：①通过药物结构中的巯基与黏蛋白的二硫键互换作用，使黏蛋白分子裂解而产生降低痰液黏稠度的效果。代表药是乙酰半胱氨酸、羧甲司坦（carbocisteine，羧甲半胱氨酸、化痰片）、美司坦（methylcysteine）等。②使痰液中的黏多糖断裂，从而降低痰液黏稠度。代表药是溴己新（bromhexine，必嗽平）及其有效代谢产物氨溴索（ambroxol）、溴凡克新（brovanexine）等。③酶制剂。如糜蛋白酶（chymotrypsin）能使痰液黏稠度降低，黏痰液化。④表面活性剂。雾化吸入其水溶液可降低痰液的表面张力，从而降低痰的黏稠度，代表药是泰洛沙泊（tyloxapol），可降低痰液表面张力，使痰液变稀。

乙酰半胱氨酸

【药理作用】乙酰半胱氨酸（acatylcysteine，痰易净）分子中所含的巯基，能使痰液中黏蛋白多肽链的二硫键断裂，变成小分子肽链，使痰液黏稠度降低；对脓性痰中的 DNA 也有裂解作用；同时还可增加纤毛的摆动频率，使痰液易于咳出。

【临床应用】采用雾化吸入，用于治疗大量黏痰阻塞气道而咳嗽困难。紧急时经气管滴入，可迅速使痰液变稀，便于吸引排痰，缓解呼吸困难。特别适用于治疗以浓厚黏液及脓性的黏性分泌物为特征的急、慢性呼吸系统感染，如慢性阻塞性肺部疾病、肺间质疾病、慢性支气管炎、肺气肿、支气管扩张引起的呼吸困难和咳痰困难等。

【不良反应】因本药有特殊蒜臭味，对呼吸道有刺激性，易致恶心、呕吐、呛咳，甚至支气管痉挛。

第三节　镇咳药

咳嗽是呼吸系统疾病的一个主要症状，是呼吸道受刺激后产生的一种反射性保护反应，利于呼吸道痰液和异物排出，故轻度咳嗽一般不必应用药物治疗。但剧烈、频繁的咳嗽不仅给患者带来痛苦，影响休息和正常工作，而且会引起肺组织损伤、加重病情或引起并发症，故应适当使用镇咳药治疗。应用镇咳药同时也应对因治疗，例如呼吸道发生细菌性感染时只抑制咳嗽是不够的，还应使用抗菌药物控制感染，防止病情加重。

镇咳药是一类作用于咳嗽反射弧的不同环节，抑制咳嗽反射的药物。目前常用药物根据作用机制分为中枢性镇咳药和外周性镇咳药两类，有些药物兼具中枢和外周两种作用。

一、中枢性镇咳药

中枢性镇咳药是一类直接抑制延髓咳嗽中枢而发挥镇咳作用的药物，分为成瘾性和非成瘾性两类。

（一）成瘾性中枢镇咳药

主要指阿片生物碱类及其衍生物，其中作用最强的是吗啡，对咳嗽中枢有很强的抑制作用，但因不良反应多，依赖性大，一般不用于镇咳治疗。

可待因

【体内过程】可待因（codeine，甲基吗啡）口服和注射均可吸收。可通过血脑屏障、胎盘屏障，在体内多分布于实质性器官。约 10% 在体内脱甲基生成吗啡而发挥作用，由尿排出。

【药理作用与应用】对延髓咳嗽中枢有选择性抑制作用，镇咳作用强大而迅速，镇咳强度为吗啡的 1/4，作用可持续 4 ~ 6 小时。亦具有镇痛作用，镇痛强度为吗啡的 1/10 ~ 1/7，作用持续 4 小时。呼吸抑制作用、成瘾性、耐受性等均弱于吗啡。主要用于各种原因引起的剧烈干咳和刺激性咳嗽，对胸膜炎干咳伴胸痛者尤为适用；也可用于缓解中等程度的疼痛。目前在筛选镇咳新药时，常以可待因作为标准镇咳药进行对比评价。

【不良反应】一般剂量时偶有恶心、呕吐、便秘及眩晕等。大剂量（60mg）可明显抑制呼吸中枢，并会出现烦躁不安等中枢兴奋症状，小儿可致惊厥。长期用药可出现耐受性、依赖性及轻度呼吸抑制。因抑制支气管腺体分泌，使痰液黏稠度增高而不易咳出。

同类药物还有双氢可待因（dihydrocodeine）和福尔可定（pholcodine，吗啉吗啡），后者的依赖性较可待因小。

（二）非成瘾性中枢镇咳药

由于阿片生物碱及其衍生物类镇咳药有依赖性等不良反应，经过改造化学结构合成了许多非依赖性的镇咳药。这类药物对呼吸中枢抑制作用很弱，逐渐取代了有依赖性的阿片类镇咳药，但也不可滥用。

右美沙芬

右美沙芬（dextromethorphan，美沙芬）为人工合成的吗啡类衍生物，是目前临床上应用最广泛的镇咳药物。镇咳作用与可待因相等或略强，起效快。但无镇痛作用，治疗量不抑制呼吸中枢，也不产生依赖性和耐受性。主要用于无痰性干咳及频繁剧烈的咳嗽，如上呼吸道感染、支气管哮喘、急慢性支气管炎及肺结核等引起的无痰性干咳，常与抗组胺药合用。不良反应较少，偶有轻度头晕、嗜睡、口干、恶心、呕吐、便秘等。孕妇、哮喘、肝病及多痰患者慎用，青光眼患者、妊娠3个月内妇女及有精神病史者禁用。

喷托维林

喷托维林（pentoxyverine，咳必清）是人工合成的非依赖性含胺基镇咳药，镇咳作用强度约为可待因的1/3，对咳嗽中枢具有直接抑制作用，并有轻度阿托品样作用和局部麻醉作用，无成瘾性。可轻度抑制支气管内感受器及传入神经末梢，使痉挛的支气管平滑肌松弛，减轻气道阻力，因此兼具外周性镇咳作用。用于各种原因引起的干咳、阵咳，尤其适用于呼吸道感染所致的无痰干咳及小儿百日咳。偶有轻度头痛、头晕、口干、恶心、腹胀和便秘等阿托品样作用，故青光眼、前列腺肥大及心功能不全者禁用。

其他含胺基的镇咳药包括氯苯达诺（clofedanol，敌退咳）、地美索酯（dimethoxanate，咳舒）等。

氯哌斯汀

氯哌斯汀（cloperastine，咳平）为苯海拉明的衍生物，有中枢性和外周性双重镇咳作用，作用弱于可待因，兼具 H_1 受体阻断作用，能使末梢支气管平滑肌松弛，轻度缓解支气管痉挛、充血和水肿，有助于止咳。适用于急性上呼吸道炎症、慢性支气管炎及肺癌等引起的频繁无痰干咳，不良反应较轻，偶有口干、嗜睡等。

本类药物还有替培啶（tipepidine）、匹考哌林（picoperine）等。

二、外周性镇咳药

外周性镇咳药又称末梢性镇咳药，作用于呼吸道黏膜，通过降低咳嗽反射弧中末梢感受器的敏感性或对黏膜的刺激，抑制传入神经或传出神经的传导而发挥镇咳作用。此类药物从多方面发挥镇咳作用：①局部麻醉作用；②抑制传入神经或传出神经的传导；③解除支气管痉挛；④消除呼吸道炎症，增加痰液排出。

苯丙哌林

苯丙哌林（benproperine，咳快好）为非成瘾性强效镇咳药，其镇咳强度是可待因的2～4倍，起效快，且不抑制呼吸。既抑制肺及胸膜牵张感受器神经冲动的传入感觉，又抑制咳嗽中枢，具有中枢性和外周性双重镇咳作用，并具有支气管平滑肌解痉作用。临床上主要用于治疗刺激性干咳和各种原因引起的咳嗽。不良反应有轻度口干、头昏、胃部烧灼感及皮疹等。本药对口腔黏膜有麻醉作用，应整片用水吞服，不可咬碎，以免引起口腔麻木。孕妇慎用，幽门、十二指肠或肠管闭塞、下部尿道闭塞、青光眼、严重心脏病患者以及对本药过敏者禁用。

本类药物还有那可丁（noscapine）、苯佐那酯（benzonatate，退嗽）和二氧丙嗪

（dioxopromethazine）。 其中二氧丙嗪除了具有局麻、抗炎和解除平滑肌痉挛作用外，还具有抗组胺作用，部分患者用药后有轻微困倦、乏力等反应。

第四节　用药护理

1. 沙丁胺醇　①不宜大剂量或注射给药，防止引起心率加快，特别是原有心律失常的患者，故用药前后应监测心率、血压等，一旦出现异常则应减量或停药。②激动骨骼肌慢收缩纤维 β_2 受体而引起的肌肉震颤，停药可消除，或采用气雾吸入给药，可较全身给药时发生率低，用药前后检查是否出现手指震颤，一旦出现则应减量或停药。③由于能增加肌糖原分解，引起血乳酸、丙酮酸升高，并产生酮体，故糖尿病患者应用时应注意血糖，避免引起乳酸中毒或酮症酸中毒。④当过量应用或与糖皮质激素合用而引起低血钾时，可适当补充钾盐，防止导致心律失常。⑤气雾吸入重复使用间隔不得少于2小时，如果在12小时内连续使用3~5次气雾剂，症状仍无明显缓解，则不能再用同一药物治疗。⑥糖尿病、心功能不全、高血压及甲亢患者慎用。

2. 氨茶碱　①因口服对胃刺激性大，可致胃肠道反应，应餐后服或服用肠溶片，以减轻刺激，活动性消化道溃疡患者慎用。②出现失眠、烦躁不安、惊厥等中枢兴奋症状，可用镇静催眠药对抗，未经控制的惊厥性疾病患者慎用。③为避免静脉给药速度过快或剂量过大引起严重心脏毒性反应，静脉注射前必须稀释，并严格控制剂量与速度。如果过量引起毒性反应，需立即停药、洗胃或灌肠，输液及氧疗。酸性药物可增加本药排泄，碱性药物可减少其排泄。④静注时不宜与维生素C、去甲肾上腺素、四环素类抗生素配伍。与西咪替丁、四环素、红霉素等合用，可延长本药的血浆半衰期，易致中毒。

3. 色甘酸钠　①主要用于预防支气管哮喘发作，但起效慢，需连用数日才能起效，故在治疗季节性哮喘时，需在抗原和刺激物接触前7~10日给药。②本品应用是气雾吸入，偶有咽部刺激症状、气管刺痛或支气管痉挛，甚至可能诱发哮喘，必要时可同时吸入 β_2 受体激动药预防。③原来应用其他平喘药治疗者，应用本品后应持续使用原药1周以上，收到显著疗效后，才可减少原药使用次数，但不能突然停药，应逐步减量至停药，以预防哮喘复发。④孕妇慎用。

4. 倍氯米松　①气雾吸入后应及时漱口，减少药物在咽喉部的残留，以减轻口咽部念珠菌感染。②哮喘伴呼吸道炎症阻塞患者因不能吸入足够的药物或吸入不易到达肺部而疗效欠佳，宜采取先静脉滴注或口服地塞米松、氢化可的松等全身给药的方式控制症状，然后再局部应用倍氯米松治疗。③本药起效慢，且吸入给药不能吸入足够的药量，故不能用于急性哮喘发作和哮喘持续状态的抢救。

5. 乙酰半胱氨酸　①药物应用前需新鲜配制，冰箱保存，48小时内用完。②对本药蒜臭味引起的呼吸道刺激性症状，可加用异丙肾上腺素，减少不良反应的同时，又可提高疗效。③滴入气管内可产生大量分泌物，故应及时吸引排痰，防止窒息。④不宜与青霉素、四环素、头孢菌素合用，防止降低抗生素活性。不宜与酸性药物合用，否则作用明显降低。⑤不宜与金属、橡皮、氧化剂、氧气接触，喷雾器应采用玻璃或塑料制品。⑥支气管哮喘及肺功能不全的老年人慎用或禁用。

6. 可待因 ①对应用剂量过大引起的呼吸中枢抑制或小儿用量过大引起的惊厥，可用纳洛酮对抗。②为防止出现耐受性、依赖性，应控制使用，严格按《麻醉药品管理条例》规定使用。③有少量痰液的剧咳，可与祛痰药合用。

小　结

呼吸系统疾病常见症状是咳、痰、喘，常用药物包括平喘药、祛痰药和镇咳药。

平喘药包括：①支气管平滑肌松弛药。分为选择性 β_2 受体激动药、茶碱类、M 胆碱受体激动药三类，代表药分别为沙丁胺醇、氨茶碱、异丙托溴铵。沙丁胺醇通过激动 β_2 受体而发挥平喘作用；氨茶碱主要用于哮喘急性发作或持续状态；异丙托溴铵通过阻断 M 胆碱受体而平喘。②抗过敏平喘药。通过阻止肥大细胞释放过敏介质，预防哮喘的发生。③抗炎性平喘药。如糖皮质激素类药，虽然作用强，但起效慢，不宜用作哮喘急性发作和持续状态抢救药。

祛痰药分为痰液稀释药和黏痰溶解药。前者如氯化铵，稀释痰液，用于痰黏难以咳出者。后者如乙酰半胱氨酸，可降低痰液黏稠度，用于黏痰阻塞气道的紧急情况。

镇咳药分为中枢性镇咳药和外周性镇咳药。前者如可待因，抑制延髓咳嗽中枢而镇咳，治疗无痰干咳；后者如苯丙哌林，作用于咳嗽反射弧的外周部位而镇咳。

第二十八章　子宫平滑肌兴奋药及松弛药

子宫平滑肌兴奋药包括垂体后叶素类、前列腺素类和麦角生物碱类。子宫平滑肌松弛药包括了 β₂ 肾上腺素受体激动药、硫酸镁、钙通道阻滞药、前列腺素合成酶抑制药等。

第一节　子宫平滑肌兴奋药

子宫平滑肌兴奋药是一类可选择性兴奋子宫平滑肌，使子宫产生节律性或强直性收缩的药物。其中引起子宫节律性收缩的子宫平滑肌兴奋药用于催产和引产；引起子宫强直性收缩的子宫平滑肌兴奋药，则适用于产后止血及产后子宫复原，而禁用于催产与引产。临床应用须严格掌握适应证，若选药不当或用药剂量不当，可能造成子宫破裂和胎儿窒息。此外，必须掌握各药的特点，选择适当的剂量，合理用药。

一、垂体后叶素类

缩宫素

缩宫素（oxytocin，催产素）的前体是由下丘脑合成的多肽类激素，储存于神经垂体垂体后叶，在转运过程中转化为两种成分，即缩宫素和升压素，前者具有止血作用，后者具有加压作用，又称抗利尿激素。目前临床应用的缩宫素为不含升压素的人工合成品，或者从牛、猪的垂体后叶提取分离的含有少量升压素的制剂。

【体内过程】口服易被胰蛋白酶破坏而失效，肌内注射吸收良好，肌内注射 3～5 分钟起效，疗效维持 20～30 分钟，血浆 $t_{1/2}$ 较短，仅 5～12 分钟。静脉注射作用快，维持时间更短，故需静脉滴注维持疗效。大部分经肝脏代谢，少部分以原型经尿排出。

【药理作用】

1. 兴奋子宫平滑肌　缩宫素与子宫平滑肌细胞膜上缩宫素受体结合，促进 Ca^{2+} 向子宫平滑肌细胞内大量转移，从而增强子宫平滑肌的收缩力，并增加其收缩频率。其具有以下特点：①作用与剂量有关。小剂量（2～5U）可使子宫平滑肌产生与正常分娩子宫（特别是妊娠末期子宫）性质相似的收缩，对子宫底部产生节律性收缩，而对子宫颈产生松弛作用，从而促使胎儿顺利娩出；大剂量（5～10U）会使子宫发生持续性强直收缩，不利于胎儿娩出，甚至会引起胎儿窒息，使用时应注意。②起效快，维持时间短。③药物的收缩作用强度取决于剂量及子宫的生理状态。④子宫平滑肌对缩宫素的敏感程度受性激素的影响，雌激素能提高子宫平滑肌对缩宫素的敏感性，孕激素则降低其敏感性。在妊娠后期，雌激素水平逐渐升高，特别是在临产时雌激素水平达高峰，子宫对缩宫素的反应更敏感，子宫平滑肌收缩增强，利于胎儿娩出，故此时只需小剂量的缩宫素即可达到催产、引产的目的。

2. 促进排乳　缩宫素能使乳腺泡周围的肌上皮细胞收缩，促进乳汁排出。

3. 其他　大剂量缩宫素可短暂松弛血管平滑肌，导致血压下降；并有抗利尿作用。

【临床应用】

1. 催产和引产　对于胎位正常、无产道障碍、头盆相称的产妇，出现宫缩乏力难产时，可用小剂量缩宫素静脉滴注催产，以增强子宫节律性收缩，促进分娩；由于死胎、过期妊娠等原因需终止妊娠的孕妇，可用其引产。

2. 产后止血　大剂量缩宫素可引起子宫平滑肌强直性收缩，通过压迫子宫肌层内血管而达到止血目的。但作用持续时间短暂，常需加用作用持久的麦角新碱维持疗效。

3. 催乳　哺乳前应用缩宫素滴鼻或小剂量肌内注射，可促进乳汁排出。

【不良反应】偶见过敏反应、恶心、呕吐、心律失常，量大可使子宫发生强直性收缩而导致胎儿宫内窒息或子宫破裂。人工合成品不良反应较少，而生物制品因含有杂质，偶见过敏反应。大量使用时，可产生抗利尿作用，如果患者输液过多或过快，可出现水潴留和低血钠体征。

垂体后叶素

垂体后叶素（pituitrin）是牛、猪的垂体后叶中提取的粗制品，内含缩宫素和抗利尿激素两种成分，故对子宫平滑肌的选择性不高，子宫平滑肌兴奋作用已被缩宫素所替代。抗利尿激素可收缩血管，尤其收缩毛细血管及小动脉，升高血压，故又称为加压素。能与肾脏集合管的加压素受体结合，增加水分重吸收，使尿量明显减少。临床可用于治疗尿崩症。不良反应为面色苍白、胸闷、心悸、恶心、腹痛及过敏反应等，出现这些不良反应时应立即停药。冠心病、高血压、心功能不全、肺心病及妊娠高血压综合征等患者禁用。

二、前列腺素类

前列腺素

前列腺素（prostaglandins，PGs）是一类广泛存在于人体多种组织和体液中的不饱和脂肪酸，对心血管系统、呼吸系统、消化系统和生殖系统等具有广泛的生理作用，在分娩过程中具有重要作用。药用前列腺素具有与生理性前列腺素相似而较强的作用，目前研究较多并与生殖系统有关的前列腺素类药物有地诺前列酮（dinoprostone，PGE_2，前列腺素 E_2）、地诺前列素（dinoprost，$PGF_{2\alpha}$，前列腺素 $_{2\alpha}$）、硫前列酮（sulprostone）和卡前列素（carboprost，15-Me $PGF_{2\alpha}$，15- 甲基前列腺素 $F_{2\alpha}$）等。

【药理作用】

1. 兴奋子宫　①前列腺素对妊娠各期子宫均有兴奋作用，分娩前的子宫对其尤为敏感，对妊娠初期和中期的缩宫效果强于缩宫素，可引起足以导致流产的高频率、大幅度子宫平滑肌收缩；② PGE_2 和 $PGF_{2\alpha}$ 增强子宫平滑肌节律性收缩的同时，还能松弛子宫颈肌肉，利于胎儿娩出。

2. 抗早孕　前列腺素能产生功能性溶解卵巢黄体作用，使黄体退化，促进其萎缩和溶解，减少黄体酮的产生和分泌，使血中黄体酮含量降低，子宫内膜脱落形成月经，此外还能阻碍受精卵着床，也发挥抗早孕作用。

【临床应用】

1. 引产和流产　用于妊娠中期引产和足月妊娠引产，是一种较为安全的引产药。其中 15-Me $PGF_{2\alpha}$ 活性高、副作用小、安全简便，对下丘脑 – 垂体 – 卵巢轴几乎无影响，用其终止妊娠后能很快恢复月经和生育功能，主要用于终止妊娠。也用于早期药物性人工流产和宫缩无力导致的产后顽固性出血。

2. 抗早孕　用于停经不久的早孕妇女，成功率可达 96%。

【不良反应】主要为恶心、呕吐、腹痛、腹泻等胃肠平滑肌兴奋症状，还可引起头痛、头晕、心率加快、血压下降等症状，一般停药后可消失。也可引起子宫因收缩过强而破裂，用药后应密切注意观察宫缩情况。PGE_2 能升高眼压，不宜用于青光眼患者。$PGF_{2\alpha}$ 能收缩支气管平滑肌，诱发哮喘，不宜用于支气管哮喘患者。

三、麦角生物碱类

麦角生物碱

麦角（ergot）是寄生于黑麦及同科植物上的一种麦角菌的干燥菌核，它在麦穗上突出如角，故名麦角，麦角中含多种生物碱，均为麦角酸的衍生物，按化学结构可分为两类：①氨基麦角碱类，以麦角新碱（ergometrine）、甲麦角新碱（methylergometrine）为代表，易溶于水，口服吸收容易而规则，兴奋子宫作用强且快，维持时间较短；②氨基酸麦角碱类，包括麦角胺（ergotamine）和麦角毒（ergotoxine），难溶于水，对血管作用明显，起效缓慢，但维持时间较久。

【药理作用】

1. 兴奋子宫　麦角碱类均能选择性兴奋子宫平滑肌，以麦角新碱的作用最显著。作用强度取决于子宫的功能状态，妊娠子宫对麦角新碱比未孕子宫敏感，临产前后的子宫则更敏感。与缩宫素相比，麦角生物碱类作用强而持久，剂量稍大即会引起子宫强直性收缩，且对子宫体和子宫颈的兴奋作用无明显差别，因此只适用于产后止血及子宫复原，不宜用于催产和引产。

2. 收缩血管　氨基酸麦角碱类特别是麦角胺，能直接作用于动、静脉血管使其收缩。大剂量可还会损伤血管内皮细胞，长期应用会引起肢端坏疽和血栓。

3. 阻断 α 受体　麦角毒的氢化物麦角碱（dihydroergotoxine，海得琴）具有阻断 α 受体和抑制血管运动中枢的作用，能扩张血管。

【临床应用】

1. 子宫出血　用于产后、刮宫术后、月经过多等原因引起的子宫出血。常肌内注射，利用其对子宫平滑肌产生持久的强直性收缩作用，肌层内血管进行机械性地压迫而止血。

2.产后子宫复原 产后的最初十天子宫复原过程进行很快，如果产后子宫复原缓慢，则易引起感染或失血过多，因此，服用麦角制剂等子宫平滑肌兴奋药可加速子宫复原。

3.偏头痛 偏头痛可能与脑动脉舒张和波动幅度加大有关，麦角胺与咖啡因均能收缩脑血管，减少动脉搏动的幅度，同时咖啡因还能促进麦角胺的吸收。但不宜长期大量使用，否则损伤血管内皮细胞，可引起肢端坏死。

4.人工冬眠 麦角碱的氢化物称二氢麦角毒，具有抑制中枢、舒张血管和降低血压的作用，可与异丙嗪、哌替啶组成冬眠合剂，用于人工冬眠。

【不良反应】麦角新碱注射给药可引起恶心、呕吐、头晕、头痛及血压升高等，因此用于妊娠高血压产妇产后须慎重。麦角流浸膏中含有麦角毒和麦角胺，长期应用会损伤血管内皮细胞，特别是肝脏病或外周血管疾病患者更为敏感。偶见过敏反应，严重者出现呼吸困难。二氢麦角碱可引起体位性低血压，注射后宜卧床 2 小时以上，低血压患者禁用。麦角制剂禁用于催产、引产及产后胎盘娩出前，防止子宫强直性收缩导致子宫破裂、胎儿宫内窒息。动脉粥样硬化及冠心病患者禁用。

知识链接

流产、早产、引产、催产与产后出血

流产是指妊娠不足 28 周、胎儿体重不足 1000g 而终止妊娠者，如处理不当或处理不及时，可能遗留生殖器官炎症，或因大出血而危害孕妇健康，甚至威胁生命；早产是妊娠于 28 周至 37 周中止的现象，早产是新生儿死亡的重要原因之一，约 15% 的早产儿死于新生儿期。近年来由于正确判断和新生儿复苏技术及对早产儿治疗、护理手段的进步，使早产儿的死亡率和罹患病率均有下降，甚至低体重儿也能长期存活；引产又称导产，是对过期妊娠或妊娠 12 周后，因母体或胎儿原因必须终止妊娠者，应用药物促使子宫收缩，使胎儿在宫内死亡后娩出而结束。催产是指对子宫口已经开全，出现低张性宫缩无力且无禁忌证者，使用药物增强子宫收缩力，促进胎儿娩出；产后出血是指胎儿娩出 24 小时内阴道流血量超过 500mL，属于分娩期严重并发症，发病率为 2%~3%，80% 发生在产后 2 小时内，是目前我国孕产妇死亡的首要原因。

第二节 子宫平滑肌松弛药

子宫平滑肌松弛药又称抗分娩药（tocolytic drug），可抑制子宫平滑肌收缩，减弱子宫平滑肌收缩力，减慢子宫收缩节律，具有保胎作用。临床主要用于防治早产和痛经等。

一、选择性 β_2 肾上腺素受体激动药

利托君

【药理作用】利托君（ritodrine，利妥特灵）的化学结构与异丙肾上腺素相似，可选择性与子宫平滑肌上 β_2 受体结合，产生松弛子宫平滑肌作用。对于妊娠和非妊娠子宫均有抑制作用，可特异性抑制子宫平滑肌的收缩，减慢其收缩频率，并缩短子宫收缩时间，延缓分娩；本药还可舒张胎盘血管，改善胎盘血液循环，利于胎儿在子宫内的生长发育，对先兆早产、先兆流产的孕妇有保胎治疗作用。

【临床应用】用于早产妇女，可延缓分娩，使妊娠时间接近正常，用于预防妊娠20周以上的早产和流产。

【不良反应】静脉给药不良反应较严重，多与 β_1 受体激动有关，表现为心率加快、收缩压升高及舒张压下降等。有报道极个别病例出现肺水肿，甚至有生命危险。有的患者可见血红蛋白降低、血糖升高、血钾降低及游离脂肪酸升高。

此外，沙丁胺醇（salbutamol）能激动子宫平滑肌上的 β_2 受体，抑制子宫平滑肌收缩，增加子宫胎盘的血流量，改善宫内供氧，防治早产。

二、其他药物

硫酸镁

硫酸镁（magnesium sulfate）可明显抑制子宫平滑肌收缩。妊娠期间应用硫酸镁可以预防早产和防治妊娠高血压综合征及子痫发作，对于 β_2 受体激动剂禁用的孕妇，可应用本药治疗早产。静脉注射硫酸镁可引起出汗、口干、潮热等症状。血镁浓度过高会引起反应迟钝、呼吸抑制及心律失常不良反应。镁离子可通过胎盘屏障，引起胎儿高镁血症，出现胎儿肌张力降低、吮吸力差等表现，可用钙剂对抗。镁离子经肾脏排泄，肾功能不全者慎用或减少药量。防治早产时不宜与利托君合用，以免引起心血管系统不良反应。

此外，钙通道阻滞药可松弛离体子宫平滑肌，明显拮抗缩宫素所致的子宫兴奋作用。硝苯地平（nifedipine，心痛定）也可用于防治早产。

第三节　用药护理

1. 缩宫素　①小剂量用于催产和引产；大剂量用于产后止血和子宫复原。用于催产和引产时，必须严格掌握剂量，根据宫缩及胎心情况及时调整静脉滴注速度。②雌激素能提高子宫平滑肌对缩宫素的敏感性，临产时雌激素水平达高峰，故用于催产小剂量即可；剂量不宜过大（5～10U），避免发生子宫强直性收缩，甚至会引起胎儿窒息。③严格掌握禁忌证，凡产道异常、胎位不正、头盆不称、前置胎盘及3次妊娠以上的经产妇

或有剖腹产史者禁用，以免子宫破裂。对于高敏感产妇可能造成子宫强烈收缩，甚至破裂以及广泛性软组织撕裂，引起胎儿窒息死亡。④缩宫素与麦角新碱有协同作用，能使子宫肌张力过高，导致子宫破裂或撕裂。钙通道阻滞药可降低缩宫素的疗效，应避免合用。⑤此外，需注意不宜长时间大量使用，防止其抗利尿作用引起水潴留和低血钠。用于产后止血与作用持久的麦角新碱合用疗效更佳。

2. 利托君 ①一般采用先静脉滴注，取得疗效后，应用口服药物维持治疗的方法。②因能通过胎盘屏障，母亲和胎儿均可出现与剂量相关的心率加快，故静滴时需严格控制静脉滴注速度，根据母体的心率、血压、宫缩情况和胎心率调整剂量，宜从小剂量开始逐渐加量。③与糖皮质激素合用时可使血糖明显升高、与硫酸镁合用可引起心律失常，注意合用时宜调整剂量或避免合用。

小　结

子宫平滑肌兴奋药因药物种类、用药剂量以及子宫生理状态的不同，可引起子宫节律性收缩，也可引起强直性收缩，可分别用于催产、引产、产后止血或产后子宫复原，临床应用须严格掌握适应证。常用药物包括垂体后叶素类、前列腺素类和麦角生物碱类。其中垂体后叶素类的缩宫素小剂量可使子宫平滑肌产生节律性收缩，用于催产和引产；大剂量可使子宫平滑肌产生强直性收缩，只能用于产后止血和子宫复原。麦角生物碱类因对子宫的作用强而持久，只能用于产后止血和子宫复原。β 受体激动药和钙通道阻滞药具有松弛子宫平滑肌的作用，可用于预防早产和治疗痛经。

子宫平滑肌抑制药有利托君、硫酸镁等，主要用于防治早产和流产。

第二十九章　肾上腺皮质激素类药

肾上腺皮质由内向外分为网状带、束状带和球状带，分别合成性激素、糖皮质激素和盐皮质激素三种激素，统称为肾上腺皮质激素（adrenocortical hormones），简称皮质激素。其中糖皮质激素（glucocorticoids）包括氢化可的松、可的松，主要影响糖、蛋白质和脂肪代谢；盐皮质激素（mineralocorticoids）包括醛固酮、去氧皮质酮，影响水盐代谢。性激素包括低活性雄激素及少量雌激素。通常肾上腺皮质激素不包括性激素。

肾上腺皮质激素类药物是指具有与肾上腺皮质激素相似或相同生物活性的一类药物，临床应用的肾上腺皮质激素主要指糖皮质激素，用途广泛，有时甚至可挽救垂危患者生命，但其不良反应较多，必须谨慎应用。

知识链接

糖皮质激素的分泌调节及其反馈抑制作用

体内糖皮质激素的分泌主要受下丘脑－垂体－肾上腺皮质轴调节。由下丘脑分泌的促肾上腺皮质激素释放激素（corticotropin-releasing hormone，CRH）进入垂体前叶，促进促肾上腺皮质激素（adrenocorticotropic hormone，ACTH）的分泌，ACTH则可以促进糖皮质激素的分泌。血液中糖皮质激素浓度的增加又可抑制下丘脑和垂体前叶分泌CRH和ACTH，从而减少生理性糖皮质激素的分泌，这是一个负反馈的过程。所以，长期应用外源性糖皮质激素，由于血液中糖皮质激素浓度的升高，会使肾上腺皮质的正常功能长期受抑制，而导致其功能减退。

第一节　糖皮质激素类药

【体内过程】糖皮质激素类药物属类固醇化合物，脂溶性大，口服、注射给药均吸收迅速、完全。可的松或氢化可的松口服后1~2小时血药浓度达峰值，作用持续8~12小时。吸收后主要在肝中代谢，代谢产物和少量原型药物随尿排出。可的松、泼尼松是前体药需在肝内分别转化为氢化可的松和泼尼松龙才有生物活性，故严重肝病患者宜选用氢化可的松和泼尼松龙。常见糖皮质激素类药物见表29-1。

表 29-1　常用糖皮质激素类药物的分类及特点

分类	常用药物	血浆半衰期（min）	生物半衰期（h）	等效剂量（mg）	抗炎作用	水盐代谢	糖代谢
短效	氢化可的松（hydrocortisone）	90	8～12	20	1.0	1.0	1.0
	可的松（cortisone）	90	8～12	25	0.8	0.8	0.8
中效	泼尼松（prednisone）	＞200	12～36	5	3.5	0.6	3.5
	尼松龙（prednisolone）	＞200	12～36	5	4.0	0.6	4.0
	甲泼尼龙（methylprednisolone）	＞200	12～36	4	5.0	0.5	5.0
	曲安西龙（triamcinolone）	＞200	12～36	4	5.0	0	5.0
长效	地塞米松（dexamethasone）	＞300	36～54	0.75	30	0	30
	倍他米松（betamethasone）	＞300	36～54	0.6	25～35	0	30～35

【药理作用】　糖皮质激素作用广泛而复杂，且随剂量不同而异。生理剂量主要影响物质代谢过程，超生理剂量的糖皮质激素则发挥抗炎、抗免疫等药理作用。

1. 对物质代谢的影响

（1）糖代谢　①促进糖原异生，使肝糖原和肌糖原含量增加；②减少组织细胞对糖的摄取，减少葡萄糖的分解利用，升高血糖。

（2）蛋白质代谢　糖皮质激素能加速胸腺、肌肉、皮肤、骨组织等部位蛋白质的分解代谢，增加血清氨基酸和尿中氮的排泄量，造成负氮平衡；大剂量糖皮质激素还可抑制蛋白质合成，长期大量应用可致肌肉萎缩、皮肤变薄、生长发育迟缓、伤口难愈等。

（3）脂肪代谢　短期应用对脂质代谢无明显影响；长期大剂量应用可促使皮下脂肪分解而重新分布在面部、上胸部、颈背部、腹部和臀部等，表现为"满月脸"和"水牛背"（突出的锁骨上窝和颈背部脂肪垫），称为向心性肥胖；同时抑制脂肪合成，并促进其分解，使血中游离脂肪酸浓度升高，诱发酮症酸中毒。

（4）水、电解质代谢　糖皮质激素有较弱的盐皮质激素样保钠排钾作用，长期大量应用会造成水钠潴留、低血钾、高血压等；长期用药可造成骨质脱钙，可能与其减少小肠对钙的吸收、抑制肾小管对钙的重吸收有关。

2. 抗炎作用　糖皮质激素对各种原因（如物理性、化学性、生物性、免疫等因素）引起的炎症均有强大的非特异性抑制作用。在炎症早期，能增加血管紧张度、降低毛细血管通透性，减轻渗出、充血、白细胞浸润、吞噬反应等，进而减轻红、肿、热、痛等炎性症状。在炎症后期和慢性炎症，通过抑制毛细血管和成纤维细胞增生而抑制肉芽组织增生，防止或减轻组织粘连及瘢痕形成，从而减轻或避免炎症后遗症。

必须注意的是，炎症反应是机体的一种防御性反应，炎症早期白细胞浸润、吞噬反应可限制感染病灶扩散；在炎症后期和慢性炎症的肉芽组织增生更是组织修复的重要过程。糖皮质激素在发挥强大抗炎作用的同时也降低了机体的防御功能易导致感染扩散和伤口愈合迟缓。因此，对于感染性炎症，用药过程中必须合用足量、有效的抗感染药物。

3. 免疫抑制与抗过敏反应 对细胞免疫和体液免疫均有抑制作用。小剂量糖皮质激素主要抑制细胞免疫；大剂量糖皮质激素则能抑制 B 细胞向浆细胞转化的过程，使抗体生成减少，抑制体液免疫。

糖皮质激素对免疫反应的多个环节均有抑制作用：干扰淋巴细胞的识别能力；抑制巨噬细胞对抗原的吞噬和处理；抑制 T 淋巴细胞转化为致敏的淋巴细胞，减少血液中淋巴细胞数；阻碍 B 细胞转化为浆细胞，减少抗体生成；阻断致敏 T 细胞所诱发的单核细胞和巨噬细胞的募集；诱导淋巴细胞凋亡，促使淋巴细胞向血管外组织转移，导致血中淋巴细胞迅速减少。

糖皮质激素能稳定肥大细胞膜，抑制免疫过程中抗原－抗体反应引起的肥大细胞脱颗粒，减少组胺、过敏性慢反应物质、缓激肽等过敏的介质释放，而减轻过敏反应。

4. 抗毒素作用 糖皮质激素可提高机体对细菌内毒素的耐受力，通过减少内热原的释放，抑制前列腺素的生成及下丘脑体温调节中枢对内热原的敏感性，使感染性毒血症患者高热的体温下降，缓解毒血症症状等，但不能中和细菌内毒素或使毒素灭活；对外毒素损害无保护作用，既不能中和细菌外毒素，也又不能缓解外毒素引起的症状。

5. 抗休克作用 超大剂量的糖皮质激素类药物可对抗各种严重休克，特别是感染中毒性休克。其抗休克机制可能是：①抑制某些炎症因子的产生，减轻全身炎症反应及组织损伤。②稳定溶酶体膜，减少心肌抑制因子生成，阻断其所致的心肌收缩力降低、心输出量减少及内脏血管收缩。③降低血管对某些缩血管物质的敏感性，使微循环血流动力学恢复正常，改善休克状态，改善重要器官的血氧供应。④抑制血小板激活因子，减少微血栓形成。⑤提高机体对细菌内毒素的耐受力，对抗内毒素引起的症状。

6. 对血液与造血系统的影响 糖皮质激素可刺激骨髓造血功能，使红细胞和血红蛋白含量增高，大剂量可使血小板及纤维蛋白原增多，缩短凝血时间；使骨髓中性粒细胞数量增加，刺激其释放入血，但却抑制其游走、吞噬、消化异物等功能，从而减弱对炎症区的浸润和吞噬活动；另外，对淋巴组织也有明显影响，可使淋巴组织萎缩，使血中淋巴细胞、单核细胞和嗜酸性粒细胞计数明显减少。

7. 对中枢神经系统的影响 糖皮质激素能提高中枢神经系统兴奋性，长期大量应用可引起欣快、激动、失眠等反应，甚至产生焦虑、抑郁及不同程度的躁狂等异常行为，偶可诱发精神失常，大剂量应用可致惊厥及癫痫样发作。

8. 其他

（1）退热作用 糖皮质激素对严重感染引起的发热，具有高效退热作用。可能与抑制体温调节中枢对致热原的反应、稳定溶酶体膜、减少内热原释放有关。

（2）对骨骼的影响 糖皮质激素可抑制成骨细胞活力，减少骨胶原合成，促进胶原和骨基质分解，使骨盐不易沉积；且大剂量时可促进钙、磷从尿中排泄，使骨盐沉积减少。故长期大剂量使用本类药物可致骨质疏松，甚至发生压缩性骨折、股骨头坏死等。

（3）对消化系统的影响 糖皮质激素能刺激胃酸和胃蛋白酶分泌，增加食欲、促进消化，但大剂量应用易使胃黏膜自我保护与修复能力下降，诱发或加重消化性溃疡。

知识链接

原发性慢性肾上腺皮质功能减退症预防常识

原发性慢性肾上腺皮质功能减退症又称阿狄森病，本病是因双侧肾上腺皮质破坏，肾上腺糖皮质激素和盐皮质激素分泌不足引起。其病因有自身免疫、肾上腺结核、真菌感染、白血病细胞浸润和肿瘤转移等。早期发现十分必要，若皮肤色素沉着、全身虚弱、乏力、消瘦、头晕眼花、直立性晕厥，应尽早检查，一经确诊，立即给予高盐饮食及激素替代治疗。去除病因，积极预防应激（如感染、外伤），避免危象发生。

【临床应用】

1. 替代疗法 用于急、慢性肾上腺皮质功能不全症（包括肾上腺危象和阿狄森病）、脑垂体前叶功能减退及肾上腺次全切除术后的补充治疗。

2. 严重感染 主要用于中毒性感染或同时伴有休克者，如中毒性菌痢、中毒性肺炎、急性粟粒性肺结核、暴发型流行性脑膜炎、重症伤寒、猩红热及败血症等。在应用有效抗菌药物治疗感染的同时，可应用糖皮质激素辅助治疗，发挥强大的抗炎、抗毒素及抗休克作用。病毒性感染一般不使用皮质激素，糖皮质激素使用后又可降低机体自身的防御力，易使感染扩散而加剧病情。但对严重传染性病毒感染（如病毒性肝炎、流行性腮腺炎、麻疹和乙型脑炎等）为改善症状、防止或减轻并发症，可短时间内大剂量突击使用糖皮质激素以控制症状，病情缓解后立即停用。

3. 预防某些炎症后遗症 结核性脑膜炎、风湿性心瓣膜炎、心包炎、损伤性关节炎、睾丸炎等早期应用可防止粘连或瘢痕形成等后遗症的发生。眼科疾病如角膜炎、虹膜炎、视网膜炎和视神经炎等非特异性眼炎，局部应用可迅速消炎止痛、防止角膜混浊及粘连和瘢痕形成。

4. 自身免疫性疾病和过敏性疾病 对于多发性皮肌炎、重症系统性红斑狼疮，糖皮质激素为首选药。对于风湿性关节炎、类风湿性关节炎、风湿热、风湿性心肌炎、结节性动脉周围炎、硬皮病、溃疡性结肠炎、重症肌无力和肾病综合征等，应用糖皮质激素可缓解症状，不能根治，不宜单独使用，易引起不良反应，常采用综合疗法。

过敏性疾病如荨麻疹、枯草热、血清病、血管神经性水肿、支气管哮喘、接触性皮炎、过敏性鼻炎、药物过敏及过敏性休克等，此类疾病一般发作快，消失也快，主要应用拟肾上腺素药和抗组织胺药治疗，对严重病例或其他药物无效者，可用糖皮质激素辅助治疗，抑制抗原－抗体反应所引起的组织损害和炎症过程。此外，还用于防治器官移植术后的免疫反应，常与环孢素等免疫抑制剂合用，疗效更好。

5.休克 早期、大量、短时间使用糖皮质激素，有利于休克患者度过危险期。治疗感染性休克，在使用足量有效抗菌药物的同时，宜及早使用大剂量甚至超大剂量糖皮质激素进行突击治疗，待微循环改善后即可停用，但抗菌药物的使用需持续至感染症状基本控制后。过敏性休克宜首选肾上腺素进行治疗，但病情较重或发展较快者，可同时使用糖皮质激素类药物，糖皮质激素是次选药物。低血容量性休克，应首先补充血容量，疗效不佳时可合用糖皮质激素。对心源性休克，需结合病因治疗。

6.血液病 多用于治疗儿童急性淋巴细胞性白血病，常与抗肿瘤药物联合应用，有较好疗效；但对急性非淋巴细胞性白血病的疗效较差。也可用于粒细胞减少症、血小板减少症、过敏性紫癜、再生障碍性贫血等，但停药后易复发。

7.局部应用 对于一般性皮肤病，如湿疹、肛门搔痒、牛皮癣、接触性皮炎，宜用氢化可的松、强的松龙或氟轻松等外用制剂进行治疗。对剥脱性皮炎、天疱疮等严重病例则应配合全身用药。用1%普鲁卡因注射液与糖皮质激素合用，注入韧带压痛点或关节腔内，进行局部封闭可达到消炎止痛目的。

【不良反应】

1.长期大量用药引起的不良反应，见图29-1。

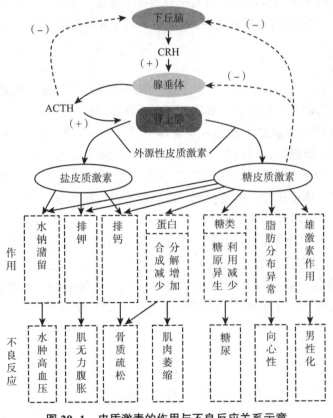

图 29-1　皮质激素的作用与不良反应关系示意

（−）表示抑制；（＋）表示促进

（1）医源性肾上腺皮质功能亢进综合征（库欣综合征）　是长期大量使用糖皮质激素引起糖类、蛋白质、脂质和水盐代谢紊乱的结果。过多的糖皮质激素促进血糖升高、蛋白质异化、脂肪沉积、水钠潴留，表现为满月脸、水牛背、高血压、皮肤紫纹、糖耐量降低、低血钾、月经失调、性欲减退、骨质疏松、肌肉萎缩等。

（2）诱发或加重感染　长期应用糖皮质激素类药物因机体自身防御功能受抑制，可诱发体内潜在的感染病灶扩散，尤其是原有疾病已使机体抵抗力降低时，如静止的结核病灶、肾病综合征、再生障碍性贫血等可能复发、扩散、恶化。

（3）消化系统并发症　糖皮质激素类药物可抑制前列腺素合成，减少胃黏液分泌，降低胃黏膜的抵抗力，增强迷走神经的兴奋性，使胃酸、胃蛋白酶分泌增多，故可诱发或加重胃、十二指肠溃疡，甚至发生出血或穿孔。少数患者可诱发胰腺炎或脂肪肝。

（4）心血管系统并发症　长期应用糖皮质激素，因水钠潴留和血脂升高，可引起高血压和动脉粥样硬化，进而引起脑卒中、高血压性心脏病和冠状动脉硬化性心脏病等。

（5）骨质疏松、肌肉萎缩、伤口愈合缓慢　由于抑制成骨细胞活性、减少钙、磷吸收且增加其排泄，长期应用可致骨质疏松，儿童、老人或绝经期妇女多见，严重者可引起自发性骨折。对蛋白质促进分解、抑制合成，久用可致肌肉萎缩、伤口愈合缓慢；因抑制生长激素分泌及具有负氮平衡作用，还影响生长发育，特别是儿童，生长迟缓。

（6）其他　其中枢兴奋作用可引起精神或行为异常，如激动、失眠，儿童大剂量应用易引起惊厥，个别可诱发精神失常或癫痫。长期用药患者可导致或诱发白内障和青光眼。

2. 停药反应

（1）医源性肾上腺皮质萎缩和功能不全　长期大量应用糖皮质激素，由于外源性糖皮质激素反馈性抑制下丘脑和腺垂体分泌 CRH 和 ACTH，以及因 ACTH 不足导致肾上腺皮质萎缩，致使受抑制的下丘脑－腺垂体－肾上腺皮质轴失去对刺激的反应性，此时若突然停药或减量过快，体内糖皮质激素水平突然降低，肾上腺皮质不能及时释放足量皮质激素，可引起急性肾上腺皮质功能减退的危急症状，表现为恶心、呕吐、食欲不振、疲乏无力、体重减轻、情绪低沉、发热、嗜睡、肌肉及关节疼痛、低血压、低血糖、心率加快、颅内压升高等症状。

（2）反跳现象　指减量过快或停药后出现的原有病情复发或恶化的现象。主要是由于长期用药反馈性抑制下丘脑－垂体－肾上腺皮质轴功能，致使肾上腺皮质萎缩，一旦突然停药，萎缩的肾上腺皮质不能迅速分泌足够糖皮质激素，体内激素不足，以及患者对激素产生依赖性或药物用量不足，原有疾病尚未被充分控制等多种因素所致。

【用法及疗程】

1. 全身用药

（1）大剂量突击疗法　用于急、危、重症患者，如爆发型感染、哮喘持续状态、感染、中毒性休克、器官移植的急性排斥期、全身性红斑狼疮危象等的治疗，通常选用氢化可的松首剂 200 ～ 300mg 静脉滴注，1 日剂量可达 1g 以上。休克患者可使用超大剂量，每次静脉注射氢化可的松 1g，一日 4~6 次。突击疗法必须配合其他有效治疗措施，如感染性休克时合用足量有效的抗菌药，过敏性休克合用肾上腺素及抗组胺药等。

（2）常用剂量长期疗法　多用于系统性红斑狼疮、溶血性贫血、系统性血管炎、结节病、大疱性皮肤病及肾病综合征等自身免疫性疾病以及血液病、恶性淋巴瘤、顽固性支气管哮喘等的治疗。常用口服泼尼松 10~20mg（或其他制剂的等效剂量），3 次/日，作用明显后，不可突然停药，逐渐减量以维持疗效，持续数月。

某些需要长期用药的慢性疾病的治疗可采取隔日给药法，即根据内源性肾上腺皮质激素分泌上午 8 时高峰、午夜最低的昼夜节律性，将两日的总药量在隔日上午 8 时 1 次给予，因为这个时间为内源性皮质激素正常分泌高峰，此时给药对肾上腺皮质功能的反馈性抑制作用最小，可减轻停药后的不良反应。常采用泼尼松和泼尼松龙等中效制剂。

（3）小剂量替代疗法　用于阿狄森病、垂体前叶功能减退、肾上腺次全切除术后等原发性或继发性皮质功能不全。可的松每日 12.5~25mg 或氢化可的松每日 10~20mg。

2. 局部用药　皮肤科和眼科疾病等除可全身用药外，更常采用局部用药。

第二节　盐皮质激素类药

盐皮质激素包括醛固酮和去氧皮质酮两种成分，具有明显的保钠排钾、维持机体正常水和电解质代谢的重要生理作用。常用盐皮质激素类药物为去氧皮质酮。

去氧皮质酮

去氧皮质酮（deoxycorticosterone）为合成醛固酮的前体物质，有类醛固酮作用，可促进肾远曲小管对钠的重吸收及对钾的排泄，对维持体内电解质平衡起重要作用，其活性为醛固酮的 1%~3%，对糖代谢影响较小。常与糖皮质激素联合用于替代疗法，对原发性肾上腺皮质功能减退症进行治疗，纠正水、电解质紊乱。

第三节　促皮质素及皮质激素抑制药

一、促皮质素

促肾上腺皮质激素简称促皮质素，是维持肾上腺正常形态和功能的重要激素。药用促皮质素是从家畜腺垂体中提取的多肽制剂，口服被胃蛋白酶破坏而失效，只能注射给药。

临床可用于肾上腺皮质贮备功能检查，即 ACTH 兴奋试验。测定用药前后血浆皮质醇含量，或测定 24 小时尿游离皮质醇、17- 羟类固醇含量，以了解肾上腺皮质功能的贮备情况，对肾上腺皮质功能减退症的原发性和继发性进行鉴别。也可用于辅助库欣综合征病因的鉴别诊断。

二、皮质激素抑制药

皮质激素抑制药可代替外科的肾上腺皮质切除术，临床常用米托坦和美替拉酮。

米托坦

米托坦（mitotane）是剧毒有机氯杀虫剂滴滴涕（dichlorodiphenyltrichloroethane，DDT）的类似物，可选择性破坏肾上腺皮质束状带和网状带细胞，使之萎缩、坏死，但不影响球状带的功能，故醛固酮不受影响。

临床主要用于不能进行手术治疗的肾上腺皮质癌、肿瘤、肾上腺皮质增生所致的皮质醇增多症及皮质癌手术后辅助治疗。主要不良反应为厌食、恶心、呕吐、腹泻等消化系统症状，嗜睡、乏力、抑郁、神志不清等中枢抑制症状和运动功能失调等，减小剂量后这些症状可以消失。

美替拉酮

美替拉酮（metyrapone，甲吡酮）能抑制胆固醇合成皮质激素过程中的 11β - 羟化酶，使 11- 去氧皮质酮和 11- 去氧皮质醇不能转化为皮质酮和氢化可的松，可致内源性皮质激素合成减少。

主要用于肾上腺皮质肿瘤和增生型皮质醇增多症等所致的肾上腺皮质功能亢进症。还可用于垂体释放 ACTH 的功能试验，正常人使用美替拉酮后因内源性皮质激素合成减少，可反馈性促进 ACTH 的分泌，使 11- 去氧皮质醇合成增多，可测得尿中 17- 羟类固醇排泄增加，而垂体功能低下者尿中 17- 羟类固醇增加不明显。

不良反应少，偶可见眩晕、低血压、头痛、嗜睡和消化系统症状等。

第四节　用药护理

糖皮质激素　①糖皮质激素影响物质代谢，不可久用，避免出现医源性肾上腺功能亢进综合征。对长期使用患者，应嘱其进行低糖、低盐、高蛋白、高钙饮食，用药期间定期监测血压、血脂、血糖、血钾、血钠变化，一般症状停药后可自行消退，必要时可对症治疗，如加用抗糖尿病药物、抗高血压药物等；如出现恶心、肌无力等低血钾症状，应进行补钾以纠正低钾状态；需定期拍摄骨盆 X 线片以了解患者骨质情况，必要时加服钙剂和维生素 D 以预防骨质疏松；骨折或创伤的修复期及严重高血压、糖尿病患者禁用。②感染性炎症用药必须合用足量、有效的抗感染药物，抗菌药不能控制的感染均应禁用糖皮质激素类药物；病毒性感染一般不用糖皮质激素类药物，严重病毒感染大剂量突击控制症状后应立即停用。③兴奋 CNS 引起的症状必要时可用地西泮对抗，癫痫和精神病患者慎用，严重的精神病患者禁用。④为防止发生胃溃疡用药期间应定期做便潜血试验，必要时可服用抗酸药及胃黏膜保护药，活动性消化性溃疡或新近胃肠吻合术后患者禁用。⑤用于退热时，发热诊断明确前，不可应用，以免掩盖症状而影响诊断。⑥长时间大量应用糖皮质激素导致的肾上腺皮质萎缩需数月之后才能恢复正常的分泌功能，期间引起肾上腺皮质功能不全如不及时抢救可危及生命，需用足量糖皮质激素应激替代治疗。⑦为避免突然停药或减量过快引起急性肾上腺皮质功能减退的危急症状发生，长期应用糖皮质激素的患者可采用隔日给药法，且病情控制后不可骤然停药，需逐渐减量；在停药1年内如遇应激情况，应及时给予足量的糖皮质激素；如果停药出现反跳现象，需加大剂量重新治疗，待症状缓解后，缓慢减少激素用量直至停药。⑧严重肝病患者慎用；肾上腺皮质功能亢进症、青光眼、白内障、角膜溃疡及孕妇不宜使用，应告知患者出现视力模糊时及时进行视力检查。

小　结

　　肾上腺皮质合成性激素、糖皮质激素和盐皮质激素，统称为肾上腺皮质激素，通常肾上腺皮质激素不包括性激素，临床最常用药物为糖皮质激素。

　　糖皮质激素类药物作用广泛而复杂。生理剂量的糖皮质激素主要影响物质代谢，超生理剂量的糖皮质激素则有抗炎、免疫抑制、抗过敏、抗毒素、抗休克、影响血液与造血系统等作用。临床主要用于肾上腺皮质功能减退症、严重感染、严重炎症、自身免疫性疾病、过敏性疾病、休克以及某些血液病等的治疗。本类药长期大量应用可引起医源性肾上腺皮质功能亢进综合征、肾上腺皮质萎缩或功能不全；可诱发或加重感染、溃疡病；可诱发精神病和癫痫；引起骨质疏松等以及久用后停药可引起医源性肾上腺皮质萎缩和功能不全反跳现象。因不良反应多且严重，临床治疗需综合考虑患者情况，选用合适的给药方法，并严格掌握用药疗程及禁忌证。

　　盐皮质激素包括醛固酮和去氧皮质酮，常用药物为去氧皮质酮，对维持体内电解质平衡起重要作用；促皮质素通过促进肾上腺皮质合成、分泌糖皮质激素而发挥作用；皮质激素抑制药可代替外科的肾上腺皮质切除术，常用药物有米托坦和美替拉酮。

第三十章 甲状腺激素及抗甲状腺药

甲状腺激素（thyroid hormones，TH）由甲状腺滤泡上皮细胞合成及分泌，包括四碘甲状腺原氨酸（thyroxine，甲状腺素，T_4）和三碘甲状腺原氨酸（triiodothyronine，T_3）。正常人每天释放一定量的 T_4 和 T_3，促进生长发育和维持正常代谢活动。甲状腺功能低下时，甲状腺激素合成及分泌减少，可引起呆小病（克汀病）或黏液性水肿等甲状腺功能减退症（简称甲减），需要用甲状腺激素类药物进行治疗；甲状腺功能低下时，甲状腺激素合成及分泌增多，称甲状腺功能亢进症（简称甲亢），弥漫性毒性甲状腺肿或毒性结节性甲状腺肿等疾病可伴发甲亢，需要用抗甲状腺药物治疗。

第一节 甲状腺激素

甲状腺激素由甲状腺合成和分泌，包括四碘甲状腺原氨酸和三碘甲状腺原氨酸。天然甲状腺激素类药物是由家畜（猪、牛、羊等）的甲状腺脱脂后，干燥研磨而得到的粉末，含 T_3 和 T_4，以 T_4 为主。人工合成品有左甲状腺素（levothyroxine，优甲乐）和碘塞罗宁（liothyronine）等，主要用于甲状腺功能低下的替代疗法，参与体内代谢而发挥作用。

【生理过程】

1. **聚碘** 甲状腺具有高度摄取碘和浓集碘的能力，甲状腺腺泡细胞膜上的碘泵可主动把血液中的 I^- 摄入并浓集于细胞内，因此摄碘率是评价甲状腺功能的指标之一。正常时甲状腺中碘化物的浓度约为血浆中的 25 倍，甲亢时可增至 250 倍。

2. **活化** 在过氧化物酶的作用下，碘离子被氧化成活性碘（I°、I^+）。

$$I^- \xrightarrow{\text{过氧化物}} I^\circ \text{或} I^+$$

3. **碘化** 活性碘与甲状腺球蛋白（thyroglobulin，TG）上的酪氨酸残基结合，生成一碘酪氨酸（monoiodotyrosine，MIT，T_1）和二碘酪氨酸（diiodotyrosine，DIT，T_2）。

4. **耦联** 在过氧化物酶的作用下，一分子 T_1 和一分子 T_2 耦联在一起形成 T_3，两分子 T_2 耦联在一起形成 T_4。

$$T_1 + T_2 \xrightarrow{\text{过氧化物}} T_3$$

$$T_2 + T_2 \xrightarrow{\text{过氧化物}} T_4$$

5. 贮存与释放　生成的 T_3、T_4 与 TG 结合贮存于甲状腺滤泡的胶质中。在垂体分泌的促甲状腺激素（thyriod-stimulating hormone，TSH）作用下，TG 被甲状腺滤泡上皮细胞吞入胞内，在溶酶体的蛋白水解酶作用下，结合型 TG 分解并释放 T_3 及 T_4 进入血液循环。

6. 调节　甲状腺激素的合成和释放受下丘脑 - 垂体 - 甲状腺轴调节。下丘脑释放的促甲状腺激素释放激素（thyrotropin-releasing hormone，TRH）引起垂体前叶 TSH 分泌增加，TSH 促进甲状腺细胞增生，使甲状腺激素合成和释放增加。当血液中游离的 T_3 和 T_4 浓度过高时，对 TRH 和 TSH 的合成和释放产生负反馈调节作用。大剂量碘制剂可抑制蛋白水解酶，使 T_3 和 T_4 释放减少；抗甲状腺激素药物可抑制过氧化物酶的活性，使 T_3 和 T_4 合成减少，见图 30-1。

【药理作用】

1. 维持正常生长发育　甲状腺激素可促进组织的分化、蛋白质的合成，尤其是对骨骼及中枢神经系统的生长发育更重要。缺碘、母体使用抗甲状腺药或先天缺陷导致甲状腺功能不足，可影响胚胎的神经系统发育。婴幼儿期缺乏甲状腺激素，可能影响骨骼的形成和中枢神经系统的发育，生长受到阻滞，引起呆小病，表现为身材矮小、发育迟缓及智力低下。甲状腺激素还可加速胎儿肺的发育，新生儿呼吸窘迫综合征与甲状腺激素不足有关。

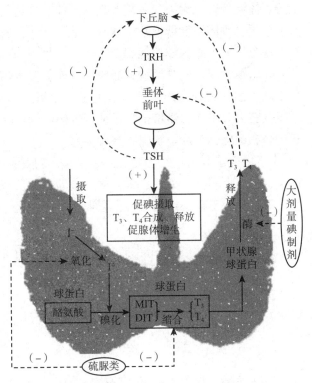

图 30-1　甲状腺激素合成、释放的调节及抗甲状腺药物作用示意图

（+）表示促进；（-）表示抑制；酶：蛋白水解酶。

左甲状腺素为人工合成 T_4，碘塞罗宁为人工合成 T_3。T_3、T_4 口服均易吸收

成人甲状腺激素缺乏可出现记忆力减退及反应迟钝等。

2. 促进代谢　甲状腺激素可促进糖、脂肪和蛋白质的代谢，促进物质的氧化，增加耗氧量，提高基础代谢率，使产热增多。因此，甲亢时出现消瘦、怕热多汗及无力等症状；甲状腺激素分泌不足时常出现怕冷及皮肤干燥等症状。成人甲状腺激素分泌严重过少时，会出现蛋白质合成障碍，但是组织间黏蛋白合成增多，导致水钠潴留，细胞间液增多，引起黏液性水肿，甚至引起心包、胸腔及关节腔积液等。

3. 增强机体交感 - 肾上腺系统的敏感性　甲状腺激素可增强心血管系统对儿茶酚胺的敏感性，甲亢时交感 - 肾上腺系统的敏感性提高，患者常出现心率加快、血压升高

及心输出量增多、神经敏感性增高、易激动及失眠多汗等症状。

【临床应用】

1. 幼年型或成年型甲状腺功能减退症　应尽早应用甲状腺激素进行替代治疗。

2. 呆小病　胎儿或新生儿期甲状腺素过低，若尽早诊治，发育仍可正常；若治疗过晚，脑的发育异常不可逆转，即使躯体发育正常，智力低下仍不能改善，需终生用药。

3. 黏液性水肿　一般口服甲状腺片，小剂量逐渐增大至足量，可消除患者的浮肿、困倦、体温低、肌无力和脉缓等症状。伴有昏迷的患者应静脉注射左甲状腺素，苏醒后改为口服；垂体功能低下致甲状腺功能低下者，宜先用糖皮质激素再给甲状腺素片，防止出现急性肾上腺皮质功能不全。

4. 单纯性甲状腺肿　缺碘者应先补碘，以食用含碘盐及食物为主，严重者可给予适量甲状腺激素，补充内源性激素不足，抑制 TSH 分泌，从而缓解甲状腺组织的代偿性增生及肥大。甲状腺激素治疗可使轻度弥漫性甲状腺肿大完全恢复正常，尤其适用于年轻的轻、中度弥漫性甲状腺肿患者。

【不良反应】用量适当则无不良反应，过量时易引起类似甲亢的临床症状，如心率加快、怕热、多汗、失眠、手震颤、激动焦虑及多食消瘦等。严重者可有腹泻、呕吐及发热等，甚至出现心绞痛或心力衰竭等。

第二节　抗甲状腺药

抗甲状腺药是指减少或抑制甲状腺激素的合成和（或）分泌，消除甲状腺功能亢进症状的药物，目前常用药物有硫脲类、碘和碘化物、放射性碘及 β 受体阻断药等。

一、硫脲类

硫脲类是最常用的抗甲状腺药物，可分为两类：①硫氧嘧啶类（thiouracils），常用药物有甲硫氧嘧啶（methylthiouracil，MTU）和丙硫氧嘧啶（propylthiouracil，PTU）；②咪唑类（imidazoles），常用药物有甲巯咪唑（thiamazole，他巴唑，tapazole）、卡比马唑（carbimazole，甲亢平）。

【体内过程】本类药物口服易吸收，吸收后可分布于全身组织，甲状腺组织内浓度较高，可通过胎盘屏障。主要在肝内代谢，以结合型经肾排出，部分经乳汁排泄。

硫氧嘧啶类吸收快，生物利用度为 80%，血浆蛋白结合率 75%。丙硫氧嘧啶作用强、代谢快，口服后 20 ~ 30 分钟生效，2 小时内血药浓度达峰值，$t_{1/2}$ 为 2 小时；甲硫氧嘧啶作用缓慢而持久，$t_{1/2}$ 为 4.7 小时。咪唑类吸收较慢，甲巯咪唑 $t_{1/2}$ 为 6 ~ 13 小时；卡比马唑在体内转化成甲巯咪唑才可生效，所以作用更慢，不适用于甲状腺危象。

【药理作用】

1. 抑制甲状腺激素合成　本类药不影响碘的摄取，主要抑制过氧化物酶的作用，阻止酪氨酸碘化及耦联，抑制 T_3、T_4 的生物合成，但不能阻止已经合成的甲状腺激素释放，需待已合成的甲状腺激素消耗尽才显效。一般服药半个月后甲亢症状开始改善，

1～3个月基础代谢率才能恢复正常。

2.抑制外周组织 T_4 转化为 T_3　丙硫氧嘧啶能较强地抑制外周组织中 T_4 脱碘生成 T_3，并能迅速降低血清中生物活性较强的 T_3 水平。

3.免疫抑制作用　甲亢发病机制与自身免疫异常有关，硫脲类药物能轻度抑制免疫球蛋白的生成，使甲状腺刺激性免疫球蛋白水平下降，除了减轻自身免疫性甲亢的高代谢症状，还有一定的对因治疗作用。

【临床应用】主要用于甲状腺功能亢进症的治疗，可作为妊娠期甲亢、重症甲亢和甲状腺危象的首选药物。

1.甲亢的内科治疗　适用于不需要手术治疗的轻症，或不适宜手术及不适宜应用放射性碘治疗的中、重度患者，也可用于放射性碘治疗的辅助用药。

2.甲亢手术前准备　甲状腺次全切除术前服用硫脲类药物能促使甲状腺功能降低，接近或恢复正常，可减少麻醉和术后并发症及发生甲状腺危象的危险。

知识链接

甲状腺危象

甲状腺危象（thyroid crisis）又称甲亢危象，是甲亢的一种少见而严重的并发症。甲亢患者在精神刺激、感染、手术或外伤等诱因下，会发生大量甲状腺激素释放入血的现象，表现为高热、大汗、心动过速、恶心、呕吐、腹泻及电解质紊乱等，严重患者可有心力衰竭、肺水肿、休克及昏迷等症状，病情急剧恶化，甚至危及生命。

3.甲状腺危象的辅助治疗　临床对甲状腺危象的治疗除了消除诱因、对症治疗外，主要使用大剂量碘剂抑制甲状腺激素释放，并应用大剂量硫脲类药物阻止甲状腺激素合成。

【不良反应】长期应用后，可使血清中 T_3 和 T_4 浓度降低，TSH分泌增多，导致甲状腺血管和腺体组织增生。

1.过敏反应　是最常见的不良反应，发生率约3%～5%。多为皮疹、瘙痒，少数伴有发热。应密切观察，多数症状不需停药即可消失。也有患者用药后出现狼疮样反应、剥脱性皮炎、淋巴结病或关节痛等。

2.胃肠道反应　可出现恶心、呕吐、厌食、腹痛、腹泻及味觉减退等症状。

3.粒细胞缺乏症　常见轻度白细胞减少。严重的粒细胞减少较为少见，其发生无先兆症状，且发展迅速，此为最严重的不良反应，发生率约0.3%～0.6%，多出现在用药后2～3个月内，老年人更易发生。

4.甲状腺肿和甲状腺功能减退症　长期大量应用时容易发生，一般不严重，表现为腺体代偿性增生、充血及肿大。

二、碘和碘化物

碘是人体必需的微量元素之一，正常人每日需碘 100～150μg。孕妇及 2 岁以下的婴幼儿，补充适量的碘尤为重要，可以保证胎儿及婴幼儿的智力正常发育。临床常用的碘制剂有碘化钾（potassium iodide）、碘化钠（sodium iodide）、复方碘溶液（compound iodine solution）及碘化油等。其中复方碘溶液又称卢戈液，含碘 5%、碘化钾 10%。

【药理作用】不同剂量的碘制剂对甲状腺功能产生不同的作用。

1. 小剂量碘促进甲状腺激素合成 碘是甲状腺激素的合成原料，甲状腺内含碘量占人体内碘总量的 80%。当甲状腺摄碘不足时，合成的甲状腺激素减少，反馈性促进垂体分泌 TSH，引起甲状腺组织增生、肥大，称单纯性甲状腺肿。若严重缺碘，可引起甲状腺功能减退症及地方性克汀病等碘缺乏性疾病。

2. 大剂量碘产生抗甲状腺作用 每日用量超过 6mg 则发挥抗甲状腺作用。作用机制如下：①通过抑制甲状腺球蛋白水解酶，抑制甲状腺激素从甲状腺球蛋白上分离，减少甲状腺激素的释放；②通过抑制过氧化物酶，影响酪氨酸碘化和碘化酪氨酸的缩合，减少甲状腺激素的合成；③抑制垂体分泌 TSH，使肥大的甲状腺缩小、变硬及充血减少。应用大剂量碘可迅速发挥强大的抗甲状腺作用，用药 1～2 日起效，10～15 日达最大效应。此时若继续用药，会抑制碘的摄取，失去抗甲状腺的作用，易导致甲亢复发，因此碘化物不能单独用于甲亢的内科治疗。

【临床应用】

1. 防治单纯性甲状腺肿 小剂量碘主要用于碘缺乏引起的地方性克汀病及单纯性甲状腺肿等，在食盐中按 $1:10^5 \sim 1:10^4$ 的比例加入碘化钠或碘化钾，可预防发病。发病早期可用复方碘溶液或碘化钾进行治疗，必要时加用甲状腺片以抑制腺体增生，严重者服用碘丸或肌肉注射碘化油。对晚期患者碘剂疗效差，应考虑手术治疗。

2. 甲亢的术前准备 甲亢患者手术前除了须应用硫脲类药物控制症状外，术前两周还需加服复方碘溶液。因为应用硫脲类药物后 TSH 分泌增多，使甲状腺血管和腺体增生，组织充血，不利于手术进行，加服大剂量碘剂可纠正硫脲类药物引起的甲状腺组织及血管增生、充血，使腺体缩小、变硬以减少术中出血，有利于进行手术。

3. 甲状腺危象 大剂量碘抑制甲状腺激素的释放。发生甲状腺危象时，口服复方碘溶液，同时合用硫脲类药物可缓解；或用碘化钾 0.5g 加入 10% 葡萄糖溶液中静脉滴注，1 次 /8 小时，一般 24 小时即可充分发挥效应，缓解后应立即停药。

【不良反应】

1. 过敏反应 用药后立即或几小时内发生，表现为皮疹、发热、血管神经性水肿及上呼吸道刺激等症状，严重者可因喉头水肿而窒息。

2. 慢性碘中毒 长期应用可引起碘中毒，表现为口腔及咽喉部烧灼感、流涎、铜腥味、齿龈疼痛、鼻炎、结膜刺激症状、胃部不适及剧烈头痛等，一般停药后可消退。

3. 诱发甲状腺功能紊乱 碘对甲状腺功能异常疾病具有双向诱发关系，碘缺乏或摄入过多均可能引起甲状腺肿，也都可能引起甲状腺功能减退。

三、放射性碘

临床应用的放射性碘（radioiodine）为 ^{131}I，$t_{1/2}$ 为 8 日，用药一个月后其放射性可消除约 90%，两个月内消除 99% 以上。

【药理作用】$Na^{131}I$ 溶液经口服或静脉注射后，其中的 ^{131}I 被甲状腺高度摄取浓集，贮存于甲状腺腺泡中，同时释放出 β 射线（99%）和 γ 射线（1%）。γ 射线射程远，在体外可通过仪器测得，用于检测甲状腺摄碘功能。β 射线穿透力弱，在组织内的射程仅为 0.5~2mm，辐射有限，仅损伤甲状腺实质，很少伤及周围其他组织。增生组织对辐射更敏感，甲状腺滤泡上皮被破坏萎缩，分泌甲状腺激素减少，出现类似手术切除部分甲状腺的效果，具有简便、安全及疗效明显等优点。

【临床应用】

1. 甲亢治疗 ^{131}I 适用于不宜手术或术后复发、抗甲状腺药物治疗无效或过敏的甲状腺功能亢进症患者。作用缓慢，用药 1 个月后开始显效，3~4 月后甲状腺功能可恢复正常。

2. 甲状腺摄碘功能检查 检查当日空腹口服小剂量 ^{131}I，服用后 1 小时、3 小时及 24 小时分别测定甲状腺的摄碘率。甲状腺功能亢进者，摄碘率增高，且摄碘高峰时间前移；反之，则摄碘率降低，摄碘高峰时间后延。单纯性甲状腺肿则仅摄碘率高，摄碘高峰不前移，服用 ^{131}I 前两周应注意停用一切碘剂和含碘食物。

【不良反应】放射性碘使用剂量过大可引起甲状腺功能低下。

四、β 受体阻断药

本类药物主要通过阻断 β 受体发挥抗甲状腺作用，此外，还可抑制甲状腺激素分泌、抑制外周组织 T_4 脱碘转化为 T_3。常用药物有普萘洛尔（propranolol）、美托洛尔（metoprolol）、阿替洛尔（atenlolol）、比索洛尔（bisoprolol）等。

【药理作用】甲亢患者交感－肾上腺系统兴奋，出现焦虑、激动、心律失常、多汗及颤抖等症状。本类药物通过阻断 β 受体而抑制交感神经对心脏的兴奋作用而降低心率及减轻焦虑等；并通过抑制脱碘酶，减少外周组织中 T_4 脱碘生成 T_3，控制甲亢症状。

【临床应用】β 受体阻断药是甲亢及甲状腺危象的重要辅助治疗药物。甲状腺危象患者静脉注射本类药有助于度过危险期，但要注意监控药物对心血管系统和支气管平滑肌的副作用。临床主要用于控制甲亢症状、甲亢术前准备及甲状腺危象的辅助治疗。与硫脲类合用产生协同作用；甲亢术前应用本类药能减少甲状腺充血，利于手术进行。

比索洛尔副作用很小，可长期使用，是治疗甲亢安全可靠的首选辅助药物。

第三节 用药护理

1. 甲状腺激素 ①本品见光易分解，室温下应放在棕色瓶内避光保存。②药物应在清晨空腹服用，以免影响睡眠。③老年人和心脏病患者慎用，用药时必须严密观察心率和心律，出现心绞痛、心肌梗死、心律失常及心力衰竭时，应立即停药，必要时应用 β 受体阻断药。如需继续服药，至少停药一周后再从小剂量开始用药；故治疗黏液性水肿，对老年及伴循环系统疾病患者应尽早治疗，且剂量不宜过大，防止药物过量出现心血管系统兴奋症状，诱发心脏病。④服用甲状腺激素期间不可服用碘剂，否则可诱发甲状腺功能亢进症。香豆素类、苯妥英钠、阿司匹林及口服降糖药能与甲状腺激素竞争血浆蛋白结合部位，使血浆中游离甲状腺激素增多，合用时应注意调整甲状腺激素剂量。⑤糖尿病、冠心病、肾上腺皮质功能低下及快速型心律失常患者禁用，妊娠期、哺乳期女性慎用。

2. 硫脲类　①宜进餐时服用，可减少胃肠道反应。②严重的粒细胞减少易发生在用药后 2～3 个月内，因此用药后应定期检查血象，若白细胞总数明显降低或患者出现发热、咽痛、乏力及肌痛等感染现象，须及时停药。及早处理可恢复，必要时加用糖皮质激素。若有感染症状，应进行保护性隔离，预防交叉感染，并加用抗生素对症治疗，同时注意与甲亢本身引起的白细胞减少相区别。老年人更易发生，应慎用。③出现狼疮样反应、剥脱性皮炎、淋巴结病或关节痛等过敏反应，需停药并给予糖皮质激素治疗。④对伴有心、肝、肾功能不全的中、重度甲亢患者，开始治疗时给大剂量抗甲状腺药，使其对甲状腺激素的合成产生最大的抑制作用，用药 1～3 个月症状明显改善或基础代谢率接近正常时，可递减药量至维持剂量，疗程 1～2 年，疗程过短易复发。为监测疗效可进行 T$_3$ 抑制试验，当摄碘率能被 T$_3$ 明显抑制时，表明甲状腺已恢复正常功能，此时停止用药复发率低。⑤长期大量应用时若发生甲状腺肿和甲状腺功能减退症，一般停药后可恢复正常，必要时可考虑替代治疗。⑥硫脲类药物使 TSH 分泌增多，刺激甲状腺组织增生，对结节性甲状腺肿合并甲亢患者有促使癌变的可能，结节性甲状腺肿合并甲亢及甲状腺癌患者禁用。⑦因药物易透过胎盘屏障并随乳汁排泄，孕妇慎用，哺乳期禁用。

3. 碘和碘化物　①告知患者口服碘及碘化物时，尽量在饭后服用，并用大量清水送服，也可用果汁或牛奶等饮料稀释，以减轻对胃肠道的刺激，用吸管服药，可避免不良气味的刺激和对牙齿的侵蚀。②一般过敏反应症状在停药后可消退，必要时予抗过敏治疗；喉头水肿而窒息者，必须立即做气管切开。③长期服药须注意观察甲状腺的功能，防止诱发甲状腺功能紊乱。大量饮水或加服食盐可促进碘排泄，延缓慢性碘中毒。④碘和碘化物能透过胎盘屏障并随乳汁排泄，剂量过大可引起新生儿甲状腺肿，严重者压迫气管危及生命，妊娠期与哺乳期慎用。

4. 放射性碘　①用药时应严格掌握剂量并密切观察有无不良反应，如出现甲状腺功能低下症状，可补充甲状腺激素。②儿童处于生长发育期，对放射碘更为敏感，可能产生致癌作用，卵巢对碘也有浓集作用，且 ^{131}I 可导致染色体异常，对遗传产生不良影响，治疗期间及治疗后数月内应注意避孕。所以本药禁用于妊娠期、哺乳期女性、年龄小于 20 岁及肝肾功能不良的甲亢患者，白细胞减少和重度甲亢患者也不宜应用。③放射性物质对人体有广泛影响，用药期间应避免精神刺激及预防感染，防止诱发甲状腺危象。

小　结

甲状腺激素主要用于甲状腺功能低下的替代疗法，用于补充机体甲状腺激素的不足，参与体内代谢而发挥作用，现多使用人工合成的左旋甲状腺素和碘塞罗宁。

抗甲状腺药物主要有四类：①硫脲类。是最常用的抗甲状腺药物，主要用于甲亢内科治疗，也用于甲亢术前准备和治疗甲状危象。其可分为两类：硫氧嘧啶类和咪唑类。前者常用药物有甲硫氧嘧啶、丙硫氧嘧啶；后者常用药物有甲巯咪唑（他巴唑）、卡比马唑（甲亢平）。②碘和碘化物。碘剂的作用与剂量密切相关，小剂量促进甲状腺激素合成，用于单纯性甲状腺肿的治疗；大剂量碘抑制甲状腺激素的分泌，用于治疗甲状腺危象和甲亢术前准备。③放射性碘。适用于不宜手术或手术后复发及抗甲状腺药物治疗无效或过敏的甲状腺功能亢进症患者，也可用于甲状腺摄碘功能检查。④ β受体阻断药。主要用于控制甲亢症状及甲状腺危象的辅助治疗，甲亢术前应用本类药能减少甲状腺充血，有利于手术进行。

第三十一章 胰岛素及口服降糖药

糖尿病是由于胰岛素分泌绝对或相对不足、靶细胞对胰岛素敏感性降低等原因导致的糖、蛋白质及脂肪代谢紊乱性疾病。临床以慢性高血糖为主要表现，可伴有尿糖、多食、多饮、多尿及体重减轻等症状。并发症较多，慢性并发症以血管和神经病变多见，可遍及全身各重要脏器；急性并发症有糖尿病酮症酸中毒、高渗性非酮症糖尿病昏迷等。发病原因与遗传、环境及生活方式等多种因素或其他疾病有关。

临床上将糖尿病分为以下几种类型：①胰岛素依赖型糖尿病（insulin-dependent diabetes mellitus，IDDM，1 型），可发生在任何年龄，但青少年多见。发病急、病情重，易发生酮症酸中毒。患者胰岛 β 细胞破坏，体内胰岛素分泌绝对不足，必须应用胰岛素治疗，且需终生用药。②非胰岛素依赖型糖尿病（non-insulin- dependent diabetes mellitus，NIDDM，2 型），多见于中老年，患者胰岛 β 细胞功能下降，体内胰岛素相对缺乏，常伴有胰岛素抵抗现象，多数通过严格限制饮食或口服降糖药即能控制，少数需用胰岛素治疗。本型发病缓、病情轻，在感染等应激情况下也可发生酮症酸中毒。③其他糖尿病，包括妊娠期糖尿病、营养不良性和继发性糖尿病等。

糖尿病治疗应该采取综合治疗措施，在饮食疗法和运动治疗的基础上，还应根据病情选用胰岛素或口服降糖药治疗。治疗目的是使血糖维持或接近正常水平，纠正代谢紊乱，防止或延缓并发症的发生。

第一节 胰岛素

胰岛素（insulin）是胰岛 β 细胞合成分泌的激素，是由两条多肽链组成的酸性蛋白质。药用胰岛素有：①动物胰岛素，即普通胰岛素，多从猪、牛、羊等动物的胰腺中提取制成，纯度低、疗效差，属于异体蛋白，具有抗原性，可使人体产生相应的胰岛素抗体，降低胰岛素的作用；②半合成人胰岛素，即单组分猪胰岛素，利用酶切技术将猪胰岛素 β 亚单位上第 30 位的丙氨酸用苏氨酸代替而获得，纯度较高，抗原性较弱；③人胰岛素，即单组分人胰岛素，通过重组 DNA 技术，利用大肠埃希菌、酵母菌等进行生物合成获得，为高纯度制剂，基本无抗原性。

胰岛素为酸性蛋白质，为延长其作用时间，可将碱性蛋白质（如精蛋白、珠蛋白等）和微量锌加入到胰岛素制剂中，使其等电点提高到 7.3，接近体液 pH，降低溶解度并增加稳定性，制成中、长效制剂。此类制剂注射后，沉淀于注射部位，再被缓慢吸收，可使作用维持时间延长。临床上常用的胰岛素根据起效快慢、活性达峰值时间和作用维持时间长短等分为短效、中效和长效三类，常用胰岛素制剂及用法见表 31-1。

表 31-1 常用胰岛素制剂及用法

类别	药物	来源	注射途径	作用时间（h）			给药时间
				开始	高峰	维持	
短效	正规胰岛素	猪	静脉	立即	0.5	2	酮症昏迷急救时
			皮下、肌内	0.5~1	2~4	6~8	餐前 0.25~0.5h
	诺和灵 R	人	静脉		立即		酮症昏迷急救时
			皮下、肌内	0.5~1	1~3	8	餐前 0.5~1h
	常规优泌林	人	皮下、肌内	0.5	2~4	6~8	
中效	精蛋白重组人胰岛素	人	皮下、肌内	3~4	6~12	24~48	早餐或晚餐前 0.5~1h
	诺和灵 N	人	皮下、肌内	1.5	4~12	24	
	中效优泌林	人	皮下、肌内	1~2	4~10	16~20	
长效	精蛋白锌胰岛素	猪	皮下、肌内	4~6	14~20	24~36	早餐或晚餐前 0.5~1h
	优泌林 U	人	皮下、肌内	4~6	8~20	20~30	

【药理作用】

一般认为，胰岛素与胰岛素受体结合，发挥以下作用：

1.影响糖代谢 通过减少血糖来源、增加血糖去路而发挥降血糖作用。促进外周组织对葡萄糖的摄取和利用，使葡萄糖转运进入细胞内；加速葡萄糖无氧酵解和有氧氧化，使其转化为脂肪和蛋白质；增加糖原的合成和储存，抑制糖原的分解和异生。

2.影响脂肪代谢 增加脂肪酸的转运和增强脂肪合成酶的活性，使脂肪酸进入细胞而促进脂肪合成；促进糖转化成为脂肪，促进肝脏合成脂肪；抑制脂肪酶活性，使脂肪分解减慢，减少游离脂肪酸和酮体的生成，可防止糖尿病患者酮症酸中毒的发生。

3.影响蛋白质代谢 促进核酸、氨基酸的转运，增加蛋白质合成，抑制蛋白质分解。

4.促进钾离子转运 可激活细胞膜上 Na^+-K^+-ATP 酶，促进 K^+ 内流，增加细胞内 K^+ 浓度。

5.促生长作用 胰岛素对蛋白质的代谢作用与生长激素相协同，其促进脂肪和核酸合成的作用均与生长有关，对胎儿的生长、器官发育及组织的修复与再生有重要意义。胰岛素存在时，生长激素和性激素才能发挥促进蛋白质合成的作用。

【临床应用】

1.糖尿病 用于治疗各型糖尿病及糖尿病并发症或合并其他疾病。

（1）1型糖尿病　胰岛素是唯一有效的治疗药物，须终生用药。

（2）2型糖尿病　饮食疗法或口服降糖药物疗效不良者。

（3）糖尿病急性或严重并发症　如糖尿病酮症酸中毒、非酮症高渗性高血糖昏迷及乳酸性酸中毒伴高血糖均可应用。

（4）糖尿病合并症　糖尿病合并重症感染、消耗性疾病、高热、急性心肌梗死、脑血管意外、创伤及需要手术者，均需使用胰岛素。

（5）继发性糖尿病　妊娠期糖尿病或因垂体疾病、胰腺疾病、胰腺切除、药物及化学物质等引起的继发性糖尿病。

2. 细胞内缺钾　临床上应用葡萄糖、胰岛素和氯化钾联合组成极化液，静脉滴注，可促进 K^+ 流入细胞内，纠正细胞内缺钾，同时可提供能量，减少缺血心肌中游离脂肪酸含量，可用于防治心肌梗死及其他心脏病引起的心律失常。

3. 其他　胰岛素与三磷酸腺苷（ATP）及辅酶A组成能量合剂，用于急慢性胰腺炎、肝硬化、肾炎及心衰等疾病的辅助治疗，能增加食欲，促进身体康复。

【不良反应】

1. 低血糖　为最常见的不良反应，常因胰岛素用量过大、未按时进餐或活动量增加所致。当血糖降低至一定程度时，患者可出现饥饿感、心悸、冷汗、焦虑及震颤等症状，严重者会出现惊厥、昏迷或休克，甚至死亡。

2. 过敏反应　发生率较低，反应轻微且短暂，如荨麻疹或血管神经性水肿等，偶见过敏性休克。

3. 胰岛素耐受（胰岛素抵抗）　机体对胰岛素的敏感性下降，称为胰岛素耐受，可分为急性和慢性两种类型。

（1）急性型　常由感染、创伤、手术及情绪激动等应激状态引起，出现这些情况时血中抗胰岛素物质增多，导致胰岛素与受体结合减少；酮症酸中毒时血液pH下降，血中抗胰岛素物质也增多。

（2）慢性型　临床指无并发症的糖尿病患者，每日需用胰岛素的量超过200U。慢性耐受产生的原因较为复杂，可能与以下因素有关：①体内产生了胰岛素抗体。②胰岛素受体水平的变化。包括各种原因引起的受体数目下调及受体与胰岛素的亲和力降低。③靶细胞上的葡萄糖转运系统失常。此外，胰岛素注射部位的脂肪萎缩也可导致慢性耐受。

4. 局部反应　胰岛素注射部位皮下组织出现红肿、硬化及皮下脂肪萎缩等。

知识链接

糖尿病患者自我注射胰岛素的注意事项

糖尿病是终生性疾病，需要长期应用胰岛素治疗，甚至一天要多次注射，所以患者一定要自己掌握注射胰岛素的注意事项：①确保皮下注射。为确保胰岛素的吸收稳定可靠，要做到皮下注射，如注射至肌肉层可加快胰岛素的吸收，导致血糖波动大，增加疼痛感等。②正确捏起皮肤的方法。用拇指和食指两个手指捏起皮肤，避免捏起过多组织，将胰岛素注射至深层组织内。③胰岛素注射部位。优先选择腹部，也可选择大腿或臀部，大腿应避开内侧。④注射部位的轮换。注射部位的左右轮换：左边一周，右边一周；部位对称轮换：一次左边，一次右边；同一注射部位内的区域轮换：应从上次的注射点移开至少 1cm 进行下一次的注射，尽量避免在一个月内重复注射同一个点。为确保胰岛素吸收的一致性，降低血糖的波动，切勿将每天注射的区域和时间混淆。

第二节　口服降糖药

　　人工合成的降糖药口服有效、使用方便，可用于轻、中型糖尿病的治疗，也是治疗 2 型糖尿病的主要药物。常用的口服降糖药有磺酰脲类、双胍类、葡萄糖苷酶抑制药和胰岛素增效剂等。

一、磺酰脲类

　　常用药物目前有两代，第一代：甲苯磺丁脲（tolbutamide，甲糖宁，D_{860}）、氯磺丙脲（chlorpropamide）；第二代：格列本脲（glibenclamide，优降糖）、格列吡嗪（glipizide，美吡达）、格列波脲（glibonuride）、格列喹酮（gliquidone）、格列美脲（glimepiride）、格列齐特（gliclazide，甲磺吡脲、达美康）等。第二代较第一代的降糖作用强数十倍至数百倍。

　　【体内过程】本类药物口服吸收迅速而完全，血浆蛋白结合率高。多数药物在肝内氧化代谢，代谢产物迅速经肾排出。但氯磺丙脲主要以原型由肾小管分泌排泄，排泄缓慢，故作用时间长，每日只需服药 1 次。

　　【药理作用】

　　1. 降血糖　对正常人和胰岛功能尚存的糖尿病患者均有降血糖作用，对胰岛功能完全丧失者无效。作用机制包括以下几个方面：①与胰岛 β 细胞表面的磺酰脲受体结合，刺激胰岛 β 细胞释放胰岛素，增加血中胰岛素浓度。②增强胰岛素靶细胞对胰岛素的敏感性，使细胞膜上胰岛素受体的数目增多、亲和力增强；大剂量能抑制胰岛素酶，降低胰岛素的代谢。③减少胰高血糖素的释放，使血糖降低，这是对正常人有降血糖作用的主要原因。

　　2. 抗利尿　氯磺丙脲能促进抗利尿激素的分泌并能增强其作用，通过抗利尿作用减少水的排泄，可用于治疗尿崩症。甲苯磺丁脲几乎无此作用，而格列本脲则有利尿作用。

　　3. 影响凝血功能　格列齐特能抑制血小板的黏附和聚集，刺激纤溶酶原的合成、恢复纤溶酶的活性，并具有降低微血管对血管活性胺的敏感性和改善微循环的作用，对糖尿病微血管并发症有一定预防及减轻作用。

【临床应用】

1. 糖尿病 用于胰岛功能尚存 30% 以上，且经过单纯饮食控制无效的 2 型糖尿病患者。也可用于对胰岛素耐受的患者，刺激内源性胰岛素分泌，减少胰岛素的用量。

2. 尿崩症 格列本脲、氯磺丙脲有抗利尿作用，与氢氯噻嗪合用可产生协同作用，提高疗效。

【不良反应】较安全，不良反应少，第二代磺酰脲类药物发生率较第一代低。

1. 胃肠道反应 较常见，如厌食、恶心、呕吐、胃痛、腹痛和腹泻等。

2. 过敏反应 偶见皮疹；大剂量时易出现粒细胞减少、血小板减少及溶血性贫血等；偶有胆汁淤积性黄疸和肝损害。

3. 低血糖反应 长效制剂如氯磺丙脲和格列本脲可引起持久性低血糖，常与剂量有关，虽不多见，却是较严重的不良反应。严重者或处理不当会出现不可逆性脑损伤，甚至死亡。

4. 中枢神经系统反应 大剂量氯磺丙脲可引起精神错乱、眩晕、嗜睡及共济失调等中枢神经系统症状。

二、双胍类

临床常用的双胍类降糖药有二甲双胍（metformin，甲福明、降糖片）和苯乙双胍（phenformin，苯乙福明、降糖灵）。

【药理作用】可明显降低糖尿病患者的血糖水平，对正常人的血糖基本无影响。其作用机制可能是通过影响糖代谢过程，减少肠道吸收葡萄糖，促进组织摄取和利用葡萄糖，增加肌肉组织中糖的无氧酵解，减少肝内糖异生，抑制胰高血糖素的释放等使血糖降低。由于不刺激胰岛素的释放，当胰岛功能丧失时本类药物仍可发挥降血糖作用。此外，本类药还能降低高血脂患者的低密度脂蛋白、极低密度脂蛋白、三酰甘油和胆固醇水平，能延缓糖尿病患者血管并发症的发生。

【临床应用】主要用于轻、中度 2 型糖尿病患者，尤其适用于单纯用饮食控制无效及肥胖患者，是肥胖或超重的 2 型糖尿病患者首选药。也可与胰岛素和（或）磺酰脲类药物合用于中、重度糖尿病或胰岛素耐受患者，以增强疗效、减少胰岛素的用量。

【不良反应】不良反应较磺酰脲类多见，甲福明比苯乙福明不良反应少。

1. 一般反应 常见厌食、恶心、腹部不适及腹泻等胃肠反应，部分患者口中有金属味。

2. 巨幼红细胞性贫血 抑制维生素 B_{12} 经肠道吸收导致巨幼红细胞性贫血。

3. 乳酸中毒 由于本类药物能促进糖的无氧酵解，使乳酸增加，导致乳酸中毒，表现为呕吐、腹痛及神志障碍等。苯乙双胍的发生率较高，也是最严重的不良反应。

三、α - 葡萄糖苷酶抑制药

临床常用药物有阿卡波糖（acarbose，拜糖平）、伏格列波糖（voglibose）及米格列醇（miglitol）等。

【药理作用】本类药物的化学结构与碳水化合物相似，进餐时服用能在小肠黏膜上皮与食物中糖类竞争葡萄糖苷酶，其竞争力比糖类大 10000 倍，从而抑制小肠中各种 α-葡萄糖苷酶，使淀粉和糖的水解速度减慢，延缓葡萄糖的吸收，可降低餐后血糖，长期使用也能降低空腹血糖。延缓淀粉的消化，并非完全阻断，故无能量损失。

【临床应用】主要用于轻、中度 2 型糖尿病，尤其适用于老年患者及空腹血糖正常而餐后血糖明显升高者。对单用磺酰脲类或二甲双胍及胰岛素控制餐后血糖不佳者，可加用本类药物，使血糖波动幅度减小。

【不良反应】全身不良反应轻微，单用不引起低血糖，主要引起胃肠道反应，嗳气、腹胀、排气多或腹泻等，一般不影响治疗。

四、胰岛素增敏药

胰岛素增敏药又称"胰岛素增敏因子"，可使细胞膜上胰岛素受体对胰岛素的敏感性增加，促进细胞对葡萄糖的利用。主要包括环格列酮（ciglitazone）、吡格列酮（pioglitazone）及恩格列酮（englitazone）等。

【药理作用】

1. 降血糖　通过增加肌肉和脂肪组织对胰岛素的敏感性，降低胰岛素抵抗，改善胰岛素耐受情况，使胰岛素能正常发挥作用，产生降血糖作用。

2. 改善脂肪代谢紊乱　激活外周组织中游离脂肪酸代谢的调控基因，纠正胰岛素抵抗引起的脂质代谢紊乱，使三酰甘油及游离脂肪酸水平降低、高密度脂蛋白增高。

【临床应用】主要用于其他降糖药疗效不理想的 2 型糖尿病，尤其是对胰岛素耐受的患者。可单独使用，也可与胰岛素或磺酰脲类药物合用。

【不良反应】不良反应少，低血糖发生率低，主要有嗜睡、头痛、水肿及胃肠道反应等副作用。

五、其他药物

瑞格列奈

瑞格列奈（repaglinide，诺和龙）为促胰岛素分泌剂，可模仿胰岛素的生理性分泌，特异性地恢复胰岛素早期分泌时相，从而纠正餐时及餐后异常的胰岛素分泌模式、降低餐后血糖水平。本药口服吸收迅速，15 分钟起效，1 小时达峰值，消除快，$t_{1/2}$ 约 1 小时。在肝脏代谢成非活性物质，主要通过胆汁排泄。主要适用于 2 型糖尿病，且适用于糖尿病肾病患者。因其结构中不含硫，可用于对磺酰脲类药物过敏者。

依克那肽

依克那肽（exenatide）为含有 39 个氨基酸的多肽，是人工合成的肠促胰岛素样类似物，2006 年获美国食品和药物管理局（FDA）批准上市。注射给药后，能够模拟机体调控胰岛素的激素在体内发挥作用，从而达到控制血糖的效果。作用机制为在血糖含量升高的情况下，通过刺激胰高血糖素样肽受体，刺激胰岛素分泌，抑制餐后胰高血糖素释放，减缓胃排空速度，减少食物摄取。无引起低血糖和增加体重的风险，适用于饮食、运动疗法及口服降糖药物不能达到目标血糖水平的 2 型糖尿病患者。

第三节　用药护理

1. 胰岛素　①病情程度、饮食及运动等因素均可影响胰岛素的用量，因此用药方案应个体化。②胰岛素口服无效，易被消化酶破坏，必须注射给药，皮下注射吸收迅速，为常用给药途径，紧急情况可做静脉注射。③急需应用胰岛素者，如糖尿病酮症酸中毒、糖尿病昏迷患者、糖尿病伴严重感染或大手术前后者，需用正规胰岛素，即普通胰岛素，起效迅速。④老年患者，尤其是已并发神经病变的老人，发生低血糖反应时，早期症状不典型，可迅速发展为昏迷，称为"无警觉性低血糖昏迷"，需注意。⑤出现低血糖时，一般轻症可口服糖水或进食，重者须立即静脉注射 50% 葡萄糖注射液 20～40mL 进行抢救治疗。⑥如果发生过敏反应，可用 H_1 受体阻断药及糖皮质激素治疗，也可换用高纯度猪胰岛素或人胰岛素。⑦一旦出现胰岛素耐受，急性型应该积极消除诱因，同时加大胰岛素剂量，诱因去除后可恢复常规治疗剂量；慢性型应该换用高纯度制剂或人胰岛素，并根据患者情况调整药物用量；或同时应用糖皮质激素或免疫抑制药，可抑制抗体继续产生，缓解耐受性。⑧皮下注射需要不断更换注射部位，以预防或减轻硬化及皮下脂肪萎缩等局部反应，注射后局部热敷或改用高纯度胰岛素也可减少此反应。⑨噻嗪类、呋塞米及二氮嗪等药物可抑制内源性胰岛素分泌；糖皮质激素、雌激素、甲状腺激素、肾上腺素及口服避孕药等可减弱胰岛素的作用；雄激素可增强胰岛素作用，水杨酸盐、磺胺类、口服抗凝药、甲氨蝶呤等可与胰岛素竞争血浆蛋白结合位点，增强胰岛素的作用，与这些药物合用时，应适当调整胰岛素剂量；β 受体阻断药能阻断低血糖时的代偿性升血糖反应，而且可以掩盖心率加快等早期低血糖症状，避免合用。⑩使用胰岛素期间，应注意随时监测血糖、尿糖、酮体、肝肾及胰腺的功能，肝硬化、急性肝炎、肾炎及胰腺炎患者禁用胰岛素。

2. 磺酰脲类　①用药后如果出现胃肠道症状，一般减少剂量或继续服药可消失；饭后服药、从小剂量开始或加服抗酸药能减轻反应。②应用长效制剂如氯磺丙脲和格列本脲时应注意防止发生持久性低血糖，尤其老年患者和肝肾功能不全者尤易发生，避免因持续性低血糖导致不可逆性脑损伤，甚至死亡，一旦发生需反复注射葡萄糖解救。③与水杨酸类、保泰松、双香豆素类、磺胺类和甲氨蝶呤等血浆蛋白结合率较高的药物合用，因竞争血浆蛋白结合位点，使游离型药物浓度上升，降血糖作用增强，易诱发低血糖；其他从肾小管分泌排泄的有机酸类，可与氯磺丙脲竞争而增强其降血糖的作用；糖皮质激素、甲状腺激素、口服避孕药及噻嗪类药物等均能降低本类药的降血糖作用，与这些药物合用，应调整剂量。④乙醇抑制糖异生和肝葡萄糖输出，患者饮酒也易发生低血糖，同时药物可增强乙醇的毒性，用药期间应戒酒。⑤用药期间应定期检查血象和肝功能，出现粒细胞减少、血小板减少及溶血性贫血或肝功异常等应立即停药。

3. 双胍类 ①出现胃肠道反应或口中金属味时，减少用药剂量可逐渐消失。②用药期间应补充维生素 B_{12}，防止出现巨幼红细胞性贫血病。③肝肾功能不全、心力衰竭及低血容量休克等情况下易发生乳酸中毒，可危及生命，应用时须严格掌握适应证，并控制剂量。因此，肝肾功能不良、慢性心功能不全和尿酮体阳性者禁用。

4.α－葡萄糖苷酶抑制药 ①服药期间应增加饮食中糖的比例，同时减少单糖摄入，以提高疗效。②注意在进餐时服药，胃溃疡及肠道炎症患者不宜应用，防止用药引起的嗳气、腹胀或腹泻等加重肠道炎症，甚至导致胃穿孔。

小　结

胰岛素是 1 型糖尿病唯一有效的治疗药物，须终生用药。

口服降糖药有磺酰脲类、双胍类、α－葡萄糖苷酶抑制药、胰岛素增敏药和其他药物等。磺酰脲类对正常人和胰岛功能尚存的糖尿病患者均有降血糖作用，对胰岛功能完全丧失者无效；临床常用的双胍类降糖药有二甲双胍和苯乙双胍，主要用于轻、中度 2 型糖尿病患者，尤其适用于单用饮食控制无效及肥胖患者，是肥胖或超重的 2 型糖尿病患者首选药；α－葡萄糖苷酶抑制药临床常用药物有阿卡波糖、伏格列波糖及米格列醇等，适用于老年患者及空腹血糖正常而餐后血糖升高明显者；胰岛素增敏药主要包括环格列酮、吡格列酮等，可增加细胞膜上胰岛素受体对胰岛素的敏感性，促进细胞对葡萄糖的利用；其他药物包括瑞格列奈、依克那肽，能促进胰岛素的分泌，可用于 2 型糖尿病患者。

第三十二章　性激素类药及抗生育药

第一节　性激素类药

一、概述

性激素（sex hormones）是由性腺分泌的一类甾体激素，包括雌激素、孕激素和雄激素。目前临床应用的性激素类药物大多是人工合成品及其衍生物。常用的抗生育药多为孕激素与雌激素的复合制剂。

（一）性激素的分泌及调节

性激素的合成与分泌受下丘脑－垂体系统的调节。下丘脑分泌的促性腺激素释放激素（gonadotropin-releasing hormone，GnRH）能促进腺垂体分泌卵泡刺激素（follicle stimulating hormone，FSH）和促间质细胞激素（luteinizing hormone，LH，黄体生成素）。对女性，FSH 可促进卵巢中卵泡的生长发育和成熟，并使其分泌雌激素；FSH 和 LH 的共同作用，可促使成熟卵泡分泌雌激素和孕激素。对男性，FSH 则促进睾丸中精子的生成；LH 可促进睾丸间质细胞分泌雄激素。

性激素对下丘脑及腺垂体的分泌有正反馈和负反馈两方面的调节作用，这取决于机体的性周期。在排卵前，雌激素水平较高，可直接或通过下丘脑促进腺垂体分泌 LH，导致排卵（正反馈）；在月经周期的黄体期，由于雌激素和孕激素水平均较高，从而减少 GnRH 的分泌，抑制排卵（负反馈），常用的甾体避孕药就是根据这一负反馈机制设计的。雄激素也可通过反馈机制抑制促性腺激素的释放。性激素对下丘脑及腺垂体的反馈，称为"长反馈"，垂体分泌的 FSH、LH 也能通过负反馈作用减少下丘脑 GnRH 的释放，称为"短反馈"，下丘脑分泌的 GnRH 反作用于下丘脑，实现自我调节，称"超短反馈"。

（二）性激素的作用机制

性激素在细胞内与其受体结合后，在细胞核内作用于 DNA，影响 mRNA 转录和蛋白质合成，进而产生不同的效应。

二、常用药物

（一）雌激素类药

卵巢分泌的天然雌激素（estrogens）主要是雌二醇（estradiol，E_2）。从孕妇的尿液中提取的雌酮（estrone，E_1）、雌三醇（estriol）及其他雌激素，多为雌二醇的代谢物。天然雌激素的活性较低，临床应用的雌激素类药物多是以雌二醇为母体，人工合成的高效、长效甾体衍生物，如炔雌醇（ethinylestradiol，EE）、炔雌醚（quinestrol）、戊酸雌二醇（estradiol valerate）、环戊酸雌二醇、美雌醇（mestranol）、硫酸雌酮、马烯雌酮等。

【体内过程】天然雌激素可经消化道吸收，但迅速在肝中代谢，生物利用度低，故常注射给药。在血液中大部分与性激素结合球蛋白特异性结合，或与白蛋白非特异性结合。代谢产物大部分形成葡糖醛酸酯及硫酸酯经肾脏排出，部分经胆道排泄并形成肝肠循环。

炔雌醇、炔雌醚或己烯雌酚在肝内代谢缓慢，故口服效果好，作用较持久。将其制成油溶液制剂或与脂肪酸化合为酯类进行肌内注射，可以延缓吸收，延长作用时间。炔雌醚在体内可贮存于脂肪组织中，然后缓慢释出，口服1次可维持7～10日。大部分雌激素易从皮肤和黏膜吸收，故可用其贴片经皮给药，或应用霜剂、栓剂阴道局部用药。

【药理作用】

1. 对于未成年女性　雌激素可促进女性性器官的发育、成熟，如子宫发育、乳腺腺管增生及脂肪分布变化等，并维持第二性征。

2. 对成年妇女　雌激素参与形成月经周期，与孕激素共同调节子宫内膜的周期性变化，使内膜增生加厚，雌激素引起的内膜异常增殖可引起子宫出血。雌激素可刺激阴道上皮增生、浅表层细胞角化，并增加子宫平滑肌对缩宫素的敏感性。

3. 影响排卵　小剂量雌激素在排卵前应用可促进促性腺激素分泌，形成LH峰，促进排卵；大剂量雌激素则通过负反馈机制减少促性腺激素释放，抑制排卵。

4. 影响乳腺发育　小剂量雌激素能刺激乳腺导管及腺泡的生长发育；大剂量能抑制催乳素对乳腺的刺激作用，减少乳汁分泌。

5. 影响代谢　雌激素有轻度的水钠潴留作用，使血压升高；能增加骨骼的钙盐沉积，促进长骨骨骺闭合，并预防围绝经期妇女骨质疏松。大剂量能升高血清三酰甘油和磷脂、降低血清胆固醇和低密度脂蛋白，但增加高密度脂蛋白的含量，降低糖耐量。

6. 促进血液凝固　雌激素可增加凝血因子 II、VII、IX和X的活性，较高剂量应用雌激素有引起血栓发生的可能性。

【临床应用】

1. 绝经期综合征　绝经期的女性由于卵巢功能降低，雌激素分泌减少，垂体促性腺激素分泌增多，造成内分泌平衡失调，引起面颈红热、失眠、情绪不安等一系列症状，即绝经期综合征。采用雌激素替代治疗可抑制垂体促性腺激素的分泌，从而减轻各种症状，并防止由雌激素水平降低所引起的病理性改变。雌激素可减少骨质吸收，对绝经期和老年性骨质疏松症有一定疗效。局部应用雌激素对老年性阴道炎及女阴干燥症有效。

2. 卵巢功能不全 卵巢发育不全或功能低下者雌激素分泌不足，可引起子宫、外生殖器、第二性征发育迟缓和闭经等。适当补充雌激素，可治疗原发性或继发性卵巢功能不全，促进外生殖器、子宫发育及维持第二性征。序贯应用雌激素和孕激素，可产生人工月经周期。

3. 功能性子宫出血 雌激素能促进子宫内膜增生，修复出血创面而止血，故应用于因雌激素水平较低、子宫内膜创面修复不良所致的持续性小量出血。可适当配伍孕激素，以调整月经周期。

4. 乳房胀痛 部分妇女停止哺乳后，因乳汁持续分泌引起乳房胀痛，大剂量雌激素能干扰催乳素对乳腺的刺激作用，使乳汁分泌减少，减轻胀痛，俗称"回奶"。

5. 乳腺癌 乳腺癌的发生可能与雌酮有关，绝经后卵巢停止分泌雌二醇，而肾上腺分泌的雄烯二酮在周围组织可转化为雌酮，持续作用于乳腺，引起乳腺癌。大剂量雌激素可减少雌酮的产生，用于缓解绝经 5 年后乳腺癌患者的症状，但绝经 5 年内的患者应用本品会促进肿瘤的生长，故禁用。

6. 前列腺癌 雌激素可抑制腺垂体分泌促性腺激素，使睾丸萎缩从而抑制雄激素的产生，且雌激素能拮抗雄激素的作用，用于治疗前列腺癌可改善症状并使肿瘤病灶退化。

7. 痤疮 青春期痤疮是由于雄激素分泌过多而使皮脂腺分泌旺盛所致，雌激素能对抗雄激素作用，可用雌激素类治疗。

8. 避孕 大剂量使用雌激素可抑制 FSH 分泌，与孕激素联合可用于避孕。

9. 其他 雌激素可通过对脂蛋白代谢的影响和对血管的作用，减少绝经后患者心血管疾病的发生率。此外，雌激素能改善老年人的学习和记忆、延缓阿尔茨海默病的发展。

【不良反应】常见厌食、恶心、呕吐、头晕等，早晨较多见。长期大量应用可引起子宫内膜过度增生，发生子宫出血，增加罹患子宫癌的风险。长期大量使用还可致水钠潴留，引起高血压、水肿，并加重心力衰竭。主要在肝内代谢，可能引起胆汁淤积性黄疸。可引起胎儿发育异常。

（二）孕激素类药

孕激素主要由卵巢黄体分泌，妊娠 3 ~ 4 个月后黄体萎缩，随后改由胎盘分泌，直至分娩。近排卵期的卵巢、肾上腺皮质、睾丸也有少量分泌。天然孕激素为黄体酮（progesterone，孕酮），体内含量极少，临床应用的多为人工合成品及其衍生物。按化学结构孕激素类药可分为两类：① 17α - 羟孕酮类：由黄体酮衍生而得，如乙酸甲羟孕酮（medroxyprogesterone acetate，安宫黄体酮）、乙酸甲地孕酮（megestrol acetate）、氯地孕酮（chlormadinone）及长效的己酸孕酮（hydroxyprogesterone caproate）等。② 19- 去甲基睾丸酮类：结构与睾酮相似，如炔诺酮（norethisterone）、双醋炔诺醇（etynodiol diacetate）、炔诺孕酮（norgestrel，甲炔诺酮、18- 甲炔诺酮）等。

【体内过程】黄体酮口服后，可被肠道黏膜及肝代谢而失活，需肌内注射或舌下给药。其代谢产物孕二醇多与葡萄糖醛酸结合经肾排出。

【药理作用】

1. 生殖系统　主要为助孕、安胎作用。在雌激素作用的基础上，可促进子宫内膜由增殖期进入分泌期，利于受精卵的着床和胚胎发育；在妊娠期能降低子宫对缩宫素的敏感性，从而抑制子宫收缩，利于胎儿安全发育。大剂量能抑制腺垂体 LH 的分泌，抑制卵巢排卵，有避孕作用。

2. 乳腺　能促进乳腺腺泡发育，为哺乳做准备。

3. 利尿　孕激素的结构与醛固酮相似，可竞争性拮抗醛固酮作用，促进 Na^+、Cl^- 的排出，发挥利尿作用；孕激素还可促进蛋白分解，增加尿素氮的排泄。

4. 体温　黄体酮通过调节下丘脑体温调节中枢影响散热过程，使月经周期的黄体相基础体温轻度升高。

【临床应用】主要用于激素替代治疗和避孕。

1. 先兆性及习惯性流产　利用孕激素的安胎作用，可应用大剂量治疗。

2. 功能性子宫出血　因黄体功能不足导致子宫内膜不规则成熟与脱落，引起子宫出血时，应用孕激素可使子宫内膜同步转为分泌期，有助于行经期子宫内膜全部脱落。

3. 子宫内膜腺癌　大剂量孕激素可使子宫内膜瘤体萎缩，部分患者病情缓解，症状改善。

4. 痛经和子宫内膜异位症　应用雌激素、孕激素复合避孕药，抑制排卵及子宫痉挛性收缩，可治疗痛经。采用长疗程、大剂量孕激素，使异位子宫内膜腺体萎缩退化，治疗子宫内膜异位症。

5. 前列腺肥大和前列腺癌　大剂量孕激素可反馈性抑制腺垂体分泌间质细胞刺激激素，减少睾酮分泌，促使前列腺细胞萎缩退化。

6. 避孕　可单用或与雌激素组成复合制剂用于避孕。

【不良反应】偶见恶心、呕吐、腹胀及头痛、乳房胀痛。长期应用可引起子宫内膜萎缩、月经量减少，并易发阴道真菌感染。孕激素的某些不良反应与其具有雄性激素活性有关。大剂量 19- 去甲基睾酮类可致肝功能障碍，并使女性胎儿男性化。大剂量黄体酮可引起胎儿生殖器官畸形。

（三）抗雌激素类药

本类药物有较弱的雌激素活性和中等程度的抗雌激素作用，能与雌激素受体结合，发挥竞争性拮抗雌激素的作用。常用药物有氯米芬、他莫昔芬（tamoxifen）、雷洛昔芬（raloxifene）等，统称为雌激素拮抗剂（estrogen antagonists）或选择性雌激素受体调节剂。该类药物的显著特点是对生殖系统表现为雌激素拮抗作用，而对骨骼系统及心血管系统则发挥拟雌激素样作用，因此对雌激素替代治疗具有重要意义。

氯米芬

氯米芬（clomiphene）与己烯雌酚的化学结构相似，属三苯乙烯衍生物。具有较弱的雌激素活性和中等强度的抗雌激素作用，可与雌二醇竞争雌激素受体而阻断雌激素对下丘脑的负反馈作用，刺激 GnRH 释放，促进垂体前叶分泌促性腺激素，从而诱发排卵。主要用于功能性不孕症、功能性子宫出血、月经不调、晚期乳腺癌及长期应用避孕药导致的闭经等。连续大剂量使用可引起卵巢肿大，一般停药后可恢复。孕妇和卵巢囊肿患者禁用。

（四）抗孕激素类药物

抗孕激素类药物包括：①孕酮受体阻断药，如米非司酮、孕三烯酮（gestrinone）；②3β‑羟甾脱氢酶抑制剂，如环氧司坦（epostane）、曲洛司坦（trilostane）和阿扎斯丁（azastene）。此类药物可干扰孕酮的合成、影响孕酮的代谢。

米非司酮

米非司酮（mifepristone）是炔诺酮的衍生物，与孕激素受体具有较高的亲和力，结合稳定。米非司酮几乎无孕激素活性，是孕激素受体的阻断剂。本药同时具有抗孕激素和抗皮质激素活性，以及较弱的雄激素活性。口服生物利用度高，血浆蛋白结合率高，不宜持续给药，因半衰期长，可影响下一个月经周期。米非司酮能对抗黄体酮对子宫内膜的作用，从而阻碍孕卵着床，72 小时内口服 25mg 是紧急房事后避孕的有效措施。妊娠早期应用使子宫收缩加强、软化，子宫颈扩张，可用于终止早期妊娠。与前列腺素合用可提高完全流产率。主要不良反应为子宫出血时间延长，一般无须特殊处理。

（五）雄激素类药

天然雄激素主要是睾丸间质细胞分泌的睾酮（testosterone，睾丸酮、睾丸素）。临床多用人工合成的睾酮衍生物，如甲睾酮（methyltestosterone）、丙酸睾酮（testosterone propionate）和苯乙酸睾酮（testosterone phenylacetate）等。

【体内过程】睾酮易被肝代谢灭活，故口服无效，临床常用其油剂肌内注射或皮下植入。睾酮的酯类化合物如丙酸睾酮吸收缓慢，作用持久。甲睾酮不易被肝代谢，可口服。

【药理作用】

1. 生殖系统作用 能促进男性性器官及副性器官的发育、成熟，促进男性第二性征的形成，促进精子的生成和成熟。大剂量可反馈性抑制腺垂体分泌促性腺激素，对女性可减少雌激素分泌，并有直接抗雌激素作用。

2. 对代谢的影响 促进蛋白质合成（同化作用），减少蛋白质分解，减少尿素生成及排泄，使肌肉增长，体重增加，降低氮质血症，同时出现水、钠、钙、磷潴留现象。

3. 提高骨髓造血功能 睾酮能刺激肾脏分泌促红细胞生成素（erythropoietin，EPO），还能直接刺激骨髓合成亚铁血红素，使红细胞生成增加。

4. 免疫增强作用 促进免疫球蛋白合成，增强机体免疫和巨噬细胞功能，具有一定抗感染能力，以及类似糖皮质激素的抗炎作用。

5. 反馈抑制腺垂体分泌促性腺激素 大剂量可反馈性抑制腺垂体分泌促性腺激素，减少卵巢分泌雌激素，并有直接抗雌激素作用。

【临床应用】

1. 替代疗法　无睾症（两侧睾丸先天或后天缺损）或类无睾症（睾丸功能不足）、男子性功能低下，用睾酮及其酯类进行替代治疗。

2. 绝经期综合征及功能性子宫出血　通过对抗雌激素作用，使子宫血管收缩，内膜萎缩，对绝经期综合征尤为适用。

3. 晚期乳腺癌及卵巢癌　睾酮具有抗雌激素和抑制垂体促性腺激素分泌的作用，并能对抗催乳素刺激乳癌组织的作用，对晚期乳腺癌及卵巢癌有缓解作用。丙酸睾酮可抑制子宫肌瘤的生长。

4. 贫血　再生障碍性贫血及其他贫血应用丙酸睾酮或甲睾酮可改善骨髓造血功能。

5. 增强体质　雄性激素的同化作用可用于各种消耗性疾病、骨质疏松、肌肉萎缩、生长延缓、长期卧床、放疗等的治疗，小剂量应用可使患者食欲增加，促进体质恢复。雄激素可明显提高体育比赛成绩，特别是对女运动员，应在各种体育比赛中禁止使用。

【不良反应】

1. 性功能改变　男性患者可发生性欲亢进或女性化倾向，如乳房肿大，这是由于雄激素在性腺外组织可转化为雌激素的原因；长期用药后的负反馈作用可使睾丸萎缩，抑制精子生成。女性患者长期应用可出现男性化改变，如痤疮、多毛、声音变粗、闭经、乳腺退化、性欲改变等。

2. 胆汁淤积性黄疸　睾酮类药物可干扰肝内毛细胆管的排泄功能，引起胆汁淤积性黄疸，如发现黄疸应立即停药。

（六）抗雄激素药

能对抗雄激素生理效应的药物称为抗雄激素药，包括雄激素合成抑制剂、5α–还原酶抑制剂、雄激素受体阻断剂。

环丙孕酮

环丙孕酮（cyproterone）具有较强的孕激素作用，可反馈抑制下丘脑–垂体系统，使血浆 LH、FSH 水平降低，进而降低睾酮分泌水平，为雄激素合成抑制剂。环丙孕酮还可阻断雄激素受体，阻断内源性雄激素的作用。可用于男性重度性功能亢进、其他药物无效或对其他药物无法耐受的前列腺癌。与雌激素合用治疗女性严重痤疮和特发性多毛症。环丙孕酮与炔雌醇组成复方避孕片，避孕效果良好，并可使高密度脂蛋白水平增加。

同类药物还有非那雄胺（finasteride），属于 5α–还原酶抑制剂。

（七）同化激素类药

睾酮有促进蛋白质合成的作用，即同化作用，但用于女性患者时常可导致男性化现象，限制了其临床应用。某些人工合成的睾酮衍生物雄激素活性减弱，但其同化作用保留或增强，这些药物称为同化激素，如苯丙酸诺龙（nandrolone phenylpropionate）、美雄酮（metandienone）和司坦唑醇（stanozolol）等。

本类药物主要用于蛋白质同化或吸收不足，蛋白质分解亢进或损失过多等，如严重烧伤、手术后慢性消耗性疾病、老年骨质疏松和肿瘤恶液质等，应用该类药物的同时应增加食物中的蛋白质成分。但长期应用可引起水钠潴留及女性轻微男性化现象。孕妇及前列腺癌患者禁用，肾炎、心力衰竭和肝功能不良者慎用。本类药物是体育兴奋剂，属于体育比赛违禁药物。

知识链接

儿童性早熟

一些家长发现，孩子的第二性征比正常年龄段提前出现，如乳房发育、喉结长出、增长速度增加等，这些性早熟的早期指征值得引起注意。性早熟的发病原因有很多，最常见的原因包括两类：其一是反季节果蔬和催长的禽肉类食品，这些食品中含有大量的性激素，性激素随食物间接进入人体后，会导致儿童发生性早熟。其二是炸鸡、炸薯条和炸薯片等快餐，这些食物中过高的热量会在儿童体内转化为多余的脂肪，进而引发内分泌紊乱，导致性早熟的发生。

第二节　抗生育药

生殖过程包括精子及卵子的形成与成熟、排卵、受精、着床及胚胎发育等多个环节，阻断其中任何一个环节，都可达到避孕或终止妊娠的目的。抗生育药指阻碍受孕、防止妊娠或能终止妊娠的一类药物，包括避孕药和抗早孕药。避孕药按机制分为抑制排卵药、干扰孕卵着床药和杀精子药等。现有的避孕药大多为女性用药，主要为复方甾体激素制剂，男性用药较少。

一、避孕药

（一）主要抑制排卵的药物

本类药物是最常用的女性避孕药。由不同类型的雌激素和孕激素配伍制成，主要通过抑制排卵而实现避孕。

【药理作用】

1. 抑制排卵　外源性雌激素和孕激素通过负反馈作用抑制 GnRH 的分泌，减少 FSH 的分泌，从而抑制卵泡成熟和排卵过程。停药后排卵功能会很快恢复。

2. 增加宫颈黏液黏稠度　阻碍精子运行，影响卵子受精。

3. 抗着床　孕激素通过干扰子宫内膜正常发育，妨碍受精卵着床。甾体激素避孕药还可影响输卵管和子宫平滑肌的正常活动，使受精卵不能及时被输送至子宫内着床。并可抑制黄体内甾体激素的生物合成。

【临床应用】　主要用于避孕，分为以下几种：

1. 短效口服避孕药　服用后可形成人工月经周期，阻止孕卵着床。避孕成功率可达99.5%。包括复方炔诺酮、复方甲地孕酮、复方炔诺孕酮甲片等。

2. 长效口服避孕药　以炔雌醚配伍各种孕激素组成。每月只服1次，避孕成功率达98%。常用药物有复方炔诺孕酮乙片、复方氯地孕酮片和复方次甲基氯地孕酮片。

3. 长效注射避孕药　包括复方甲地孕酮注射液及复方己酸孕酮注射液。

4. 紧急避孕药　由大剂量孕激素组成，常用药物有甲地孕酮（探亲避孕1号片）、炔诺孕酮（探亲避孕片）等。优点是用法灵活，可临时服用，避孕效果良好，成功率在99.5%～99.9%。

5. 缓释剂　将孕激素类药物放在以聚二甲基硅氧烷或其他类型硅橡胶为材料制成的胶囊、阴道环、宫内避孕器内，分别植入皮下或置入阴道和宫腔内，使甾体激素以相对恒定的速度缓慢释出，从而具有长效避孕作用。

6. 多相制剂　为使患者的性激素水平近似正常月经周期，减少经期出血的发生率，将避孕药制成多相片，多相片中雌激素含量相对固定，孕激素总含量减少，并按2～3个时相递增用药。

【不良反应】少数妇女在用药初期可出现头晕、恶心及乳房胀痛等类早孕反应；或发生子宫不规则出血；也可出现闭经。哺乳期妇女用药可使乳汁减少。另外可能诱发血栓性静脉炎、肺栓塞或脑血管栓塞等疾病，个别可有血压升高。

（二）抗孕卵着床药

此类药物能快速抑制子宫内膜的发育和分泌功能，干扰孕卵着床而产生抗生育作用。其主要特点是使用时间灵活方便，无论在排卵前、排卵期或排卵后服用均有效，且起效迅速、效果良好，可用作紧急避孕。应注意，紧急避孕只是一种临时补救措施，并不能代替常规避孕方法。

（三）杀精子药

杀精子药属于外用避孕药，是放置于阴道深处、子宫颈口附近的化学制剂。将此类药物放入阴道，药物溶解后散布在子宫颈表面和阴道壁，能使精子失去活动能力，不能通过子宫到达输卵管，阻碍受精，从而达到避孕目的。外用避孕药在每次房事前使用，因而较为灵活；药物不被身体吸收，因而对身体并无任何影响。

壬苯醇醚（nonoxynol）、孟苯醇醚（menfegol）及烷苯醇醚（alfenoxynol），可制成胶浆、片剂或栓剂，作为外用避孕药使用。

二、抗早孕药

抗早孕药又称终止妊娠药，是指在妊娠12周内能产生完全流产而终止妊娠的药物，如早期使用，其效果相当于1次正常月经，故又称催经止孕药。临床常用孕激素受体阻断剂米非司酮与前列腺素衍生物米索前列醇（misoprostol）序贯配伍应用。药物可通过阻断孕酮对子宫平滑肌的抑制作用，或增强前列腺素对子宫平滑肌的兴奋作用，使子宫收缩活动增强、软化且扩张宫颈而终止早孕。其具有完全流产率高、对母体无明显不良反应、流产后月经周期能迅速恢复等特点。

第三节 用药护理

1. 雌激素类药 ①糖尿病、静脉曲张、癫痫、手足抽搐等患有需在临床严密监护下用药。②长期大量使用可致水钠潴留，高血压患者慎用，应调整剂量。③若有致血栓栓塞症状如出现频繁发作的严重头痛、突发性感觉障碍、血栓性静脉炎、胸部疼痛及紧缩感等应立即停药；出现黄疸和肝炎等也应立即停药，肝功能不良者慎用。④不宜长期大量应用于有子宫出血倾向及子宫内膜炎的患者，防止发生子宫内膜过度增生、子宫出血。⑤巴比妥类、保泰松、利福平和氨苄西林等干扰本药的作用，尽量避免合用，如必须合用则需调整剂量。⑥可致畸，可通过乳汁排泄且抑制乳汁分泌，孕妇、哺乳期女性禁用。青春期前儿童及除前列腺癌和绝经后乳腺癌以外的其他肿瘤患者也禁用。

2. 乙酸甲羟孕酮 ①应用本药前需进行全面体检，特别是乳腺，因该药刺激可致乳腺增生和溢乳。②可引起一定程度液体潴留，因此心肾功能不全者使用本药时应严密观察，发生水肿应停药。③因长期应用可引起子宫内膜萎缩、月经量减少，并易发阴道真菌感染，故不宜久用。④可增强凝血机制而致血栓栓塞，故有血栓病史者禁用。⑤肝肾功能不全、未确诊的生殖器官出血、乳房或生殖系统恶性肿瘤患者及过期流产者禁用；妊娠者尤其禁止大剂量应用黄体酮和 19- 去甲基睾酮类，防止胎儿生殖器官畸形和女性胎儿男性化。

3. 丙酸睾酮 ①应深部肌内注射，注射时应将皮肤横向撑开，否则药物不易吸收或溢出皮肤。②与肾上腺皮质激素合用可加重水肿，与抗凝剂合用可加强抗凝作用，应调整剂量或避免合用。③肝肾疾病患者慎用，用药过程中应定期检查肝肾功能，发现损害如黄疸等需及时停药；婴幼儿及青春期前儿童、肾炎、肾病综合征、高血压及心力衰竭患者慎用；妊娠期及哺乳期女性、前列腺癌患者禁用。

小 结

性激素包括雌激素、孕激素和雄激素。雌激素对女性性成熟、子宫内膜增殖及排卵有促进作用，同时对乳腺发育、乳汁分泌及代谢有影响；孕激素主要用于避孕和激素替代治疗；而雄激素则在男性生殖器官发育和性成熟过程中发挥重要作用。此外，还有抗雌激素类药，具有较弱的雌激素活性和中等程度的抗雌激素作用，用于雌激素替代治疗；抗孕激素类药物可干扰孕酮的合成和代谢，用于终止早期妊娠；抗雄激素药能对抗雄激素生理效应而用于男性重度性功能亢进、前列腺癌、严重痤疮和特发性多毛症等。

抗生育药主要包括避孕药和抗早孕药，其中避孕药按机制分为抑制排卵药、干扰孕卵着床药、和杀精子药，现有的避孕药大多为女性用药；抗早孕药可在妊娠 12 周内能产生完全流产而终止妊娠。

第三十三章　抗病原微生物药概述

抗病原微生物药是指一类对病原微生物（包括细菌、螺旋体、支原体、衣原体、真菌、病毒、寄生虫等）具有抑制和杀灭作用，用于防治其引起的感染性疾病的药物。化学治疗（chemotherapy）是指对病原体（如微生物、寄生虫等）引起的感染性疾病及对恶性肿瘤所采用的药物治疗，简称化疗。化疗药物包括抗菌药、抗真菌药、抗病毒药、抗结核病药、抗寄生虫药和抗恶性肿瘤药。

抗病原微生物药与病原菌微生物及机体三者之间的相互关系表现在：病原微生物是致病的关键因素，但不能决定疾病发展的全过程，因为机体的防御机能、免疫状态等对疾病的发生、发展及转归亦具有重要作用。化疗药的作用是协同机体阻止疾病的发展，以达到消灭病原微生物、恢复健康的目的，见图33-1。

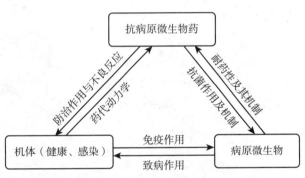

图 33-1　机体、抗菌药及病原微生物的相互作用关系

1.抗菌药（antibacterial drugs）　指对细菌的生长繁殖有抑制或杀灭作用的药物。包括抗生素和人工合成抗菌药。

2.抗生素（antibiotics）　是指某些微生物产生的初级或次级代谢产物，对病原微生物有抑制或杀灭作用。由微生物培养液中提取的称为天然抗生素，如青霉素 G；对其进行结构改造修饰后获得的药物，称为半合成抗生素，如头孢菌素。

3.抗菌谱（antibacterial spectrum）　指抗菌药物的抗菌范围，是临床选择用药的基础。依据抗菌谱，抗菌药物被分为窄谱抗菌药和广谱抗菌药，窄谱抗菌药对一种细菌或某属细菌有抑制、杀灭作用，如异烟肼只对分枝杆菌有效；广谱抗菌药对多种病原微生物有抑制、杀灭作用，如四环素类、氯霉素，对多数革兰阳性、革兰阴性菌均有抗菌作用，还对某些衣原体、支原体、立克次体、螺旋体及原虫等有抑制作用。

4.抑菌药　指仅具有抑制细菌生长繁殖而无杀灭细菌作用的抗菌药物，如四环素。

5.杀菌药　指不仅能抑制细菌生长繁殖而且还能杀灭细菌的药物，如青霉素类。

6.化疗指数（chemotherapeutic index，CI）　化疗药物的半数致死量（50% lethal dose，LD_{50}）和治疗感染动物的半数有效量（50% effective dose，ED_{50}）的比值，即 CI

= LD_{50}/ED_{50}。是评价化疗药安全性和有效性的指标。CI越大，用药越安全，但并非绝对安全，只是相对而言，如化疗指数很高的青霉素，对人体几乎没有毒性，但仍然可以引起过敏性休克等不良反应。

7. 抗菌后效应（post antibiotic effect，PAE） 指细菌与抗菌药短暂接触后，抗菌药浓度下降至最低抑菌浓度（minimum inhibitory concertration，MIC）或消失后，细菌生长受到持续抑制的效应。多数抗菌药都有抗菌后效应，应该结合实际使用。在保证药效前提下，可延长给药时间间隔，从而减少用药剂量，减少不良反应。

第一节 抗菌药的作用机制

抗菌药的抗菌作用主要是干扰病原菌的代谢过程，从而影响其结构和功能，使其失去繁殖能力，达到抑制和杀灭病原菌的作用，见图33-2。

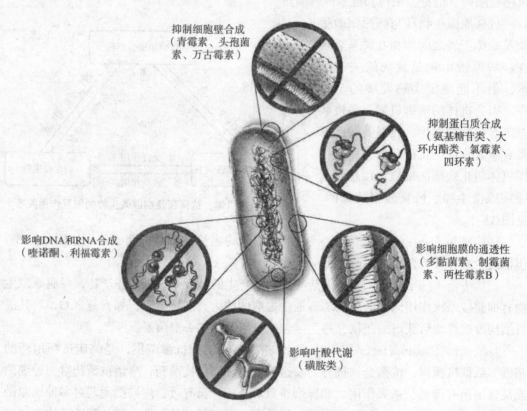

抑制细胞壁合成
（青霉素、头孢菌素、万古霉素）

抑制蛋白质合成
（氨基糖苷类、大环内酯类、氯霉素、四环素）

影响DNA和RNA合成
（喹诺酮、利福霉素）

影响细胞膜的通透性
（多黏菌素、制霉菌素、两性霉素B）

影响叶酸代谢
（磺胺类）

图 33-2 细菌结构与抗菌药作用部位示意图

一、抑制细胞壁的合成

细菌属于原核生物，其细胞膜最外层是细胞壁，对于保持细菌的外形和抵抗胞内外较大的渗透压差，以及维持细菌正常功能具有重要作用，是菌体的重要组成部分，而人体细胞无细胞壁，这也是抑制细菌细胞壁合成的抗菌药对人体细胞毒性低的原因。若细菌细胞壁缺损，菌体内的高渗透压可使水分内渗，细菌肿胀、变形，加之细菌细胞壁自溶酶活性被激活，细菌最终破裂溶解而死亡，如 β‐内酰胺类。但革兰阴性菌外膜可阻止青霉素等抗生素进入，产生天然耐药。

细菌细胞壁

细菌是原核生物，与真核生物的区别之一是具有细胞壁，细胞壁是维持细菌细胞外形完整的坚韧结构，使细菌能适应多样的环境变化。细胞壁的主要成分为肽聚糖，也称为黏肽，是细菌机械强度的基础，细菌种类不同其黏肽含量也有所差异，革兰阳性（G^+）细胞壁坚韧且厚，是细菌对外界的保护屏障，肽聚糖含量丰富，约占 90%；革兰阴性（G^-）菌细胞壁比较薄，却有多层构造，成分以脂多糖为主，肽聚糖仅 1%～10%。肽聚糖层外是脂多糖、外膜及脂蛋白等特殊成分组成的外膜。

G^+ 菌和 G^- 菌的细胞壁结构差异性导致这两类细菌在对某些药物的敏感性等方面有很大差异。G^+ 菌细胞壁的主要结构基础是肽聚糖，对青霉素敏感，青霉素可干扰肽聚糖的合成；G^- 菌的细胞壁肽聚糖少，且有外膜保护，故对化学药物抵抗力强，对多种抗生素敏感性低，青霉素作用效果差。

二、改变胞浆膜的通透性

菌体胞浆膜主要是一种半透膜，具有渗透屏障、合成黏肽和脂多糖及运输物质的功能。如多黏菌素 B、多黏菌素 E、制霉菌素、两性霉素 B 等可增加其通透性，导致细菌内的蛋白质、氨基酸、核苷酸等外漏，造成菌体死亡。

三、抑制蛋白质的合成

核糖体是蛋白质合成的重要场所，细菌的核糖体是由 30S 亚基和 50S 亚基组成的 70S 复合体，而人体的细胞核糖体为 60S 和 40S 组成的 80S 复合物，两者的生理生化功能不同，因此，影响细菌蛋白质合成的抗菌药物，对人体影响较小。细菌蛋白质合成及核蛋白体循环包括蛋白质合成的起始、肽链延伸和终止三阶段。影响细菌蛋白质合成的药物分别作用于细菌蛋白质合成的不同阶段：①起始阶段：氨基糖苷类抗生素阻止 70S 亚基始动复合物的合成；②肽链延伸阶段：四环素与核糖体 30S 亚基结合，氯霉素、林可霉素类以及大环内酯类与核糖体 50S 亚基结合，均阻碍肽链延伸；③终止阶段：氨基糖苷类抗生素阻止终止因子作用，使合成的肽链不能从核糖体释放出来，使核糖体循环受阻，产生杀菌作用。

四、影响叶酸代谢

叶酸（folic acid）是合成核酸的前体物质，细菌不能利用环境中的叶酸，必须自身合成叶酸供菌体利用。如果抑制细菌叶酸合成代谢，就可导致细菌核酸合成受阻，使细菌生长繁殖受到抑制，如磺胺类。

五、抑制核酸合成

利福平特异性地抑制细菌 DNA 依赖的 RNA 多聚酶，阻碍 mRNA 的合成；喹诺酮类抑制 DNA 回旋酶，使 DNA 负超螺旋结构不能形成，妨碍细菌 DNA 的复制和 mRNA 的转录，从而达到杀灭细菌的目的。

第二节　细菌耐药性及其产生机制

一、细菌的耐药性

耐药性（resistance）又称抗药性。包括天然耐药性（intrinsic resistance）和获得耐药性（acquired resistance），天然耐药性又称为固有或先天耐药性，是由细菌染色体基因决定而代代相传的耐药性，如链球菌对氨基苷类抗生素的耐药；获得耐药性是细菌与药物反复接触后对药物的敏感性降低或消失，大多由质粒介导，但亦可由染色体介导，前者临床常见，如金葡菌对青霉素的耐药。

二、细菌耐药性产生的机制

1. 产生灭活酶　灭活酶的产生是细菌对抗菌药物耐药的重要机制之一，包括：① β - 内酰胺酶。可将青霉素类和头孢菌素类药物分子结构中的 β - 内酰胺环裂解，使药物失效。②合成酶（钝化酶）。对氨基苷类抗生素耐药的 G^- 杆菌可产生经质粒介导的此种酶，如乙酰基转移酶、磷酸转移酶、核苷转移酶等，可将相应的化学基团结合到药物分子上，使药物不易与细菌体内的核蛋白体结合，丧失其蛋白质合成的抑制作用，从而产生耐药性。

2. 改变药物作用的靶点　①药物结合靶位蛋白改变，降低与抗生素的亲和力，使抗生素不能与其有效结合，产生耐药。如细菌核蛋白体 30S 亚基上 S_{12} 蛋白质构象改变，使氨基苷类不能与之结合而产生耐药；细菌 RNA 多聚酶的 β 亚基结构改变，使利福霉素类与其结合能力降低造成耐药。②菌体接触抗生素后产生了新的靶蛋白，使抗菌药不能与其结合，导致抗菌失败。如突变引起细菌青霉素结合蛋白（PBPs）改变，使 β - 内酰胺类不易与之结合而耐药，耐甲氧西林金黄色葡萄球菌对青霉素的耐药机制属于此类；细菌核蛋白体 23S 亚基的腺嘌呤甲基化，导致靶位改变，使林可霉素和大环内酯类药物不能与细菌结合而耐药。③靶蛋白数量增加，如多重耐药。

3. 细菌胞浆膜的通透性降低　细菌外膜结构改变、膜孔蛋白构型改变导致药物不易渗透至菌体内，如细菌对 β - 内酰胺类抗生素、四环素、氨基苷类等的耐药机制。

4. 主动转运泵　有些耐药的细菌具有主动转运泵，可将进入细菌体内的药物泵出体外，这是获得性耐药的重要机制的之一，如 G⁻ 杆菌可通过存在于胞浆膜和胞浆周围的蛋白构成的泵，主动有效地将 β - 内酰胺类运出细胞膜外。

第三节　抗菌药应用的基本原则

抗菌药的发现和应用使许多致死性的感染得到有效控制，但随着抗菌药的广泛应用，尤其是滥用，出现了诸如过敏反应、毒性反应、二重感染、耐药性等严重问题，因此，应重视抗菌药的合理应用。

一、明确病原菌的种类

正确诊断推测病原菌的种类，对其进行体外抗菌药物敏感试验，从而有针对性的选用抗菌药物。如患者感染很重，可在临床诊断的基础上预测最可能的致病菌，然后根据细菌对各种抗菌药的敏感性及耐药性的情况，选择合适药物进行经验性治疗。

二、按适应证选药

应掌握各种药物抗菌谱、抗菌活性、适应证、药动学参数、不良反应等，再根据适应证确定药物，必须确保抗菌药在感染部位达到有效抗菌浓度以控制感染，同时还应考虑患者的个体差异和身体机能状况，再做出科学的用药方案。

三、抗菌药的预防用药

目前，抗生素的预防用药占总应用的 30% ~ 40%，大部分预防用药无效，甚至有害。严格控制抗菌药的预防应用，必须在有明确临床证实有效的情况下预防用药。如器质性心脏病患者在心脏手术前对口腔、泌尿道用青霉素或氨苄青霉素预防术后感染；脉管炎患者做截肢手术前用青霉素 G 预防术后气性坏疽等。

四、抗菌药的联合应用

临床上对绝大多数的感染性疾病，一般只用 1 种抗菌药物治疗即可。不必要或不合理的联合应用抗菌药，不仅会使不良反应及费用增加，且耐药菌也更易出现，有时还会因为药物相互作用而降低疗效。

1. 联合用药的目的　增强疗效，减少不良反应，延缓或减少耐药性的产生，扩大抗菌谱。

2. 联合用药的适应证　①单一药物难以控制的严重感染，如细菌性心内膜炎、败血症。②单一药物难以控制的混合感染，如腹腔脏器穿孔、复杂的创伤感染等。③病因未明的、危及生命的感染，如坏死性胰腺炎、化脓性胆管炎等急性重症感染，联合用药可扩大抗菌范围，致病菌明确后，再调整用药。④抗菌药难以到达病变部位的感染，如脑膜炎、骨髓炎等。⑤需长期用药，但细菌易产生耐药性的感染，如结核、慢性泌尿道感染、慢性骨髓炎。⑥单用一种药物产生较大毒性的感染，联合用药可使毒性较大的药物减少剂量，如两性霉素 B 与氟胞嘧啶联合治疗深部真菌感染。

3. 联合用药中药物的相互作用　抗菌药物根据其作用性质可分为四类：Ⅰ类为繁殖期杀菌剂，如青霉素类及头孢菌素类；Ⅱ类为静止期杀菌剂，如氨基糖苷类、多黏菌素类及喹诺酮类；Ⅲ类为速效抑菌剂，如四环素类、林可霉素类、氯霉素及大环内酯类；Ⅳ类为慢效抑菌剂，如磺胺类。

各类抗菌药联用的可能结果为：Ⅰ类+Ⅱ类——协同，由于Ⅰ类药物使细菌细胞壁缺损而使Ⅱ类药物易于进入菌体内的作用靶位；Ⅰ类+Ⅲ类——拮抗，Ⅲ类药物可迅速抑制细菌细胞蛋白质合成，使细菌处于静止状态，致使Ⅰ类药物难以发挥其繁殖期杀菌作用所致；Ⅲ类+Ⅳ类——相加，两类均为抑菌药；Ⅱ类+Ⅲ类也可获得相加或增强作用；Ⅰ类+Ⅳ类——无关或相加，Ⅳ类为慢效抑菌药，并不影响Ⅰ类的杀菌活性。但以青霉素与磺胺嘧啶合用于治疗流行性脑膜炎时可发生相加作用。

应该注意，抗菌药物中作用机制或作用方式相同的药物联用不但不增效，反而增加毒性反应（如两种氨基糖苷类药物联用），甚至因竞争同一作用靶位而出现拮抗现象（如氯霉素＋大环内酯类或林可霉素类），因此一般不宜联用。两类药物有相同毒性时，也不宜联用，如利福平与酮康唑均有肝毒性，氨基糖苷类与多黏菌素均有肾毒性等。这些为体外实验结果，大部分与体内实验结果一致；也可能会因菌株或菌种的不同、药量大小、给药顺序的改变，结果有所不同。

用抗菌药的同时要加强综合治疗措施：①处理原发病和感染病灶。②纠正水、电解质、酸碱平衡失调。③增加血容量，改善微循环。④增强营养，提高免疫力。

小　结

抗病原微生物药物选择性作用于病原微生物，对人体细胞损害小。抗菌药有：抑制细菌细胞壁合成的代表药 β-内酰胺类，影响细胞膜通透性的多黏菌素 E，抑制细菌蛋白质合成全过程的氨基糖苷类抗生素，抑制肽链延伸的大环内酯类、四环素类等，抑制 DNA 合成喹诺酮类，抑制 RNA 转录的利福平，还有抑制叶酸代谢的磺胺类抗菌药。由于一些不合理的用药，导致很多抗菌药出现耐药性，产生的主要机制有产生灭活酶，改变药物作用靶点，降低胞浆膜通透性和主动转运等。这些作用导致了一些原来作用于敏感菌的高效低毒抗菌药物失效，因此一定要注意临床合理用药。

第三十四章　β-内酰胺类抗生素

β-内酰胺类抗生素是化学结构中含有β-内酰胺环的一类抗生素，包括临床常用的青霉素类和头孢菌素类，以及新出现的非典型β-内酰胺类抗生素（如头霉素类、氧头孢烯类、碳青霉烯类及单环β-内酰胺类）。这类药物的共同作用机制是作用于细菌体内的青霉素结合蛋白，抑制细菌细胞壁肽聚糖的合成，进而干扰细菌细胞壁合成，使菌体失去渗透屏障而膨胀、裂解，同时借助细菌的自溶酶，使细菌裂解、死亡。本类药物对已合成的细胞壁无影响，故对繁殖期细菌杀灭作用强于静止期细菌。此外，由于哺乳动物细胞没有细胞壁，β-内酰胺类抗生素对人和动物的细胞无损伤，毒性很小。其结构中的β-内酰胺环与抗菌活性密切相关，若被破坏则抗菌活性消失。

第一节　青霉素类

青霉素类药物是目前临床上最为重要的一类抗生素，按药物来源分为天然青霉素类和半合成青霉素类。

一、天然青霉素

青霉素 G

青霉素 G（penicillin G，benzylpenicillin，苄青霉素）由青霉菌培养液中获得，是最早用于治疗人类疾病的抗生素。其干燥粉末性质稳定、易溶于水，但溶于水后很不稳定，室温下 4 小时效价即开始下降，24 小时抗菌效力可损失大半，且可生成具有抗原性的降解物，易引起过敏反应，故常用其钠盐和钾盐。

【抗菌作用】青霉素 G 对敏感菌抗菌作用强，较高浓度时可发挥杀菌作用，属于繁殖期杀菌药。对青霉素 G 敏感的致病菌主要包括：①大多数革兰阳性球菌。如溶血性链球菌、草绿色链球菌、非耐药肺炎链球菌、不产酶金黄色葡萄球菌和表皮葡萄球菌等；②革兰阳性杆菌。如白喉棒状杆菌、炭疽芽孢杆菌、肉毒杆菌以及厌氧的破伤风杆菌、产气荚膜杆菌、丙酸杆菌等；③革兰阴性球菌，如脑膜炎奈瑟菌、淋病奈瑟球菌等；④螺旋体，如梅毒螺旋体、钩端螺旋体等；⑤放线杆菌。

【临床应用】为治疗敏感菌所致感染的首选药。

1.革兰阳性球菌感染　如溶血性链球菌引起的咽炎、扁桃体炎、化脓性关节炎、中耳炎、蜂窝织炎、丹毒、猩红热等；草绿色链球菌引起的心内膜炎；肺炎链球菌引起的大叶性肺炎、脓胸、支气管肺炎；葡萄球菌的敏感菌株引起的疖、痈、骨髓炎、败血症及呼吸道感染等，均以青霉素为首选药。

2. 革兰阳性杆菌感染 由于只能杀灭细菌，而对细菌产生的外毒素无效，治疗革兰阳性杆菌感染时需与相应的抗毒素药联合应用，如白喉、破伤风、气性坏疽、炭疽和流产后产气荚膜梭菌所致败血症的治疗。

3. 革兰阴性球菌感染 如脑膜炎奈瑟菌引起的流行性脑脊髓膜炎，青霉素为首选药，一般与磺胺嘧啶合用；也用于对淋病奈瑟球菌所致生殖道淋病的治疗，由于耐药菌株增多，应根据药敏试验确定是否应用。

4. 螺旋体感染 如钩端螺旋体病、梅毒、回归热的治疗，青霉素 G 是首选药，应早期、大剂量使用。

5. 放线菌感染 大剂量、长疗程给药，用于放线菌引起的局部脓肿、肉芽肿样炎症、多发性瘘管、脑脓肿及肺部感染等。

【不良反应】

1. 变态反应 为青霉素类最常见的不良反应，在各种药物中居首位。各种类型的变态反应均可出现，以皮肤过敏和血清病样反应多见，但不严重，停药后可消失。最严重的是过敏性休克，抢救不及时可导致死亡。

2. 赫氏反应 应用青霉素 G 治疗梅毒、钩端螺旋体病等感染性疾病时，可有症状加剧的现象，表现为全身不适、寒战、高热、心跳加快、咽痛、肌痛等，并可危及生命，可能系大量钩端螺旋体被杀死后释放毒素所引起的免疫反应，一般不超过 24 小时，不引起严重后果。

3. 其他反应 肌注时局部可产生疼痛、红肿或硬结，钾盐尤甚。鞘内注射或大剂量快速静脉给药时可对大脑皮层产生直接刺激作用，引起头痛、肌肉震颤、昏迷、惊厥等，类似癫痫发作的症状，称为青霉素脑病。

知识链接

造福人类的青霉素

20 世纪 40 年代以前一直未能掌握一种能高效治疗细菌感染且副作用小的药物，科研人员进行了长期探索，然而在这方面所取得的突破性进展却源自一个意外发现。

1928 年 2 月 13 日英国伦敦大学圣玛莉医学院细菌学教授弗莱明在他一间简陋的实验室里研究导致人体发热的葡萄球菌，由于盖子没有盖好，另一位研究青霉菌的学者的青霉菌落入了弗莱明的培养皿中。离青霉菌稍远的葡萄球菌依然生长茂盛，而在青霉菌落近旁的葡萄球菌却死亡了。弗莱明据此发明了葡萄球菌的克星——青霉素，1938 年麻省理工学院的钱恩、弗洛里及希特利领导的团队顺利提取出青霉素。由于青霉素的发现和大量生产，拯救了千百万肺炎、脑膜炎、脓肿、败血症患者的生命。为了表彰这一造福人类的贡献，弗莱明、钱恩、弗洛里于 1945 年共同获得诺贝尔生理学或医学奖。

二、半合成青霉素

本类药物是在天然青霉素的基础上，通过改变青霉素 G 的侧链而得到的一类青霉素，包括具有耐酸、耐酶、广谱、抗铜绿假单胞菌、抗革兰阴性菌等作用的一系列不同品种，但半合成青霉素的抗菌活性均不及天然青霉素。

（一）耐酸青霉素类

本类药物主要有青霉素 V、非奈西林（phenethicillin）。抗菌谱与青霉素 G 类似，优点是耐酸，口服吸收好，可用于敏感菌引起的轻、中度感染及恢复期的巩固治疗和防止感染复发的预防用药。

青霉素 V

青霉素 V（penicillin V，phenoxymethylpenicillin）为广泛使用的口服青霉素类药，主要用于革兰阳性球菌引起的轻度感染，如链球菌引起的呼吸道感染、猩红热、丹毒，肺炎球菌引起的呼吸道感染，敏感葡萄球菌引起的皮肤软组织感染及螺旋体感染等；用于风湿热、感染性心内膜炎，也可预防疾病复发。常见不良反应有恶心、呕吐、上腹部不适、腹泻等胃肠道反应，长期或大量服用可致二重感染及黑毛舌。少见溶血性贫血等血象变化及神经毒性、肾毒性等。

（二）耐酶青霉素类

本类药物通过改变青霉素化学结构的侧链而保护了 β－内酰胺环，使其不易被青霉素酶水解，对产青霉素酶的耐药金黄色葡萄球菌具有强大的杀灭作用，对链球菌属抗菌作用均不及青霉素 G，对革兰阴性菌无效。主要有甲氧西林（methicillin）、苯唑西林（oxacillin）、氯唑西林（cloxacillin）、双氯西林（dicloxacillin）及氟氯西林（flucloxacillin）等药物，其中抗产青霉素酶的耐药金黄色葡萄球菌以双氯西林作用最强，甲氧西林作用最弱。

（三）广谱青霉素类

本类药物的共同特点是耐酸，可口服，对革兰阳性和革兰阴性菌均有杀灭作用，对革兰阴性菌的作用优于青霉素 G，但对铜绿假单胞菌无效，因不耐酶而对耐药金黄色葡萄球菌感染无效。常用药物有阿莫西林、氨苄西林（ampicllin）、匹氨西林

（pivampicllin）等。

阿莫西林

阿莫西林（amoxicillin）对大多数致病的革兰阳性菌和革兰阴性菌的球菌和杆菌均有强大的抑制和杀灭作用。主要用于溶血性链球菌、肺炎链球菌、葡萄球菌引起的急性支气管炎、肺炎、中耳炎、鼻窦炎、咽炎、扁桃体炎、皮肤软组织感染等感染性疾病；也用于大肠埃希菌、奇异变形杆菌或粪肠球菌引起的泌尿道和生殖道感染；大剂量对沙门菌属引起的伤寒、副伤寒有效；亦可与克拉霉素、兰索拉唑联合用于根除胃及十二指肠幽门螺杆菌，可降低消化道溃疡复发率。不良反应主要为恶心、呕吐、腹泻等消化道症状和斑丘疹、多形性红斑等过敏反应；偶见白细胞减少及二重感染，静脉注射量过大可见兴奋、焦虑、失眠、头晕、惊厥以及行为异常等神经系统反应。

（四）抗铜绿假单孢菌青霉素

该类药物对革兰阳性菌和大多数革兰阴性杆菌有效，特别是铜绿假单胞菌具有显著的抗菌活性，但因不耐酸、不耐酶，故不能口服，且对产酶菌无效。常用药物有阿洛西林（azlocillin，苯咪唑青霉素、氧咪苄青霉素）、美洛西林（mezlocillin）、羧苄西林（carbenicillin）、替卡西林（ticarcillin）、哌拉西林（piperacillin）等。

（五）抗革兰阴性杆菌青霉素

本类药物为窄谱抗生素，特点是对革兰阴性菌抗菌作用强，代表药物有美西林（mecillinam）、匹美西林（pivmecillinam）、替莫西林（temocillin）等。只用于部分肠道革兰阴性杆菌，如大肠埃希菌、枸橼酸杆菌、克雷伯菌及沙门菌属、志贺菌属引起的泌尿道和软组织感染等。若用于败血症、脑膜炎等严重感染时，必须加用其他抗生素。

第二节 头孢菌素类抗生素

头孢菌素类发现于真菌培养液提取物的头孢菌素 C，后由头孢菌素的母核接上不同侧链而制成的一系列半合成抗生素。抗菌机制与青霉素类相同，属繁殖期杀菌药，与青霉素相比具有抗菌谱广、抗菌作用强、对 β - 内酰胺酶较稳定及过敏反应少等特点。根据抗菌谱、抗菌强度、对 β - 内酰胺酶的稳定性、临床应用及对肾脏的毒性头孢菌素可分为四代。

一、第一代头孢菌素类

本代有头孢唑林（cefazolin，先锋霉素 V）、头孢氨苄（cefalexin，先锋霉素 Ⅳ）、头孢拉定、头孢羟氨苄（cefadroxil）、头孢克罗（cefaclor，头孢氯氨苄）等。其中除头孢唑林只能注射使用外，其他均可口服，也称口服头孢，口服吸收好，血药浓度较高。

本代药物对革兰阳性球菌敏感，如肺炎球菌、链球菌、葡萄球菌（包括耐青霉素的金黄色葡萄球菌）等，对金黄色葡萄球菌产生的 β-内酰胺酶稳定性优于第二、三、四代；对革兰阴性杆菌如克雷伯菌及奇异变形杆菌敏感，但不及第二、三代，对革兰阴性杆菌产生的 β-内酰胺酶不稳定，因此对革兰阴性杆菌的作用弱于后几代头孢菌素；对铜绿假单胞菌、厌氧菌和耐药肠杆菌无效。肾毒性较第二、三、四代大，主要以原型经尿排泄，尿中浓度较高。

头孢拉定

头孢拉定（cefradine，先锋霉素Ⅵ）临床主要用于由敏感菌引起的呼吸道、泌尿道、皮肤和软组织等的感染，也可用于预防外科术后感染。与青霉素类有交叉过敏现象，发生率约为20%。大剂量使用，或与氨基糖苷类抗生素联合应用，易造成肾功能损害，表现为血尿、蛋白尿、血尿素氮升高等。其他不良反应较少，偶见恶心、呕吐、腹泻、上腹部不适等胃肠道反应及嗜酸性粒细胞增多、血清氨基转移酶一过性升高等。

二、第二代头孢菌素类

本代主要有头孢呋辛、头孢孟多（cefamandole）、头孢克洛（cefaclor）等。对革兰阳性菌的抗菌效能与第一代相似或稍弱，但强于第三、四代；因对革兰阴性杆菌产生的 β-内酰胺酶较稳定，所以抗革兰阴性菌的作用明显增强。另外，抗菌谱有所扩大，对奈瑟菌、部分厌氧菌有一定抗菌作用，但对铜绿假单胞菌作用仍较差，肾毒性较第一代低。

头孢呋辛

头孢呋辛（cefuroxime，西力欣）可作为一般革兰阴性杆菌感染的首选药物，用于敏感菌引起呼吸道、泌尿道、皮肤及软组织、骨和关节、妇科等感染及败血症、脑膜炎和耐青霉素淋病的治疗。亦可预防性用于胃、胆囊手术及胸外科、妇科手术后，以降低感染发生率。不良反应轻而短暂，以皮疹和肌内注射引起的疼痛多见。长期使用可导致非敏感菌的过度生长而引起伪膜性结肠炎等，亦可发生血红蛋白降低、嗜酸细胞增多、血清氨基转移酶升高等。若与强效利尿药同时使用，可增加对肾脏的毒性。

三、第三代头孢菌素类

本代有头孢哌酮、头孢曲松（ceftriaxone）、头孢噻肟（cefotaxime）、头孢他啶（ceftazidime）、头孢唑肟（ceftizoxine）、头孢克肟（cefixime）、头孢地嗪（cefodizime）等。

对革兰阴性菌产生的 β-内酰胺酶高度稳定，对革兰阴性菌的作用强于第一、二代头孢菌素，但对革兰阳性菌的作用弱于第一、二代。抗菌谱有所扩大，对铜绿假单胞菌和厌氧菌有不同程度的抗菌作用，具有很强的组织穿透力，体内分布广，可在各组织、体腔、体液中达到有效抗菌浓度，对肾脏基本无毒性。

头孢哌酮

头孢哌酮（cefoperazone，先锋必素）临床主要用于治疗重症耐药革兰阴性杆菌感染及革兰阴性杆菌为主要致病菌、兼有厌氧菌和革兰阳性菌的混合感染。因其组织穿透力强、分布广，在身体各个部位均可达到有效浓度，可用于治疗呼吸系统感染、腹膜炎、胆囊炎、尿道感染、脑膜炎、败血症、骨和关节感染、盆腔炎、子宫内膜炎、淋病、皮肤及软组织感染等，亦可用于治疗伤寒。常见过敏反应，主要为皮肤斑丘疹、荨麻疹、哮喘、药物热、血清样反应等；长期大量应用可致低凝血酶原症，与抗凝药、水杨酸制剂合用可致出血倾向；在胆汁中的含量较高，易使肠道菌群失调；偶有血清氨基转移酶和碱性磷酸酶短暂升高，胃肠道反应如稀便、腹泻等，一般较轻。

四、第四代头孢菌素类

本代常用药物有头孢匹罗、头孢吡肟（cefepime）。广谱、高效，对 β - 内酰胺酶高度稳定，不仅对染色体介导的 β - 内酰胺酶稳定，对许多可使第三代头孢失活的广谱 β - 内酰胺酶也很稳定。对大肠埃希菌、金黄色葡萄球菌、铜绿假单胞菌均有强大的抗菌作用，对大多数厌氧菌亦有抗菌活性，一般无肾毒性。

头孢匹罗

头孢匹罗（cefpirome）主要用于敏感菌所致的各种感染，尤其是对第三代头孢菌素耐药的革兰阴性杆菌引起的重症感染和难治性感染，如严重的下呼吸道感染、复杂性尿道感染、妇科感染；严重的皮肤、软组织、骨、关节感染，及其他严重感染如败血症、脑膜炎等。不良反应较少且短暂，一般停药后即消失，如皮疹等过敏反应、腹泻等胃肠功能紊乱、血清氨基转移酶和碱性磷酸酶升高等。

第三节 其他 β - 内酰胺类

一、头霉素类

本类药物有头孢西丁（cefoxitin）、头孢美唑（cefmetazole）、头孢替坦（cefotean）、头孢拉宗（cefbuperazone）等，其中头孢西丁为代表药，抗菌活性与第二代头孢菌素相似，但抗菌谱广、对革兰阴性菌作用强。因其对 β - 内酰胺酶稳定，故对耐青霉素的金黄色葡萄球菌以及头孢菌素的耐药菌仍有较强活性，临床主要用于敏感菌所致的呼吸道感染、心内膜炎、腹膜炎、尿道感染、败血症以及骨、关节、皮肤和软组织等感染。本类药物的突出特点是抗厌氧菌作用强，适用于治疗由需氧菌和厌氧菌引起的盆腔、腹腔及妇科的混合感染。不良反应有皮疹、蛋白尿、静脉炎、嗜酸性粒细胞增多等。

二、氧头孢烯类

本类药物有拉氧头孢（cefbuperazone）和氟氧头孢（flomoxef），具有与第三代头孢菌素相似的抗菌谱广和抗菌作用强的特点，对 β-内酰胺酶极其稳定，脑脊液中浓度高。临床主要用于治疗泌尿道、呼吸道、胆道、妇科感染及脑膜炎、败血症。不良反应以皮疹最为多见，偶见因凝血酶原减少或血小板功能障碍而致出血。

三、β-内酰胺酶抑制剂

本类药物主要有克拉维酸（clavulanic acid，棒酸）、舒巴坦（sulbactam，青霉烷砜）、他唑巴坦（tazobactam，三唑巴坦）等，结构上与 β-内酰胺类抗生素类似，但本身仅有很弱的抗菌作用，常与 β-内酰胺类抗生素联合应用而发挥抗菌增效作用，如克拉维酸与阿莫西林组成的口服制剂奥格门汀（augmentin）、与替卡西林组成的注射剂替门汀（timentin）；舒巴坦与氨苄西林组成的注射剂优立新（unasyn）、与头孢哌酮组成的注射剂为舒普深（sulperazonge）、与头孢噻肟合用的注射剂为新治菌（newcefotoxin）；他唑巴坦与哌拉西林合用的注射剂为他巴星（tazocin）等。以上制剂常用于产 β-内酰胺酶的金黄色葡萄球菌、表皮葡萄球菌、肠球菌、流感嗜血杆菌、铜绿假单胞菌、淋病奈瑟球菌、肠杆菌、奇异变型杆菌等所致的各种感染，不良反应少而轻，使用前需做皮肤过敏试验。

四、碳青霉烯类

本类药物主要有亚胺培南（imipenem）、美罗培南（meropenem，美平）、帕尼培南（panipenem）等。本类抗生素具有抗菌谱广、抗菌作用强、对 β-内酰胺酶高度稳定及毒性低等特点；缺点是不耐酸，不能口服，且在体内易被脱氢肽酶水解而失活，故常与脱氢肽酶抑制剂合用以减少其降解，增加疗效并减轻药物因降解过多而产生的毒性。临床应用复方制剂由亚胺培南与脱氢肽酶抑制剂西司他丁（cilastatin）按 1∶1 的比例组成，称为泰能（tienam），只供注射用。美罗培南不受脱氢肽酶影响，可单用，其抗菌活性是亚胺培南的 4~16 倍；帕尼培南与倍他米隆（betamipron）组成复方制剂克倍宁，倍他米隆可抑制帕尼培南在肾的蓄积而减轻其肾毒性。

本类药物对革兰阳性菌、革兰阴性菌及厌氧菌均有强大的抗菌活性，对头孢菌素耐药菌仍可发挥优良的抗菌作用。临床主要用于多重耐药菌引起的严重感染、伴免疫缺陷者引起的感染及需氧菌和厌氧菌的混合感染等。不良反应主要为恶心、呕吐、腹痛、腹泻等胃肠道反应以及瘙痒、发热、休克等过敏反应等；用量较大时可出现神经系统毒性，如头痛、耳鸣、听觉暂时丧失、意识障碍、癫痫、惊厥等以及肾损害。

五、单环 β-内酰胺类

本类药物主要有氨曲南（aztreonam）和卡芦莫南（carumonam）。抗菌谱窄，主要对需氧的革兰阴性菌包括铜绿假单胞菌有强大的抗菌作用，具有耐酶、体内分布广、低毒性、与青霉素类和头孢菌素类交叉过敏少等特点，可在密切观察的情况下用于对青霉素、头孢菌素过敏的患者。临床主要用于革兰阴性杆菌引起的呼吸道、胆道、泌尿道、腹腔、盆腔、皮肤软组织感染及脑膜炎、败血症等。不良反应少而轻，偶见皮疹或血清氨基转移酶升高等。过敏体质及对其他 β - 内酰胺类抗生素有过敏反应者慎用。

第四节 用药护理

1. 青霉素 ①严格掌握适应证，避免局部用药。用药前要询问过敏史，有青霉素过敏史者禁用，有其他药物过敏史者慎用；初次使用、用药间隔 3 日以上或换批号者必须做皮肤过敏试验，反应阳性者禁用。②由于其水溶液很不稳定，且可生成具有抗原性的降解物，故注射液需临用现配。虽然与庆大霉素合用产生协同作用，但二者不可在同一容器内混合，因为青霉素可将庆大霉素灭活，使庆大霉素疗效降低，甚至引起毒性反应，正确的使用方法是将两种药物分别配制，先后输入患者体内。③两次注射时间不要相隔太近，以 4 ~ 6 小时为宜。静脉点滴时，开始速度不应太快，以不超过 40 滴 / 分钟为宜，观察 10 ~ 20 分钟无不良反应才可调整输液速度，防止静脉给药过快导致青霉素脑病。④患者每次用药后需观察 30 分钟，无不适感方可离开。⑤避免饥饿时注射青霉素，不在没有急救药物（如肾上腺素）和抢救设备的条件下使用，用药过程中若出现头晕、心慌、出汗、呼吸困难等不适，要立即停药；一旦发生过敏性休克，应立即停药并皮下或肌内注射肾上腺素 0.5 ~ 1.0mg，严重者可稀释后缓慢静推或静脉滴注，必要时加入糖皮质激素和抗组胺药。⑥肌注时若局部出现红肿或硬结，可热敷或换氯化钠配制药物，但肾功能不全者需慎用钠盐。⑦红霉素、四环素、氯霉素等可迅速抑制细菌细胞蛋白质合成，使细菌处于静止状态，致使青霉素难以发挥其繁殖期杀菌作用，故不宜与这些药物合用，否则产生拮抗作用。

2. 头孢菌素类 ①用药前要询问过敏史，并做皮肤过敏试验，反应阳性者禁用，与青霉素类和青霉胺之间交叉过敏，有青霉素过敏性休克史者不宜再选用头孢菌素类。②以口服为首选给药方式，若必须静脉给药应采用滴注，尽量少选用静脉推注，便于发生过敏反应时及时中断给药。③不宜与其他任何药物在同一容器内混合后静脉给药，防止相互作用，使各自作用减弱，甚至产生新化合物，危害人体。④头孢菌素因价廉、作用强而受到青睐，特别是三代头孢，要严格掌握适应证，不可滥用，防止产生耐药性。⑤第一代头孢菌素不宜与氨基糖苷类抗生素及强效利尿药呋塞米合用，容易加重肾毒性。⑥切勿在饮酒前后使用。乙醇进入体内后，先在肝脏内经乙醇脱氢酶作用转化为乙醛，乙醛再经乙醛脱氢酶作用转化为乙酸，进一步代谢为二氧化碳和水排出体外。头孢菌素类可抑制乙醛脱氢酶活性，使乙醛无法降解，导致乙醛中毒，称为"双硫仑样反应（双硫醒样反应）"，表现为面红耳赤、心率加快、血压降低等，重者可致呼吸抑制、心肌梗死、急性心衰、惊厥，甚至死亡。⑦头孢曲松钠严禁与钙剂同时使用，特别是儿童在使用过程中，应注意询问同时是否在使用钙制剂，因其与含钙剂或含钙产品合用有致患者死亡的可能；头孢哌酮和头孢孟多大剂量应用可致凝血障碍，宜与维生素 K 联合应用以克服此副作用。

小　结

　　β‐内酰胺类抗生素共同的作用机制是抑制细菌细胞壁肽聚糖的合成而在细菌的繁殖期发挥杀菌作用，因人细胞无细胞壁，因此对人类毒性小，临床应用广泛。本类药物包括临床最常用的青霉素类和头孢菌素类，以及新出现的非典型 β‐内酰胺类抗生素。

　　青霉素类包括天然青霉素和半合成青霉素，其中天然青霉素的青霉素 G 为治疗敏感菌所致感染的首选药，应用时需特别警惕过敏反应的发生。

　　头孢菌素类根据抗菌谱、抗菌强度、对 β‐内酰胺酶的稳定性、临床应用及对肾脏的毒性分为四代。从第一代到第三代对革兰阴性菌的抗菌作用不断加强，对革兰阳性菌的强度逐渐减弱，肾毒性亦逐渐减弱；第四代广谱、高效，主要用于难治性感染。

　　其他如 β‐内酰胺类药物临床应用亦很广泛。本类药物应用时需注意监测药物的不良反应，尤其是一些可致死的反应，应掌握处理措施。

第三十五章 大环内酯类、林可霉素类及其他抗生素

第一节 大环内酯类

大环内酯类抗生素是一类具有 14～16 元内酯环且抗菌作用相似的抗生素的总称。常用药物可分天然和半合成两类，多为弱碱性亲脂性化合物。

天然大环内酯类包括 14 环的红霉素；16 环的螺旋霉素（spiramycin）、乙酰螺旋霉素（acetylspiramycin）、麦迪霉素（medecamycin）等，药物口服生物利用度低，对胃酸不稳定，pH 值 <4 时几乎无抗菌活性；吸收后血药浓度低，组织中的浓度相对较高，但不易透过血脑屏障，主要经胆汁排泄。

半合成大环内酯类包括 14 环的罗红霉素、克拉霉素（clarithromycin），15 环的阿奇霉素；16 环的罗他霉素（rokitamycin）、交沙霉素（josamycin）等，药物对胃酸稳定，口服生物利用度高，血药浓度高，半衰期较长，不良反应较天然品少而轻。

本类药物能不可逆地结合到细菌核糖体 50S 亚基上，通过阻断转肽作用及 mRNA 位移而抑制细菌蛋白质的合成，属于速效抑菌剂，高浓度时可发挥杀菌作用。其抗菌谱较青霉素广，可作为 β-内酰胺类抗生素过敏或青霉素耐药的替代品，对革兰阳性菌、部分革兰阴性菌、某些厌氧菌、军团菌、支原体、衣原体等均有良好的抗菌作用。

红霉素

【抗菌作用】红霉素（erythromycin）由链丝菌培养液中提取得到，对革兰阳性菌，如金黄色葡萄球菌、肺炎链球菌、草绿色链球菌、梭状芽孢杆菌、白喉棒状杆菌、痤疮丙酸杆菌有强大的抑制作用；对革兰阴性菌，如脑膜炎奈瑟菌、淋病奈瑟球菌、幽门螺杆菌、百日咳杆菌、流感嗜血杆菌、弯曲菌、军团菌等也有一定的抑制作用；对螺旋体、支原体、衣原体、立克次体、放线菌以及厌氧菌等也有抑制作用。

【临床应用】主要用于耐青霉素的轻、中度金黄色葡萄球菌感染及对青霉素过敏的链球菌感染。白喉带菌者、百日咳、军团菌肺炎、支原体肺炎、弯曲菌所致的肠炎或败血症、沙眼衣原体所致的新生儿结膜炎或婴儿肺炎可首选本药治疗。还可用于敏感菌引

起的各种感染及肺炎衣原体等非典型病原体引起的呼吸道、泌尿生殖道感染等。

【不良反应】

1. 局部刺激　口服红霉素常引起恶心、呕吐、腹痛、腹胀、腹泻等胃肠道反应；肌内注射局部疼痛剧烈，静脉滴注浓度过高或速度过快易引发血栓性静脉炎。

2. 肝毒性　长期或大剂量服用可引起胆汁淤积、肝大、血清氨基转移酶升高及阻塞性黄疸等，孕妇及肝脏疾病患者更易发生。

3. 耳毒性　注射给药剂量过大（>4g）易引起耳鸣、听觉减退等，严重者可致耳聋及前庭功能受损，常于用药后 1～2 周发生。

4. 其他　偶见室性心律失常、室速、QT 间期延长等心血管系统症状及皮疹、荨麻疹、药热等过敏反应。

罗红霉素

罗红霉素（roxithromycin）抗菌谱与红霉素相似，但对胃酸稳定，口服吸收好，较强的脂溶性使其更易分散在牛奶中，与牛奶同服可增加吸收。生物利用度高，半衰期长，体内抗菌作用比红霉素强 1～4 倍。主要用于治疗革兰阳性菌、厌氧菌、支原体和衣原体等敏感菌株所引起的感染，尤其对呼吸道、泌尿生殖道、皮肤软组织及耳鼻喉等部位的感染疗效好。不良反应少，以恶心、腹痛、腹泻等胃肠道症状为主，偶有皮疹等过敏反应及头晕、头痛等。肝肾功能不全者慎用。

阿奇霉素

阿奇霉素（azithromycin）抗菌谱广，与其他大环内酯类相比有较强的杀菌作用。口服吸收迅速，血药浓度低但组织内浓度高且降低缓慢，$t_{1/2}$ 可达 68～76 小时，有明显的抗菌后效应。主要用于治疗敏感菌引起的呼吸道、泌尿道、生殖道、皮肤及软组织的严重感染，如咽炎、扁桃体炎、急性鼻窦炎、急性中耳炎、急性支气管炎、慢性支气管炎急性发作；肺炎链球菌、流感嗜血杆菌以及肺炎支原体所致肺炎；沙眼衣原体及淋病奈瑟球菌引起的尿道炎和宫颈炎等。不良反应轻，可见轻、中度胃肠道反应，少见皮疹、肝功异常及粒细胞减少等。

第二节　林可霉素类

林可霉素类抗生素化学结构与大环内酯类不同，但抗菌谱及抗菌机制与大环内酯类相似，主要包括林可霉素和克林霉素（clindamycin，氯洁霉素）。林可霉素由链丝菌产生，克林霉素是其半合成衍生物，抗菌作用优于林可霉素，口服吸收好，毒性较低。吸收后两药均在体内广泛分布，尤其在骨组织和脓肿中更易渗入；主要经胆汁排泄，在胆汁和乳汁中浓度较高，可透过胎盘屏障，不易透过血脑屏障。

林可霉素

【抗菌作用】林可霉素（lincomycin，洁霉素）口服吸收差，肌注后血药浓度高。主要特点是对厌氧菌有强大的抗菌作用，对革兰阳性菌亦有很好的抗菌作用，可作用于敏感菌核糖体的 50S 亚基，通过抑制肽酰基转移酶的活性而阻止肽链的延长，进而抑制细菌蛋白质的合成，属于抑菌剂，但高浓度对高度敏感的细菌也具有杀灭作用。

【临床应用】对金黄色葡萄球菌所致的急慢性骨髓炎、骨和关节感染效果好；治疗敏感厌氧菌引起的严重感染效果佳，可用于厌氧菌和需氧菌混合感染所致的腹膜炎、盆腔炎等；对耐青霉素的革兰阳性菌有效，可用于耐青霉素菌株引起的肺炎和肺脓肿及敏感菌所致的呼吸道感染、败血症、皮肤软组织感染及心内膜炎等。

【不良反应】消化系统反应可见恶心、呕吐、腹痛、腹泻、气胀、胃绞痛等；长期应用可出现菌群失调和假膜性肠炎，表现为水样或血样腹泻、发热、显著体重减轻等；静脉用药可引起血栓性静脉炎，大剂量快速静滴可引起血压下降、面部潮红、发热，偶致心跳、呼吸停止；偶见过敏反应、血细胞减少、黄疸、血清氨基转移酶升高等。

第三节　万古霉素类

万古霉素是从链霉菌培养液中分离得到的一种糖肽类抗生素，包括万古霉素、去甲万古霉素（novancomycin）、替考拉宁（tricoplanin，太古霉素）等。为窄谱抗生素，仅对革兰阳性菌有效，尤其是革兰阳性球菌，有强大的杀菌作用。

万古霉素

【抗菌作用】万古霉素（vancomycin）通过抑制细菌细胞壁肽聚糖的合成，进而造成细菌细胞壁缺损而产生杀菌作用。对革兰阳性球菌有强大杀灭作用，如金黄色葡萄球菌、表皮葡萄球菌、溶血性链球菌、草绿色链球菌、肺炎球菌及肠球菌等，耐药金葡菌对其尤为敏感；对厌氧菌、难辨梭状芽孢杆菌、炭疽杆菌、白喉棒状杆菌、破伤风杆菌等也有良好的抗菌作用。

【临床应用】药品结构特殊，与其他抗生素无交叉耐药性，但通常不作为一线药物应用，仅作为第三线药物，主要用于严重的革兰阳性菌感染，特别是其他抗菌药疗效差或对其他抗菌药耐药的耐甲氧西林金黄色葡萄球菌、表皮葡萄球菌、肠球菌引起的严重感染，如败血症、心内膜炎、脑膜炎、骨髓炎、肺炎或软组织感染等；还可用于某些抗生素如林可霉素引起的伪膜性结肠炎经甲硝唑治疗无效者。

【不良反应】

1.耳毒性　常规剂量时很少出现，但肾功能不全或使用剂量过高可出现，表现为耳鸣或耳部饱胀感、听力减退甚至缺失、听神经损害等。

2. 肾毒性　较少出现，与氨基糖苷类抗生素合用时易出现，主要损害肾小管，早期可有蛋白尿、管型尿，继之出现血尿、少尿、氮质血症等，严重者可致肾衰竭。

3. 变态反应　快速静注时，少数患者可出现"红人综合征"，表现为皮肤极度潮红、红斑性充血、荨麻诊、瘙痒、寒战、高热等，与组胺释放有关，偶有低血压和休克样症状。

4. 其他　偶有粒细胞减少，静脉给药可引起血栓性静脉炎。

第四节　用药护理

1. 红霉素　①注射用乳糖酸红霉素应先以注射用水溶解，不可用生理盐水或其他无机盐溶液溶解，因无机离子可引起沉淀。待溶解后可用等渗葡萄糖注射液或生理盐水稀释后静脉滴注，浓度不宜大于0.1%，且滴速不宜过快，以免引起血栓性静脉炎。②口服药物易受胃酸破坏而影响药效，故片剂应整片吞服或服用肠溶片，可避免胃酸破坏；幼儿可服用对胃酸稳定的酯化红霉素，如琥乙红霉素和无味红霉素。③口服剂型主要的不良反应为胃肠道反应，严重者可致胃溃疡和胃出血，饭后服药可减轻，一般应在饭后1~2小时服用，因此时胃已大部分排空，但仍有少量食物，红霉素可被部分稀释，既缓和了对胃黏膜的刺激，又避免饱餐后立即吃药，因胃内食糜很多，药物不能快速通过胃进入小肠而影响药物吸收。④长期用药应定期检测肝功能，出现异常应立即停药。⑤用药过程中，应告诉患者多饮水以加速药物排泄，并注意观察是否出现眩晕、耳鸣等耳毒性症状，慎与有耳毒性的药物如氨基糖苷类抗生素等合用。⑥红霉素与林可霉素类、氯霉素等竞争核糖体50S亚基，合用可互相拮抗；与β-内酰胺类药物合用因一个是抑菌剂，一个是杀菌剂而常互相拮抗，因此应避免与上述药物联合应用。红霉素属碱性抗生素，不宜与酸性药同服或与酸性溶液配伍，必要时可同时应用抑酸剂或碳酸氢钠以稳定药效。⑦红霉素可通过胎盘屏障，另可大量进入乳汁中，故妊娠及哺乳期妇女应慎用。

2. 林可霉素　①不同细菌对本品的敏感性有很大差异，故药敏试验有重要意义。②不宜大剂量快速静滴，防止引起血压下降。③因可引起假膜性小肠结肠炎，用药期间应密切注意大便次数，如出现排便次增多，要考虑假膜性肠炎的可能性，及时停药并做适当处理。轻症患者停药后即可恢复，中重症患者需补充水、电解质和蛋白质，无效者可口服甲硝唑，如再度复发或口服甲硝唑亦无效可改用万古霉素治疗。胃肠道疾病或有既往史者，特别是溃疡性结肠炎、局限性肠炎或抗生素相关肠炎患者应慎用。④氯霉素或红霉素在靶位上均可置换本品，或阻止本品与细菌核糖体50S亚基结合，故不宜与氯霉素或红霉素合用。⑤肝肾功能严重减退、有哮喘史或其他过敏史者慎用。出生4周以内的婴儿禁用本品，其他小儿服用时应注意观察重要器官的功能。因可透过胎盘在胎儿肝中浓缩，并可分泌至母乳中，故孕妇及哺乳期妇女禁用。

小　结

　　大环内酯类抗生素可分天然品和半合成品两类。本类药物抗菌谱广，对革兰阳性菌、部分革兰阴性菌、某些厌氧菌、军团菌、支原体、衣原体等有良好的抗菌作用。临床主要用于耐青霉素的轻、中度金黄色葡萄球菌感染及对青霉素过敏的链球菌感染。是白喉带菌者及百日咳、弯曲菌所致的肠炎或败血症、军团菌肺炎、支原体肺炎、沙眼衣原体感染的首选药，胃肠道反应为其主要不良反应。

　　林可霉素类抗生素化学结构与大环内酯类不同，但抗菌谱及抗菌机制与大环内酯类相似，主要药物有林可霉素和克林霉素。用于金黄色葡萄球菌所致的急慢性骨髓炎、骨和关节感染，治疗敏感厌氧菌引起的严重感染效果佳。

　　万古霉素主要用于严重的革兰阳性菌感染，特别是对其他抗菌药耐药或疗效差的耐甲氧西林金黄色葡萄球菌、表皮葡萄球菌、肠球菌所致的严重感染。

第三十六章　氨基糖苷类及多黏菌素类抗生素

第一节　氨基糖苷类

氨基糖苷类抗生素是由两个或三个氨基糖分子和一个被称为苷元的氨基环醇（非糖部分）通过配糖键连接成的苷，故名氨基糖苷。分为天然来源和半合成两大类。天然来源的主要由链霉菌和小单胞菌产生，包括链霉素、卡那霉素（kanamycin）、庆大霉素、妥布霉素、新霉素（neomycin）、西索米星（sisomicin）、小诺米星（micronomicin）等。半合成药物主要有阿米卡星、奈替米星、异帕米星（isepamicin）等。

一、氨基糖苷类的共同特点

【体内过程】该类抗生素是强极性化合物，脂溶性低，故口服胃肠不吸收或很少吸收，因此口服可用于胃肠道消毒和胃肠道感染的治疗。肌内注射吸收迅速而完全，为防止血药浓度过高而出现不良反应，一般不主张静脉注射给药。除链霉素外，与血浆蛋白结合很少。主要分布于细胞外液，细胞内浓度较低。在肾皮质及内耳内、外淋巴液内可有高浓度蓄积，而且内耳外淋巴液中浓度下降缓慢，故易引起肾毒性和耳毒性。可通过胎盘屏障蓄积于胎儿血浆和羊水中。在体内不被代谢，主要以原型经肾小球滤过，尿药浓度高，利于治疗尿道感染。

【抗菌作用】氨基糖苷类抗生素抗菌谱较广，对需氧革兰阴性杆菌如大肠埃希菌、变形杆菌、志贺菌、沙门菌等作用强。对某些革兰阳性菌有杀灭作用。多数金黄色葡萄球菌和表皮葡萄球菌对庆大霉素和妥布霉素很易出现耐药性，故不用于治疗葡萄球菌感染。链霉素对结核杆菌有杀灭作用。本类药物对奈瑟菌属作用弱，对链球菌属和厌氧菌无效。此外，氨基糖苷类抗生素具有抗菌后遗效应。

该类抗生素是静止期杀菌剂，主要抗菌机制是与细菌核糖体结合，干扰细菌蛋白质合成，包括与 30S 亚基结合，抑制 70S 始动复合物的形成；选择性地与 30S 亚基上的靶蛋白结合，诱导错误匹配，合成异常或无功能的蛋白质；已合成的肽链释放，并阻止 70S 核糖体解离，造成细菌体内核糖体耗竭，从而阻碍细菌的蛋白质合成。另外，还可通过离子吸附作用附着于细菌表面而造成胞膜缺损，使细菌胞膜通透性增加，胞内钾离子、核苷酸、酶等重要物质外漏而导致细菌死亡。

【不良反应】

1.耳毒性　包括前庭功能障碍和听神经损伤。前庭功能损害表现为眩晕、恶心、呕吐、眼球震颤和平衡障碍，其发生率依次为新霉素＞卡那霉素＞链霉素＞西索米星＞庆大霉素＞妥布霉素＞奈替米星。听神经损伤表现为听力减退或耳聋，其发生率依次为新霉素＞卡那霉素＞阿米卡星＞西索米星＞庆大霉素＞妥布霉素＞链霉素。

2. 肾毒性 本类药物经肾排泄和在肾皮质内的蓄积均损害近曲小管。中毒初期表现为尿液浓缩困难，随后出现蛋白尿、管型尿，严重者可发生氮质血症及无尿等。

3. 神经肌肉阻滞作用 可引起心脏抑制、血压下降、肢体瘫痪和呼吸衰竭，与剂量及给药途径有关。原因可能是药物与钙离子络合，或与钙离子竞争，进而影响神经末梢释放乙酰胆碱，并降低突触后膜对乙酰胆碱的敏感性，致使神经肌肉接头处传递阻断所致。

4. 变态反应 常见各种皮疹、发热等，偶见严重的过敏性休克，链霉素发生率高。

5. 其他反应 偶见中性粒细胞及血小板数目减少，可见贫血、血清氨基转移酶升高、面部及口腔周围麻木感及周围神经炎等反应。

二、常用药物

庆大霉素

庆大霉素（gentamicin）对革兰阴性杆菌有强大抗菌作用，是治疗各种革兰阴性杆菌感染的主要抗菌药，在氨基糖苷类中为首选药。对铜绿假单胞菌有良好的抗菌作用。对革兰阳性菌的金黄色葡萄球菌具有较强的作用，对其他球菌作用较差；白喉棒状杆菌、炭疽杆菌等革兰阳性杆菌大多敏感。主要用于：①革兰阴性杆菌感染引起的败血症、骨髓炎、肺炎、胆道及烧伤感染；②铜绿假单胞菌所致严重感染，一般与羧苄西林合用；③肠球菌、肺炎球菌或草绿色链球菌感染一般与 β- 内酰胺类抗生素同用；④盆腔、腹腔需氧与厌氧菌混合感染，一般与甲硝唑联合治疗；⑤眼科、皮肤科、耳鼻喉科等局部感染，但可致光敏感反应和大面积应用易致吸收毒性，故较少作局部应用；⑥肠道感染或肠道术前准备，需要口服给药。不良反应有前庭神经功能损害，但较链霉素少见，对肾脏毒性则较为多见。

链霉素

链霉素（strptomycin）是最早用于临床的氨基糖苷类抗生素，是继青霉素后第二个用于临床的抗生素。因毒性大、细菌耐药多、过敏反应发生率高等原因，目前仅用于某些其他药物疗效差的感染，首选用于鼠疫和兔热病，与青霉素合用于溶血性链球菌性心内膜炎的治疗，与其他抗结核药物联合用于结核病早期的治疗。

妥布霉素

妥布霉素（tobramycin）抗菌作用与庆大霉素相似，但抗铜绿假单胞菌的作用较庆大霉素强 2～5 倍，而且对庆大霉素耐药者应用本品仍有效。主要用于各种严重的革兰阴性杆菌感染，但一般不作为首选药。铜绿假单胞菌感染或需较长时间用药者，以选用妥布霉素为宜。

阿米卡星

阿米卡星（amikacin，丁胺卡那霉素）是氨基糖苷类抗生素中抗菌谱最广的药物，其突出优点是对多种肠道革兰阴性杆菌和铜绿假单胞菌所产生的钝化酶稳定，故对一些耐常用氨基苷类的菌株（包括铜绿假单胞菌）所致感染仍然有效。与 β - 内酰胺类有协同作用，与羧苄西林或头孢噻吩合用治疗中性粒细胞减少或其他免疫缺陷者合并革兰阴性杆菌感染疗效更好。

第二节　多黏菌素类

多黏菌素类是发现于多黏杆菌培养液中的具有抗菌作用的多肽，有 A、B、C、D、E 五种。临床使用的是多黏菌素 B（polymyxin B）和多黏菌素 E（polymyxin E，抗敌素），二者抗菌作用和临床应用相似。

多黏菌素 B

【体内过程】多黏菌素 B（polymyxin B）口服不吸收，也不经黏膜或创面组织吸收，静脉注射毒性大。肌注后血药浓度较低，在肝、肾、心、肺和肌肉组织中有一定浓度，可通过胎盘屏障，不易透过血脑屏障。主要经肾缓慢排泄，$t_{1/2}$ 约为 6 小时。

【药理作用与应用】抗菌谱窄，只对革兰阴性菌有杀灭作用，而且作用强大，如克雷伯菌属、大肠埃希菌、沙门菌、志贺菌、百日咳杆菌。药物分子与革兰阴性菌细胞膜磷脂中带负电荷的磷酸根结合，增加细菌胞膜的通透性，使菌体内重要成分（如氨基酸、核酸等）大量漏出而致细菌死亡，对繁殖期和静止期的细菌均有杀灭作用。可用于对其他抗菌药耐药的大肠埃希菌和克雷伯菌属等革兰阴性杆菌引起的败血症和脑膜炎等，也可用于其他抗菌药难以控制的铜绿假单胞菌引起的败血症和尿道感染。但由于毒性较大，主要局部应用，治疗敏感菌所引起的眼、耳、皮肤、黏膜感染及烧伤创面铜绿假单胞菌感染。因口服不易吸收，还可口服用于肠炎和肠道术前准备。

【不良反应】

1. 肾损害　蛋白尿、血尿，剂量过大可引起急性肾功能衰竭，甚至死亡。

2. 神经系统毒性　面部感觉异常、头晕、乏力，大剂量、快速静滴可因神经 - 肌肉阻滞而致呼吸抑制。

3. 其他　瘙痒、皮疹和药热等变态反应。

第三节　用药护理

氨基糖苷类　①庆大霉素与青霉素类抗生素合用时，两药不可在同一容器内混合滴注，因青霉素类可使庆大霉素的活性降低。②连续应用 10 日以上易发生肾毒性。故使用该药应注意限速、限量，注意监测肾脏功能，如有明显变化则应及时停药。老年人肾细胞进行性萎缩，肾小球滤过率下降，药物的排泄减慢。故老年人使用时需注意观察及监测血药浓度。③使用方法不合理易引起耳毒性，一般情况疗程以不超过 7~10 日为宜；两种氨基糖苷类抗生素不宜同时应用或前后连续局部或全身应用，可增加耳毒性，甚至停药后仍继续进展至永久性耳聋；不宜与其他耳毒性药物如抗生素（万古霉素、红霉素）、抗癌药（卡铂、顺铂）及高效利尿药呋塞米合用，否则加重耳毒性；胎儿、婴儿的肾和耳蜗未完全成熟，对该药的敏感性高；孕妇、哺乳期妇女及婴幼儿应避免使用。④与肌肉松弛药合用可加强神经肌肉阻滞；抗胆碱酯酶药（新斯的明等）、氯化钙或葡萄糖酸钙可以拮抗某些氨基糖苷类的神经肌肉阻滞作用，可用于该类药物所致的重症肌无力或呼吸麻痹的急救。⑤因链霉素可发生过敏性休克，故应用链霉素前应询问过敏史应，也应试敏，对链霉素过敏者禁用。一旦发生过敏性休克，应用肾上腺素进行抢救。

小　结

　　氨基糖苷类抗生素常用药物有庆大霉素、链霉素、妥布霉素、阿米卡星和奈替米星等。这类药物是静止期杀菌药，抗菌谱较广，主要抗需氧革兰阴性杆菌、对某些革兰阳性菌有杀菌作用。不良反应较多，包括耳毒性、肾毒性、神经肌肉阻滞作用和变态反应等。

　　多黏菌素类抗生素常用的是多黏菌素 B 和多黏菌素 E。抗菌谱窄，仅对克雷伯菌属、大肠埃希菌、沙门菌等革兰阴性菌有杀灭作用。主要不良反应有肾损害和神经系统毒性。

第三十七章　四环素类及氯霉素类抗生素

四环素类和氯霉素类抗生素抗菌谱广，不仅对革兰阳性菌和革兰阴性菌有较强的快速抑制作用，而且对立克次体、衣原体、支原体、螺旋体、放线菌和阿米巴原虫等也有较强的抗菌作用，故常称之为广谱抗生素。

第一节　四环素类

四环素类抗生素有天然来源和半合成两类。天然品有四环素、土霉素、金霉素和地美环素（demeclocycline，去甲金霉素）等；半合成品有多西环素、米诺环素、美他环素（metacycline，甲烯土霉素）等。四环素和土霉素曾是抗感染治疗的主要药物，但由于其特殊的不良反应以及其他高效抗菌药的不断问世，细菌性感染已不再将其作为首选药；但因其对立克次体有其他抗生素无法相比的抑制作用，故一些非细菌感染仍为首选药。

一、天然四环素类

四环素

【体内过程】四环素（tetracyline）口服吸收不完全且有一定限度，超过限度（0.5g/次，4次/日）不增高血药浓度，只增加其在粪便中的排出量。食物和金属离子易妨碍其吸收，酸性药物可促进其吸收。吸收后 2 ~ 4 小时血药浓度达峰值，血浆蛋白结合率较低但分布广，可渗入胸腔和腹腔，易在骨、骨髓、牙齿及牙釉质中沉积，也可进入乳汁及透过胎盘屏障而进入胎儿循环，但不易透过血脑屏障。主要以原型经肾排泄，碱化尿液可加速排泄。有肝肠循环。

【抗菌作用】能特异性地与细菌核糖体 30S 亚基的 A 位置结合，抑制肽链延长和影响细菌蛋白质的合成而发挥抑菌作用。对革兰阳性菌、阴性菌以及立克次体、支原体、衣原体、螺旋体乃至原虫类均有很好的抑制作用；对部分厌氧菌也有一定抗菌作用。其中对革兰阳性菌的作用优于革兰阴性菌，但对革兰阳性菌的作用弱于青霉素和头孢菌素；对革兰阴性菌的作用不及氨基糖苷类和氯霉素。肠球菌属对其耐药；对结核杆菌、变形杆菌、铜绿假单胞菌等无效。

细菌蛋白质的合成过程

细菌蛋白质的合成过程包括三个步骤：①起始阶段。氨基酸与 tRNA 在酶的作用下生成氨基酰 -tRNA 复合物，然后与 mRNA、核糖体 30S 亚基结合形成始动复合物，后者再与 50S 亚基的肽酰基结合部位（P 位）结合，形成 70S 始动复合物。②肽链延伸阶段。新的氨基酰 -tRNA 按照 mRNA 的密码要求进入核糖体 50S 亚基的氨基酰接受部位（A 位），在肽酰基转移酶的作用下，核糖体在 mRNA 上移位，将 A 位上肽链转移到 P 位上，空出的 A 位继续接受下一个氨基酰 -tRNA。如此反复使肽链不断延长。③终止阶段。当 mRNA 出现终止信号时，释放已合成的肽链，肽链盘绕成为具有特殊空间构型的蛋白质。70S 复合物解体为 30S 亚基和 50S 亚基，重新参与下一轮蛋白质合成。

【临床应用】主要用于治疗立克次体、衣原体、支原体、某些螺旋体引起的感染，如斑疹伤寒、立克次体病、恙虫病、鹦鹉热等可首选四环素治疗；治疗某些细菌性感染如回归热、布鲁菌病、鼠疫和霍乱等不作为首选药物，需与链霉素等氨基糖苷类合用。

【不应反应】

1. 胃肠道反应　口服后直接刺激胃肠，引起恶心、呕吐、腹痛、腹泻、腹部不适感、食欲明显减退等症状，偶可引起胰腺炎、食管炎和食管溃疡。

2. 二重感染　以肠道感染最为常见，特别是耐四环素的厌氧芽孢梭菌引起的假膜性小肠结肠炎。可致肠壁坏死及体液渗出，产生剧烈的腹泻、发热、脱水，甚至休克，可危及生命。常发生于老年人、婴儿及合用糖皮质激素或抗肿瘤药物者。

3. 影响骨、牙生长　对胎儿和婴儿影响大，四环素类抗生素能在胚胎期和幼儿骨骼和牙齿中沉积，并与钙结合，造成恒齿永久性棕色色素沉着（俗称四环素牙）、牙釉质发育不全及抑制骨骼发育。

4. 其他　大剂量长期应用可引起肝肾功能损害，偶见皮疹、药热、血管神经性水肿等过敏反应，也可引起光敏反应、视力缺损和前庭反应等。

四环素的危害

四环素类抗生素自 1948 年问世以来，即广泛应用于临床。1950 年，国外报道四环素族药物可沉积于牙、骨骼以至指甲等，引起牙齿牙齿发育不全。在 1956 年国内已出现了众多四环素所致牙齿变色的病例，但直至 70 年代中期才引起重视。

长期反复使用四环素，可影响牙齿的发育和形成，使牙齿变黄、牙釉质发育不良（牙齿表面不光滑，出现小凹陷）或牙齿畸形等。四环素类药物不仅使乳牙受影响，还累及恒牙。

土霉素

土霉素（terramycin，氧四环素，oxytetracycline）抗菌活性不及四环素，除具有与四环素相同的应用外，还可用于肠阿米巴病的治疗，但对肠外阿米巴无效。

此外，还有金霉素（aureomycin，氯四环素，chlotetracycline），口服和注射制剂均已不用，仅供外用治疗眼部感染。

二、半合成品

多西环素

多西环素（doxycycline，强力霉素、脱氧土霉素）是土霉素的脱氧衍生物，口服吸收迅速而完全，$t_{1/2}$ 较天然四环素长，一般细菌感染每日服药 1 次即可。主要以无活性的结合物或络合物形式从粪便排泄，故对肠道菌群影响小，很少引起腹泻或二重感染。抗菌谱和临床应用与四环素基本相同，但抗菌活性比四环素强 2～10 倍，对耐四环素的金黄色葡萄球菌仍有效。具有速效、强效和长效的特点，现已取代天然四环素类作为各种适应证的首选药物或次选药物，由于从肾脏排泄少，也是治疗肾功能不全患者肾外感染的最为安全的一种四环素类药物。常见不良反应为胃肠道反应、光中毒，导致红斑或晒伤加重等；其他不良反应较四环素少见。

此外还有米诺环素（minocycline，二甲胺四环素），其抗菌作用在四环素类药物中最强。

第二节　氯霉素类

氯霉素类抗生素是从委内瑞拉链丝菌中分离提取得到的广谱抗生素，天然品有氯霉素，半合成品有甲砜霉素（thiamphenicol，甲砜氯霉素、硫霉素）。因为病原体的不同，氯霉素类抗生素有时是杀菌剂，但更多情况下为抑菌剂。

氯霉素

【体内过程】氯霉素（chloramphenicol）口服吸收迅速而完全，肌内注射吸收较慢，血药浓度较低，但维持时间较长。吸收后广泛分布于全身组织和体液，易透过血脑屏障，脑脊液中的浓度高于其他抗生素，新生儿和婴儿脑脊液中浓度更高。5%～10% 的药物以原型及 90% 的药物在肝内与葡萄糖醛酸结合成无活性产物后均经肾排泄。$t_{1/2}$ 为 1.5 ~ 4 小时，肝功能低下患者或新生儿因葡萄糖醛酰转移酶活性低，药物消除慢，$t_{1/2}$ 延长，出生 2 周内的新生儿 $t_{1/2}$ 为 24 小时。

【抗菌作用】氯霉素为速效抑菌药，可与细菌 70S 核糖体复合物中的 50S 亚基结合，通过抑制肽酰基转移酶而阻止肽链延伸，进而抑制细菌蛋白质合成。由于哺乳动物线粒体的 70S 核糖体与细菌相似，故高剂量的氯霉素也能抑制哺乳动物线粒体的蛋白质合成，产生骨髓毒性。其对革兰阴性菌的作用强于革兰阳性菌，低浓度时即可对伤寒沙门菌、副伤寒沙门菌、流感嗜血杆菌、脑膜炎奈瑟菌和淋病奈瑟球菌等有强大的杀灭作用。对大多数肠杆菌科细菌和肺炎球菌、链球菌、白喉棒状杆菌、炭疽荚膜杆菌等革兰阳性菌，以及梭形杆菌、产气荚膜杆菌、破伤风梭菌等厌氧菌也有较好的抗菌活性，对革兰阳性菌的作用不及青霉素类和四环素类；对立克次体、衣原体、支原体、螺旋体等也有抑制作用；但对分枝杆菌、原虫、真菌、病毒无作用。

【临床应用】氯霉素曾广泛用于治疗各种敏感菌所致的感染，但因其严重的毒副作用，凡能有其他合适抗菌药物替代治疗者，现已不主张使用氯霉素，故目前临床仅用于其他药物疗效差的感染性疾病，如：

1. 耐药菌株感染　用于其他抗菌药不能控制的严重感染，如多药耐药的流感嗜血杆菌感染。

2. 细菌性脑膜炎和脑脓肿　氯霉素在脑脊液中浓度较高而呈现杀菌作用，特别适用于对青霉素过敏或对氨苄西林耐药的细菌性脑膜炎或脑脓肿患者。氯霉素与青霉素合用是治疗脑脓肿的首选方案，适用于需氧、厌氧菌混合感染引起的耳源性脑脓肿。

3. 伤寒、副伤寒　氯霉素曾为首选药物，但因流行期伤寒杆菌已对氯霉素耐药，目前以首选喹诺酮类或头孢菌素为宜，氯霉素作为备选药物；氯霉素仅用于敏感菌株所致感染的散发病例。

4. 其他　眼科局部用药治疗敏感菌引起的结膜炎和沙眼等眼部感染等。此外，还可作为四环素的替代品用于立克次体感染；也是治疗厌氧菌感染的特效药物之一。

沙　眼

沙眼是感染了沙眼衣原体而引起的慢性传染性眼结膜炎症。沙眼患者的眼泪和眼分泌物中均含有沙眼衣原体，接触患者污染的手、毛巾、手帕、玩具等可感染沙眼衣原体，手是传染沙眼的重要途径。沙眼发病缓慢，病程可持续数年或数十年，多侵犯双眼，初期患者可能没有异常感觉，多在体检时被发现；有时有轻微的发痒及异物感，晨起眼睛有少量黏性分泌物（俗称眼屎），也可有轻微的怕光、流泪等症状，伴有继发感染时症状加重等。到了晚期可发生并发症，如内翻倒睫（倒毛），倒毛不但给患者带来刺激、流泪、磨擦、疼痛等症状，还会刺激角膜使角膜出现炎症、溃疡及血管翳，使透明的角膜变浑浊，出现不同程度的视力障碍，甚至失明。治疗沙眼的药物很多，常用眼药如氯霉素眼药水、利福平眼药水、金霉素眼药膏。只要坚持用药，注意眼的卫生，沙眼是可治愈的。

【不良反应】

1. 抑制骨髓造血功能　这是氯霉素最严重的毒性反应，有两种表现：一是可逆性骨髓抑制，表现为贫血、白细胞减少或血小板减少，这一反应与剂量和疗程有关；二是不可逆性骨髓抑制，表现为再生障碍性贫血，发病率与用药剂量、疗程无关，虽然少见，但死亡率高。

2. 灰婴综合征　新生儿与早产儿肝脏葡萄糖醛酸转移酶缺乏、活性不足，致使肝脏对药物的代谢能力低；同时肾功能未发育完全，排泄能力低下，因此易造成氯霉素蓄积中毒，表现为少食、呼吸抑制、循环衰竭、进行性血压下降、皮肤苍白、发绀（灰婴由此得名）等，老年人及肝肾功能不全者应用氯霉素也可出现发生上述症状。

3. 其他　葡萄糖 -6- 磷酸脱氢酶（G-6-PD）缺乏的患者易诱发溶血性贫血；因其可透过血眼屏障和血脑屏障，易引起末梢神经炎、球后视神经炎、视力障碍、视神经萎缩及失眠、幻听、幻视等神经中毒症状；少数患者可出现过敏反应；长期口服可因肠道菌群被抑制而使维生素 K 合成受阻，出现出血倾向；长期或大量应用可引起二重感染等。

第三节　用药护理

1. 四环素类　①不宜与牛奶、豆制品、抗酸药、铁制剂等同服，以免影响药物吸收；服药时应饮用足量（约 240mL）水，避免食管溃疡和减少胃肠道刺激症状，尤其临睡前服用时；饭后服药虽可减轻胃肠道刺激症状，但影响药物吸收。②为避免二重感染，年老体弱、免疫功能低下及正在应用糖皮质激素类药物的患者需慎用，一旦发生二重感染，必须立即停药，应用甲硝唑及万古霉素等抗菌药物进行治疗。③因其对骨骼和牙齿生长的影响，孕妇、哺乳期妇女及牙齿发育期（胚胎期至 8 岁）者禁用本药。④原有肝、肾疾病者不宜应用本药，长期用药应定期随访检查血常规以及肝肾功能。

2. 氯霉素　①注射剂遇强碱性及强酸性溶液易被破坏失效。②用药前应进行血常规检查，用药后每 48 小时查 1 次，以警惕骨髓造血功能受抑制，一旦出现异常，应立即停药，治疗结束后也应定期检查血象。③不宜久用，一般不超过两个月，能防止感染复发即可，避免二重感染。④由于蛋白结合部位被替代，可使降糖药作用增强，因此应用口服降血糖药的糖尿病患者，如同服氯霉素要注意调整降糖药剂量并注意检测血糖；因其易诱发溶血性贫血，有出血倾向或服用抗凝血药者，应定期检测凝血酶原时间，G-6-PD 缺乏者慎用。⑤大环内酯类和林可霉素类抗生素可替代或阻止氯霉素与细菌核糖体的 50S 亚基相结合，合用可发生拮抗而不宜联合应用。⑥氯霉素是抑制细菌蛋白质合成的抑菌剂，可干扰青霉素类杀菌剂的杀菌作用，应避免两类药物同用。⑦氯霉素为肝药酶抑制剂，可使需经肝药酶灭活代谢的药物血药浓增高，合用时这些药物应适当减量；与某些抑制骨髓的药物如秋水仙碱、保泰松和青霉胺等同用，可增加骨髓抑制毒性，避免合用。⑧新生儿与早产儿慎用，防止出现灰婴综合征。肝肾功能不良、婴儿、孕妇、哺乳期妇女应慎用。

小　结

四环素类和氯霉素类抗生素均为广谱抗生素，对革兰阳性菌、革兰阴性菌、立克次体、衣原体、支原体、螺旋体、放线菌和阿米巴原虫等均有较强的抑制作用。

四环素类抗生素包括天然来源和半合成两类。天然品口服吸收不完全但分布广泛，可用于敏感病原体引起的各种感染，但由于其他高效抗菌药的不断问世，以及本类药物易影响骨骼和牙齿发育及引起二重感染，现已不再作为治疗细菌性感染的首选药。由于对立克次体有其他抗生素无法相比的抑制作用，一些非细菌感染仍为首选药物。半合成品口服吸收迅速而完全，抗菌谱与四环素基本相同，不良反应较少。

氯霉素类抗生素对伤寒沙门菌、流感嗜血杆菌、脑膜炎奈瑟菌和淋病奈瑟球菌等有强大的杀菌作用。由于骨髓毒性，临床仅用于其他抗菌药不能控制的严重感染、细菌性脑膜炎和脑脓肿、伤寒、副伤寒以及眼科局部使用。

第三十八章　人工合成抗菌药

第一节　喹诺酮类

一、概述

近年来发展迅速的喹诺酮类（quinolones）是一类人工合成的抗菌药物，具有抗菌谱广、抗菌力强、口服吸收好、组织浓度较高、与其他抗菌药物无交叉耐药性、不良反应少等特点，已成为临床治疗细菌感染性疾病的常用药物。喹诺酮类分为四代：第一代代表药萘啶酸（nalidixic acid）1962 年合成，第二代吡哌酸（pipemide acid，PPA）1974 年合成，两药抗菌谱窄，仅对少数革兰阴性杆菌有中等抗菌活性，口服难吸收，只用于泌尿道和肠道感染，且不良反应多，现已很少使用。第三代代表药物为氧氟沙星、诺氟沙星、环丙沙星等，不仅抗菌活性大大提高，而且抗菌谱扩大。此代药物于 20 世纪 70 年代后期陆续合成，由于母核 6 位碳上引入氟原子，故称氟喹诺酮类（fluoroquinolones）。第四代喹诺酮类克林沙星（clinafloxacin）等于 20 世纪 90 年代后期研制而成。其抗菌活性在第三代基础上增加了抗厌氧菌的作用，其临床抗菌活性已经达到甚至超过 β - 内酰胺类抗生素。本节重点介绍临床广泛使用的氟喹诺酮类药物。

常用氟喹诺酮类药物有第三代的诺氟沙星、氧氟沙星、环丙沙星、左氧氟沙星、司帕沙星、氟罗沙星（fleroxacin，多氟沙星）、洛美沙星（lomefloxacin）、培氟沙星（pefloxacin，甲氟哌酸）、依诺沙星（enoxacin，氟啶酸）、托氟沙星（tosufloxacin，多氟啶酸）、司氟沙星（sparfloxacin）、格帕沙星（grepafloxacin）和第四代的克林沙星、莫西沙星、曲伐沙星（trovafloxacin）、妥舒沙星（tosufloxacin）、加替沙星（gatifloxacin）等。

【体内过程】氟喹诺酮类大多口服吸收良好，食物一般不影响药物的吸收，服药后 1 ~ 2 小时血药浓度达峰值，除诺氟沙星和环丙沙星外，其他药物生物利用度均很高。本类药物可螯合二价和三价阳离子，富含 Fe^{2+}、Ca^{2+}、Mg^{2+} 的食物、药物可降低喹诺酮类的生物利用度。血浆蛋白结合率均较低，很少超过 40%。体内分布广，在肺脏、肾脏、前列腺组织、尿液、胆汁、粪便、巨噬细胞和中性粒细胞中的药物含量或浓度均高于血浆。脑脊液、骨组织和前列腺液中的药物浓度低于血药浓度。培氟沙星主要由肝脏代谢并通过胆汁排泄；氧氟沙星、左氧氟沙星、洛美沙星和加替沙星，大部分以原型经肾脏排出；其他多数药物，肝、肾两种消除方式均很重要。$t_{1/2}$ 较长，多为 6～11 小时。

【抗菌作用】

第三代与前两代产品相比，对革兰阴性菌的作用进一步加强，抗菌谱进一步扩大，除了对志贺菌、大肠埃希菌、沙门菌属、流感嗜血杆菌、军团菌等阴性杆菌及淋病奈瑟球菌等阴性球菌有强大的抗菌作用外，对革兰阳性菌如金黄色葡萄球菌、肺炎链球菌也有较强的抗菌活性；此外，某些品种对结核分枝杆菌、支原体、衣原体也有作用。第四代喹诺酮类药物的抗菌谱进一步扩大，对革兰阳性菌的耐药菌株及铜绿假单胞菌的抗菌活性明显提高。对部分厌氧菌也较强的抗菌活性，这是与第三代的不同之处。

氟喹诺酮类是广谱杀菌药，具有较长的抗菌后效应。抗菌机制有以下两个方面：①抑制 DNA 回旋酶。DNA 回旋酶是喹诺酮类抗革兰阴性菌的作用靶点，喹诺酮类主要抑制 DNA 回旋酶的切口活性和封口活性，干扰 DNA 超螺旋结构的解旋，阻碍细菌 DNA 复制而达到杀菌作用。哺乳动物细胞内的拓扑异构酶 Ⅱ 在功能上类似于菌体内的 DNA 回旋酶，喹诺酮类仅在很高浓度才能影响该酶，故喹诺酮类对细菌的选择性高，临床不良反应少。②抑制拓扑异构酶Ⅳ。拓扑异构酶Ⅳ是喹诺酮类药物抗革兰阳性菌的作用靶点，拓扑异构酶Ⅳ通过解除菌体 DNA 结节、解环连体和松弛超螺旋等功能而协助子代染色质分配到子代细菌，在 DNA 复制过程中发挥重要作用。喹诺酮类通过抑制拓扑异构酶Ⅳ而干扰细菌 DNA 复制。见图 38-1。

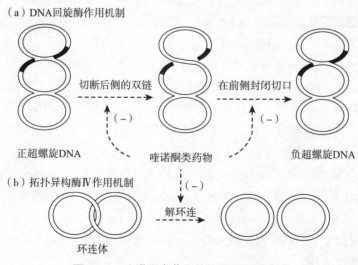

图 38-1 喹诺酮类药物的作用机制示意图

（－）表示抑制

有关喹诺酮类的抗菌作用可能还存在其他机制，如抑制细菌 RNA 及蛋白质合成、诱导菌体 DNA 错误复制以及抗菌后效应等。

【临床应用】氟喹诺酮类抗菌谱广，抗菌活性强，口服吸收良好，与其他类别抗菌药之间无交叉耐药。目前临床常用的是第三、四代喹诺酮类。

1. 泌尿生殖道感染 广泛用于单纯性或复杂性尿道感染。对于单纯性淋病奈瑟球菌性尿道炎或宫颈炎，环丙沙星、氧氟沙星与 β–内酰胺类可同作为首选药，但对非特异性尿道炎或宫颈炎疗效差。对敏感菌所引起的急、慢性前列腺炎以及复杂性前列腺炎效果较好。

2. 呼吸系统感染 对下呼吸道感染效果好。常用于肺炎链球菌、流感嗜血杆菌或卡他莫拉菌所致支气管炎和鼻窦炎；用于克雷伯菌、金黄色葡萄球菌等引起的肺炎和支气管感染。左氧氟沙星、莫西沙星与万古霉素合用，首选用于治疗青霉素高度耐药的肺炎链球菌感染。除诺氟沙星外，可替代大环内酯类用于支原体肺炎、衣原体肺炎、军团菌肺炎。

3. 肠道感染与伤寒 本类药物对大肠埃希菌、变形杆菌、伤寒沙门菌、志贺菌属，以及与消化道溃疡有关的幽门螺杆菌等敏感。对志贺菌引起的急、慢性菌痢和中毒性菌痢，本类药可以作为首选。对沙门菌引起的伤寒或副伤寒，应首选氟喹诺酮类或头孢曲松。

4. 骨骼系统感染 本类药物可渗入骨组织，为治疗急慢性骨髓炎、化脓性关节炎的首选药。

5. 其他 可用于治疗败血症、细菌性脑膜炎、腹膜炎等重症感染。可代替氯霉素用于治疗伤寒。也可用于革兰阴性杆菌所致五官科感染和伤口感染。由于对结核杆菌有较好的抗菌活性，如氧氟沙星，还用于耐链霉素、异烟肼、对氨基水杨酸的结核杆菌感染。

【不良反应】

1. 消化道反应 可见胃部不适、恶心、呕吐、腹痛、腹泻、食欲减退等症状，培氟沙星和环丙沙星多见。一般不严重，可耐受。长期服药可导致难辨梭状芽孢杆菌性腹泻。

2. 中枢神经系统毒性 轻者表现失眠、头昏、烦躁、失眠、头痛等，重者可出现精神异常、抽搐、惊厥等。有精神病或癫痫病史者、合用茶碱或甾体类抗炎药者易出现。

3. 光敏反应 表现为血管神经性水肿、皮肤瘙痒、皮疹，光照部位皮肤出现瘙痒性红斑，严重者出现皮肤糜烂、脱落。司帕沙星、洛美沙星、氟罗沙星诱发的光敏反应最多见，严重者需住院治疗。

4. 软骨损害 可引起轻度软骨组织损害，药物分子的 C_3–羧基以及 C_4–羰基与软骨组织中 Mg^{2+} 形成络合物，并沉积于关节软骨，造成局部 Mg^{2+} 缺乏而致软骨损伤。儿童用药后可出现关节痛和关节水肿。

其他不良反应包括跟腱炎、肝毒性、替马沙星综合征（以溶血为主，伴有肾功不全、凝血障碍、肝损害）、过敏反应、一过性白细胞减少等。

二、常用氟喹诺酮类药

诺氟沙星

诺氟沙星（norfloxacin，氟哌酸）是第一个用于临床的氟喹诺酮类药物，在本类药物中抗菌活性最低。口服吸收迅速，生物利用度偏低，约 35% ~ 45%，$t_{1/2}$ 平均 2.5 小时，约 80% 以原型经肾排泄。抗菌作用强，对革兰阴性菌如大肠埃希菌、志贺菌、弯曲菌、沙门菌和淋病奈瑟球菌极为有效。临床主要用于敏感菌所致的胃肠道、泌尿道感染，也可外用治疗皮肤和眼部的感染。大多数厌氧菌对其耐药。对支原体、衣原体、嗜肺军团菌、分枝杆菌、布鲁菌属感染无临床价值。不良反应少见，有胃肠道刺激。

环丙沙星

环丙沙星（ciprofloxacin，环丙氟哌酸）抗菌谱与诺氟沙星相似，为目前氟喹诺酮类中应用最广泛的品种。口服生物利用度约为 70%，血药浓度低，必要时静脉滴注以提高血药浓度，$t_{1/2}$ 为 3 ~ 5 小时。药物吸收后体内分布广泛。本品对铜绿假单胞菌、流感嗜血杆菌、大肠埃希菌等革兰阴性菌的抗菌活性高于多数氟喹诺酮类药物；对肺炎军团菌及弯曲菌也有高效；多数厌氧菌对其不敏感，但对氨基糖苷类或对第三代头孢菌素类耐药的菌株应用环丙沙星仍敏感。临床用于革兰阴性杆菌所致的呼吸道、泌尿生殖道、消化道、骨与关节和皮肤软组织感染均有效，对前列腺炎也有效。因能部分渗入脑组织和脑脊液，可用于治疗流行性脑脊髓膜炎和化脓性胸膜炎。因可诱发跟腱炎和跟腱撕裂，故应慎用于老年人和运动员。

氧氟沙星

氧氟沙星（ofloxacin，氟嗪酸）口服吸收迅速而完全，血药浓度高而持久，生物利用度高达 95%，$t_{1/2}$ 为 5 ~ 7 小时。药物体内分布广，尤以痰液中浓度较高，胆汁中药物浓度为血药浓度的 7 倍，80% 以上的药物以原型由尿液排泄，服药 48 小时之后尿中药物浓度对敏感菌仍有杀灭作用。本药为高效广谱抗菌药，对革兰阳性菌（包括甲氧西林耐药金葡菌）、革兰阴性菌均有较强作用。除保留了环丙沙星的抗菌特点和良好的抗耐药菌特性外，尚对结核分枝杆菌、沙眼衣原体和部分厌氧菌有效。为二线抗结核药。临床主要用于敏感菌所致的呼吸道、泌尿道、胆道、肠道、生殖道、盆腔感染及皮肤软组织、骨和关节感染、五官感染等。偶见氨基转移酶升高，可诱发跟腱炎和跟腱撕裂。

左氧氟沙星

左氧氟沙星（levofloxacin，可乐必妥，来立信）是氧氟沙星的左旋体，水中溶解度较高，口服生物利用度极好，$t_{1/2}$ 为 5 ~ 7 小时，85% 的药物以原型由尿液排泄。抗菌活性强。对临床常见革兰阳性、革兰阴性致病菌抗菌作用较强，对支原体、衣原体、军团菌及结核杆菌作用亦很强，对厌氧菌和肠球菌作用较差。临床主要用于治疗敏感菌引起的各种急慢性感染、难治性感染。对铜绿假单胞菌的抗菌活性低于环丙沙星，但可用于临床治疗。在第四代以外的喹诺酮类药物中，其不良反应发生率相对较少且轻微，主要为胃肠道反应症状及失眠、头痛、头重等中枢神经系统症状。

司帕沙星

司帕沙星（sparfloxacin，司氟沙星）为第三代喹诺酮类长效品种，口服吸收良好，以原型经胆汁排泄，肝肠循环明显，$t_{1/2}$ 超过 16 小时。本品穿透力强，可迅速进入多种组织、体液及脑脊液。对葡萄球菌和链球菌等革兰阳性菌、厌氧菌、结核分枝杆菌、衣原体和支原体的抗菌活性显著优于环丙沙星和氧氟沙星；对革兰阴性菌尤其是嗜肺军团菌的抗菌活性与氧氟沙星相近；对 β-内酰胺类抗生素耐药的肺炎球菌其仍有效。临床用于敏感菌所致的呼吸系统、泌尿生殖系统和皮肤软组织感染及骨髓炎和关节炎等。易产生光敏反应、心脏毒性 QT 间期延长和中枢神经毒性，临床应严格控制使用。

莫西沙星

莫西沙星（moxifloxacin）属于第四代喹诺酮类，口服吸收良好，生物利用度约90%，$t_{1/2}$ 可达 12 小时。对大多数革兰阳性菌、革兰阴性菌、厌氧菌、结核分枝杆菌、衣原体和支原体具有很强的抗菌活性，强于环丙沙星、氧氟沙星、左氧氟沙星和司帕沙星。临床可用于治疗以及皮肤和软组织感染。不良反应发生率低，最常见一过性轻度呕吐和腹泻。未发现光敏反应和心脏 QT 间期延长等严重不良反应。

第二节　磺胺类

一、概述

磺胺类药物（sulfonamides）是应用最早的人工合成抗菌药，19 世纪 30 年代开始用于防治全身性感染，并因其价廉和对泌尿道、沙眼等病原体感染的疗效而在随后的一段时间内一直被广泛应用。近年来由于磺胺类药物不良反应多见以及耐药菌株的增多，且许多抗感染新药问世等原因，磺胺类药物的临床应用较以前减少。但某些品种如磺胺甲噁唑和甲氧苄啶组成的复方制剂的问世，大大减少了磺胺类耐药性的出现，又增强了其疗效，使得磺胺类药物在临床又重新受到重视。

根据口服吸收难易及临床用途不同，磺胺类药物可分为三类：

1. 肠道易吸收类　①短效类。如磺胺异噁唑（sulfemethoxazole，SMZ，新诺明）、磺胺二甲嘧啶（sulfadimidine）。②中效类。如磺胺嘧啶、磺胺甲噁唑，是目前临床应用的磺胺类中的主要药物。③长效类。如磺胺多辛（sulfadoxine，SDM，周效磺胺）、磺胺对甲氧嘧啶（sulfamethoxydiazine，SMD）、磺胺间甲氧嘧啶（sulfamonomethoxin，SMM）因抗菌活性较弱，且易引起过敏反应，临床已极少应用。

这类磺胺药物抗菌谱和抗菌活性基本相同，区别在于药动学方面差异，主要用于全身性感染。

2. 肠道难吸收类　如酞磺胺噻唑（phthalylsulfathiazole）、柳氮磺吡啶，口服难吸收，主要用于肠道感染。

3. 外用类　如磺胺米隆、磺胺嘧啶银、磺胺醋酰（sulfacetamide）。

【抗菌作用】磺胺类药为广谱抑菌药。革兰阳性菌高度敏感的是化脓性链球菌、肺炎链球菌，中度敏感的是葡萄球菌属、产气荚膜杆菌、炭疽芽孢杆菌、破伤风杆菌及部分李斯特菌属等。革兰阴性菌高度敏感的有脑膜炎球菌、淋病奈瑟球菌、鼠疫杆菌、流感嗜血杆菌、伤寒杆菌、肺炎杆菌等。对肠杆菌科细菌的抗菌作用良好，此外，衣原体、少数真菌、少数原虫对磺胺类药物也较敏感，但对螺旋体、病毒、支原体、立克次体感染无效。磺胺嘧啶银和磺胺米隆局部应用可抗绿脓杆菌感染。

叶酸可经二氢叶酸合成酶催化生成二氢叶酸，然后再经二氢叶酸还原酶的作用还原成四氢叶酸，四氢叶酸则作为一碳集团载体的辅酶参与细菌分裂增殖所必需的嘌呤、嘧啶及氨基酸等物质合成。故叶酸缺乏则细菌不能生长和分裂繁殖。对磺胺类药物敏感的细菌不能直接利用周围环境中的叶酸，只能利用对氨基苯甲酸（PABA）、二氢蝶啶及L-谷氨酸在细菌体内经二氢叶酸合成酶催化生成二氢叶酸，进而形成四氢叶酸。磺胺类药物与 PABA 的结构相似，可与 PABA 竞争二氢叶酸合成酶，阻止了细菌二氢叶酸的合成，进而抑制细菌的生长繁殖，见图 38-2。因磺胺类药物只能抑制叶酸合成，对已合成的叶酸无效，属于慢效抑菌剂。人类能直接利用外源性叶酸，不受本类药物的影响，故磺胺类药物对人的毒性小。

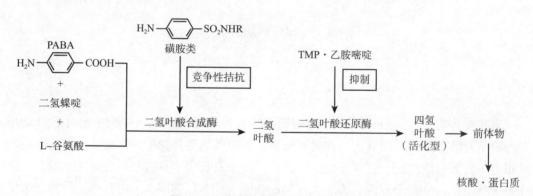

图 38-2　磺胺类药物抗菌机制示意图

【临床应用】

1. 流行性脑脊髓膜炎　因脑膜炎双球菌对磺胺类药物高度敏感，并且磺胺嘧啶与血浆蛋白结合率低，药物分子小，易进入脑脊液，脑脊液中可形成较高浓度。一般症状较轻时口服即可，重症用其钠盐深部肌注或缓慢静注。流行期间可以选用长效制剂，如SMM 或磺胺多辛，对疗效较差的患者可改用青霉素或氯霉素。

2. 泌尿道感染　用于由大肠埃希菌、变形杆菌等引起的急性泌尿道感染，可以选用尿中游离度较高的磺胺药。一般选用磺胺异噁唑，因其在体内排泄快，经肝脏形成的乙酰化物低，尿中浓度高，抗菌力强。或应用磺胺嘧啶、磺胺甲噁唑加用甲氧苄啶。

3. 呼吸道感染　对流感嗜血杆菌、肺炎球菌、溶血性链球菌、葡萄球菌等引起的咽炎、扁桃体炎、支气管炎及肺炎等，可选用磺胺甲噁唑或加服甲氧苄啶，以增强疗效。

4. 伤寒　可选用磺胺甲噁唑加用甲氧苄啶。

5. 鼠疫　可选用磺胺嘧啶与链霉素联合用药。

6. 肠道感染　口服肠道难吸收的酞磺胺噻唑，可用于一般肠道感染或肠道术前准备，防止术后感染。柳氮磺吡啶可用于溃疡性结肠炎。严重的菌痢，则应选择易吸收磺胺类药如磺胺嘧啶，或用抗生素治疗。

7. 软组织感染、创面感染　局部应用治疗铜绿假单胞菌引起的创面感染，可选用磺胺嘧啶银。口服磺胺嘧啶、磺胺甲噁唑治疗溶血性链球菌引起的疖、痈、丹毒、蜂窝组织炎等，也有较好疗效。

【不良反应】

1. 泌尿系统损害　原型磺胺类及乙酰化磺胺主要经肾排泄，在尿中浓度高，而溶解度却很低，尤其偏酸性尿液，可使药物在肾盂、输尿管或膀胱内析出结晶，出现泌尿道刺激和阻塞现象，引起结晶尿、管型尿、血尿、尿痛、尿少甚至尿闭。

2. 过敏反应　常见皮疹、光敏性皮炎、药热等，一般不严重，停药后症状可逐渐消失，个别患者有严重的剥脱性皮炎。磺胺类之间有交叉变态反应。

3. 血液系统反应　长期用药可能抑制骨髓造血功能，出现白细胞减少症、血小板减少症或再生障碍性贫血。

4. 其他　新生儿特别是早产儿易引起核黄疸，因为磺胺类药能够从血浆蛋白结合点上取代胆红素，使游离胆红素进入中枢神经系统而导致黄疸；也可通过胎盘进入胎儿体内，使胎儿出生后出现新生儿黄疸。大约有 $1\% \sim 2\%$ 的患者可出现头晕、恶心、疲倦、萎靡、失眠、耳鸣等症状。

知识链接

磺胺类药物的发现

磺胺类药物早在 1908 年就作为偶氮染料的中间体合成出来。1932 年，德国科学家 K 米奇合成了红色偶氮化合物百浪多息；1932~1935 年，多马克发现它对实验动物的某些细菌性感染有良好的治疗作用。这一发现于 1935 年发表后，轰动全世界的医药界。于是百浪多息成为第一个问世的磺胺类药物。1939 年多马克因为百浪多息的开发而获得诺贝尔生理学和医学奖。不久，法国科学家阐明了百浪多息的抑菌作用机理后，百浪多息逐渐被数以千计的磺胺类药物所代替。

二、常用磺胺类药

（一）用于全身性感染的磺胺类药

磺胺异噁唑

磺胺异噁唑（sulfafurazole，SIZ，菌得清）属于吸收快、排泄快的短效磺胺类药，

其 $t_{1/2}$ 为 5 ~ 8 小时，血和尿中的乙酰化代谢物均为 30%，本品尿中浓度高，用于泌尿道感染治疗。其乙酰化代谢物在尿中溶解度较其他药物高，当从尿中高浓度排出时，有利于泌尿道感染的治疗，不易形成结晶尿。消化道反应多见。

磺胺嘧啶

磺胺嘧啶（sulfadiazine，SD）属中效磺胺类药。口服易吸收，3 ~ 6 小时血药浓度达峰值，$t_{1/2}$ 为 17 小时。本品是磺胺类血浆蛋白结合率最低和血脑屏障透过率最高的药物，磺胺嘧啶的脑脊液浓度可达血药浓度的 80%，为治疗脑脊髓膜炎的首选药，也用于治疗泌尿道感染。与乙胺嘧啶合用可治疗弓形虫病。与甲氧苄啶合用称为双嘧啶片，可产生协同抗菌作用。

（二）用于肠道感染的磺胺类药

柳氮磺吡啶

柳氮磺吡啶（sulfasalazine，SASP，水杨酸偶氮磺胺吡啶）口服难吸收，本身无抗菌活性，在肠道分解释放出有活性的磺胺嘧啶和 5- 氨基水杨酸，具有抗菌、抗炎作用，临床主要用于治疗节段性回肠炎、溃疡性结肠炎或肠道术前预防感染。

（三）外用的磺胺类药

磺胺米隆

磺胺米隆（sulfamylone，SML，甲磺灭脓）抗菌谱广，对铜绿假单胞菌、金黄色葡萄球菌和破伤风杆菌活性较强，抗菌活性不受脓液和坏死组织中 PABA 的影响。药物迅速渗入创面和焦痂，促进创面上皮生长愈合，适用于烧伤或大面积创伤后的创面感染，并能提高植皮的成功率。但是，用药局部有疼痛及烧灼感，大面积使用其盐酸盐可导致酸中毒，建议选用醋酸盐。

磺胺嘧啶银

磺胺嘧啶银（sulfadiazine silver，SD-Ag，烧伤宁）兼有磺胺嘧啶的抗菌作用和银盐的收敛作用。SD-Ag 抗菌谱广，对铜绿假单胞菌有强大抑制作用，明显强于磺胺米隆，且有收敛作用，临床应用同磺胺米隆。

磺胺醋酰钠盐溶液呈中性，几乎不具有刺激性，穿透力强，适用于眼科感染性疾患如沙眼、角膜炎和结膜炎。

第三节　其他合成抗菌药物

一、甲氧苄啶

甲氧苄啶

甲氧苄啶（trimethoprim，TMP，甲氧苄胺嘧啶）是抑菌剂，抗菌谱与磺胺类相似，抗菌作用较强。其作用机制是抑制细菌二氢叶酸还原酶，使二氢叶酸不能还原成四氢叶酸，进而阻止细菌核酸的合成，发挥抑菌作用，但单用易引起细菌耐药，若与二氢叶酸还原酶抑制剂磺胺类合用，可使细菌的叶酸代谢受到双重阻断，从而令磺胺药的抗菌作用增强数倍至数十倍，对某些菌甚至可呈现杀灭作用，同时还可减少耐药菌株的产生，对磺胺药已耐药的菌株也可被抑制，故 TMP 也称磺胺增效剂，后来发现其也可使某些抗生素增效，故又称抗菌增效剂。TMP 常与 SMZ 或 SD 合用，分别组成复方新诺明片和双嘧啶片，发挥协同作用。主要用于治疗呼吸道感染、泌尿道感染、肠道感染和脑膜炎、败血症等。对伤寒、副伤寒疗效不弱于氨苄西林。

TMP 毒性较小，不引起叶酸缺乏症。大剂量（0.5g/d 以上）长期用药可致轻度可逆性血象变化，如白细胞减少、巨幼红细胞性贫血等，停药后可恢复，必要时可注射四氢叶酸治疗。长期应用宜检查血象，妊娠早期忌用。

二、硝基呋喃类

本类药物主要包括呋喃妥因、呋喃唑酮及呋喃西林（flaocilin）。其共同特点是：①抗菌谱广，对革兰阴性和革兰阳性菌均有杀灭作用，但对铜绿假单胞菌抗菌无效。②抑菌或杀菌作用不受脓液和组织分解物的影响，不易产生耐药性。③口服迅速破坏，故血药浓度很低，不适合治疗全身性感染。与磺胺类药物和抗生素无交叉耐药性。

呋喃妥因

呋喃妥因（nitroflirantoin，呋喃坦啶）口服吸收迅速，在血液中被快速破坏，$t_{1/2}$ 为 30 分钟，血药浓度低，不适用于全身感染。但给药量的 40% ~ 50% 以原型自肾脏迅速排泄，尿中有效浓度高，可用于泌尿道感染，酸性尿液能增强其抗菌能力，棕色代谢产物使尿液变深黄色。常见不良反应为胃肠道反应；偶见皮疹、药热等过敏反应。大剂量或肾功能不全者可引起外周神经炎、溶血性贫血等。

呋喃唑酮

呋喃唑酮（furazolidone，痢特灵）口服不易吸收，肠道浓度高，主要在肠道发挥作用。抗菌谱与呋喃妥因相似。临床上主要用于治疗肠炎、菌痢，也可用于霍乱、伤寒等肠道感染性疾病。对胃、十二指肠溃疡病也有一定治疗作用，其原因主要与抗幽门螺杆菌有关。本品栓剂还可用于治疗阴道滴虫病。不良反应同呋喃妥因。

呋喃西林毒性大，现仅外用。主要用于治疗化脓性中耳炎、泪囊炎及伤口感染等。

第四节　用药护理

1. 喹诺酮类　①用药前应询问用药过敏史，过敏者禁用；用药过程中如发现过敏症状，应及时停药。②应告知患者服药前 4 小时和服药后 2 小时内禁服抗酸剂，避免与抗凝药、含铝、镁等金属离子的制剂合用，可降低喹诺酮类的生物利用度。③用药期间应避免阳光或紫外线强烈照射，防止出现光敏反应，一旦发生需停药，司帕沙星、氟罗沙星、洛美沙星光敏反应多见，慎用。④因有中枢毒性，用药后头晕者不要从事危险性操作工作，如驾驶或高空作业等。有精神病或癫痫病史者慎用，慎与茶碱类或甾体类抗炎药合用，防止中枢毒性反应出现。⑤故用药时间过长者应注意观察是否出现关节样症状，如关节疼痛等，一旦出现应立即停药。孕妇、哺乳期妇女、18 岁以下患者不宜使用。

2. 磺胺类　①用药前应询问过敏史，对磺胺类过敏者禁用。用药期间若出现过敏反应立即停药，并给予抗过敏药治疗。②为防止发生耐药现象，全身用药时首次剂量应加倍，以保证足够抑菌剂量。与甲氧苄啶合用可延缓耐药性的产生。③为避免或减轻肾损伤，大剂量、长疗程给药时应同时加服碳酸氢钠以碱化尿液，同时多饮水，保证每日尿量在 1500mL 以上，以增加药物在尿中的溶解度，减少结晶析出，促进药物排泄；用药期间应定期查尿常规及肾功能；与酸性药合用可增加肾毒性，避免合用；肝肾功能不全者避免应用，老年人慎用。④因长期用药可能抑制骨髓功能，故疗程中应定期复查血常规。⑤局麻药普鲁卡因可产生 PABA，降低磺胺类疗效，注意避免合用；坏死组织及脓液中均含有大量 PABA，故应用磺胺类前必须先清创、排脓，清洗伤口。⑥服药出现头晕的患者用药期间应避免高空作业及驾驶。妊娠期、哺乳期妇女及新生儿不宜使用，避免出现核黄疸。

小　结

人工合成抗菌药包括喹诺酮类、磺胺类和其他合成抗菌药。

喹诺酮类药物是近年来发展迅速的人工合成抗菌药，分为四代，目前主要应用第三代、第四代。该类药物具有抗菌范围广、抗菌作用强、不良反应相对少等优点，临床主要用于敏感菌引起的泌尿生殖系统感染、肠道感染、呼吸道感染、骨骼系统感染及皮肤软组织感染等。常见不良反应有消化道反应、中枢神经系统反应、软骨组织损伤等。

虽然目前有效的抗生素很多，但磺胺类药物对处理急性泌尿道感染和流行性脑脊髓膜炎仍然有重要价值。抗菌增效剂甲氧苄啶的出现及其与磺胺类等组成复方制剂，增强了磺胺类的抗菌作用，扩大了磺胺类药物的抗菌谱和临床应用范围。

其他合成抗菌药除甲氧苄啶外，还有硝基呋喃类，主要对革兰阳性和革兰阴性菌有杀灭作用。因血药浓度很低，不适合治疗全身性感染，主要用于泌尿系统、消化系统感染及外用消毒。

第三十九章　抗结核病药及抗麻风病药

第一节　抗结核病药

结核病（tuberculosis，TB）俗称"痨病"或"白色瘟疫"，是由结核分枝杆菌引起的初发或继发性感染，是一种慢性、缓发性传染病。结核杆菌可侵入机体多个器官或组织，如肺、胸膜、脑膜、皮肤、骨骼、淋巴、肾等，其中以肺结核最为常见，其他部位亦可发生继发性感染。1944年发现链霉素能有效地对抗结核杆菌，并成功用于临床治疗，开创了结核病治疗的新纪元。从此，结核杆菌肆虐人类生命几千年的历史有了遏制的希望。随着异烟肼等抗结核病药物的出现，结核病的治疗进入了化学治疗阶段，显示出化疗的优势。利福平的临床应用开创了以异烟肼、利福平为主的短疗程化学药物治疗的先河，使结核病得到了有效的控制。

知识链接

不容忽视的结核病

历史上，结核病曾与天花、鼠疫和霍乱等传染病一样，在全世界范围内广为流行，给人们带来了严重的危害。经过50余年的化学治疗及卡介苗的接种，结核病发病率有所下降，并在一些地区绝迹。但20世纪80年代中期以来，结核病再度出现全球化趋势，尤其是近几年随着环境污染的加重、流动人口的增加、疾病控制机制的不完善等因素，结核病疫情呈现三高一低的现象，即患病率高、死亡率高、耐药性高、年递减率低。世界卫生组织（WHO）于1993年宣布"全球结核病紧急状态"，1995年确定每年3月24日为"世界防治结核病日"，结核病已成为全世界重要的公共卫生问题。

一、抗结核药的分类

目前用于临床的抗结核药种类繁多，可抑制或杀灭结核分枝杆菌。按药物疗效、临床应用、不良反应及患者用药后抗药性产生的情况对抗结核病药进行分类，主要分为三类：第一线抗结核病药、第二线抗结核病药和新一代抗结核病药。

（一）一线抗结核病药

临床上通常将疗效高、不良反应较少、患者易于耐受的抗结核病药称为第一线抗结核病药，包括异烟肼、利福平、乙胺丁醇、链霉素、吡嗪酰胺（pyrazinamide，PZA）等。

异烟肼

异烟肼（isoniazid，INH，雷米封）为异烟酸的酰肼类衍生物，水溶性好，理化性质稳定。与其他抗结核病药相比具有高效、低毒、价格低廉、口服方便等优点。

【体内过程】异烟肼口服吸收快而完全，吸收后迅速分布于全身各组织器官和体液中，主要在肝脏内被乙酰化而代谢失活，代谢产物及少部分药物以原型从肾脏排出。异烟肼在肝脏被乙酰化的代谢速度因种族和遗传因素而存在差别，故有快代谢型和慢代谢型两类人群，临床用药应根据患者的代谢类型确定合理的给药方案。

【药理作用】异烟肼对结核分枝杆菌有高度选择性，对其他细菌无效。对静止期结核分枝杆菌呈现抑菌作用，药物清除后结核杆菌可恢复正常的增殖活动；对增殖期的结核杆菌具有强大的杀菌作用，是目前抗结核病药物中杀菌作用最强的人工合成抗菌药。因其分子量小，穿透力强，对细胞内外的结核杆菌均有抗菌作用，亦对结核纤维化或干酪化病灶内的结核杆菌有抗菌作用。

结核杆菌易对单独使用异烟肼产生抗药性，临床应用时应与其他抗结核病药联合使用。与其他抗结核药无交叉抗药性。

【临床应用】异烟肼是目前治疗各型结核病的首选药物。单独使用可治疗早期轻症肺结核或预防用药，规范化治疗时必须与其他抗结核病药联合使用。对结核性脑膜炎、急性粟粒性结核需加大剂量，延长疗程，必要时可注射给药。

【不良反应】不良反应发生率与剂量和疗程有关，治疗剂量时不良反应发生率低。

1. 神经系统症状 常见周围神经炎，主要表现为手脚麻木、肌腱反射迟钝、步态不稳等症状。剂量过大，用药时间过长可致中枢神经反应，表现为兴奋、欣快感、失眠、视神经炎等，严重时可致中毒性脑病和精神病。

2. 肝脏毒性 抗结核药主要在肝脏代谢，故可引起轻度肝损害，氨基转移酶升高较为常见，偶见黄疸，严重时可出现多发性肝小叶坏死。快乙酰化型患者较易发生。

3. 变态反应 包括发热、多形性皮疹、淋巴结病、脉管炎等。尚可引起粒细胞减少、嗜酸性粒细胞增多、血小板减少、高铁血红蛋白血症等。

4. 其他 口干、维生素 B_6 缺乏症、高血糖症、代谢性酸中毒、内分泌功能障碍等。

利福平

【体内过程】利福平（rifampicin，RFP，甲哌利福霉素）是利福霉素的半合成品，口服易吸收，2~4小时血药浓度达峰值，个体差异较大。穿透力强，体内分布广，能进入细胞内、结核空洞、脑脊液、胸腹水、痰液及胎盘等，能有效杀灭细胞内、外的结核杆菌和敏感菌。利福平主要在肝脏代谢。多途径排泄，经胆汁排泄时，可形成肠肝循环。30% 以原型由肾排泄。由于药物及代谢产物呈橘红色，且体内分布广，故患者尿液、唾液、痰、泪液和汗液均可呈橘红色。

【药理作用】利福平抗菌谱广、作用强大，低浓度抑菌、高浓度杀菌，抗结核分枝杆菌疗效与异烟肼相当，能增强链霉素和异烟肼的抗菌活性。利福平不仅对结核杆菌有作用，还可抗麻风杆菌，亦可杀灭多种革兰阳性菌和革兰阴性菌，高浓度时对沙眼衣原体和某些病毒也有作用。抗菌机制是特异性地抑制细菌依赖于 DNA 的 RNA 多聚酶，阻碍 mRNA 的合成，对人和动物细胞内的 RNA 多聚酶无影响。单独使用易产生耐药性，但与其他抗生素无交叉耐药。

【临床应用】

1.各种结核　与其他抗结核药联合使用可用于治疗各种结核病，包括初治及复发者。与异烟肼合用治疗初发患者可降低结核性脑膜炎的病死率和减少后遗症的发生；与乙胺丁醇及吡嗪酰胺合用对复治患者产生良好的治疗效果。

2.麻风病　治疗麻风病见效迅速，可与氨苯砜等抗麻风病药联合应用。

3.其他感染　用于耐药金葡菌及其他敏感菌所致感染。因其在胆汁中浓度较高，也用于重症胆道感染的治疗。局部用药可用于治疗沙眼、急性结膜炎及病毒性角膜炎等。

知识链接

结核病的初治、复治及其治疗方案

"初治"是指既往未使用抗结核药或使用抗结核药时间少于 1 个月的新发病者；"复治"是指复发者，或初治失败及既往应用抗结核药超过一个月时间的新发病者。

结核病的治疗方案常分为"短期疗法"和"长期疗法"。"短期疗法"主要用于单纯性结核的初治，病灶广泛、病情严重者可采用强化期 2 个月（给予异烟肼、利福平、吡嗪酰胺）、巩固期 4 个月（给予异烟肼和利福平）进行治疗；对异烟肼耐药者，强化期四联增加链霉素，巩固期三联增加乙胺丁醇。"长期用药"适用于病情较重、机体状况较差或复发而有并发症者，开始 3~6 个月选用 3 种或 4 种强效药联合，控制症状后巩固治疗 1~2 年。

【不良反应】

1.消化道反应　常见恶心、呕吐、上腹部不适、腹泻等胃肠道反应，但均能耐受。

2.肝脏毒性　为主要不良反应。长期大剂量使用利福平患者可出现黄疸、肝肿大、肝功能减退等症状，严重者可致死。老年患者、酒精中毒、营养不良、原有慢性肝病或使用异烟肼的患者较易发生。

3.流感样证候群　大剂量间歇疗法可出现发热、寒战、头痛及肌肉疼痛等类似感冒的症状。发生频率与剂量大小及间歇时间有明显关系。

4.其他 少数患者可出现皮疹、药热等反应。偶见白细胞减少、凝血酶原时间缩短、头痛、眩晕、视力障碍等。

乙胺丁醇

【药理作用】乙胺丁醇（ethambutol）对繁殖期结核杆菌有较强的抑制作用，对其他细菌无效，其抗结核作用弱于异烟肼、利福平和链霉素。单独使用可产生耐药性，但较缓慢，且与其他抗结核病药物间无交叉耐药性，对异烟肼和链霉素产生抗药性的菌株该药仍有效，因此常与其他抗结核病药联合使用。

【临床应用】用于各型肺结核和肺外结核。可与异烟肼和利福平联合用于初治患者；与利福平和卷曲霉素合用于复治患者。特别适用于经链霉素和异烟肼治疗效果不佳者。

【不良反应】治疗剂量时一般不良反应发生率低，但大剂量长期使用可产生较为严重的不良反应，可出现球后视神经炎，表现为视力模糊、眼痛、红绿色盲或视力减退、视野缩小等症状。偶见胃肠反应、过敏反应及高尿酸血症。

链霉素

链霉素（streptomycin）是最早用于抗结核病治疗的药物，在体内仅有抑菌作用，疗效不及异烟肼和利福平。穿透力弱，不易渗入细胞内、纤维化和干酪化病灶，也不易透过血脑屏障，因此对结核性脑膜炎疗效最差。结核杆菌对链霉素易产生耐药性，且不易恢复敏感性；长期应用使耳毒性加重，故常与其他抗结核药联合应用，重症肺结核几乎不用链霉素。其他应用及不良反应参见第三十六章氨基糖苷类及多黏菌素类抗生素。

（二）二线抗结核病药

对氨基水杨酸钠

对氨基水杨酸钠（sodium paraaminosalicylate）口服吸收率较高，2 小时左右血浆浓度达峰值，$t_{1/2}$ 为 1 小时，可分布于除脑脊液外的全身组织和体液。主要在肝脏代谢，大部分从肾脏排出。

【药理作用】对氨基水杨酸钠抗菌谱窄，仅对细胞外的结核杆菌有抑菌作用，疗效较一线抗结核药差，结核杆菌对其可产生耐药性。其抗菌机制是竞争性抑制细菌叶酸合成酶，从而使蛋白质合成受阻，抑制结核杆菌的生长繁殖。

【临床应用】对氨基水杨酸钠多与其他抗结核药联合应用，可延缓结核杆菌耐药性的产生。用于治疗结核分枝杆菌所致的肺结核及肺外结核病，静脉滴注可用于治疗结核性脑膜炎或播散性结核病。

【不良反应】常见不良反应为胃肠道反应；长期大剂量使用可出现肝功损害；可导致肾损害，引起结晶尿、蛋白尿、管型尿、血尿等。

此外，还有乙硫异烟胺（ethionamide）和卷曲霉素（capreomycin）等，单用均易产生耐药性，多与其他抗结核药联合使用。

（三）新一代抗结核病药

利福定

利福定（rifandin）为利福霉素的人工合成衍生物，抗菌谱广，抗结核杆菌作用及对麻风病的抑制作用均强于利福平。与利福平有交叉抗药性，常与异烟肼、乙胺丁醇等合用，可延缓耐药性的产生。

利福喷汀

利福喷汀（rifapentine）也是利福霉素的衍生物，其抗结核杆菌的强度为利福平的 7 倍。且 $t_{1/2}$ 长，为 26 小时，每周只需给药 2 次。利福喷汀具有一定的抗艾滋病能力，具有较好的应用前景。与其他抗结核药联合用于各种结核病的初治与复治，但不宜用于结核性脑膜炎，因为不易通过血脑屏障；亦可用于结核病短程化疗、非结核性分枝杆菌感染，与抗麻风病药联合用于麻风病的治疗。

少数患者可出现白细胞、血小板减少，应避免进行拔牙等手术，保持口腔卫生；可见氨基转移酶升高，肝病患者慎用；也可出现皮疹、头昏、失眠等。如果出现流感证候群、免疫性血小板降低、过敏性休克样反应，须及时停药。

司帕沙星

司帕沙星（sparfloxacin）为第三代氟喹诺酮类药物，抗菌谱广，对革兰阳性菌、革兰阴性菌、支原体、衣原体、厌氧菌、结核分枝杆菌均有较强的抗菌作用。对多种抗结核药耐药的结核菌应用司帕沙星仍有效，严重不良反应主要表现为光敏反应，宜慎用。

二、抗结核病药的应用原则

化学药物的应用是结核病治疗的主要手段，主要目的在于迅速杀灭病灶中大量繁殖的结核分枝杆菌，通过化疗缩短感染期，降低感染率、患病率及死亡率。治疗前应明确属于"初治"还是"复治"，在此基础上综合病情、病灶部位、体外药敏实验结果等确定"短期疗法"还是"长期疗法"。合理应用化疗药能提高药物疗效、降低不良反应。合理化疗是指早期、适量、联合、规律及全程用药。

1. 早期用药　患者一旦被确诊为结核病后应立即使用药物进行治疗。结核病早期多为浸润性病灶，病灶部位血流量丰富，利于药物渗透进入病灶内发挥抗菌作用；疾病早期结核杆菌生长旺盛，对抗结核药敏感，细菌易被抑制或杀灭；且患病初期机体抵抗力较强，易于促进炎症吸收、痰菌转阴，有助于抗结核病药发挥疗效。而患病晚期由于病灶的纤维化、干酪化或空洞形成，致使病灶内血液循环不良，药物渗透差，疗效不佳。

2. 联合用药　抗结核病药物疗效慢，且结核杆菌对单用某种抗结核病药物容易产生耐药性，在长期用药过程中药物容易产生毒性反应。临床用药可根据不同病情和抗结核药的作用特点联合两种或两种以上药物以增强疗效、降低不良反应、延缓耐药性的产生；或根据患者的病情调整用药方案。

3. 适量用药 是指严格遵照适当的用药剂量。药物剂量不足，药物难以达到有效浓度，且亦诱发细菌产生耐药性；药物剂量过大易产生严重不良反应，甚至被迫中断治疗。

4. 规律及全程用药 为保证疗效，防止疾病的迁延和复发，结核病一旦治疗开始，就应严格按照规定的治疗方案规律、长期用药，直至完成疗程。结核病是一种容易复发的疾病，过早停药，会使已被抑制的细菌再度繁殖，导致治疗失败。治疗过程中也不得随意改变药物剂量或改变药物品种，否则难以获得满意的治疗效果。规律全程用药是提高结核病治愈率，减少复发率的关键。

第二节　抗麻风病药

麻风病是由麻风杆菌引起的一种慢性传染疾病。主要侵犯皮肤、黏膜和周围神经，还可侵犯深部组织和器官。临床表现为神经粗大、麻木性皮肤损害，如不治疗可导致皮肤、神经、四肢和眼的进行性和永久性损害，严重者甚至肢端残废。麻风杆菌属于分枝菌，砜类化合物是临床最重要的抗麻风病药，常用药物有氨苯砜、苯丙砜（solapsone）等。此外还有其他药物，如巯苯咪唑、氯法齐明（clofazimine，氯苯吩嗪）、利福平等。

氨苯砜

【体内过程】氨苯砜（dapsone，DDS）口服吸收缓慢而完全，4～8小时血药浓度可达峰值。分布广泛，以肝和肾中分布浓度最高，其次为皮肤和肌肉；病变皮肤中的药物浓度较正常皮肤中的高。药物通过肝肠循环重吸收回血液，在血液中存留时间较长，$t_{1/2}$ 为 10～50 小时，宜采用周期性间隔给药方案，以免蓄积中毒。可经胆汁排泄，亦可在肝脏内乙酰化后经肾排泄。

【抗菌作用】对麻风杆菌有较强的抑制作用，并能促使细菌内病菌释放而呈现杀菌作用。由于其抗麻风杆菌作用可被对氨苯甲酸（PABA）拮抗，因此推测其抗菌谱、抗菌机制与磺胺相似。

【临床应用】是治疗各种麻风病的首选药，单用易产生耐药性，与利福平联合使用可延缓耐药性的产生。一般用药 36 个月症状开始有所改善，细菌完全消失至少需用药 1～3 年，因此在治疗过程中不应随意减少剂量或过早停药。

【不良反应】

1. 溶血性贫血和高铁血红蛋白血症 葡萄糖 –6– 磷酸脱氢酶（G–6–PD）缺乏者较易发生。

2. 胃肠道反应 口服氨苯砜常出现胃肠道反应。

3. 砜综合征 治疗早期或药物增量过快可引起"砜综合征"，表现为发热、不适、剥脱性皮炎、黄疸伴肝坏死、淋巴结肿大、贫血等。

4. 其他 可见头痛及周围神经病变、过敏反应、血尿、肝脏毒性。

同类药苯丙砜口服吸收不完全，主要采用注射给药。对麻风杆菌有较强的抑菌作用，作用机制及应用同氨苯砜。长期单用麻风杆菌易对其产生耐药。

巯苯咪唑

巯苯咪唑（mercaptophenylimidazole，麻风宁）是新型抗麻风病药，疗效较砜类好，适用于各型麻风病及砜类药物过敏者。优点是疗程短、毒性小、不易蓄积、患者易于接受。亦可产生耐药性。不良反应为局限性皮肤瘙痒和诱发"砜综合征"。

利福平可杀灭麻风杆菌，快于氨苯砜，毒性小，常作为氨苯砜的联合用药使用。

第三节　用药护理

1. 异烟肼　①一般空腹服用，若出现恶心、呕吐等胃肠反应，可选择饭后服用。②同服维生素 B_6 有助于防止出现或减轻周围神经炎。不宜大剂量长期使用，否则发生中枢神经反应，甚至中毒性脑病等。③易诱发肝损害，用药前、疗程中应定期检查肝功能，并观察有无厌食、乏力、恶心、呕吐、黄疸等肝损害症状。有肝损害症状需立即停药，须待这些症状或体征完全消失后方可重新用药，而且必须从小剂量开始，逐渐加量。肝功能不全、有黄疸史者慎用，服药期间不能饮酒，否则加重肝损害。④异烟肼具有肝药酶抑制作用，可使双香豆素类抗凝血药、苯妥英钠、卡马西平及氨茶碱等药物代谢减慢，血药浓度升高，合用时应调整这些药物剂量。与肾上腺皮质激素合用，血药浓度降低；含铝的抗酸药可干扰异烟肼的吸收；与利福平、肼屈嗪合用则毒性增加，尽量避免与这些药物合用。

2. 利福平　①应预先告知患者该药及其代谢物为橘红色，用药后尿液、汗液、唾液、泪液呈现橘红色，以消除患者紧张情绪。②其吸收易受食物影响，故一般应在餐前1 小时服用，且不宜与牛奶、米汤等同服。③易诱发肝损害，用药前、疗程中应定期检查肝功能，一旦出现肝毒性的症状及体征应立即停药，必须待症状、体征完全消失后方可重新用药，而且需要从小剂量开始，逐渐增加剂量。肝功能不全、有黄疸史和乙醇中毒者慎用，服药期间不能饮酒。④因可引起白细胞减少，凝血酶原时间缩短，用药期间应避免拔牙等手术，并注意口腔卫生。用药期间应定期检查周围血象。⑤利福平是肝药酶诱导剂，可加速自身及巴比妥类药物、美沙酮、普萘洛尔、洋地黄毒苷、口服抗凝血药、茶碱类、磺酰脲类口服降糖药、口服避孕药、糖皮质激素等的代谢，与这些药物合用应注意调整剂量。

3. 对氨基水杨酸钠　①水溶液不稳定，见光可分解变色，故应用时应新鲜配制，并在避光条件下使用。②胃肠道反应多见，消化性溃疡患者慎用。③易致肾损害，碱化尿液可减少对肾的损害，肾功能不全者慎用。④长期用药可损害肝脏功能，故用药期间应定期进行肝功能检查，若出现肝功能异常，应立即停药。

4. 氨苯砜　①用药期间应定期检查血象及肝功，防止发生溶血性贫血和高铁血红蛋白血症，同时 G-6-PD 缺乏、肝肾功能不良、过敏、严重贫血者禁用。②砜类药物之间存在交叉过敏现象。此外，对磺胺类抗菌药、呋塞米、噻嗪类利尿药、磺酰脲类口服降糖药以及碳酸酐酶抑制药过敏的患者亦可能对氨苯砜发生过敏反应，需慎用。③治疗期间药物不宜增量过快，防止引起"砜综合征"。

小 结

抗结核病一线药包括异烟肼、利福平等。其中异烟肼是治疗各类结核病的首选药物，不良反应主要是神经毒性和肝毒性。这些一线药物具有疗效明确、毒副作用小等特点。以对氨基水杨酸钠、乙硫异烟胺等为代表的二线抗结核药对结核病菌感染也有着有明显的疗效，但毒性较大，一般与一线抗结核药配伍使用或者用于对一线药物具有抗药性的结核病的治疗。结核病的用药治疗应遵循"早期用药、联合用药、适量用药、全程规律用药"等原则。

氨苯砜是治疗麻风病的首选药物，严重的不良反应是溶血性贫血。

第四十章　抗真菌药及抗病毒药

第一节　抗真菌药

　　真菌的种类很多，根据其入侵组织深浅的不同，可分为浅部真菌和深部真菌。浅部真菌只侵犯皮肤、毛发和指（趾）甲等，引起浅部真菌感染性疾病，如头癣、体癣、股癣、手足癣、花斑癣和甲癣等，可由各种癣菌引起，发病率高，危险性小，治疗药物主要有灰黄霉素、酮康唑，或局部应用克霉唑和咪康唑等。深部真菌主要侵犯内脏器官和深部组织，也可侵犯皮肤、黏膜，引起深部真菌感染性疾病。主要由白色念珠菌、新型隐球菌、荚膜组织胞浆菌和毛霉菌等引起，这些多为条件致病菌，长期大量使用广谱抗生素、激素、免疫抑制剂、抗肿瘤药物或机体抵抗力低下时，可致这些真菌感染，如白色念珠菌可侵犯皮肤、口腔、肠道及阴道黏膜，新型隐球菌主要侵犯呼吸道、中枢神经系统、骨、肌肉等部位。病情严重，病死率高。常用药物有两性霉素 B 和三唑类抗真菌药物等。

　　麦角固醇（又称麦角甾醇）作为真菌细胞膜的重要组成成分，对确保细胞膜的完整性、细胞物质的正常运输等起着重要作用，是抗真菌药物的作用靶点。各种抗真菌药基本上是通过干扰真菌已有的麦角固醇的活性而损伤真菌细胞膜，或抑制真菌细胞从羊毛甾醇到麦角固醇的合成过程，从而阻止真菌细胞膜的生成，发挥抗真菌作用。

　　抗真菌药按结构的不同可分为抗真菌抗生素、唑类抗真菌药物、其他类型抗真菌药；按照抗真菌引起人体深部或浅部感染的不同分为抗深部真菌药、抗浅部真菌药、抗深部真菌和浅部真菌药。

知识链接

抗真菌药的发展

　　1951 年至今已发现 60 多种由放线菌产生的多烯类抗真菌抗生素，代表药物是两性霉素 B；1958 年发现了专治皮肤真菌病的灰黄霉素，是抗真菌药物发展的里程碑，虽然其毒性较大，但至今仍是治疗浅部真菌感染疗效最确切的药物。唑类抗真菌药于 60 年代末期问世，其中较突出的是酮康唑，具有可供口服、广谱和低毒等优点；80年代发现三唑类抗真菌药，90年代推出本类的伊曲康唑和氟康唑，对浅部真菌感染和深部真菌感染均有较好疗效，对抗真菌药物的发展起到重大推动作用。另外，为减少两性霉素B的毒性，同时保留它广谱抗真菌的活性，于1983年成功研制出两性霉素B含脂类制剂。近年来，丙烯胺类化合物如特比萘芬，也成为了高效治疗浅表部真菌感染的药物，且不良反应较少。目前临床上有多种抗真菌药可供选择，联合用药越来越受到重视。

一、抗浅部真菌药

灰黄霉素

灰黄霉素（griseofulvin）为非多烯类抗生素，由青霉菌培养液中提取制得。

【体内过程】口服后主要在小肠上部吸收，微粒制剂或高脂肪饮食可增加吸收，脂类促进胆汁分泌，与微粒制剂具有相同效果，可增加灰黄霉素在消化液中的溶解度。吸收后分布于全身各组织，其中以皮肤、毛发、指（趾）甲、脂肪、肝脏及骨骼肌等组织含量较高。主要在肝脏代谢而灭活。原型药自尿中排泄不足10%，约30%随粪便排泄。$t_{1/2}$为24小时，可诱导肝药酶。该药对表皮角质穿透力差，外用无效。

【药理作用】对各种皮肤癣菌均有强大的抑制作用，如表皮癣菌属、小芽孢菌属和毛菌属，对念珠菌属以及其他引起深部感染的真菌没有作用。药物对病变组织的亲和力较大，能与角蛋白牢固结合，灰黄霉素沉积在新生皮肤上，与角蛋白结合后可以防止新生皮肤被感染。本品抗真菌机制不清，可能是其化学结构与核酸的主要成分鸟嘌呤相似，而竞争性抑制鸟嘌呤进入DNA分子中，从而干扰真菌DNA合成，使真菌细胞生长受到抑制，或与干扰真菌微管蛋白聚合作用有关。

【临床应用】主要用于各种皮肤癣病的治疗，如体癣、股癣、甲癣等。对头癣疗效较好，为首选药。疗程2~3周，治愈率可达90%以上。指（趾）甲癣疗效较差，疗程6~12个月，而且易复发或再感染。治疗甲癣时，需不断刮出病甲以去除病灶并刺激新甲生长。

【不良反应】多见，但不严重。常见有头痛、头晕、恶心、呕吐、皮疹；也可有眩晕、共济失调、周围神经炎、昏睡、昏厥、视觉模糊等神经系统反应；可有白细胞减少、单核细胞增多等血象改变，动物实验有致畸和致癌作用。

特比萘芬

特比萘芬（terbinafine，疗霉舒）是丙烯胺类抗真菌药，首先用于临床的是萘替芬（naftifine），仅供外用，口服无效，将其侧链上的苯基改为特丁乙烯基即制成可以口服的特比萘芬。

【体内过程】口服吸收良好且迅速。由于其亲脂性极强，体内分布范围广，吸收后广泛分布于全身组织，并很快弥散和聚集于皮肤、指（趾）甲和毛发等处，缓慢释放和消除。连续用药后皮肤中的药物浓度比血药浓度高 75%，而且停药后毛囊、毛发和指（趾）甲等处仍可维持较高浓度且持续时间较长，如甲板较高的药物浓度可持续 3 个月，尤其适合治疗皮肤癣菌。主要在肝脏代谢，经肾脏排泄，无蓄积作用。消除 $t_{1/2}$ 为17 小时。

【药理作用】特比萘芬抗菌谱广，对各种浅部真菌有杀灭作用，对酵母菌、白色念珠菌也有抑菌效应。真菌细胞膜的合成要通过鲨烯环氧酶和鲨烯环化酶共同将鲨烯转化为羊毛固醇，羊毛固醇进而转化为麦角固醇才能完成，本药选择性抑制真菌细胞膜的鲨烯环氧酶，抑制麦角固醇合成，从而影响真菌细胞膜的结构和功能，致使真菌死亡。

【临床应用】用于皮肤癣菌感染，如甲癣、体癣、股癣、手癣、足癣疗效较好。对深部曲霉菌感染、假丝酵母菌感染和肺隐球酵母菌感染疗效一般，但若与唑类药物或两性霉素 B 合用，则可获良好疗效。

【不良反应】其发生率低（5% ~ 10%）且轻微，主要是消化道反应，其次可出现皮肤瘙痒、荨麻疹等，偶有暂时性氨基转移酶升高。严重肝肾功能减退患者应减量。

克霉唑

克霉唑（clotrimazole，三苯甲咪唑）是最早用于临床的广谱抗真菌药，属于咪唑类。口服不易吸收；连续给药时，却因肝药酶的诱导作用而使血药浓度降低。其代谢产物大部分随胆汁排出，1% 由肾脏排泄。对浅部真菌感染的疗效与灰黄霉素相似，但对头癣无效。对深部真菌作用不及两性霉素 B。目前仅局部应用，治疗皮肤癣菌所致感染，如体癣、手足癣、耳道及阴道霉菌病等。在体内代谢较慢，故毒性低，疗效好。

同类药物还有咪康唑（miconazole，双氯苯咪唑），疗效优于克霉唑。

二、抗深部真菌药

两性霉素 B

两性霉素 B（amphotericin B，庐山霉素）属于多烯类抗生素，从链丝菌培养液中提取。其含 A、B 两种成分，因 B 成分抗菌作用强，而用于临床，故称两性霉素 B。临床所用剂型为两性霉素 B 与脱氧胆酸钠的复合物，在水中形成胶体，可用作静脉注射。

【体内过程】口服生物利用度仅 5%，肌注难吸收且有很强的刺激性，故必须静脉滴注。1 次静脉滴注，有效浓度可维持 24 小时以上。约 90% ~ 95% 与血浆蛋白结合，不易通过血脑屏障、胎盘屏障及血眼屏障。体内分布以肝、脾为多，其次为肺、肾。主要在肝脏代谢，代谢产物及约 5% 的原型药缓慢由尿中排出，停药数周后，仍可在尿中检出药物。本药消除缓慢，$t_{1/2}$ 约为 24 ~ 48 小时，不易被透析清除。

【药理作用】两性霉素 B 为广谱抗真菌药，几乎对所有真菌有抗菌活性。低浓度抑菌、高浓度杀菌。敏感的真菌有新型隐球菌、白色念珠菌、皮炎芽生菌、荚膜组织胞浆菌、粗球孢子菌、孢子丝菌等。两性霉素 B 能与敏感真菌细胞膜上的麦角固醇结合，使细胞膜形成微孔，从而增加膜通透性，引起真菌细胞内小分子物质（如氨基酸、核苷酸、电解质等）和电解质（特别是钾离子）外渗，导致真菌细胞死亡。真菌很少对本品产生耐药性。本药对细菌、病毒、立克次体等均无杀灭或抑制活性。

【临床应用】临床主要用于治疗敏感真菌所致深部真菌感染，如败血症、心内膜炎、脑膜炎、腹腔感染、肺部感染、泌尿道感染等，并作为首选药。可缓慢静脉滴注或鞘内（如脑膜炎时）、腹膜内（如腹腔感染时）和胸膜内给药；口服仅用于肠道感染；局部给药可治疗皮肤科、妇产科真菌感染疾病。

【不良反应】静脉滴注不良反应较多。在临床应用中，随两性霉素 B 剂量的增多，可出现肾脏、肝脏、血液系统和神经系统等毒性反应，明显地限制了它的应用。其主要的不良反应为滴注开始或滴注后数小时后出现急性毒性反应，表现为寒战、高热、头痛、恶心、呕吐、肌肉痉挛和低血压；其次为肾损害，此为其中毒反应，大多数患者可发生氮质血症。因哺乳动物红细胞、肾小管上皮细胞的胞浆膜含有固醇，故应用该药可致溶血、肾脏损害等毒性反应；另外，滴注速度过快时，可出现心室颤动或心脏骤停；因刺激性大，静脉滴注易出现血栓性静脉炎。还可使肾小管酸化，导致大量 K^+、Mg^{2+} 排出，出现低血钾、低血镁；电解质紊乱可致心律紊乱；偶见血小板减少、粒细胞减少等血液系统毒性反应。肝脏损害虽较少见，但可致肝细胞坏死、急性肝功能衰竭。罕见过敏反应。

两性霉素 B 脂质体

由于两性霉素 B 毒副作用很大，目前临床多采用其脂质体剂型。已用于临床的主要有三种：两性霉素 B 胶质分散体、两性霉素 B 脂质复合体、两性霉素 B 脂质体。两性霉素 B 脂质体在体内多分布于肝、肺和脾组织中，减少了在肾组织中的分布，故该类制剂静脉滴注时对肾损害均较两性霉素 B 低，且血肌酐值升高少见，低血钾症减少；静脉滴注发生的寒战、高热等毒性反应亦较传统剂型低。由于两性霉素 B 脂质体的毒副作用明显低于传统剂型，机体的耐受性好，所以其用药剂量可大大提高，临床疗效超过两性霉素 B，甚至更好。

制霉菌素

制霉菌素（nystatin）为多烯类抗真菌药，具广谱抗真菌作用，对念珠菌属的抗菌活性较高，对其他真菌也有抑制或杀灭作用。其体内过程和抗菌作用与两性霉素 B 基本相同，但作用较弱、毒性更大，不作注射用。本品口服后不吸收，给予常用口服量血药浓度极低，全身性间断给药对真菌感染无治疗作用，可短时间口服给药用于防治消化道念珠菌病，还可以预防长期使用广谱抗生素所引起的真菌性二重感染。对皮肤、口腔、阴道念珠菌病及阴道滴虫病局部用药有效。口服较大剂量可引起恶心、呕吐、食欲不振等。阴道用药可致白带增多。妊娠及哺乳期妇女慎用，5 岁以下儿童不宜使用。

氟胞嘧啶

氟胞嘧啶（flucytosine，5-氟胞嘧啶）是人工合成的窄谱抗真菌药。口服吸收良好，生物利用度达80%以上，2小时后血中浓度达高峰，血浆蛋白结合率很低，分布广泛，可透过血脑屏障，也可进入感染的腹腔、关节腔和房水。90%以原型经肾排出。$t_{1/2}$为3~6小时，肾衰者$t_{1/2}$可达200小时。

【药理作用与应用】氟胞嘧啶为抗深部真菌药，对隐球菌、念珠菌和球拟酵母菌等具有较高抗菌活性，对着色真菌、少数曲霉菌有一定抗菌活性，对其他抗真菌活性差。

用于念珠菌性心内膜炎、隐球菌性脑膜炎、念珠菌性或隐球菌性真菌败血症、肺部感染和泌尿道感染。本药单用效果不及两性霉素B，且易产生耐药性，与两性霉素B合用，可产生协同作用。

【不良反应】可见恶心、呕吐、腹痛、腹泻等胃肠道反应；血药浓度过高可致骨髓抑制，如白细胞和血小板减少等；剂量过大还可出现肝损害，表现为一过性氨基转移酶升高，碱性磷酸酶升高。其他不良反应包括皮疹、嗜酸性粒细胞增多等变态反应及致畸等。

三、抗浅部、深部真菌药

酮康唑

酮康唑（ketoconazole）属于咪唑类，是第一个用于临床的口服广谱抗真菌药，对各种浅部真菌和深部真菌均有抗菌活性。

【体内过程】口服易吸收，酸性环境有助于药物溶解吸收，故餐后服用可使药物吸收增加。血浆蛋白结合率在80%以上，广泛分布于全身，但不易进入脑脊液，脑脊液中药物浓度不及血中的1%。药物经肝代谢，主要经胆汁排泄，仅13%由肾排出。可透过胎盘屏障，也可分布至乳汁中。血浆$t_{1/2}$为7~9小时。

【药理作用与应用】本品的特点是对念珠菌和浅表癣菌有强大的抗菌作用，对多种浅表真菌病的疗效相当于或优于灰黄霉素、咪康唑。临床口服治疗多种浅部真菌病，也可用于深部真菌病。可用于治疗口腔和皮肤黏膜念珠菌感染。因不易透过血脑屏障，故不宜单独用于真菌性脑炎。

【不良反应】最常见恶心、厌食和呕吐等胃肠道反应，与服药剂量有关；过敏反应以皮疹多见，发生率为4%；由于抑制睾丸素和肾上腺皮质激素合成，女性患者可致月经紊乱，男性患者致乳房发育和性欲减退，也可引起高血压；中枢症状有头痛、失眠等；偶有发生严重肝坏死，可致死；可通过乳汁排泄，使新生儿核黄疸发生的可能性增加。

氟康唑

氟康唑（fluconazole）属于新型三唑类广谱抗真菌药。

【体内过程】口服吸收迅速而完全，且不受食物或胃酸 pH 影响，生物利用度高达 90% 以上。给药后 1～2 小时血药浓度达峰值，血浆蛋白结合率 11%～12%，体内分布广。口服或静脉给药均可透入正常或炎症的脑脊液，真菌性脑膜炎患者的脑脊液中药物浓度可达血药浓度的 80%。70% 以上的药物以原型自尿中排出。$t_{1/2}$ 为 30 小时。

【药理作用】本品对新型隐球菌、白色念珠菌以及其他念珠菌、烟曲菌、黄曲菌、粗球孢子菌、皮炎芽生菌、荚膜组织胞浆菌等有抗菌作用。其作用机制主要是阻止真菌细胞膜上麦角固醇的生物合成，从而抑制真菌的生长和繁殖。

【临床应用】

1. 念珠菌病 用于治疗口咽部或食道念珠菌感染、阴道念珠菌感染，可明显减少艾滋病和其他免疫缺陷者发生深部真菌感染的机率。由于氟康唑在尿中浓度较高，还可用于念珠菌泌尿道感染的治疗。

2. 隐球菌病 用于治疗隐球菌脑膜炎或脑膜炎以外的新型隐球菌病，并且作为艾滋病患者急性隐球菌脑膜炎首选药。临床可采用与氟胞嘧啶联合用药治疗，以减少复发率。

3. 其他深部真菌病 用于白色念珠菌引起的肺部感染、腹腔感染、肝脓肿、肾盂肾炎和败血症。也可用于皮炎芽生菌病、孢子丝菌病、组织胞浆菌病及不能耐受伊曲康唑者。

【不良反应】不良反应在本类药中最低，常见轻度恶心、腹痛、腹泻等胃肠道反应，患者多可耐受；中枢神经症状可见头晕、头痛、失眠等；少见脱发、严重剥脱性皮炎，治疗期间可出现轻度一过性血清氨基转移酶升高。偶见一过性中性粒细胞减少或血小板减少等。孕妇慎用，哺乳期妇女及儿童禁用。

此外，还有伊曲康唑（itraconazole），其化学结构与酮康唑相似，抗菌谱较酮康唑广，作用更强，为新型三唑类广谱抗真菌药，对浅部、深部真菌感染均有疗效。口服吸收良好。

第二节 抗病毒药

病毒是在活细胞内寄生，并利用宿主细胞代谢酶进行复制、增殖的非细胞型微生物。病毒主要以核酸（DNA 或 RNA）为核心，外壳包以蛋白质。根据病毒核酸的不同可将病毒分为 DNA 病毒和 RNA 病毒，其广泛分布在自然界及人类、动物、植物与细菌等生物体内，与人类关系特别密切，人类传染病约有 75% 由病毒引起。病毒的生活周期可分为细胞外阶段与细胞内阶段。细胞外阶段主要有两个过程，即吸附和穿入。成熟的病毒颗粒通过与宿主细胞融合或被宿主细胞吞入的方式进入宿主细胞内。在细胞内阶段，病毒主要利用宿主细胞代谢进行复制、增殖，按病毒基因提供的遗传信息合成病毒的核酸和蛋白质，病毒颗粒装配成熟后从宿主细胞内释放出来，经过脱壳、生物合成、装配和释放等过程。病毒一般耐冷不耐热，且具有变异性，如甲型流感病毒最容易发生基因变异，新的变种可引起不同程度的流行性感冒流行，甚至世界大流行。

病毒感染性疾病具有发病率高、传播快、流行广和变异性大等特点。虽然病毒疫苗降低了某些病毒性疾病如脊髓灰质炎和麻疹的发病率，但大多数病毒目前仍然既无有效的疫苗，又无有效的治疗药物。有效的抗病毒药物能深入宿主细胞，可通过阻止上述病毒繁殖过程中任何一个环节而达到抑制病毒增殖的目的。

知识链接

抗病毒药的发展简史

抗病毒药物的研究始于 20 世纪 50 年代，60 年代发现碘苷对某些 DNA 病毒有抑制作用，但由于其有严重的骨髓抑制作用而被禁止全身使用。作为第一个用于疱疹病毒角膜炎的抗病毒药物，碘苷局部应用治疗疱疹性角膜炎效果良好且沿用至今。此后，几种抗病毒药物相继问世，如阿昔洛韦、阿糖腺苷、金刚烷胺，这些药物的出现是抗病毒治疗的一大进展。80 年代，艾滋病的出现促进了对人类免疫缺陷病毒逆转录酶抑制剂的研究，其中包括核苷类似物逆转录酶抑制剂（如齐多夫定、双脱氧腺苷、双脱氧肌苷等）、非核苷类似物逆转录酶抑制剂（如奈韦拉平等）、HIV 蛋白酶抑制剂（如沙奎那韦、利托那韦和英地那韦等）。抗 HIV 药物的研制极大地促进了抗病毒药物的研究。

一、抗疱疹病毒药

所有疱疹病毒均为 DNA 病毒，常见的有单纯性疱疹病毒（herpes simplex virus，HSV）、水痘 – 带状疱疹病毒（varicella–zoster virus，VZV）和巨细胞病毒（cytomegalovirus，CMV）。

阿昔洛韦

阿昔洛韦（acidovir，ACV，无环鸟苷）为二核苷类抗 DNA 病毒药物，广泛用于治疗单纯疱疹病毒感染。

【体内过程】口服吸收不完全，生物利用度仅为 15% ~ 30%，可分布到全身各组织，包括皮肤、脑、胎盘和乳汁等。血浆蛋白结合率为 15%，部分经肝脏代谢，主要以原型经尿排泄，药物 $t_{1/2}$ 为 2 ~ 4 小时。局部应用后可在疱疹损伤区达到较高浓度。

【药理作用】阿昔洛韦是广谱高效的抗病毒药，可在疱疹病毒感染的细胞内转化为三磷酸无环鸟苷，对病毒 DNA 聚合酶产生抑制作用，阻止病毒 DNA 的合成过程。本品对疱疹病毒的选择性较高，对单纯疱疹、带状疱疹病毒有很强的抑制作用。是目前最有效的抗 Ⅰ 型和 Ⅱ 型单纯疱疹病毒药物之一。对正常细胞几乎无影响。单纯疱疹病毒或水痘 – 带状疱疹病毒可通过改变病毒疱疹胸苷酸激酶或 DNA 多聚酶而对阿昔洛韦产生耐药性。

【临床应用】阿昔洛韦为单纯疱疹病毒感染的首选药。局部用药治疗单纯性疱疹和带状疱疹病毒的皮肤和黏膜感染，如疱疹性角膜炎、生殖器疱疹和带状疱疹等；口服或静脉注射可有效治疗单纯疱疹病毒引起的各种感染、水痘及带状疱疹、EB 病毒感染等。静脉注射可将疱疹性脑膜炎死亡率降低 50%；与免疫调节剂 α–干扰素联合应用治疗乙型肝炎。

【不良反应】本品不良反应轻，一般情况下患者耐受性良好。滴眼及外用有轻度刺激症状，可有轻微疼痛。最常见的不良反应为胃肠道功能紊乱、头痛和皮疹等。静脉输注可引起静脉炎，药液外渗可致局部炎症，少数病例口服和静滴给药时可引起暂时性肾功能损伤，出现血中尿素氮和肌酐短暂升高。

喷昔洛韦

喷昔洛韦（penciclovir，PCV）的抗病毒作用及作用机制与阿昔洛韦相似。临床主要用于成人复发性口唇疱疹。全身用药时有导致突变作用和生殖毒性，临床主要采用局部用药，局部用药可有灼热、刺痛、麻木感等。

泛昔洛韦

泛昔洛韦（famciclovir，FCV）为喷昔洛韦的前体药，在肠壁和肝脏经脱酯酶和黄嘌呤氧化酶的作用转化为喷昔洛韦，其抗病毒作用及作用机制与喷昔洛韦相似。口服给药时无致突变和致畸作用，但有生殖毒性。临床主要用于预防和治疗原发或复发性疱疹、水痘–带状疱疹病毒引起的带状疱疹。不良反应常见恶心、头痛，偶见疲劳、眩晕、腹泻和呕吐等。

此外，还有伐昔洛韦（valciclovir，VCV）和泛昔洛韦（famciclovir，FCV）等，分别为 ACV 和 PCV 的前体药。更昔洛韦（ganciclovir）为阿昔洛韦的同系物，对单纯疱疹病毒和水痘–带状疱疹病毒的抑制作用与阿昔洛韦相似，对巨细胞病毒抑制活性约为阿昔洛韦的 100 倍。

碘苷

碘苷（idoxuridine，IDU，疱疹净）为人工合成的脱氧尿嘧啶核苷类抗病毒药，为胸腺嘧啶核苷第 5 位甲基由碘取代而得。

【药理作用与应用】本药口服或非血管注射无效，静脉给药很快被代谢，故 $t_{1/2}$ 短暂，约 30 分钟。本品在体内磷酸化后，可竞争性抑制胸腺嘧啶核苷酸合成酶，使 DNA 合成受阻，并以假性底物取代胸腺嘧啶核苷酸进入病毒 DNA，干扰病毒复制，能抑制 DNA 病毒，降低其感染力。对于单纯疱疹病毒及牛痘病毒等 DNA 病毒均有效，对 RNA 病毒无效。全身用药对宿主有严重毒性反应，目前临床仅限于局部用药，治疗眼部或皮肤疱疹病毒和牛痘病毒的感染，滴眼治疗急性上皮型疱疹性角膜炎疗效显著。

【不良反应】主要表现为疼痛、刺激、眼睑过敏、角膜损伤等。局部应用不宜超过

3～4日，以免引起接触性皮炎。偶见过敏反应。另外还可引起骨髓抑制，有致畸和致突变等作用，孕妇忌用。

与碘苷同类的药物还有脱氧尿苷（broxuridine）、氟脱氧尿苷（fluoxuridine）、三氟胸腺嘧啶核苷（trifluorothymidine），其作用均与碘苷相似。

膦甲酸钠

膦甲酸为焦磷酸衍生物，其抗病毒机制可能是膦甲酸钠（foscarnet PFA）跟病毒DNA多聚酶的焦磷酸盐解离部位结合，阻止焦磷酸从三磷酸脱氧核苷上解离下来，阻断核苷前体连接到DNA有关。能特异性地抑制人类疱疹病毒和巨细胞病毒DNA多聚酶，以及流感病毒RNA多聚酶，可非竞争性抑制HIV逆转录酶，也可抑制HSV和CMV。由于膦甲酸钠对病毒DNA多聚酶更具选择性，故其对人体细胞毒性小。

口服吸收差，必须静脉给药。可用于治疗CMV性视网膜炎及耐阿昔洛韦的单纯疱疹病毒感染；也用于治疗疱疹病毒引起的皮肤与黏膜感染；用于艾滋病患者对ACV治疗无效的HSV感染；与齐多夫定联用可抑制HIV复制。不良反应发生率与剂量有关，最常见肾毒性，与两性霉素B或环孢素合用可引起严重肾毒性。也可见电解质失衡，如低血钙、高磷酸血症、低血钾。低血钙可引起感觉异常、抽搐等中枢神经系统紊乱症状。偶见贫血、恶心、头痛、疲乏、粒细胞减少等不良反应。

二、抗流感病毒药

流行性感冒是由流感病毒引起、经飞沫或密切接触传播的呼吸道传染病；流感病毒根据其蛋白结构的差异，可分为甲、乙、丙三型，其中甲型流感病毒最容易发生基因变异。

金刚烷胺

金刚烷胺（amantadine）为饱和三环葵烷的氨基衍生物。

【体内过程】本品口服易吸收，口服给药后3～4小时血药浓度达到峰值，体内分布广，鼻部分泌物及唾液中药物浓度接近血药浓度。脑脊液中药物的浓度为血药浓度的60%。在体内不被代谢，大约90%药物以原型自肾脏排出，$t_{1/2}$ 约12～18小时。

【药理作用】主要作用于病毒复制早期，干扰病毒进入宿主细胞，阻止病毒脱壳，抑制病毒核酸释放入胞浆的过程，从而特异性抑制甲型流感病毒早期的复制和增殖。也可改变血凝素的构型而抑制病毒装配。此外，还能抗震颤麻痹。

【临床应用】主要用于防治甲型流感，对乙型流感无效。于感染早期口服本药能缩短病程，症状减轻，并有明显的退热作用。应在发病后24～48小时内服用本药，否则无效。在甲型流感流行期间服用本药有预防发病作用，尤其是老年或有其他原发病患者（如肺疾患、心血管疾病、神经肌肉疾病及免疫缺陷病等）。此外，还可用于治疗震颤麻痹。

【不良反应】口服给药能很好耐受。常见头痛、兴奋、震颤、失眠、共济失调、语言不清等中枢神经系统反应；此外还有胃肠道反应。这些不良反应主要与剂量有关，停药后大多立即消失。严重者可出现精神错乱、癫痫样症状，甚至昏迷，且有致畸作用，故癫痫病及精神病患者及孕妇禁用。

利巴韦林

利巴韦林（ribavirin，三氮唑核苷、病毒唑）是一种人工合成的鸟苷类衍生物，为广谱抗病毒药。

【药理作用】本品对甲型流感病毒、乙型流感病毒、副流感病毒、沙粒病毒、呼吸道合胞病毒、副黏液病毒、甲型肝炎病毒、乙型脑炎病毒、流行性出血热病毒、腺病毒等多种病毒有抑制作用。本药在病毒感染的细胞内被腺苷激酶磷酸化，抑制细胞单磷酸鸟苷的合成，从而阻断多种病毒核酸的合成，对 DNA 和 RNA 病毒的复制均有抑制作用。

【临床应用】本药气雾吸入用于治疗幼儿呼吸道合胞病毒肺炎和支气管炎；口服可用于防治甲型肝炎、腺病毒性肺炎、带状疱疹、皮肤单纯疱疹病毒感染等；静脉滴注用于防治甲型或乙型流感、腺病毒肺炎、流行性出血热和拉沙热等；局部应用可用于带状疱疹和生殖器疱疹。

【不良反应】对肝功能和血象有不良影响，口服或静滴给药可引起血清胆红素升高及胃肠道反应；大剂量或长期用药可引起可逆性贫血、白细胞减少，伴有贫血的患者可引起心肌损害。有致畸作用。

奥司他韦

临床应用磷酸奥司他韦，口服给药在胃肠道迅速吸收，经肝脏或肠壁酯酶迅速转化为活性代谢产物奥司他韦羧酸盐（oseltamivir，达菲）。至少75%的口服剂量以活性代谢产物的形式进入体内循环，血浆浓度不受进食影响。该活性代谢产物是选择性的流感病毒神经氨酸酶抑制剂。神经氨酸酶是病毒表面的一种糖蛋白酶，其活性对新形成的病毒颗粒从被感染细胞中释放和感染性病毒在人体内进一步播散至关重要。磷酸奥司他韦的活性代谢产物能够抑制甲型和乙型流感病毒的神经氨酸酶活性，进而抑制流感病毒的复制和致病性，减少甲型或乙型流感病毒的播散，用于治疗流行性感冒。最常见的不良反应是一过性恶心和呕吐，常在首次服药时发生，绝大多数患者可以耐受。其他不良反应还有腹痛、腹泻、头晕、疲劳、鼻塞、咽痛、咳嗽、鼻衄、耳痛和结膜炎等，继续服药可缓解。个别患者可见胰腺炎、血管性水肿、喉部水肿、支气管痉挛、白细胞减少和血尿等。

扎那米韦

扎那米韦（zanamivir）通过抑制流感病毒的神经氨酸酶改变流感病毒在感染细胞内

的聚集和释放。临床多用于治疗 A 型和 B 型流感病毒引起的流感。患有哮喘或慢性阻滞性肺疾患等呼吸道疾病者服用扎那米韦有可能治疗无效，甚至加重病情，故应用该药时应备有吸入型速效支气管扩张药。不良反应包括眩晕、头痛、恶心、呕吐、腹泻等。发生率低，多为轻度反应。

三、抗肝炎病毒药

病毒性肝炎是一种世界性常见病，西方国家以丙型肝炎为最多，我国主要流行乙型肝炎。迄今为止，确定的肝炎病毒包括甲型、乙型、丙型、丁型、戊型和庚型六种，其中甲型、戊型肝炎为消化道传染，多表现为急性过程；乙型、丙型、丁型和庚型均为体液传染，具有慢性化趋势；乙型肝炎是肝硬化、肝癌的主要原因。目前对病毒性肝炎的抗病毒治疗还未有特效药，抗病毒药只能达到抑制病毒的效果，绝大多数无根治作用。

拉米夫定

【药理作用】拉米夫定（lamivudine）在感染细胞内胸苷酸激酶的作用下发生磷酸化，其磷酸化产物可以抑制 HIV 病毒的逆转录酶，对 HIV 的复制有很强的抑制作用。除了用于 HIV 治疗外，也能抑制乙肝病毒（hepatitis B virus，HBV）的 DNA 多聚酶的复制，产生抗 HBV 作用。本药的抗病毒作用强而持久，且能提高机体的免疫机能。

【临床应用】有效治疗慢性 HBV 感染，成为目前治疗 HBV 感染最有效的药物之一，也可用于治疗 HIV 感染。

【不良反应】常见疲倦、头痛、恶心、呕吐、腹痛、胃部不适；耳、鼻、喉部疼痛或不适；偶见白细胞减少和贫血。

干扰素

干扰素（iruerferon）是病毒感染等多种因素作用于机体后，诱导机体细胞产生的一类糖蛋白物质，具有抗病毒作用，无抗原性。药用干扰素是一类具有高度活性的蛋白质，有 α、β、γ 三种，分别由人体白细胞、纤维母细胞及致敏淋巴细胞产生，目前应用的治疗药物是应用基因工程技术制得的干扰素。干扰素不能直接杀死病毒，但能使未感染的细胞产生抗病毒蛋白，在病毒感染的各个阶段均可发挥一定作用。干扰素能激活宿主细胞的某些酶，降解病毒的 mRNA，抑制蛋白的合成、翻译和装配，对 RNA 病毒和 DNA 病毒皆有效。

干扰素具有广谱抗病毒作用，口服无效，肌注可防治病毒性肝炎，还用于急性病毒感染性疾病如流感及其他上呼吸道感染性疾病、病毒性心肌炎、流行性腮腺炎、乙型脑炎等，以及慢性病毒性感染如慢性活动性肝炎、巨细胞病毒感染、疱疹性角膜炎等。全身用药可出现恶心、呕吐、倦怠、肢端麻木感、注射部位硬结及一过性发热，偶有骨髓抑制、肝功能障碍，停药后即消退。

阿德福韦酯

阿德福韦酯（adefovirdipivoxil）用于乙型肝炎病毒活动复制期，并伴有丙氨酸氨基转移酶（GPT）或天门冬氨酸氨基转移酶（GOT）持续升高或肝脏组织学活动性病变的肝功能代偿的成年慢性乙型肝炎患者。常见头痛、虚弱、恶心、腹痛、腹胀、腹泻和消化不良。

四、抗艾滋病病毒药

艾滋病又称为获得性免疫缺陷综合征（acquired immunodeficiency syndrome，AIDS），其致病微生物为人类免疫缺陷病毒（human immunodeficiency virus，HIV），亦称艾滋病病毒，属于逆转录病毒，主要有两型：HIV-1 和 HIV-2 两型。抗艾滋病病毒药物多属逆转录酶抑制药和蛋白酶类抑制药。

我国对 AIDS 实行免费治疗管理，其用药包括核苷类逆转录酶抑制药、非核苷类逆转录酶抑制药以及蛋白酶抑制药。这些类药物的联合使用可减少病毒的复制、改善免疫状态、延长寿命或提高生活质量。

（一）核苷反转录酶抑制剂

齐多夫定

齐多夫定（zidovudine，AZT，叠氮胸苷）是逆转录酶抑制剂，属核苷类似物。为第一个被美国食品和药物管理局（FDA）批准用于治疗艾滋病病毒感染的药物，也是治疗 AIDS 的首选药。

【体内过程】口服吸收迅速，口服后血浆药物浓度达峰时间 1 小时，生物利用度为 52% ~ 75%，血浆蛋白结合率约为 34% ~ 38%，可迅速而广泛地分布到体液和大多数组织，脑脊液中的药物浓度可达血清浓度的 60% ~ 65%。在肝脏与葡萄糖醛酸结合后，以原型和代谢物的方式经肾脏排泄，药物 $t_{1/2}$ 约为 1 小时。

【药理作用】本药在被 HIV 感染的细胞内转化为活性三磷酸齐多夫定（AZTP），AZTP 能选择性地抑制 HIV 的逆转录酶，抑制病毒 DNA 链合成，并终止 DNA 链的延伸，阻止病毒的复制和繁殖，但对人体细胞 DNA 聚合酶影响小，不抑制人体细胞的增殖。

【临床应用】 用于治疗艾滋病，对有并发症者需与其他药物联合治疗。可延缓 HIV 感染疾病的病程，并延长其存活期。

【不良反应】最常见骨髓抑制，表现为贫血或中性粒细胞减少症；也可引起胃肠道不适、头痛；剂量过大可出现焦虑、精神错乱和震颤；其他不良反应偶见胰腺炎、过敏、高胆红素血症、血管炎等，这些症状除过敏外，均与疾病本身有关。肝功能不全患者服用后更易发生毒性反应。

另外，本类药还有司他夫定（stavudine）和拉米夫定（lamivudine），对 HIV 复制有很强的抑制作用，用于乙型肝炎病毒感染。与其他抗逆转录病毒药联合用于 HIV 感染。常见不良反应有头痛、恶心、腹痛等。

去羟肌苷

去羟肌苷（didanosine）为脱氧腺苷衍生物，在体内磷酸化后，生成有活性的代谢物 5′－三磷酸双脱氧腺苷，抑制 HIV 逆转录酶，阻止 HIV 的生长。本品为严重 HIV 感染的首选药物，特别适合于不能耐受齐多夫定或齐多夫定治疗无效者，与其他抗逆转录酶的抗艾滋病病毒药物合用，效果更佳。不良反应发生率较高，可发生胰腺炎、外周神经病变、忧郁、疼痛、便秘、口腔炎、味觉障碍、肌痛、关节炎、氨基转移酶异常等。

（二）非核苷反转录酶抑制剂

奈韦拉平

奈韦拉平（nevirapine）与 HIV-1 的逆转录酶直接结合，并通过破坏该酶的催化位点来阻断 RNA 依赖和 DNA 依赖的 DNA 聚合酶的活性。本药不与三磷酸核苷产生竞争，对 HIV-2 病毒的逆转录酶及真核细胞 DNA 聚合酶无抑制作用。临床适用于治疗人类免疫缺陷病毒感染，单用易耐药，应与其他抗艾滋病病毒药物联合使用。可导致严重皮肤反应，如中毒性表皮坏死、Stevens-Johnson 综合征、皮疹等和器官衰竭等，出现时应立即停药。还可致肝坏死。

同类药还有依非韦伦（efavirenz）。

（三）蛋白酶抑制药

茚地那韦

茚地那韦（indinavir）能抑制 HIV-1 和 HIV-2 蛋白酶，对 HIV-1 的选择性大约为 HIV-2 的 10 倍左右。本品阻止病毒颗粒成熟过程中病毒前体多蛋白的裂解过程，由此产生的不成熟的病毒颗粒不具有感染能力。主要用于治疗人类免疫缺陷病毒感染。用药过程中可引起肾结石、腹泻、恶心、呕吐等，对血友病患者可能会加重出血倾向。

同类药物还与奈非那韦（nelfinavir）、利托那韦（ritonawir）等。

第三节　用药护理

1. 灰黄霉素　①该药不能直接杀菌，为维持疗效必须连续用药，直至被感染的病变组织脱落，故治疗时间较长，需数周甚至数月。②本品为肝药酶诱导剂，可加速双香豆素类代谢，使其疗效减弱，合用时应调整双香豆素类的剂量。③有致畸作用，故孕妇禁用。

2. 两性霉素 B　①滴注液应新鲜配置，且宜缓慢避光滴注。静脉滴注时因其可致局部刺激，应避免外漏。②肾损害为本品主要中毒反应，用药期间应定期检测尿常规和肾功能；血肌酐 >30mg/ L 时，应减量或暂停治疗，直至肾功能恢复；禁与氨基糖苷类、环孢素具有肾毒性的药物类合用，防止肾毒性增加。③用药期间若出现过敏反应，立即停药。④因可致血小板减少、粒细胞减少和使肾小管酸化，排出大量 K^+，故用药期间应定期检测血钾及血常规，也需要做肝功能和心电图检查。⑤可增强洋地黄毒苷毒性；能使胺碘酮等出现尖端扭转型心律失常，即 QT 间期延长；可增加齐多夫定的血液系统毒性，故合用时应调整这些药物的剂量。

3. 阿昔洛韦 ①静脉滴注宜缓慢，并应防止药液漏至血管外，以免引起疼痛及静脉炎。②口服时应补充足够的水，以避免其在肾小管内沉积，导致肾功能损害。静脉用药可能引起肾毒性，用药前及用药期间应检查肾功能。③与齐多夫定合用可引起肾毒性，表现为深度昏睡和疲劳，避免合用；丙磺舒可使本药的排泄减慢，血药浓度升高；与阿糖腺苷、干扰素、免疫增强剂、糖皮质激素具有协同作用，与上述药物合用时应适当调整剂量。⑤脱水患者应减量，严重肝功能不全、精神异常或以往应用细胞毒性药物出现精神反应者应用该药易产生精神症状，应慎用；2 岁以下儿童慎用；有皮疹者禁用。

4. 利巴韦林 ①静脉滴注给药用 5% 葡萄糖注射液或氯化钠注射液稀释成每毫升含利巴韦林 1mg 的溶液。②因大剂量或长期应用可引起可逆性贫血、白细胞减少，伴有贫血的患者可引起心肌损害，故严重贫血患者慎用、心脏病患者禁用，用药期间应定期监测血常规。③因对肝功能有不良影响，用药期间应定期监测肝功，肝功能异常者慎用。④有致畸作用，孕妇禁用。此外，严重肾功能不全患者及对本药过敏者也需禁用。

5. 齐多夫定 ①严重贫血常发生在治疗 4 ~ 6 周时，此时需要调整剂量或停止治疗，因此治疗期间应经常检测血象。②本药与更昔洛韦合用可能会引起严重的中性粒细胞减少；与阿昔洛韦同时给药可引起严重嗜睡；丙磺舒、对乙酰氨基酚、阿司匹林、吲哚美辛等可抑制本药的葡萄糖醛酸结合代谢和减慢其经肾排泄的速度，增强其骨髓抑制作用；克拉霉素可减少本药的吸收，与这些药物合用时应适当调整剂量。③本药不良反应的发生与药物过敏有一定关系，故对本品过敏的患者禁用。④不可大剂量久用，防止出现焦虑、精神错乱和震颤。⑤孕妇慎用，哺乳期妇女禁用。肝功能不全患者服用后更易发生毒性反应。

小 结

抗真菌药物分为三类：抗浅部真菌感染的药物，如灰黄霉素、克霉唑、咪康唑及特比萘芬等；抗深部真菌感染的药物，如两性霉素 B、氟胞嘧啶等；既可抗浅部又可抗深部真菌感染的药物，如酮康唑、伊曲康唑、氟康唑等。

抗病毒药物发展较慢，临床疗效不十分满意，主要有抗疱疹病毒药物，如阿昔洛韦、伐昔洛韦、碘苷、膦甲酸钠等；抗流感病毒药物，如金刚烷胺、利巴韦林、奥司他韦、扎那米韦等；抗肝炎病毒药物，如拉米夫定、干扰素等；抗艾滋病病毒药，有核苷反转录酶抑制剂和非核苷反转录酶抑制剂之分，前者如齐多夫定、拉米夫定、去羟肌苷等，后者如韦拉平、依非韦伦、茚地那韦等。其中以齐多夫定为代表药。

第四十一章　消毒防腐药

第一节　概　述

消毒药是指能迅速杀灭病原微生物的药物，防腐药是指能抑制病原微生物生长繁殖的药物，两者之间没有严格的界限。抑菌和杀菌的效果取决于药物的浓度和作用时间，低浓度的消毒药有抑菌作用，高浓度的防腐药也有杀菌作用，因此统称为消毒防腐药。这类药物的作用机制是：利用药物本身的理化性质，使病原体的蛋白质变性坏死；与病原体的酶结合而影响其代谢；氧化细菌的活性部分；降低细菌表面张力，增加菌体的通透性，使细菌分裂或溶解，发挥消毒防腐的作用。消毒防腐药对病原微生物和机体组织细胞没有明显选择性，因此一般不全身用药，主要用于体表（如皮肤、黏膜及伤口）、器械、排泄物和环境的消毒。

第二节　常用药物

一、醇类

醇类能使蛋白质脱水、凝固或变性而发挥抗菌作用，对芽孢、真菌及病毒无效。

乙　醇

乙醇（alcohol，酒精）可具有脱水和使蛋白质凝固变性等作用，可杀灭葡萄球菌、链球菌、各种肠道杆菌及结核杆菌。75% 浓度杀菌力最强，可用于手术前洗手浸泡消毒，与碘酊合用于手术野或注射部位涂抹消毒，以及其他部位皮肤涂抹消毒、小型物品及器械浸泡或涂抹消毒。30% ~ 50% 乙醇涂擦可用于高热患者的物理退热，50% 乙醇用于皮肤按摩预防褥疮。

二、酚类

酚类能使蛋白质变性、凝固，并可通过改变胞浆的通透性发挥抗菌作用，对细菌和真菌有效，对芽孢和病毒无作用。

苯 酚

苯酚（phenol，石炭酸）有毒，异臭，仅供外用。3%～5% 溶液用于手术器械和室内消毒，5% 的苯酚可在 24 小时内杀灭结核杆菌，1% 溶液或 2% 软膏对皮肤有杀菌止痒作用，1%～2% 酚甘油溶液滴耳用于中耳炎，有消毒止痛作用。对组织穿透力强，仅限于小面积皮肤使用，浓度不宜超过 2%，高于 5% 有强腐蚀性，可使局部组织坏死。不适用于破损皮肤、伤口及婴幼儿。

甲 酚

甲酚（cresol，煤酚）抗菌作用较苯酚强 3～10 倍，腐蚀性及毒性均小于苯酚。甲酚皂溶液又名来苏儿（lysol），含甲酚 50%，经水稀释后可作为常用的消毒剂：2% 来苏儿溶液用于皮肤、橡胶手套消毒；3%～5% 水溶液用于器械消毒（浸泡 30 分钟）及金属、地面、门窗消毒；5%～15% 来苏儿溶液用于环境及排泄物消毒。

三、醛类

醛类能与蛋白质的氨基结合，使蛋白质变性，杀灭细菌、真菌、芽孢及病毒。

甲 醛

甲醛（formaldehyde solution，蚁醛）可凝固蛋白质，破坏蛋白质和酶，杀灭各类微生物（包括细菌芽孢）。溶液及蒸发气体均可用于各种污染表面的消毒和灭菌。36% 甲醛溶液加蒸馏水 1：9 稀释，作用 30 分钟，可杀灭细菌繁殖体。2～4mL 甲醛加等量水，加热蒸发 4 小时，可对 1m³ 空气进行消毒。40% 甲醛溶液称为福尔马林（formalin），10% 福尔马林溶液用于固定标本、保存尸体和疫苗等；2% 福尔马林溶液用于器械消毒（浸泡 1～2 小时）。甲醛气体对黏膜和呼吸道有强烈刺激性，可引起流泪甚至结膜炎、咳嗽、鼻炎和支气管炎等，皮肤接触后，可致皮肤角化或引起接触性皮炎。

戊二醛

戊二醛（glutaraldehyde）对革兰阳性菌和革兰阴性菌均有杀灭作用，对芽孢、真菌、病毒和抗酸杆菌也有作用。用于医疗器械和设备如麻醉机、呼吸机、内窥镜及导管的消毒，戊二醛中浸泡 10 小时后用灭菌蒸馏水冲洗 3 次即可。杀灭结核菌、病毒和一般细菌只需 10 分钟。气体可引起流泪、咳嗽及喉头痉挛，甚至气管炎和肺炎，反复吸入可发生哮喘。对皮肤和黏膜的刺激性轻于甲醛溶液，也可引起接触性皮炎。

四、酸类

酸类可解离出氢离子与菌体蛋白的氨基结合，形成蛋白质盐类化合物，影响菌体蛋白功能而发挥杀菌作用。

醋 酸

醋酸（acetic acid）为弱有机酸，0.5%～2% 溶液用于洗涤烧伤感染创面；0.1%～0.5% 溶液冲洗阴道用于滴虫性阴道炎的配合治疗；$2mL/m^3$ 的食醋加热蒸发可用于房间消毒。

水杨酸

水杨酸（salicylic acid，柳酸）对细菌、真菌有杀灭作用。10%～25% 溶液可溶解皮肤角质层并杀灭皮肤深部真菌，用于治疗鸡眼和疣；3%～6% 醇溶液或 5% 软膏用于表皮癣症。有刺激性和腐蚀性，成人口服约 5～15g 可致死。

苯甲酸

苯甲酸（benzoic acid，安息香酸）毒性小，酸性环境下作用增强，常与水杨酸制成复方溶液，用于治疗体癣及手足癣。因目前有更多的高效抗真菌药，故仅作为二线治疗药物。每 100g 食物加苯甲酸 0.1g，可用于食物防腐。外涂刺激眼睛和黏膜，可发生接触性皮炎。

硼 酸

硼酸（boric acid）抗菌力弱，刺激性小。2%～5% 溶液可用于皮肤和黏膜损伤、急性湿疹、急性皮炎伴大量渗液、口腔炎、脓疱疮及褥疮的清洗等；也可于治疗对一线药物耐药的慢性真菌性阴道炎；4% 醇溶液用于治疗外耳真菌感染；10% 软膏可用于皮肤黏膜患处。

乳 酸

乳酸（lactic acid）为酸性防腐剂，通过其酸性改变细菌生存环境而产生抑菌作用，消毒防腐作用强。临床常用 1% 溶液冲洗阴道或以阴道栓治疗滴虫性阴道炎；10% 溶液 12mL 加水 20mL，加热蒸发 30 分钟可用于 $100m^3$ 空气消毒。高浓度乳酸对皮肤和黏膜有强刺激性和腐蚀性，用药时应严格掌握浓度，避免接触眼睛，一旦接触立即用大量清水冲洗。

五、卤素类

卤素类使蛋白活化基团卤化或氧化而发挥杀菌作用。

碘 伏

碘伏（povidone-iodine，碘附）是碘与表面活性剂的络合物，杀菌力强、性质稳定、作用持久、无刺激性、致敏性、毒性低，为广谱杀菌剂，对细菌、病毒及真菌等均有强大的杀灭作用。酸性环境中更稳定，作用更强。0.5% 的碘伏可用于外科手术刷手及手术部位、注射部位皮肤、手术器械消毒；5%～10%碘伏可治疗烫伤；4%碘伏可用于甲肝和乙肝病毒的消毒；还可用于治疗滴虫性阴道炎、化脓性皮肤炎症及皮肤真菌感染；也用于餐具和医疗器械及污物的消毒。

碘酒与碘伏

　　碘酒是碘、碘化钾及乙醇的混合物，即碘化钾的酒精溶液，有强还原性，对皮肤、黏膜的刺激性大，使用后皮肤发泡和脱皮，涂在破损伤口上疼痛较剧。外涂用于皮肤消毒后需要应用75%酒精进行脱碘，防止烧伤皮肤。目前，碘酒主要用于严重的脓疱感染，因毒性强已渐渐退出了医疗使用。

　　碘伏是将碘溶于聚维酮配制而成，又称聚维酮碘溶液，只有很弱的还原性，属中效消毒剂。由于广谱和较强的抗病原微生物作用及速效、低毒、无刺激性、不需要酒精脱碘等优点，基本上已经替代了酒精、红汞、碘酒、紫药水等皮肤黏膜消毒剂。

六、氧化剂

氧化剂遇有机物释放新生态氧，使菌体内活性基团氧化而发挥杀菌作用。

过氧乙酸

过氧乙酸（peracetic acid）为强氧化剂，是广谱、高效、速效、低毒的灭菌剂，对细菌、芽孢、真菌及病毒均有较强的杀灭作用，对人体无害，配制容易，使用方便。0.04%溶液喷雾或熏蒸用于食具、房间及垃圾物消毒；0.1%～0.2%用于医务人员洗手消毒（浸泡1分钟）；0.3%～0.5%用于器械消毒（浸泡15分钟）；1%溶液用于衣服、被单消毒（浸泡2小时），也可用于治疗手足癣，将手足浸入溶液20分钟，每日3次，连续2周。

高锰酸钾

高锰酸钾（potassium permanganate，PP，灰锰氧）为强氧化剂，紫色结晶，水溶液呈紫红色，在水中分解产生氢氧化钾、氧化锰及二氧化锰等并释放出氧，氧作用于菌体蛋白，破坏其结构使之死亡。高锰酸钾杀菌所需浓度低，杀菌作用强于过氧化氢，但作用短暂，易被有机物减弱。0.01%～0.02%溶液洗胃用于有机药物中毒，减少其吸收；0.01%用于足癣浸泡；0.012%用于阴道冲洗或坐浴；0.02%溶液用于口腔科冲洗感染的拔牙窝或脓腔等；0.1%用于蔬菜、水果及餐具等表面消毒（浸泡5分钟）；0.1%～0.5%溶液用于膀胱及创面洗涤。可与福尔马林发生剧烈反应而产生大量甲醛气体，用于熏蒸消毒。

过氧化氢溶液

过氧化氢溶液（hydrogen peroxide solution，双氧水）遇有机物分解释放出氧，起到杀菌除臭的作用。对伤口和组织穿透力差，作用时间短，杀菌力较弱，利用产生的气泡松动并机械消除脓块、血痂及坏死组织等。0.1% ~ 0.5%溶液用于口腔含漱，阴道冲洗等；1%溶液用于化脓性中耳炎和口腔炎、扁桃体炎和坏死性牙龈炎等局部冲洗；3%溶液用于清除松动痂皮及清洗创面，尤其是厌氧菌感染的伤口消毒。

七、表面活性剂

常用阳离子表面活性剂能降低表面张力，使油脂乳化，清除油污，改变细菌胞浆膜通透性，使菌体成分外渗而杀菌。具有抗菌谱广、显效快，刺激性小及性质稳定等优点，杀菌作用可以被血浆、有机物及阴离子表面活性剂如肥皂或合成洗涤剂降低。

苯扎溴铵

苯扎溴铵（benzalkonium bromide，新洁尔灭，bromogeramine）具有杀菌作用快而强、毒性小、渗透力强、无刺激性、应用方便等特点，是目前常用的消毒防腐药。0.05% ~ 0.1%溶液用于外科手术前洗手（浸泡5分钟）；0.01% ~ 0.05%溶液用于黏膜和创面消毒；0.1%溶液用于食具和手术器械消毒（浸泡30分钟或煮沸15分钟），还可用作药用防腐剂。

氯己定

氯己定（chlorhexidine，洗必泰）抗菌谱广，对病毒和芽孢无效。作用快，毒性小，无刺激性。0.02%溶液用于术前洗手消毒（浸泡3分钟）及漱口；0.5%溶液可冲洗伤口并用于牙根炎及牙周炎；0.1%溶液用于器械消毒；0.5%醇溶液用于手术前皮肤消毒；1%氯己定软膏或气雾剂，用于烧伤、创伤表面消毒；也可用作药用防腐剂，如滴眼液的防腐剂。

八、其他药物

甲 紫

甲紫（methylrosanilnium chloride，龙胆紫）为紫色染料，对革兰阳性菌作用强，对念珠菌、皮肤真菌也有杀灭作用，对铜绿假单胞菌有效。本品具有收敛作用，无刺激性及毒性，1% ~ 2%溶液用于皮肤、黏膜创伤及真菌感染，也可用于小面积烧伤。可引起接触性皮炎。

硝酸银

硝酸银（silver nitrate）杀菌力强、腐蚀性强。常用棒剂腐蚀黏膜溃疡、出血点、过度增生的肉芽组织及疣；10% 水溶液可用于重症坏死性牙髓炎和牙本质脱敏；0.25%～0.5% 水溶液滴眼用于沙眼、结膜炎及睑缘炎。用后即用生理盐水冲洗以防止损伤周围组织。稀释和配制均需用蒸馏水，需要避光保存。

汞溴红

汞溴红（mercurochrome，红汞）为有机汞化合物，其水溶液称红药水。水溶液中释放出少量汞离子发挥杀菌作用，穿透力低，对芽孢无效，无刺激性。2% 溶液用于皮肤及黏膜等小创口消毒。

环氧乙烷

环氧乙烷（ethylene oxide）是一种广谱、高效的气体杀菌消毒剂，穿透力强，可到达消毒物品深部，对细菌繁殖体、真菌、病毒、芽孢和其他病原微生物均有杀灭作用，沸点低，自然挥发，不遗留，不影响消毒物品，效果可靠。常用于仪器、器械、被服、敷料、塑料、橡胶制品、书籍、包装材料的消毒及工业产品如烟草及皮革等的灭菌。使用时物品置于消毒袋或灭菌室，用量 300～700g/m³，30～54℃下消毒 6～24 小时。

第三节　用药护理

1. 乙醇　①易挥发，使用后应密闭保存。②有刺激性，不能用于伤口内及黏膜的消毒，否则不但引起剧痛，还易造成菌体蛋白质凝固形成保护层，影响创面下层组织消毒，导致细菌繁殖，加重病情。③浓度不宜过高，否则也可使蛋白质凝固而在细菌表面形成保护层而影响杀菌。但浓度也不宜过，低浓度乙醇虽可进入细菌，但不能将其体内的蛋白质凝固，同样也不能将细菌彻底杀死。④对芽孢无作用，不适用于外科手术器械消毒。

2. 甲酚　①有腐蚀性，不能用于伤口的消毒；②有臭味，不能用于餐具和厨房的消毒。③用于皮肤、黏膜者浓度不能大于 2%，否则可发生灼伤。④使用来苏儿时应稀释摇匀。

3. 碘伏　①碘伏在低温（0℃左右）条件下可能会析出少量沉淀，温热后可复原，不影响其作用，应避光密闭保存。②碘伏用于皮肤消毒时，无需脱碘，其残留物仍具有消毒作用。③对碘过敏者慎用，烧伤面积大于 20% 者不宜用。

4. 过氧乙酸　①其稀释液易分解，宜用时临时配制。②气温低于 10℃时，需要延长消毒时间。③遇火易燃，保存于阴凉处，注意有效期。④对金属有腐蚀性，勿用于金属器械消毒。⑤高浓度对皮肤和眼有刺激性；使用时应严格按要求配制。

5. 高锰酸钾　①需要密闭保存、防潮，颜色改变即示失效。②不宜与酒精、甘油、糖及碘等一起存放，以防爆炸。③热水使高锰酸钾失效，使用时宜临时用凉开水配制。④浓度不宜过高，防止产生刺激和腐蚀作用，损伤皮肤。

6. 过氧化氢　①遇光、热易分解变质，注意阴凉处避光保存。②浓度不宜过高，防止对皮肤、黏膜产生刺激性灼伤，如果发生灼伤形成疼痛性"白痂"，不需处理，1 小时后即可消失。③连续漱口可导致舌头肥厚，停药可恢复。④忌与高锰酸钾、碘化物、碱及其他较强氧化剂配伍应用。

7. 苯扎溴铵 ①不宜用于膀胱镜、眼科器械消毒，也不适用于痰、粪便、呕吐物及污水等消毒。②忌与阴离子清洁剂如肥皂或洗衣粉等合用，可减弱其作用。③金属器械消毒需加 0.5% 亚硝酸钠以防止生锈。

8. 甲紫 ①不宜在黏膜或开放创面上使用，脓血或坏死组织等可降低其作用，用于感染创面时必须去除脓血及坏死组织等有机物。②可引起生殖器和口腔黏膜的坏死性溃疡，这些部位慎用。

9. 汞溴红 ①少数患者可对汞发生过敏反应，过敏者禁用。②抗菌活性弱，不适用于大面积创伤。③不可与碘同用，否则可产生碘化汞而腐蚀皮肤。④有机物如脓液、血清及碱性环境可明显减弱本品的消毒作用，故用药前需对伤口进行清创。

小　结

消毒防腐药主要用于如皮肤、黏膜及伤口等体表部位消毒，以及器械、排泄物和环境的消毒。使用时应根据药物作用特点和消毒防腐对象选择合适的药物。皮肤消毒应选用广谱、高效、速效、刺激性小的药物，如碘伏、过氧乙酸、碘酊或乙醇等；黏膜、创面消毒应选用刺激小、吸收少、受脓液和分泌物影响小的药物，如高锰酸钾、碘伏、表面活性剂、过氧化氢或甲紫等；器械消毒可选用对金属无腐蚀性的药物，如甲醛、碘伏或酚类等；排泄物消毒可选用价格低廉、不受有机物影响的药物，如含氯石灰或酚类等；环境消毒可使用便于喷洒或熏蒸的药物，如过氧乙酸、甲醛或酚类等。

第四十二章　抗寄生虫病药

第一节　抗疟药

抗疟药（antimalarial drugs）是用于防治疟疾的药物，疟疾是疟原虫感染所引起的疾病。疟原虫是单细胞、寄生性的原生动物，引起疟疾的原虫主要有四种：间日疟、恶性疟、三日疟和卵形疟。间日疟与三日疟合称良性疟。疟原虫的宿主主要是蚊虫与人类，可由雌性按蚊传播并感染人而致病。

一、疟原虫的生活史和抗疟药的作用环节

疟原虫生活史可分为雌性按蚊体内的有性生殖阶段和人体内的无性生殖阶段，见图42-1。

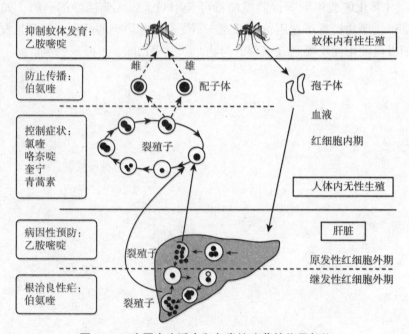

图 42-1　疟原虫生活史和各类抗疟药的作用部位

1. 人体内的无性生殖阶段

（1）原发性红细胞外期　受感染的按蚊叮咬人时，将其唾液中的孢子体输入人体，随血流侵入肝细胞中开始裂体增殖。经过 10～14 日，生成大量裂殖子。此期发生在进入红细胞之前，并无临床症状，是疟疾的潜伏期。乙胺嘧啶可杀死裂殖子，起病因预防作用。

（2）继发性红细胞外期　部分孢子体侵入肝细胞后发育缓慢或暂不发育而进入休眠状态，成为休眠体。休眠体可再被激活而进行增殖分裂，这是疟疾复发的根源。恶性疟原虫和三日疟原虫无此期，应用氯喹、奎宁等治疗后不复发；间日疟原虫及卵形疟原虫有此期，故常复发，伯氨喹等对此期有效，常与氯喹联合，可以根治间日疟。

（3）红细胞内期　红细胞外期时在肝细胞内生成的大量裂殖子破坏肝细胞而进入血液，侵入红细胞，发育成为裂殖体，并破坏红细胞，释放出大量裂殖子及代谢产物，加上红细胞被破坏后产生的大量变性蛋白等，刺激机体而引起寒战、高热等症状。从红细胞内逸出的裂殖子又再次进入其他红细胞进行发育。周而复始进行，每完成一个无性生殖周期，即引起一次症状发作。不同种的疟原虫完成无性生殖周期所需时间不同：恶性疟 36～48 小时，间日疟约 48 小时，三日疟约 72 小时。对此期有杀灭作用的药物有氯喹、奎宁、青蒿素等，有控制症状发作和症状抑制性预防作用。

2. 雌性按蚊体内的有性生殖阶段　红细胞内期疟原虫既不断进行裂体增殖，同时也产生雌、雄配子。按蚊在叮咬疟疾患者而吸患者血液时，雌、雄配子体随血液进入其体内，二者结合成合子并发育产生孢子体，移行至按蚊唾液腺，成为感染人的直接传染源。能抑制雌、雄配子体在蚊体内发育的药物如乙胺嘧啶，可控制疟疾传播与流行。

二、常用抗疟药及分类

（一）主要用于控制症状发作的抗疟药

氯　喹

氯喹（chlorquine）为人工合成的 4- 氨基喹啉类衍生物。

【体内过程】口服吸收快而完全，抗酸药可干扰其吸收。血药浓度达峰时间为 3～5 小时，$t_{1/2}$ 数日至数周。血浆蛋白结合率为 55%。可广泛分布于全身组织，在肝、脾、肾、肺组织中的浓度常达血浆浓度的 200～700 倍，红细胞内的浓度比血浆浓度高约 10～20 倍，而在被疟原虫入侵的红细胞中的浓度又比正常红细胞中高出 25 倍。因分布容积非常大，在治疗急性发作时必须给予负荷量才能达到有效杀灭裂殖体的血药浓度。50% 的药物在肝脏代谢，原型药及其代谢产物主要从尿中排出，酸化尿液可促进其排泄。

【药理作用与应用】

1. 抗疟作用　对间日疟和三日疟原虫，以及敏感的恶性疟原虫的红细胞内期的裂殖体有杀灭作用。能迅速治愈恶性疟；有效地控制间日疟的症状发作，也可用于症状抑制性预防。其特点是疗效高、起效快、作用持久。多数病例在用药后 24～48 小时内症状消退，48～72 小时内血中疟原虫消失。

氯喹抗疟作用机制复杂。应用后可插入疟原虫裂殖体 DNA 双螺旋链之间，形成

DNA–氯喹复合物，影响疟原虫 DNA 复制和 RNA 转录，并使 RNA 断裂，从而抑制疟原虫的分裂繁殖。此外，由于氯喹为弱碱性药物，大量进入疟原虫体内必将使其细胞液的 pH 增大，形成对蛋白质分解酶不利的环境，使疟原虫分解和利用血红蛋白的能力降低，导致必需氨基酸缺乏而抑制疟原虫的繁殖。疟原虫对氯喹易产生耐药性，可能与疟原虫从体内排出药物增多和代谢加速有关。

2. 抗肠道外阿米巴病作用　口服后在肝组织内分布的浓度高于血浆浓度数百倍，因此对阿米巴肝脓肿有效；肠壁的分布量很少，对肠道阿米巴病无效。

3. 免疫抑制作用　偶用于类风湿性关节炎、红斑狼疮等。

【不良反应】氯喹用于治疗疾病时，一般能良好耐受，仅有轻度头晕、头痛、胃肠不适和皮疹等，停药后迅速消失。大剂量长期使用可引起视力障碍，包括角膜与视网膜损害。少见不良反应包括使 6–磷酸脱氢酶缺乏患者产生溶血、精神症状。大剂量或快速静脉给药时，可致低血压、心功能抑制、心电图异常及心跳骤停等。

奎　宁

奎宁（quinine）是从金鸡纳树皮中提得的一种生物碱，为奎尼丁的左旋体。

【药理作用与应用】本药对各种疟原虫的红细胞内期裂殖子有杀灭作用，能控制临床症状，但疗效不及氯喹且毒性较大。主要用于对氯喹或多种药物耐药的恶性疟，尤其是脑型疟。奎宁还有减弱心肌收缩力、减慢传导、延长不应期，兴奋子宫平滑肌、抑制中枢神经系统和微弱的解热镇痛作用。

【不良反应】

1. 金鸡纳反应　奎宁以及其他从金鸡纳树皮中提取的生物碱类，治疗剂量时可引起一系列反应，称为金鸡纳反应。表现为恶心、呕吐、耳鸣、头痛、听力和视力减退等，甚至发生暂时性耳聋。多见于重复给药时。

2. 心血管反应　奎宁有降低心肌收缩力、减慢传导和延长心肌不应期作用。静脉滴注速度过快时可致血压下降和致死性心律失常。

3. 特异质反应　少数恶性疟患者即使应用很小剂量也能引起急性溶血，出现寒战、高热、背痛、血红蛋白尿和急性肾功能衰竭，甚至死亡。

4. 其他　口服味苦，刺激性强，易引起恶心呕吐；有微弱的解热镇痛作用，可引起头晕、精神不振等；能刺激胰岛 B 细胞分泌胰岛素，可引起高胰岛素血症和低血糖；对妊娠子宫有兴奋作用。

甲氟喹（mefloquine）是由奎宁经结构改造而成的 4–喹啉–甲醇衍生物，是杀灭红细胞内期疟原虫滋养体的药物，主要用于对氯喹或多种药物耐药的恶性疟。

青蒿素

青蒿素（artemisinin, qinhaosu）是从黄花蒿及其变种大头黄花蒿中提取的一种倍半萜内酯类过氧化物。由于对耐氯喹虫株感染有效而受到国内外广泛重视。

【药理作用与应用】青蒿素对红细胞内期滋养体有杀灭作用，对红细胞外期无效。

用于治疗间日疟和恶性疟。与氯喹只有低度交叉耐药性，用于耐氯喹虫株感染仍有良好疗效。可透过血脑屏障，对脑型疟疾有良好抢救效果。其最大缺点是用量和疗程不足时复发率高，口服给药时近期复发率高达 30% 以上，这可能与其在体内代谢快、产物无抗疟活性有关。与伯氨喹合用可使复发率降至 10%。青蒿素也可诱发耐药性，但较氯喹为慢。与周效磺胺或乙胺嘧啶合用，可延缓耐药性的发生。

【不良反应】不良反应少见，少数出现恶心、呕吐、腹泻等反应。青蒿素与其他抗疟药之间存在相互作用：与奎宁合用抗疟作用增加；与甲氟喹合用有协同作用；与氯喹或乙胺嘧啶合用则表现为拮抗。动物实验发现有胚胎毒性，孕妇慎用。

蒿甲醚

蒿甲醚（artemether）为青蒿素的衍生物。其溶解度较大，可制成油针剂注射给药。抗疟活性强于青蒿素，近期复发率较青蒿素低（8%），与伯氨喹合用可进一步降低复发率。与青蒿素相比，不良反应少且较轻，偶见四肢麻木感和心动过速。有胚胎毒性，孕妇慎用。

（二）主要用于控制复发和传播的药物

伯氨喹

伯氨喹（primaquine）为人工合成的 8- 氨基喹啉类衍生物，口服吸收快而完全，1~2 小时内血药浓度达到高峰，体内代谢排泄迅速。

【药理作用与应用】对间日疟红细胞外期孢子体有较强的杀灭作用，是防治间日疟复发的主要药物。对红细胞内期无效，不能控制疟疾症状的发作，通常需要与其他红细胞内期抗疟药合用。疟原虫对此药很少产生耐药性。

【不良反应】毒性较大是此药的一大缺点，但目前尚无适当药物可以取代。治疗量即可引起头晕、恶心、呕吐、紫绀、腹痛等。少数特异质患者如性染色体遗传缺陷导致的体内先天缺乏葡萄糖 -6- 磷酸脱氢酶（G-6-PD）者，使用本药后可出现急性溶血性贫血和高铁血红蛋白症，表现为发绀、胸闷及缺氧等。

（三）主要用于病因性预防的抗疟药

乙胺嘧啶

乙胺嘧啶（pyrimethamine，息疟定）为人工合成的非喹啉类药物。

【药理作用与应用】疟原虫不能利用环境中的叶酸和四氢叶酸，必须依靠自身合成叶酸，然后经二氢叶酸合成酶作用转变为二氢叶酸，再经二氢叶酸还原酶作用转变为四氢叶酸，四氢叶酸再用于合成核酸。乙胺嘧啶为二氢叶酸还原酶抑制药，可阻止二氢叶酸变为四氢叶酸，进而阻止核酸生成，最终抑制疟原虫的繁殖。

乙胺嘧啶对各种疟原虫的原发性红细胞外期的裂殖子有较强杀灭作用。用作病因性预防，作用持久，服药 1 次可维持 1 周以上。对红细胞内期未成熟的裂殖体也有抑制作用，对已经成熟的裂殖体则无效。不能直接杀灭配子体，但蚊虫吸入含本药的人血后，可阻止其体内配子体的有性发育，起到控制传播的作用。

【不良反应】治疗量毒性小。长期大量服用可因二氢叶酸还原酶受抑制而引起巨幼红细胞性贫血以及白细胞减少；偶可引起皮疹；动物实验可有致畸作用，孕妇禁用。

磺胺类和砜类

磺胺类和砜类与对氨基苯甲酸竞争二氢叶酸合成酶，从而抑制疟原虫二氢叶酸的合成。单用时效果较差，仅抑制红细胞内期疟原虫，主要用于耐氯喹的恶性疟。对红细胞外期无效。与乙胺嘧啶或甲氧苄啶等二氢叶酸还原酶抑制剂合用，可增强疗效。

三、用药护理

1. 氯喹　①用药前应询问患者病史及家族病史，防止 6- 磷酸脱氢酶缺乏患者应用本药产生溶血。②静脉给药时宜慢速，否则可致心血管反应，同时剂量不宜过大，大于 5g 可致死。③若过量中毒，酸化尿液可促进其排泄。④饭后服药可减少胃肠刺激。⑤对于用药后的轻度头晕、头痛和皮疹等不必处理，停药后迅速消失。⑥大剂量应用期间应定期进行眼科检查，避免引起视力障碍。⑦有致畸作用，孕妇禁用。

2. 奎宁　①口服味苦，刺激性强，易引起恶心呕吐。②血浆浓度超过 30～60μmol/L 时可引起金鸡纳反应，一般不需处理，停药后可恢复。禁止给药量过大或重复给药。③用药量不宜过大，且静滴时宜慢速，防止因此导致低血压、心律失常、严重的中枢神经系统紊乱，甚至昏迷，同时密切观察患者心率和血压的变化。④恶性疟患者慎用，防止出现急性溶血。因对妊娠子宫具兴奋作用，孕妇禁用，月经期慎用。

3. 伯氨喹　①用药前要询问患者病史，G-6-PD 缺乏者、有蚕豆病及其家族史者禁用，防止发生急性溶血，用药后要密切观察患者尿量与颜色。②对治疗量引起的头晕、恶心、呕吐、紫绀、腹痛等，无需处理，停药后可消失。③给药剂量不宜过大，达到 60～240mg/d 可致高铁血红蛋白血症。

第二节　抗阿米巴病药及抗滴虫病药

一、抗阿米巴病药

阿米巴病是溶组织内阿米巴原虫感染人体导致的传染性疾病，包括肠内阿米巴痢疾、肠外阿米巴病。致病阿米巴有二型：能运动的滋养体和不能运动的包囊，前者是致病因子，后者是传播的根源。当阿米巴包囊被人吞入后，在肠腔内脱囊而生成小滋养体，在结肠内与肠道菌群共生。小滋养体不引起症状，当机体抵抗力低下时，小滋养体在一定条件下侵入肠壁，破坏结肠黏膜而形成大滋养体；当机体抵抗力较强时，小滋养体在肠内能形成包囊，随粪便排出体外，成为感染源。大滋养体为致病型，一般寄生于大肠内，损伤肠黏膜，产生急性或慢性痢疾样症状，称为肠内阿米巴病（阿米巴痢疾）；

若侵入到肝、肺、脑等组织则引起肠外阿米巴病，以阿米巴肝脓肿为多见。

抗阿米巴药物主要作用于滋养体，对包囊很少有直接作用。但因清除了肠内的滋养体，新的包囊不会形成，从而达到了根治阿米巴病与防止阿米巴原虫传播的目的。临床治疗常使用两种以上药物交替服用以达到根治的目的。抗阿米巴病药物根据在体内分布及对原虫作用方式的不同可以分为三类。

（一）主要作用于肠内外阿米巴病药

甲硝唑

【体内过程】甲硝唑（metronidazole，灭滴灵）为人工合成的硝基咪唑衍生物。口服吸收迅速而完全，生物利用度高，约 95% 以上，血浆蛋白结合率为 20%。可均匀分布于体内各组织和体液，也可透过胎盘屏障和血脑屏障，脑脊液中药物可达有效浓度。$t_{1/2}$ 约 8 小时。主要在肝脏代谢，大部分以原型经肾排泄，使尿液呈棕红色，还有少量从唾液、乳汁、精液及阴道分泌物排出。

【药理作用】

1. 抗阿米巴作用　甲硝唑可抑制阿米巴原虫的氧化还原反应，使原虫氮链发生断裂。对肠内、肠外阿米巴大滋养体有较强的直接杀灭作用。经实验证明，1 ~ 2μg/mL 的甲硝唑经 6 ~ 12 小时，可使阿米巴滋养体的形态明显改变，24 小时内即全部死亡。对肠道阿米巴小滋养体和包囊体无作用。

2. 抗滴虫作用　甲硝唑有较强的直接杀灭阴道滴虫作用，其机制未明。口服后可分布于阴道分泌物、精液和尿中，故对男女生殖道滴虫感染均有良好疗效。对阴道滴虫感染治愈率达 90%。

3. 抗厌氧菌作用　甲硝唑对多种厌氧菌包括革兰阳性和阴性球菌和杆菌均有较强的抗菌作用，尤以对脆弱杆菌的杀菌作用受到重视。至今未发现耐药菌株。长期应用不诱发二重感染。

4. 抗贾鞭地鞭毛虫作用　甲硝唑是目前治疗贾地鞭毛虫病最有效的药物，治愈率在 90% 以上。

【临床应用】用于急性和慢性阿米巴痢疾及带菌者，为首选药；用于肠外阿米巴病（如阿米巴肝脓肿、胸膜阿米巴病等）；口服或外用治疗阴道滴虫病；静脉滴注用于各种敏感的厌氧菌感染，如腹腔脓肿、产后盆腔感染和口腔急性感染等可有较好的疗效。也可与抗菌药联合用于防治妇产科、外科胃肠手术的厌氧菌感染。

【不良反应】一般较少而轻。消化道反应最为常见，表现为恶心、口腔金属味，偶见呕吐、腹泻、腹痛、头痛、眩晕、肢体麻木。少数患者可出现白细胞暂时性减少。极少数人可出现脑病、共济失调和惊厥。干扰乙醛代谢。长期大量用药有致癌、致突变作用。

替硝唑

替硝唑（tinidazole，砜硝唑）也是咪唑类衍生物，毒性略低，与甲硝唑相比，其 $t_{1/2}$ 较长，为 12 ~ 24 小时，口服 1 次，有效血药浓度可维持 72 小时。对阿米巴痢疾和肠外阿米巴病的疗效与甲硝唑相当，可作为治疗阿米巴肝脓肿的首选药。亦可用于阴道滴虫病和厌氧菌感染。

同类药物还有奥硝唑（ornidazole）。

依米丁

依米丁（emetine，吐根碱）是从茜草科吐根属植物中提取得到的一种异喹啉生物碱。因口服可引起强烈的恶心、呕吐，故只能采用深部皮下或肌内注射。吸收良好，肝内的药物浓度高，所以治疗阿米巴肝脓肿疗效最好。其衍生物去氢依米丁（dehydroemetine）作用强，毒性略低。

本品可抑制肽链延长，使蛋白质合成受阻，干扰滋养体的分裂和繁殖，对阿米巴滋养体有直接杀灭作用。可杀灭黏膜下层的滋养体，对急性阿米巴痢疾作用快，可控制症状，用于治疗阿米巴肝脓肿和急性阿米巴痢疾。因毒性大，仅限于甲硝唑治疗无效或禁用者。

常见的不良反应有心脏毒性，表现为心前区疼痛、心律失常，甚至心力衰竭等；还有骨骼肌毒性，可出现肌无力、肌疼、肌震颤等症状，停药后持续数周才可恢复；还可有胃肠道反应。由于毒性大，易蓄积，已逐渐被甲硝唑、氯喹等所取代。

（二）主要作用于肠腔内阿米巴病药

本类药物主要用于治疗肠腔内阿米巴病，尤其是轻型痢疾及无症状带虫者，而对组织内阿米巴病无效。

喹碘方

喹碘方（iodquinoline，chiniofon，yatren，药特灵）口服吸收少，在肠腔内可达到很高浓度，并在此释放出碘，抑制阿米巴体内酶活性，抑制肠内共生菌，阻碍阿米巴滋养体生长繁殖，有直接杀灭阿米巴作用，亦可消灭肠内包囊，曾广泛用作抗肠腔内阿米巴药，用于轻症阿米巴病、无症状的阿米巴包囊携带者，或与甲硝唑合用于急性阿米巴痢疾。对肠外阿米巴病无效。治疗量副作用少，主要是恶心、腹泻。大剂量可以起肝功能减退等。长期使用引起亚急性脊髓-视神经病，可致视神经萎缩和失明。禁用于严重肝肾疾病及碘过敏者。许多国家已经禁止或限制使用。

卤化喹啉类除喹碘方外，还包括氯碘羟喹（iodochlorohy-droxyquinnoline，vioform，消虫痢）、双碘喹啉（diiodohydroxyquinoline，diodoquinotine）等。

二氯尼特

二氯尼特（diloxanide）口服吸收迅速，1小时血药浓度达高峰，分布全身。可直接杀灭阿米巴滋养体，可用于治疗慢性阿米巴痢疾，单用对急性阿米巴痢疾疗效较差；对无症状的排包囊者有效，使用甲硝唑控制症状后再用本品可有效清除肠腔内包囊，防止复发；对肠外阿米巴病无效。不良反应轻微，偶见呕吐和皮疹等；大剂量可致流产。

溶组织内阿米巴的生存和繁殖必须依靠肠道内大肠埃希菌等细菌菌体及其代谢物为营养来源而共生存在。由于红霉素、土霉素、新霉素和巴龙霉素口服吸收差，肠腔浓度高，停留时间长，能抑制肠道共生菌丛的代谢，间接发挥抗阿米巴作用，也可用于治疗急性阿米巴痢疾。其中以巴龙霉素效果好，还能直接杀灭阿米巴滋养体。

（三）主要作用于肠腔外阿米巴病药

氯 喹

氯喹（chloroquine）主要用于抗疟，对阿米巴滋养体亦有杀灭作用。口服几乎完全自小肠吸收，在肝、肾、脾、肺内的浓度较血浆内高数百倍，而肠壁组织内分布量较少，故对阿米巴痢疾无效。本品适用于肠腔外阿米巴病，如阿米巴肝脓肿、肺脓肿，常用于甲硝唑无效或禁忌使用的患者。为防止复发，应同时服用抗肠道阿米巴病药。

二、抗滴虫病药

滴虫病主要指阴道滴虫病，是妇科常见病，为阴道毛滴虫感染阴道所致。滴虫也可以引起男性尿道炎、前列腺炎等，但少见。目前认为口服甲硝唑是治疗滴虫病最有效的治疗方法，并且简便、经济、安全。常用药物有甲硝唑、乙酰胂胺。也可口服其他同类药物如替硝唑、尼莫唑（nifuratel）、奥硝唑等。

甲硝唑对阴道毛滴虫有很强的杀灭作用。治疗量不影响阴道正常菌群的生长。口服一个疗程90%的患者可治愈，失败者间隔5~6周，再进行第2个疗程，约90%仍有效，为治疗阴道滴虫病的首选药。

替硝唑抗阴道滴虫等原虫作用强于甲硝唑，而且疗程短，口服易吸收，$t_{1/2}$长。

乙酰胂胺

乙酰胂胺（acetarsol）为五价胂，毒性较大。外用即可杀灭阴道毛滴虫。以其片剂置于阴道穹窿部有直接作用。此药有轻微局部刺激作用，可使阴道分泌物增多。

知识链接

滴 虫

滴虫是一种极小而有鞭毛的原虫生物，肉眼无法看到，必须在显微镜下观察，一般都是经由性行为接触而感染。阴道滴虫病是由滴虫（白带虫）引起的一种性病，好发于35~50岁的女性。症状多见于阴道产生黄绿色泡沫状或米糠状有恶臭的分泌物，严重会导致阴道黏膜肿胀、充血，奇痒无比。

三、用药护理

甲硝唑：①甲硝唑主要经肝脏代谢，其代谢产物可使尿液呈红棕色，应在用药前告诉患者，以免精神紧张。②用药过程若发现四肢麻木和感觉异常需立即停药，中枢神经系统疾病患者禁用。③乙醇在体内可被氧化为有害的乙醛，乙醛作为底物在乙醛脱氢酶的催化下进一步转变为无害的乙酸。甲硝唑抑制乙醛脱氢酶活性谢，服药期间饮酒可出现急性乙醛中毒，故服药期间应忌酒和含乙醇饮料，以防中毒。④本品与华法林等抗凝药合用，能增强后者的作用；与土霉素合用可干扰甲硝唑清除阴道滴虫的作用；与糖皮质激素合用，可加速甲硝唑从体内排泄的速度。故与这些药物合用时应适当调整剂量。⑤治疗阴道毛滴虫，应夫妇同时治疗，以保证疗效。⑥血液病患者及早期妊娠、哺乳期妇女禁用。

第三节　抗肠道蠕虫病药

寄生在肠道的蠕虫分为三大类：①肠道线虫类，如蛔虫、钩虫、蛲虫、鞭虫及粪类圆线虫等；②肠道绦虫类，如猪肉绦虫、牛肉绦虫、短膜壳绦虫及阔节裂头绦虫等；③肠道吸虫类，如姜片虫、肝吸虫等。在我国，肠蠕虫病以肠道线虫感染最为普遍。

抗肠道蠕虫病药（intestinal anthelmintics）是驱除或杀灭肠道蠕虫的药物，可根除或减少肠蠕虫的数目。不同蠕虫对不同药物的敏感性不同，因此，必须针对不同的蠕虫感染正确选药。近年来，高效、低毒、广谱抗肠蠕虫病药不断问世，使多数肠蠕虫病得到有效治疗和控制。常用的抗肠道蠕虫病药可分为抗线虫病药和抗绦虫病药。

一、抗线虫病药

（一）线虫生活史

线虫的基本发育过程分为虫卵、幼虫和成虫三个阶段。

某些线虫的虫卵在适宜条件下能在外界环境中发育成熟，并孵化出幼虫。幼虫进一步发育为感染期蚴后才能感染人体，如钩虫；有些虫种的虫卵在外界只能发育至感染期卵，当其进入人体内后，在肠道特殊环境条件刺激下，才能孵化出幼虫，如蛔虫；一些直接产幼虫的虫种，其幼虫需在中间宿主体内发育为感染期蚴后，通过中间宿主再感染人体，如丝虫。

线虫的幼虫在发育中最显著的特征是蜕皮。幼虫发育到一定阶段就蜕皮一次，蜕去原来的角质膜而形成新的角质膜，蜕化后的幼虫大于原来的幼虫。每蜕化一次，线虫就增加一个龄期。线虫的幼虫一般有4个龄期，经过最后一次的蜕化形成成虫。

（二）常用药物

左旋咪唑、噻嘧啶、甲苯咪唑等为广谱驱线虫药，对蛔虫、蛲虫和钩虫均有良好的驱虫作用；哌嗪为主要抗蛔虫药。

甲苯咪唑

【体内过程】甲苯咪唑（mebendazole）口服吸收少，服药后2~5小时血药浓度达峰值。主要在肝脏代谢，$t_{1/2}$ 为 2.5 ~ 5.5 小时。90% 以上以原型或 2- 氨基代谢物的形式从粪便排出，所以在肠腔内浓度很高，有利于驱除肠道蠕虫，但不利于杀灭组织中的寄生虫。

【药理作用与应用】甲苯咪唑为苯并咪唑类衍生物，是广谱、高效的抗肠蠕虫病药，对蛔虫、蛲虫、鞭虫、钩虫、绦虫的成虫和幼虫均有杀灭作用。用于治疗蛔虫、蛲虫、鞭虫、钩虫、绦虫等肠蠕虫的感染及混合感染，有效率 90% 以上。因对蛔虫卵、钩虫卵和鞭虫卵有杀灭作用，所以可有效地控制其传播。

作用机制：能选择性地使线虫被膜细胞和肠细胞胞质中的微管变性，造成物质转运受阻、高尔基体内分泌颗粒积聚，使胞浆内细胞器溶解；抑制虫体对葡萄糖的摄取和利用，导致虫体内贮藏的糖原耗竭；抑制虫体线粒体延胡索酸还原酶系统，减少三磷酸腺苷（adenosine triphosphate，ATP）生成，抑制虫体的生存及繁殖，最终使虫体死亡。

【不良反应】不良反应较少，少数患者可见胃肠道反应，表现为腹泻、腹痛等；大剂量时偶见过敏反应、脱发、粒细胞减少等。其有明显的胚胎毒性和致畸作用，孕妇忌用。2 岁以下儿童和对该药过敏者不宜使用。

阿苯达唑

【体内过程】阿苯达唑（albendazole，丙硫咪唑、肠虫清）不溶于水，故在肠道内吸收缓慢。与血浆蛋白的结合率达 70%，2.5 ~ 3 小时后血药浓度达峰值，$t_{1/2}$ 为 8 ~ 9 小时。该药可迅速经肝脏代谢成阿苯达唑亚砜，后者有很强的驱虫活性。主要分布于肝、肾、肌肉，也可透过血脑屏障，还可进入棘球蚴的包囊。代谢产物约在 24 小时内主要随尿排出，未被吸收的原药和部分代谢产物随粪便排出，在体内无蓄积作用。

【药理作用】阿苯达唑为甲苯咪唑的同类物，是高效、低毒的广谱驱虫药。其驱虫谱与甲苯咪唑基本相同，但在治疗小儿钩虫感染、粪类圆线虫病、猪肉绦虫幼虫引起的脑型囊虫病、棘球蚴病（包虫病）等方面优于甲苯咪唑。阿苯达唑口服后血药浓度比口服甲苯咪唑高出 100 倍，肝、肺等组织中均能达到相当高的浓度，并能进入棘球蚴囊内，因此，其对肠道外寄生虫病，如旋毛虫病以及华支睾吸虫病、肝片吸虫病、卫氏并殖吸虫病、各型囊虫病等也有较好的疗效。

【临床应用】

1. 肠道线虫病　用于治疗蛔虫、蛲虫、钩虫、鞭虫感染及其混合感染。

2. 绦虫病及囊尾蚴病　用于治疗牛带绦虫病、猪带绦虫病、短膜壳绦虫病以及棘球蚴病、猪囊尾蚴病。

3. 其他　对华支睾吸虫病、旋毛虫病、卫氏并殖吸虫病和梨形鞭毛虫病也有效。

【不良反应】

1. 一般反应　每日 400mg 时，20% ~ 30% 的患者可出现头晕、嗜睡、乏力、食欲不振、恶心、腹痛、腹泻等；少数患者可出现可逆性血胆红素和血清氨基转移酶升高。

2. 特殊反应　治疗囊尾蚴病和包虫病时由于猪囊尾蚴解体后释放出异体蛋白，可见头痛、发热、皮疹、肌肉酸痛。治疗旋毛虫病时也可引起发热、肌痛和水肿加重等反应。

哌 嗪

哌嗪（piperazine）为常用驱蛔虫药，临床常用其枸橼酸盐，称驱蛔灵。对蛔虫、蛲虫具有较强的驱除作用。其驱虫的作用机制主要是通过阻断虫体肌肉的胆碱受体，阻断神经冲动传导，使肌肉弛缓性麻痹，虫体不能附着于宿主肠壁而随粪便排出体外；另外，还可抑制琥珀酸的合成，干扰虫体糖代谢，使肌肉收缩的能量供应受阻。本药对虫体无刺激性，可减少虫体因刺激引发的游走移行，主要用于驱除肠道蛔虫，治疗蛔虫所致的不完全性肠梗阻和早期胆道蛔虫。

本药不良反应轻，偶见恶心、呕吐、腹部不适、腹泻、荨麻疹。每日剂量超过 6g，则可出现嗜睡、眩晕、眼球震颤、共济失调等神经系统症状。

左旋咪唑

左旋咪唑（levamisole，驱钩蛔）为咪唑的左旋异构体。对多种线虫有杀灭作用，其中对蛔虫的作用较强。其作用机制为抑制虫体琥珀酸脱氢酶的活性，阻止延胡索酸还原为琥珀酸，影响虫体的无氧代谢，减少能量生成，导致虫体肌肉麻痹，失去附着能力而排出体外。用于治疗蛔虫、钩虫、蛲虫感染，对丝虫病和囊虫病也有一定疗效。此外，本药能增强免疫能力。

治疗剂量偶见恶心、呕吐、腹痛、头晕等。大剂量或多次用药时，个别可出现粒细胞减少、肝功能减退等。妊娠早期、肝肾功能不全者禁用。

噻嘧啶

噻嘧啶（pyrantel）为人工合成四氢嘧啶衍生物，为广谱抗肠蠕虫药。噻嘧啶通过抑制虫体胆碱酯酶，使神经肌肉接头处乙酰胆碱堆积，神经肌肉兴奋性增强，肌张力增高，致使虫体痉挛性麻痹，不能附着人体肠壁而随粪便排出体外。对钩虫、绦虫、蛲虫、蛔虫等均有抑制作用，主要用于用于蛔虫、钩虫、蛲虫单独或混合感染。

不良反应轻，偶见发热、头痛、皮疹和腹痛、腹泻等。少数患者出现血清氨基转移酶升高，肝功能不全者禁用。孕妇及 2 岁以下儿童禁用。与哌嗪有拮抗作用，不宜合用。

恩波吡维胺

恩波吡维胺（pyrvinium embonate）为青铵染料，口服后不易吸收，在肠道有较高浓度，对蛲虫有强大的驱除和杀灭作用，主要用于治疗蛲虫病。抗虫作用机制为选择性干扰虫体呼吸酶系统，抑制虫体需氧代谢，同时抑制虫体运糖酶系统，阻止虫体对外源性葡萄糖的利用，从而减少能量生成，导致虫体衰弱和死亡。不良反应少，少数患者可出现恶心、呕吐、腹痛、腹泻等症状。服药后粪便呈红色，需事先告知患者。

二、抗绦虫病药

（一）绦虫生活史

绦虫的成虫寄生于脊椎动物的消化道中，虫卵自子宫孔或随孕节脱落而排出。以后的发育假叶目绦虫和圆叶目绦虫之间有很大不同。

假叶目绦虫生活史中需要两个中间宿主。虫卵排出后必须进入水中才能继续发育，孵出的幼虫亦具有 3 对小钩，但体外被有一层纤毛，能在水中游动，称为钩球蚴。第一中间宿主是剑水蚤，钩球蚴在其体内发育成中绦期幼虫原尾蚴，原尾蚴已初具绦虫雏形；在进入第二中间宿主鱼或其他脊椎动物如蛙体内后，原尾蚴继续发育为裂头蚴，裂头蚴已具成虫外形，白色、带状，但不分节，仅具不规则的横皱褶，前端略凹入，伸缩活动能力很强。裂头蚴必须进入终宿主肠道后才能发育为成虫。

圆叶目绦虫生活史只需一个中间宿主，个别种类甚至可以无需中间宿主。虫卵在子宫中已发育成为一个六钩蚴。由于这一目绦虫无子宫孔，虫卵须待孕节自链体脱落排出体外后，借助孕节的活动挤压或破裂才能散出。待虫卵被中间宿主吞食后，其中的六钩蚴才能孵出，然后钻入宿主肠壁，随血流到达组织内，发育成各种中绦期幼虫。中绦期幼虫被终宿主吞食后，在肠道内受胆汁的激活才能脱囊或翻出头节，逐渐发育为成虫。成虫在终宿主体内存活的时间随种类而不同，有的仅能活几日到几周，而有的可长达几十年。

（二）常用药物

氯硝柳胺

氯硝柳胺（niclosamide，灭绦灵）为水杨酰胺类衍生物。对多种绦虫成虫有杀灭作用，对牛肉绦虫、猪肉绦虫、鱼绦虫、阔节裂头绦虫、短膜壳绦虫感染均有效，可抑制虫体细胞内线粒体氧化磷酸化过程，使 ATP 生成减少，妨碍虫体生长发育，但对虫卵无效。对钉螺和日本血吸虫尾蚴有杀灭作用，可防止血吸虫传播。不良反应少，有轻微头晕、胸闷、腹痛、瘙痒及发热等。

吡喹酮

吡喹酮（praziquantel）为广谱抗吸虫药和驱绦虫药，不仅对多种吸虫有强大的杀灭作用，对绦虫感染和囊虫病也有良好效果。本药是治疗各种绦虫病的首选药，治愈率可达 90% 以上。治疗囊虫病作用参见下节。

三、用药护理

1. 阿苯达唑　①治疗囊虫病和棘球蚴病时所用阿苯达唑剂量较大，疗程较长，但多能耐受，出现的头晕、嗜睡、恶心、腹泻等多在数小时内自行缓解，不必停药；出现的血胆红素和血清氨基转移酶升高一般为可逆性，停药后可恢复正常，但严重肝功能不全者慎用。②治疗脑型囊虫病时若引起癫痫发作、视力障碍、颅内压升高、脑水肿、脑疝及治疗猪囊尾蚴病和棘球蚴病引起严重头痛、发热、皮疹、肌肉酸痛等，均需对症处理。③孕妇、哺乳期妇女及 2 岁以下小儿禁用，有癫痫史者慎用。

2.氯硝柳胺 本药对节片中的虫卵无作用，随绦虫节片的消化，虫卵可释放至肠腔，因而有致囊虫病的危险，故用于治疗猪肉绦虫时，应在服药前加服镇吐药，服药后 2 小时，服硫酸镁导泻，以防感染囊虫病。

第四节 抗其他寄生虫病药

一、抗血吸虫病药

吸虫病是一类严重危害人类健康的寄生虫病，由寄生于人体的血吸虫引起。我国流行的血吸虫病由日本血吸虫所致，疫区主要分布在长江流域及其以南 12 个省、自治区和直辖市。当人、畜接触含有血吸虫尾蚴的疫水后，尾蚴可从皮肤迅速进入体内而致其感染。

药物治疗是消灭血吸虫病的重要措施之一。抗血吸虫病药能杀灭血吸虫，使患者恢复健康，同时通过杀灭血吸虫成虫，杜绝虫卵的产生，可消除传染源。长期以来，酒石酸锑钾是治疗血吸虫病的有效药物，但因其毒性大、疗程长、必须静脉给药等缺点已不再使用。目前用于临床的吡喹酮是一种新型的广谱抗寄生虫药，具有高效、低毒、疗程短、服用方便等优点，是目前治疗日本血吸虫病的首选药物。

（一）血吸虫生活史

血吸虫的生活史包括成虫、卵、毛蚴、胞蚴、尾蚴及童虫 6 个阶段。

血吸虫成虫寄生于人或哺乳动物的肠系膜静脉中，虫体移行到肠壁的小血管中产卵。大部分虫卵随血液流入肝脏，另一部分虫卵损害肠壁掉入肠腔随粪便排出体外。

虫卵在水中孵化出毛蚴，毛蚴遇到钉螺便钻入螺体，并在螺体内发育成胞蚴，一个胞蚴又可发育成千上万条尾蚴。成熟的尾蚴从蚴体中逸出，浮游在水面，若遇到人或牛、羊、猪等哺乳类动物，便侵入皮肤脱去尾巴，变成童虫，移行至门静脉系统寄生，在 21 日内为童虫阶段，22 日后发育为成虫，完成一个生长发育周期。

（二）常用药物

吡喹酮

吡喹酮（praziquantel）为人工合成的吡嗪异喹啉衍生物。

【体内过程】口服吸收迅速而完全，2 小时左右血药浓度达高峰。体内分布广泛，以肝、肾浓度最高，其次为肺、胰、肾上腺、脑垂体和唾液腺，几乎不通过胎盘。该药在肝内迅速代谢，$t_{1/2}$ 为 4 ~ 5 小时，代谢产物经肾排出，24 小时内可排出 72%。

【药理作用】本药对血吸虫成虫有迅速而强大的杀灭作用，对幼虫作用较弱，对沉积在肝内的虫卵无影响。对其他血吸虫如华支睾吸虫、姜片吸虫、肺吸虫也有显著杀灭作用，对各种绦虫感染和其幼虫引起的囊虫病、包虫病有不同程度的疗效。

吡喹酮达到有效浓度时，可引起虫体痉挛性麻痹，失去附着于血管壁的能力，易被血流冲入肝脏，即出现肝移，继而被吞噬细胞消灭，这些作用可能与以下机制有关：

1. 使虫体痉挛性麻痹　可选择性增加虫体细胞膜对 Ca^{2+} 的通透性，促使 Ca^{2+} 内流，同时抑制肌浆网对 Ca^{2+} 的摄取，使虫体细胞内 Ca^{2+} 明显增加，从而产生痉挛性麻痹，使虫体不能附着于血管而脱落。

2. 损害虫体皮层　应用吡喹酮后，血吸虫迅速出现皮层广泛损害，使皮层细胞质突起、肿胀，分泌体减少，出现巨大空泡，最终导致虫的皮层结构被空泡所取代。

3. 影响虫的代谢　血吸虫经吡喹酮作用后，虫体的糖原含量明显减少，对葡萄糖的摄入及其掺入虫体的糖原含量也明显减少。

4. 宿主的免疫攻击　血吸虫皮层被破坏后，直接影响虫体吸收和排泄功能，更重要的是虫体体表抗原暴露后，失去了免疫伪装，使血吸虫易受宿主的免疫攻击而死亡。

【临床应用】治疗各种血吸虫病，对寄生于人体的多种血吸虫单一感染或混合感染均有良好疗效，尤其适用于急性、慢性、晚期及伴有并发症的血吸虫病患者，对日本血吸虫病的治愈率可达 98.0% ~ 99.4%。也可用于肝脏华支睾吸虫病、肺吸虫病、姜片虫病以及绦虫病等的治疗。

【不良反应】不良反应轻微且短暂，一般在服药后短期内出现，可自行消失。主要表现有以下几个方面：

1. 神经系统　多见头晕、乏力和头痛；其次是失眠、眩晕、多梦、肌肉颤动和肢体麻木等；个别患者出现发热、荨麻疹、昏厥、癫痫样发作、癔病或精神病发作等，与虫体杀死后释放异体蛋白有关。

2. 消化系统　多见腹痛、腹胀、恶心、呕吐、口干和腹泻等。偶见中毒性肝炎、血清氨基转移酶升高。

3. 心血管系统　5% ~ 9% 的患者可引起心电图变化，主要是 T 波低平、双相，其次是期前收缩和 ST 段压低。

二、抗丝虫病药

（一）丝虫生活史

丝虫病是由丝状线虫所引起的一种流行性寄生虫病，由蚊子传播。在我国流行的丝虫病的病原体是寄生于淋巴系统的班氏丝虫和马来丝虫，流行于我国南方各省。丝虫生长繁殖分为幼虫在中间宿主蚊子体内发育和成虫在终末宿主人体内发育两个阶段。

1. 在蚊子体内的发育　传播丝虫病的蚊子叮咬丝虫病患者后，患者血液中的微丝蚴随血液进入蚊胃内，穿过胃壁，经血液进入蚊虫胸肌并在胸肌内逐渐发育成幼虫，称为感染期幼虫，这一时期幼虫在蚊虫体内只发育并无增殖。

2. 在人体内的发育和增殖 感染期幼虫通过蚊虫叮咬进入终末宿主人体后，寄生于淋巴管和淋巴结内，发育成为成虫，雌、雄异体，二者交配产生微丝蚴。微丝蚴随淋巴经胸导管进入血液循环，可形成新的感染。寄生在淋巴系统的丝虫可引起淋巴结炎、淋巴管炎、丹毒性皮炎、发作性发热等症状。炎症反复发作可发展为慢性阻塞性丝虫病，产生如乳糜尿、橡皮腿样下肢肿胀、阴囊和睾丸鞘膜积液等症状。

（二）常用药物

乙胺嗪

【体内过程】乙胺嗪（diethylcarbamazine，海群生）口服吸收迅速，2 小时左右血药浓度达峰值，$t_{1/2}$ 为 8 小时。药物在体内分布均匀，大部分在体内氧化失活。给药 48 小时后几乎全部以原型药或代谢产物形式由肾脏排泄。反复给药无蓄积现象，酸化尿液可促进其排泄，碱化尿液减慢其排泄。

【药理作用】对班氏丝虫和马来丝虫均有杀灭作用，对马来丝虫的作用优于班氏丝虫；兼有杀微丝蚴和成虫作用，对微丝蚴的作用优于成虫。

对成虫杀灭作用的机制尚不清楚，对微丝蚴的作用机制为：使微丝蚴的肌肉组织发生超极化，失去活动能力，不能停留于宿主外周血液中，几乎全部聚集在肝脏，并在肝窦状隙内被吞噬；改变微丝蚴体表面膜的特性，使之更易遭受宿主防御系统的攻击和破坏。在体外，乙胺嗪对两种丝虫的微丝蚴和成虫并无直接杀灭作用，表明其杀虫作用依赖于宿主防御机制的参与。

【临床应用】是抗丝虫病的首选药物，适用于班氏丝虫、马来丝虫和罗阿丝虫感染，也用于盘尾丝虫病及热带嗜伊红细胞增多症患者。

【不良反应】乙胺嗪本身引起的不良反应较轻微，常见厌食、恶心、呕吐、头痛、乏力等，通常在几日内均可消失。但因成虫和微丝蚴死亡释出大量异体蛋白引起的过敏反应则较明显，表现为皮疹、淋巴结肿大、血管神经性水肿、畏寒、发热、哮喘、肌肉关节酸痛、心率加快以及胃肠功能紊乱等。

伊维菌素

伊维菌素（ivermectin）是来自放线菌的半合成大环内酯类化合物。能促进虫体神经末梢突触前的抑制性递质 γ-氨基丁酸（GABA）的释放，使 GABA 诱导的 Cl^- 内流，增强抑制作用，引起神经细胞或肌肉细胞超极化，从而阻断神经信号的传递，使虫体不能收缩而松弛、麻痹。

【药理作用】伊维菌素是广谱抗寄生虫药，其中对丝虫作用最强。

1. 抗丝虫作用 对班氏丝虫和马来丝虫的微丝蚴有很强的杀灭作用，但对成虫无效。单用口服能杀灭微丝蚴，用药后 12 小时部分患者血中微丝蚴消失，5～12 日全部消失，对微丝蚴的作用较乙胺嗪缓慢而持久。

2. 抗其他肠道线虫 对类圆线虫、蛔虫、鞭虫和蛲虫作用强，对钩虫作用差。

【临床应用】

1. 丝虫病 用药后 5～12 日血中微丝蚴全部消灭。由于该药对成虫无效，治疗 3 个月后，血中又逐渐出现微丝蚴，6 个月后血中微丝蚴密度可恢复到治疗前的 15%～30%，所以应每隔 6 个月给药 1 次，连续用药 4～5 年（成虫寿命）才可彻底治愈。

2. 肠道线虫病 用于治疗类圆线虫病、蛔虫病、鞭虫病和蛲虫病。

知识链接

如何预防丝虫病

预防丝虫病要从多方面进行：①防蚊灭蚊，切断传播途径。②普查普治。及早发现患者和带虫者，及时治愈。普查应以 1 周岁以上的全体居民为对象。③流行病学监测。加强对已达基本消灭丝虫病指标地区的流行病学监测。一方面，既要对原阳性患者进行复查复治，又要对以往未检者进行补查补治；同时加强流动人口管理，发现病人，及时治疗直至转阴。另一方面，加强对血检阳性者的蚊媒监测，发现感染蚊，即以感染蚊者为中心，向周围人群扩大查血和灭蚊范围，以清除疫点，防止再传播。

【不良反应】该药毒性较低。但用于治疗丝虫病时，因微丝蚴死亡释放出大量异体蛋白而引起的过敏反应则较为明显，表现为用药 18～36 小时出现发热、头痛、腹痛、肌痛和咳嗽等，多见于班氏丝虫病，一般持续 24 小时可自行消失。超剂量应用可引起中毒，无特效解毒药。肌内注射会产生严重的局部反应。

三、用药护理

1. 吡喹酮 ①治疗寄生于组织内的蠕虫时，由于虫体死后释放出大量抗原物质，可引起发热、嗜酸性粒细胞增多、皮疹等，偶可引起过敏性休克，故用药期间必注意观察病情变化，必要时采取相应措施。②弥漫性脑囊虫病患者需住院治疗，并给予地塞米松与脱水剂，以防治疗后因颅内压增高、急性脑水肿引起脑疝而导致死亡。③因服药期间易失眠、眩晕，避免驾车或高空作业。④治疗剂量的吡喹酮对心脏是安全的，一般心脏反应不需处理，停药数小时后可自行消失。⑤严重心、肝、肾疾病患者及有精神病史者慎用；哺乳期妇女服药期间及停药后 72 小时内不宜哺乳；孕妇禁用。

2. 乙胺嗪 ①若出现严重的不良反应，可采取对症处理。对个别出现喉头水肿、支气管痉挛者要及时抢救以防窒息，可用肾上腺素治疗，并密切观察；发热、关节肌肉酸痛者给予乙酰水杨酸治疗。②若过量中毒可酸化尿液可促进其排泄。③有活动性肺结核、严重心脏病、肝肾疾病、急性传染病者以及孕妇、哺乳期妇女应暂缓治疗。

小　结

　　抗疟药主要包括控制症状药、控制复发和传播药以及病因性预防药。其中氯喹因起效快、疗效高、使用安全等特点而成为经典的控制症状药，但易产生耐药性；青蒿素是天然药物，毒性低、抗疟作用强，为治疗脑型疟疾和恶性疟疾的首选药，但单独使用易耐药；伯氨喹是防治间日疟复发的主要药物；乙胺嘧啶主要用于病因性预防。由于抗疟药长期广泛的使用，疟原虫对常用药物相继产生耐药性，目前尚无一种对疟原虫生活史各环节均有作用的药物，因此宜联合用药。不同作用机制的药物联合使用，既可增强疗效、又减少耐药性的发生，如氯喹与伯氨喹合用，既控制症状，又防止复发与传播。

　　抗阿米巴病药分为主要作用于肠内外阿米巴病药、主要作用于肠腔内阿米巴病药和主要作用于肠腔外阿米巴病药。其中甲硝唑主要抗肠内、外阿米巴原虫，用于急性和慢性阿米巴痢疾及带菌者，为首选药；也用于肠外阿米巴病；还用于治疗各种敏感厌氧菌感染和滴虫病；主要作用于肠腔内阿米巴病药物有喹碘方、二氯尼特等；主要作用于肠腔外阿米巴病药物有氯喹、替硝唑、乙酰胂胺等。

　　多种抗阿米巴病药对阴道滴虫亦有杀灭作用，其中甲硝唑最为有效，为治疗阴道滴虫病的首选药。乙酰胂胺为外用杀灭阴道滴虫病药物。

　　常用的抗肠道蠕虫病药分为抗肠线虫（蛔虫、钩虫、蛲虫、鞭虫及粪类圆线虫等）药和抗绦虫（猪肉绦虫、牛肉绦虫、短膜壳绦虫及阔节裂头绦虫等）药。

　　抗肠线虫药以哌嗪为主要抗蛔虫药；左旋咪唑、噻嘧啶、甲苯咪唑等为广谱抗线虫药，对蛔虫、蛲虫和钩虫均有良好的驱虫作用。其中甲苯咪唑用于治疗蛔虫、蛲虫、鞭虫、钩虫、绦虫等肠蠕虫的感染及混合感染；阿苯达唑是高效、低毒的广谱驱虫药，在治疗小儿钩虫感染、粪类圆线虫病、猪囊尾蚴病、棘球蚴病等方面优于甲苯咪唑。

　　抗绦虫药有氯硝柳胺、吡喹酮等，其中吡喹酮是治疗各种绦虫病的首选药。

　　抗血吸虫病药主要是吡喹酮。吡喹酮是一种新型的广谱抗寄生虫药，为高效、低毒、广谱的抗血吸虫和抗绦虫药，是目前抗血吸虫病药物中疗效最佳者，是治疗日本血吸虫病的首选药。对血吸虫成虫杀灭作用强大，对幼虫作用较弱，对沉积在肝内的虫卵无影响。不良反应少且短暂，症状多较轻，无需处理。有严重心、肝、肾病史及精神病史者慎用。

　　抗丝虫病药有伊维菌素和乙胺嗪。乙胺嗪对丝虫成虫及微丝蚴均有杀灭作用，为治疗班氏丝虫、马来丝虫感染的首选药；伊维菌素是广谱抗寄生虫药，其中对丝虫作用最强，用于类圆线虫病、蛔虫病、鞭虫病和蛲虫病，对成虫无效。两种药物治疗丝虫病时可因成虫或微丝蚴死亡释出大量异体蛋白而引起较为严重的过敏反应。

第四十三章　抗恶性肿瘤药

恶性肿瘤包括癌、肉瘤和癌肉瘤，死亡率较高，是严重危害人类健康的常见病和多发病。治疗恶性肿瘤的方法主要包括手术治疗、放射治疗和化学治疗，其中化学治疗是指应用抗癌药物进行治疗。目前，人们对恶性肿瘤及抗恶性肿瘤药物的研究已取得长足进步，化疗已从姑息性治疗向根治的目标过渡。大约 5% 的恶性肿瘤患者可通过化疗得以治愈，对占恶性肿瘤 90% 以上的实体瘤虽未能达到满意疗效，但是对于防止肿瘤细胞扩散及转移、减慢肿瘤生长速度以及减轻肿瘤引起的症状、提高患者的生存质量仍具有重要意义。

第一节　概　　述

一、肿瘤细胞生物学及与药物治疗的关系

（一）肿瘤细胞的增殖周期

细胞通过分裂的方式进行增殖。细胞从一次分裂结束到下一次分裂完成所需要的时间称为细胞增殖周期。肿瘤细胞和正常细胞一样都要经历细胞增殖周期，以分裂方式进行增殖。按照细胞内 DNA 含量的变化可将增殖细胞分为四期：① G_1 期（DNA 合成前期）：上次细胞分裂产生的子代细胞继续成长增大，此期主要为 DNA 合成做准备；② S 期（DNA 合成期）：进行 DNA 复制，同时合成 RNA 和蛋白质；③ G_2 期（DNA 合成后期）：DNA 合成结束，继续合成 RNA 和蛋白质，为分裂做准备；④ M 期（有丝分裂期）：蛋白质合成减少，RNA 合成停止，一个母细胞分化成两个子细胞。

肿瘤细胞主要由增殖细胞群和静止细胞群两种细胞群组成，见图 43-1。

1. 增殖细胞群　肿瘤细胞具有无限增殖的特性，增殖细胞生长旺盛，对药物敏感性高，疗效好。

2. 非增殖细胞群（G_0 期细胞）　非增殖细胞具有潜在的增殖能力，但是处于暂时不分裂增殖的静止状态，又称静止细胞群。这些细胞对药物的敏感性低、疗效差，是肿瘤治疗的主要障碍。G_0 期细胞作为储备细胞，一旦有合适条件，即可重新进入增殖细胞群并补充到组织中，是肿瘤复发的根源。

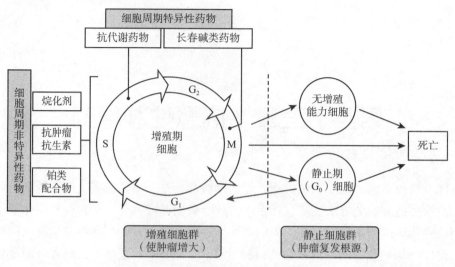

图 43-1　肿瘤细胞的细胞周期

此外，还有一些无增殖力的细胞，这类细胞不分裂增殖，最终将衰老、死亡。肿瘤增殖细胞群与全部肿瘤细胞群之比称为生长比率（growth fraction，GF）。

知识链接

永生的细胞

1951 年 10 月 4 日，美国黑人妇女 Henrietta Lacks 死于宫颈癌，George Otto Gey 博士从她的宫颈癌组织中提取了一些样品，他发现 Henrietta Lacks 的宫颈癌细胞迅速附着在试管上，吸收周围的媒介开始繁殖，这些细胞 24 小时就可以繁殖一代，被称为 HeLa 细胞。1971 年，科研人员 Howard Jones 发现，如果任由 HeLa 细胞生长，它可以占领整个世界。

利用 HeLa 细胞疯狂地自我复制的特点，科学家们用它来进行相关的研究。1952 年，科学家利用 HeLa 细胞发明了小儿麻痹症疫苗。目前，HeLa 细胞还用于研究基因图谱和细胞活动，用于研发抗肿瘤、抗艾滋病、抗帕金森综合征以及抗感冒药物。

（二）肿瘤细胞的增殖失控与端粒酶

端粒酶（Telomerase）是一种逆转录酶，可将端粒 DNA 加到染色体末端，使端粒延长。在细胞中，端粒对于保持染色体的稳定性和细胞活性具有重要作用，端粒缩短可使细胞复制能力受限。端粒酶在正常细胞中的活性被抑制，在肿瘤中被重新激活，通过延长缩短的端粒，从而增强肿瘤细胞的增殖能力，并参与恶性转化。

（三）细胞分化

细胞分化（cell differentiation）是指由同一来源的细胞逐渐产生出形态结构、功能特征各异的细胞类群的过程，结果导致子代细胞在空间上产生差异，并且在时间上同一细胞与其从前的状态有所不同。细胞分化的本质是基因组在时间和空间上的选择性表达，通过不同基因表达的开启或关闭，最终产生标志性蛋白质。

在个体发育过程中，大多数细胞能够正常完成细胞分化。但是，有的细胞由于受到致癌因子的作用，导致细胞分化不能正常完成，因而转变成不受机体控制的、连续分裂的恶性增殖细胞，即癌细胞。

（四）侵袭和转移

侵袭（invasion）是指肿瘤细胞破坏周围正常组织结构，脱离原发肿瘤并异常分布于周围组织及其间隙的过程，其标志是肿瘤细胞突破基底膜。转移（metastasis）是指恶性肿瘤细胞脱离其原发部位，转运到与原发部位不连续的组织后继续增殖生长，并形成与原发肿瘤性质相同的继发肿瘤的过程。

侵袭与转移是肿瘤发生远处转移过程的不同阶段，侵袭与转移的过程包括肿瘤细胞增生、肿瘤血管生成、肿瘤细胞脱落并侵入基质、肿瘤细胞进入循环系统、癌栓形成、肿瘤细胞逸出循环系统、肿瘤细胞在继发部位定位生长、转移癌继续扩散。以上某个阶段遇到障碍，侵袭和转移则不能进行。目前阻断肿瘤侵袭及转移的方法包括基因治疗、细胞黏附因子抑制剂、基质金属蛋白酶抑制剂、血管形成抑制剂等。

（五）细胞凋亡

细胞凋亡（apoptosis）是指细胞在一定的生理或病理条件下，由基因调控的主动死亡过程。50% 以上的肿瘤细胞存在凋亡机制缺陷，由于凋亡异常，导致本该死亡的细胞被保留下来，其中有些突变的细胞发生增殖失控而形成肿瘤。因此，肿瘤是一种细胞凋亡异常的疾病。

对肿瘤细胞凋亡分子机制的研究为药物开发提供了新靶点，使特异性抗肿瘤药物的研发成为可能。以凋亡调节分子作为抗肿瘤药物筛选靶点，目的在于激活凋亡信号或阻断抑制凋亡的信号。

（六）肿瘤细胞中抑癌基因的失活及原癌基因的激活

抑癌基因编码蛋白具有抑制肿瘤发生的作用，这类基因的缺失或失活可导致细胞增殖失控，甚至促进肿瘤的形成。抑癌基因在正常组织中可正常表达，在恶性肿瘤中发生结构改变、表达缺陷或功能失活，如将抑癌基因导入基因异常的肿瘤细胞内，可部分甚至全部改变细胞的恶性表型。

癌基因存在于病毒或细胞基因组中，其表达产物在一定条件下能使正常细胞转变为恶性细胞。细胞癌基因在正常情况下以非激活状态存在，因此称为原癌基因（prooncogene），其表达产物参与细胞增殖、分化等调节过程。原癌基因一旦被激活，即成为具有转化活性的癌基因。原癌基因包括生长因子、生长因子受体、非受体蛋白激酶、RAS 基因产物及核蛋白等。

二、抗恶性肿瘤药分类

目前临床应用的抗肿瘤药物种类较多，但是其分类尚未统一。可以根据药物对肿瘤细胞的作用机制或对增殖的影响进行分类，也可根据药物的化学结构或来源进行分类。

（一）根据抗肿瘤作用的机制分类

1. 干扰核酸生物合成的药物 药物分别在不同环节阻止 DNA 的生物合成，属于抗代谢药物。根据干扰的生化步骤或所抑制靶酶的不同，药物又可分为：①二氢叶酸还原酶抑制剂，如甲氨蝶呤；②胸苷酸合成酶抑制剂，如氟尿嘧啶；③嘌呤核苷酸互变抑制剂，如巯嘌呤；④核苷酸还原酶抑制剂，如羟基脲；⑤ DNA 多聚酶抑制剂，如阿糖胞苷。

2. 直接影响 DNA 结构与功能的药物 药物破坏 DNA 结构或抑制拓扑异构酶活性，影响 DNA 的复制和修复功能，① DNA 交联剂，如氮芥、环磷酰胺和噻替派等烷化剂；②破坏 DNA 的铂类配合物，如顺铂；③破坏 DNA 的抗生素，如丝裂霉素和博来霉素；④拓扑异构酶抑制剂，如喜树碱类和鬼臼毒素衍生物。

3. 干扰转录过程和阻止 RNA 合成的药物 药物嵌入 DNA 碱基对之间，干扰转录过程，阻止 mRNA 形成，如多柔比星等蒽环类抗生素和放线菌素 D。

4. 干扰蛋白质合成与影响蛋白质功能的药物 药物可干扰微管蛋白的聚合功能，干扰核糖体的功能或影响氨基酸的供应，①微管蛋白活性抑制剂，如长春碱和紫杉醇；②干扰核糖体功能的药物，如三尖杉生物碱；③影响氨基酸供应的药物，如 L- 门冬酰胺酶。

5. 影响激素平衡的药物 药物通过影响激素平衡从而抑制某些激素依赖性肿瘤，如糖皮质激素、雌激素、雄激素等激素类或其拮抗药。严格来讲，该类药物应属于内分泌治疗药物。见图 43-2。

（二）根据药物对肿瘤细胞增殖的影响分类

1. 细胞周期特异性药物 药物选择性作用于某一时期，如干扰核酸合成的药物作用于 S 期，长春新碱、秋水仙碱类及鬼臼毒素衍生物主要作用于 G_2 期和 M 期。此类药物起效快，作用较强。

2. 细胞周期非特异性药物 药物可直接影响和破坏 DNA 的功能，对增殖期和静止期的肿瘤细胞均有杀伤作用，如烷化剂和抗肿瘤抗生素。此类药物起效缓慢，作用较弱。

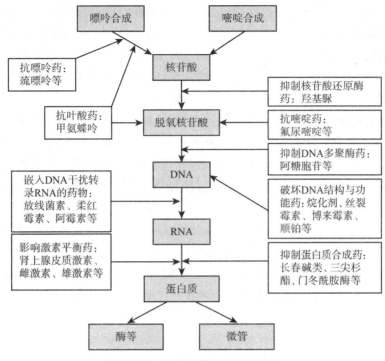

图 43-2 抗肿瘤药物的作用机制

（三）根据药物的化学结构和来源分类

1. 烷化剂类 如氮芥、环磷酰胺、噻替派、亚硝脲类及白消安等。

2. 抗代谢药 如甲氨蝶呤、氟尿嘧啶、巯嘌呤、羟基脲及阿糖胞苷等。

3. 抗生素类 如博来霉素、丝裂毒素、放线菌素 D、多柔比星及柔红霉素等。

4. 植物药类 如长春碱、紫杉醇、三尖杉生物碱类、喜树碱、鬼臼毒素及其半合成品等。

5. 激素类 如糖皮质激素、雄激素、雌激素、孕激素以及抗雌激素药他莫昔芬等。

6. 铂类配合物及其他作用于 DNA 的药物 如顺铂、卡铂、丙卡巴肼、六甲蜜胺、丙脒腙等。

7. 其他类 影响氨基酸供应的 L-门冬酰胺酶及生物反应调节如剂酪氨酸激酶抑制剂、单克隆抗体、血管内皮生长因子抑制剂等。

三、肿瘤细胞的耐药性

在肿瘤化疗的过程中，肿瘤细胞产生耐药性可严重影响化疗的成功率，成为化疗失败的主要原因，亦是化疗所急需解决的难题。

耐药性是指肿瘤细胞对抗肿瘤药物产生不敏感的现象，可分为天然耐药性（intrinsic resistance）和获得耐药性（acquired resistance）。天然耐药性是指有些肿瘤细胞先天对某些抗肿瘤药物具有耐药性，首次应用即对药物不敏感，而且对同一药物永远表现出同样的耐药性；获得耐药性则是指肿瘤细胞在经过一段时间治疗后对原来敏感的药物产生的不敏感现象。其中表现最突出、最常见的耐药性是多药耐药性（multidrug resistance，MDR），或称多向耐药性（pleiotropic drug resistance），是指肿瘤细胞对一种药物产生耐药性的同时，对未接触过的、结构不同、作用机制各异的其他抗肿瘤药物也具有交叉耐药性。

多药耐药性多发生于天然来源的抗肿瘤药物，如长春碱类、鬼臼毒素衍生物、紫杉醇类、蒽环类抗生素、丝裂霉素和放线菌素 D 等。近年来，某些抗代谢药和烷化剂所引起的多药耐药性亦逐渐引起重视。引起多药耐药性的抗肿瘤药物在结构上往往具有两个共同的特点：①药物的分子结构既有水溶性部分又有脂溶性部分，为两性分子；②药物在中性条件下带正电荷。

肿瘤细胞产生耐药性的机制比较复杂，对不同药物的耐药机制有所不同，同一种药物可存在多种耐药机制。概括而言主要包括以下几点：①药物的转运和摄取障碍；②药物的活化障碍；③靶酶的质和量发生改变；④药物进入细胞后产生新的代谢途径；⑤细胞内分解酶增加；⑥肿瘤细胞的修复机制增加；⑦由于特殊膜糖蛋白的增加，导致细胞排出药物增多；⑧ DNA 链间或链内交联减少。

四、抗恶性肿瘤药的常见不良反应

由于常用的抗恶性肿瘤药物对细胞的选择性较差，因此在杀伤肿瘤细胞的同时，对正常组织细胞也有不同程度的损伤。抗恶性肿瘤药物的不良反应可分为近期不良反应和远期不良反应两种。近期不良反应又可分为共有的不良反应和特有的不良反应。远期不良反应主要见于长期生存的患者，包括第二原发恶性肿瘤、不育和致畸。

（一）共有的不良反应

共有的不良反应出现较早，大多发生于增殖迅速的组织，主要包括以下几个方面：

1.骨髓抑制 除激素类、博来霉素和 L-门冬酰胺酶外，大多数抗恶性肿瘤药物均有不同程度的骨髓抑制。骨髓中各种血细胞对化疗药的敏感性与它们的半衰期密切相关，白细胞的半衰期仅 6 小时，血小板的半衰期为 5~7 日，易减少。一般损伤 DNA 的药物对骨髓的抑制作用较强，抑制 RNA 合成的药物次之，影响蛋白质合成的药物对骨髓的抑制作用较弱。

2.胃肠反应 临床常见恶心、呕吐等，使药物刺激延髓催吐化学感受区所致；严重时可引起胃肠道出血、腹泻或便秘、肠梗阻、肠坏死，是由于药物直接刺激胃肠黏膜引起。

3.毛囊损害 大多数抗肿瘤药物损伤毛囊上皮细胞，给药 1~2 周后出现不同程度脱发，停药后可再生。

（二）特有的不良反应

特有的不良反应出现较晚，常发生在大量用药后，主要包括以下几个方面：

1. 心血管系统 以多柔比星多见，临床可见心律失常、非特异性 ST-T 异常，少数患者可出现延迟性、进行性心肌病变。

2. 呼吸系统 常见于博来霉素、卡莫司汀、丝裂霉素、甲氨蝶呤、吉非替尼等，主要表现为间质性肺炎、肺水肿、肺纤维化、急性呼吸衰竭等。

3. 消化系统 甲氨蝶呤、羟基脲、环磷酰胺、鬼臼毒素类等可引起肝脏损害；

4. 泌尿系统 顺铂常见，可损害近曲小管和远曲小管，引起肾功能异常，甚至急性肾功能衰竭；环磷酰胺可引起化学性膀胱炎，导致尿频、尿急、尿痛及血尿，膀胱纤维化。

5. 神经系统 引起神经系统毒性的常见药物有紫杉醇、异环磷酰胺、丙卡巴肼、长春新碱、铂类等。中枢神经症状主要包括短暂语言障碍、意识混乱、昏睡、罕见惊厥；外周神经病变的主要表现包括肢体麻木、感觉异常、可逆性末梢神经炎、腱反射消失、下肢无力等以及小肠麻痹引起的便秘和腹胀、听神经障碍的耳鸣和耳聋。

6. 免疫系统 L-门冬酰胺酶、博来霉素、紫杉醇、蒽环类药物、鬼臼毒类药物等可引起过敏反应。临床表现为皮疹、血管性水肿、呼吸困难、低血压、过敏性休克等。

7. 局部组织 给药部位可引起静脉炎。静脉滴注时漏出血管外造成疼痛，引起局部皮肤组织溃疡，甚至坏死。

此外，还可有致畸、致癌、致突变、不孕、精子减少等不良反应。

第二节　常用药物

一、烷化剂类

烷化剂（alkylating agents）也称烃化剂，其分子中含烷基，化学性能活跃。该类抗肿瘤药物的作用机制是烷化剂所含的烷基与细胞 DNA 中的亲核基团结合，起烷化作用，引起 DNA 链交叉连接，阻止 DNA 复制；碱基脱失或 DNA 断裂，进一步使复制时碱基配对错误，从而干扰 DNA 结构和功能，导致肿瘤细胞死亡。烷化剂对 G_1、S、G_2、M 期以及 G_0 期细胞均有作用，属细胞周期非特异性药物。烷化剂的分类及常用药物见表 43-1。

表 43-1　烷化剂的分类及常用药物

分　类	常用药物
氮芥类	氮芥、环磷酰胺、苯丁酸氮芥
乙烯亚胺类	噻替派
甲烷磺酸酯类	白消胺
亚硝脲类	卡莫司汀、洛莫司汀、司莫司汀
环氧化物	二溴甘露醇、二溴卫矛醇、二曲氢卫矛醇

（一）氮芥类

氮 芥

【药理作用】氮芥（chlormethine，nitrogen mustard）是最早应用于临床的氮芥类药物。其化学性质活泼，在体内迅速生成具有高度活性的季铵化合物，可与电子供体（如蛋白质的—SH、蛋白质或 DNA 碱基中的—N—，DNA 碱基或磷酸基中的＝O，特别是DNA 的鸟嘌呤残基中 7 位上的氮）共价结合，完成烷基化过程，进而抑制细胞分裂，导致肿瘤细胞死亡。主要用于恶性淋巴瘤，尤其适用于纵隔压迫症状明显的恶性淋巴瘤患者，用药后短时期内可缓解症状。亦可用于肺癌，对未分化的肺癌疗效较好。

【不良反应】其胃肠道反应出现较早，严重的不良反应为持久的骨髓抑制，其抑制程度与剂量相关。此外，还可引起轻度休克、血栓性静脉炎、月经失调及男性不育等。因其不良反应严重，临床已较少应用。

环磷酰胺

【体内过程】环磷酰胺（cyclophosphamide，CTX）口服吸收良好，1 小时血药浓度可达峰值，生物利用度为 75%～90%。在肝脏和肿瘤组织内浓度较高，可通过血脑屏障。在肝内可被氧化成 4- 羟基环磷酰胺，4- 羟基环磷酰胺经循环系统运送至靶组织，经结构互变转化为醛磷酰胺，并进一步裂解为磷酰胺氮芥和丙烯醛，磷酰胺氮芥是主要的抗肿瘤物质。

【药理作用】

1. 细胞毒作用　抗瘤谱广，是烷化剂中最安全者，为目前广泛应用的烷化剂。其抗肿瘤作用机制是：无活性的 CTX 进入体内转化为有活性的磷酰胺氮芥，磷酰胺氮芥与 DNA 发生烷化反应，使 DNA 双螺旋形成交叉联结，破坏 DNA 结构，抑制肿瘤细胞分裂。

2. 免疫调节作用　在不同条件下可对体液免疫及细胞免疫产生不同作用，可增强也可抑制。在一般抗肿瘤剂量下，CTX 可全面抑制体液免疫和细胞免疫，使抗体反应、迟发性变态反应降低。

【临床应用】　对霍奇金淋巴瘤、非霍奇金淋巴瘤效果良好，且不良反应较低。与长春新碱、丙卡巴肼、泼尼松合用（CVPP 方案），疗效更佳。治疗急性白血病、慢性淋巴细胞性白血病有一定疗效，但临床缓解率低于甲氨蝶呤和巯嘌呤。此外，对肺癌、乳腺癌、卵巢癌、多发性骨髓瘤、神经母细胞瘤、胸腺瘤等有一定疗效。还可用于自身免疫性疾病的治疗，如肾病综合征、系统性红斑狼疮、类风湿关节炎等。

【不良反应】较氮芥轻，体外无细胞毒作用，在体内活化后产生细胞毒作用。

1. 骨髓抑制　其程度与剂量有关，主要表现为白细胞数目减少，对血小板的影响较小，多于停药后 2 周恢复。

2. 出血性膀胱炎　发生率及严重程度与剂量有关，主要由于代谢产物丙烯醛蓄积于膀胱而产生。

3.心脏毒害 大剂量使用可引起心肌病变，导致心内膜及心肌损伤，起病急骤，可因急性心力衰竭而致死。

4.其他 恶心、口腔炎、胃肠黏膜溃疡等胃肠道反应，以及肝损害、脱发、皮疹、色素沉着、月经失调及精子减少等。

（二）乙烯亚胺类

噻替派

【药理作用】噻替派（thiotepa）分子中有 3 个乙烯亚胺基，能与细胞内 DNA 碱基如鸟嘌呤结合，从而改变 DNA 功能，抑制人体正常细胞和肿瘤细胞的分裂。

【临床应用】抗瘤谱较广，主要用于治疗卵巢癌、乳腺癌、肝癌、恶性黑色素瘤和膀胱癌等。对卵巢癌疗效良好，可使肿瘤缩小或消失，腹腔注射可使腹腔积液消失。与睾酮合用可提高乳腺癌疗效。

【不良反应】有骨髓抑制，主要表现为白细胞和血小板减少，偶见贫血。胃肠道反应较轻。

（三）甲烷磺酸酯类

白消安

白消安（busuifan）口服吸收良好，主要在肝代谢，$t_{1/2}$ 为 2 ~ 3 小时，主要以代谢产物形式经肾排出。在体内可与细胞内多种成分发生反应，使 DNA 双链交联，破坏 DNA；与蛋白质及氨基酸的—SH 反应，去除其 S 原子，改变蛋白的活性。粒细胞对其敏感，高剂量可抑制红细胞和淋巴细胞生成。对慢性粒细胞性白血病疗效显著，缓解率可达 80% ~ 90%，但显效慢，用药 2 周左右，白细胞数下降。不良反应主要是骨髓抑制；长期服用也可出现持续性干咳及呼吸困难，少数病例可发展为肺纤维化；并可引起腹泻及性功能障碍。

（四）亚硝基脲类

卡莫司丁

卡莫司丁（carmustine）通过与 DNA 共价结合及抑制 DNA 聚合酶而抑制 DNA、RNA 和蛋白质的合成，杀死各细胞周期相的细胞。其抗瘤谱较广，对霍奇金瘤疗效明显；能通过血脑屏障进入中枢神经系统，故适用于治疗脑部肿瘤。最常见的不良反应是骨髓抑制，其他不良反应可见肺纤维化、肝肾损害、视神经炎、胃肠道症状，皮肤色素沉着等，静脉滴注可引起静脉炎。与其他烷化剂有不完全交叉耐药性。

二、抗代谢药

抗代谢药因化学结构与核酸代谢的必需物质如叶酸、嘌呤、嘧啶等相似，可与内源性代谢物竞争某些酶，从而干扰核酸的代谢，尤其是 DNA 的生物合成，进而阻止肿瘤细胞分裂，致使细胞死亡。此类药物为周期特异性药物，有些只作用于 S 期细胞，如阿糖胞苷；另一些则作用于 S 期和 S 前期，如氨甲嘌呤、巯嘌呤。

（一）二氢叶酸还原酶抑制剂

甲氨蝶呤

【药理作用】甲氨蝶呤（methotrexate，MTX，氨甲蝶呤）为抗叶酸药，其化学结构与叶酸相似，可与叶酸竞争二氢叶酸还原酶，抑制四氢叶酸合成，导致一碳单位的转移减少，进而使胸腺嘧啶核苷酸、嘌呤及某些氨基酸的合成受阻，致使 DNA、RNA 及蛋白质的合成障碍。因此，该药选择性作用于细胞增殖周期中的 S 期，对增殖比率较高的肿瘤（如白血病）作用较强。

【临床应用】常与其他抗肿瘤药物联合用于治疗：

1. 急性白血病　对急性淋巴细胞性白血病和急性粒细胞性白血病疗效较好，对儿童急性淋巴细胞性白血病的疗效尤佳。

2. 头颈部肿瘤　口腔癌、口咽癌疗效最好，其次是喉癌，对鼻咽癌疗效较差。

3. 其他　用于绒毛膜上皮癌、恶性葡萄胎，大部分可得到缓解，对早期患者疗效可高达 90%。也用于骨肉瘤、软组织肉瘤、肺癌、乳腺癌、卵巢癌，大剂量使用有一定疗效。

【不良反应】可见胃肠道反应。骨髓抑制最突出，与剂量及年龄有关，表现为粒细胞减少，严重者可引起全血抑制。长期小剂量应用可引起肝损害。长期大量用药可产生坏死性脱髓鞘性白质炎、肾损害、间质性肺炎、皮疹和脱发。鞘内注射可引起蛛网膜炎。

（二）嘧啶核苷酸合成抑制剂

氟尿嘧啶

【药理作用】氟尿嘧啶（fluorouracil，5-FU，5-氟尿嘧啶）进入体内后转化为氟尿嘧啶脱氧核苷，抑制脱氧胸苷酸合成酶的活性，阻断尿嘧啶脱氧核苷酸转变为胸腺嘧啶脱氧核苷酸，进而影响 DNA 的合成，使细胞增殖停止于 S 期。此外，5-FU 可转化为三磷酸氟尿嘧啶，以伪代谢物形式参与 RNA 合成，干扰 RNA 的功能，影响蛋白质的合成，因而对其他期肿瘤细胞亦有作用。

【临床应用】是胃癌、结肠癌和直肠癌等消化道癌的常用药物，但单用疗效不佳，与其他药物合用可提高疗效；大剂量 5-FU 及与放线菌素 D 合用对绒毛膜上皮癌的治愈率较高；局部用药对多发性基底细胞癌、浅表基底细胞鳞癌等皮肤癌有较好疗效；此外，对乳腺癌、宫颈癌、卵巢癌、膀胱癌、胰腺癌、头颈部肿瘤等也有效。

【不良反应】用药后 5~7 日出现胃肠道反应，出现血性腹泻时应立即停药。可有骨髓抑制，主要表现为白细胞及血小板减少。远期毒性反应为神经系统毒性，主要表现为小脑症状。此外，可有心脏毒性，表现为血中乳酸脱氢酶活性升高等，还可见脱发、皮炎、皮肤及指甲色素沉着，偶见肝、肾损伤。

（三）嘌呤核苷酸互变抑制剂

巯嘌呤

【体内过程】巯嘌呤（mercaptopurine，6-MP，6-巯嘌呤）口服吸收不完全，$t_{1/2}$ 约为 50 分钟。主要在肝代谢，8% 以原型由尿排出。

【药理作用】是嘌呤类拮抗剂，在体内先经过酶的催化变成硫代肌苷酸，阻止肌苷酸转变为腺核苷酸及鸟核苷酸，干扰嘌呤代谢，阻碍 DNA 的合成。对 S 期细胞的作用最为显著，可使细胞周期停滞于 S 晚期及 G_2 期。此外，对细胞免疫具有抑制作用。

【临床应用】主要用于急性淋巴细胞性白血病、慢性粒细胞性白血病以及慢性粒细胞性白血病急性变者，大剂量应用对绒毛膜上皮癌有较好疗效。还可作为免疫抑制剂用于肾病综合征、红斑狼疮等自身免疫性疾病的治疗以及器官移植的抗免疫排斥反应。

【不良反应】主要是骨髓抑制及胃肠道反应，大剂量使用可导致肝损害，个别患者可出现高尿酸血症，并有脱发和致畸作用。

（四）核苷酸还原酶抑制剂

羟基脲

二磷酸核苷还原酶可催化核糖核酸还原为脱氧核糖核酸，这是 DNA 生物合成的关键步骤。羟基脲（hydroxyurea）可抑制该酶，然后抑制 DNA 合成，主要作用于 S 周期细胞。用药后可使肿瘤细胞集中于 G_1 期，继而采用对 G_1 期敏感的放疗或化疗，可提高疗效，故经常作为同步化疗的药物使用。主要用于慢性粒细胞性白血病及其急性变者，也可用于黑色素瘤的治疗。其常见的不良反应为骨髓抑制，可引起巨幼红细胞性贫血；大剂量应用时可引起胃肠道反应。另外可见皮肤反应、肾功能受损、肺水肿、中枢神经系统功能紊乱等。

（五）DNA 多聚酶抑制剂

阿糖胞苷

【体内过程】口服仅吸收 20%。一般静注给药，$t_{1/2}$ 为 2.5 小时。大部分在肝脏脱氨基成为无活性的阿糖尿苷（cytarabine，Ara-C）。

【药理作用】阿糖胞苷在体内转化为阿糖胞苷三磷酸而发挥以下作用：抑制细胞 DNA 多聚酶，从而抑制 DNA 合成；掺入 DNA，干扰 DNA 复制；掺入 RNA，干扰其功能；抑制膜糖脂及膜糖蛋白的合成，影响膜功能。

阿糖胞苷是 S 期细胞周期特异性药物，抗肿瘤作用强大。另外具有促分化、免疫抑制及抗病毒作用。

【临床应用】是治疗急性粒细胞性白血病的首选药物。对急性单核细胞性白血病及急性淋巴细胞性白血病也有效，但单独使用缓解率低，常与其他药物联合应用。对恶性淋巴肉瘤有一定疗效，对多数实体瘤无效。

【不良反应】常见消化道反应及骨髓抑制，有一定肝损害。大剂量可引起皮疹、结膜炎、脑功能失调及异常抗利尿激素分泌综合征。

三、抗生素类抗肿瘤药

（一）破坏 DNA 的抗生素

博来霉素

【药理作用】博来霉素（bleomycin，BLM）是从轮状链丝菌培养液中提取的一种糖肽类抗生素，可与铁或铜离子络合产生氧自由基，使 DNA 链断裂，阻止 DNA 的复制，抑制 RNA 及蛋白质的合成。属于细胞周期非特异性药物。

【临床应用】抗瘤谱广，主要用于鳞状上皮癌，如鼻咽癌、食管癌、宫颈癌、阴茎癌及皮肤鳞癌等均有较好效果。另外，对恶性淋巴瘤、睾丸癌和黑色素瘤也有一定疗效。

【不良反应】因骨髓抑制作用轻，故与其他抗肿瘤药物联合应用时不加重骨髓抑制。肺毒性是其最严重的不良反应，发生率为 5%～10%，主要表现为间质性肺炎及肺纤维化。皮肤黏膜反应及发热较常见，少数患者可出现消化道症状及过敏反应。

（二）干扰 RNA 合成的抗生素

放线菌素 D

【体内过程】放线菌素 D（actinomycin D）口服吸收差，静注后迅速分布到全身组织。肝、肾及白细胞中浓度较高，极少代谢，约 50% 以原型经胆道排泄，不易透过血脑屏障。

【药理作用】与 DNA 分子的脱氧鸟嘌呤形成复合体，抑制 RNA 聚合酶，从而阻断 mRNA 的合成，干扰细胞的转录过程。是细胞周期非特异性药物，对 G_1 期作用较强，阻止 G_1 期向 S 期转变。

【临床应用】抗瘤谱较窄，对霍奇金病和神经母细胞瘤有突出疗效，对绒毛膜上皮癌疗效较好，对睾丸肿瘤及肉瘤有缓解作用。与放疗联合可提高瘤组织对放疗的敏感性。

【不良反应】不良反应明显，主要是骨髓抑制，恶心、呕吐等消化道反应常见，还可见口腔炎、食管炎及肠炎，预先给予氯丙嗪可减轻症状。此外可致药热、脱发，少数患者见肝肿大及肝功异常，还有致突变和致畸作用。

同类药物还有多柔比星（doxorubicin，ADM，阿霉素）和柔红霉素（daunorubicin，DNR，正定霉素），心脏毒性是最严重的毒性反应。

四、植物来源的抗肿瘤药

（一）微管蛋白活性抑制剂

长春碱类

长春碱类是从夹竹桃科植物长春花中提取的生物碱，临床常用的有长春碱（vinblastine，VLB）、长春新碱（vincristine，VCR）及人工半合成的长春地辛（vindesine，VDS）。

【药理作用】长春碱类的作用机制是通过与微管蛋白结合，抑制微管蛋白聚合，妨碍纺锤体形成，使核分裂停止于中期，进而导致核崩解，核呈空泡状或固缩成团，杀灭肿瘤细胞。此外，VCR可干扰蛋白质代谢，抑制细胞膜类脂质合成，抑制氨基酸的细胞膜转运，并可通过抑制RNA聚合酶活力而抑制RNA合成。

长春碱类均具有广谱抗肿瘤作用，属于周期特异性抗肿瘤药物，主要作用于M期细胞。VCR抗肿瘤作用强度与VDS相似，强于VLB。VDS还可提高淋巴细胞转化率。

【临床应用】VLB主要用于睾丸癌、恶性淋巴瘤、泌尿系统肿瘤，对乳腺癌、卡波西肉瘤（Kaposi肉瘤）有一定疗效。长春碱与顺铂、博来霉素联合应用是治疗播散性非精原细胞睾丸癌的首选。VCR可用于急性淋巴细胞性白血病、恶性淋巴瘤、儿童肿瘤及晚期肺鳞癌的同步化药物，并广泛地与其他类型抗癌药物联合，使缓解期明显延长。VDS可用于对其他药物有耐药性的白血病，如急性淋巴细胞性白血病、急性非淋巴细胞性白血病及慢性粒细胞性白血病急性变，还可用于肺癌、乳腺癌、食管癌、恶性黑色素瘤等。

【不良反应】本类药物不良反应基本相似，主要表现为骨髓抑制如白细胞减少、胃肠道反应及神经系统毒性，其他可见脱发、皮疹、精子减少及静脉炎等。

同类药物还有紫杉醇（paclitaxel）。

（二）干扰核糖体功能的药物

三尖杉酯碱和高三尖杉酯碱

从三尖杉属植物中提取的酯碱主要有四种：三尖杉酯碱（harringtonine）、高三尖杉酯碱（homoharringtonine）、异三尖杉酯碱和脱氧三尖杉酯碱，其中三尖杉酯碱和高三尖杉酯碱具有较好的抗肿瘤疗效。其抗肿瘤机制是抑制真核细胞中蛋白质合成的起始阶段，使多聚核糖体分解，释放出新生肽链，抑制细胞的有丝分裂。该类药物为周期非特异性药物，主要用于急性粒细胞性白血病和急性单核细胞性白血病，并对恶性淋巴瘤、真性红细胞增多症、肺癌、绒毛膜上皮癌和恶性葡萄胎等有治疗效果。其不良反应主要是骨髓抑制和消化道反应，少数患者可出现心肌损害毒性。不宜作静脉推注，须缓慢滴注。

（三）DNA 拓扑异构酶抑制剂

喜树碱

喜树碱（camptothecin）是从喜树的种子或根皮中提取的生物碱，通过抑制 DNA 拓扑异构酶 I，导致 DNA 断裂，杀灭肿瘤细胞。主要作用于 S 期，用于肝癌、胃癌、肠癌、直肠癌、头颈部肿瘤、肺癌、膀胱癌、卵巢癌以及急、慢性粒细胞性白血病的治疗。其不良反应主要是泌尿系统反应和胃肠道反应，骨髓抑制较轻，与其他常用抗肿瘤药物无交叉耐药性。

五、影响激素功能的抗癌药物

激素是对机体功能起调节作用的化学物质。某些肿瘤如乳腺癌、前列腺癌、宫颈癌、卵巢癌、甲状腺癌以及睾丸肿瘤均与相应激素水平失调有关。因此，应用某些激素或其拮抗药，调节体内激素平衡水平，可抑制这些激素依赖性肿瘤的生长。

（一）糖皮质激素类

常用于恶性肿瘤治疗的糖皮质激素有可的松（cortisone）、泼尼松（prednisone）和泼尼松龙（prednisolone）等。糖皮质激素可作用于淋巴组织，诱导淋巴细胞溶解，因此对急性淋巴细胞性白血病及恶性淋巴瘤具有较好疗效，其起效快，但不持久，易产生耐药性。对于慢性淋巴细胞性白血病，糖皮质激素除减少淋巴细胞数目外，还可降低血液系统并发症的发生率。常与其他抗肿瘤药合用，治疗霍奇金及非霍奇金淋巴瘤。但是糖皮质激素对其他的恶性肿瘤无效，并且可能因抑制机体免疫功能而助长恶性肿瘤的扩展。因此，仅在恶性肿瘤引起发热不退、毒血症状明显时，短期少量应用以改善症状。

（二）性激素类

雄激素类

临床常用于治疗恶性肿瘤的雄激素类药（testicoid）有二甲基睾丸酮（methyltestosterone）、丙酸睾丸酮（testosterone propionate）和氟羟甲酮（fluoxymesterone），适用于绝经期前后的晚期乳腺癌患者，尤其是骨转移者疗效较佳。其抗肿瘤作用机制包括：①通过负反馈抑制脑垂体前叶分泌卵泡刺激素（FSH），减少卵巢分泌雌激素而对抗雌激素作用，阻断雌激素对乳癌生长的促进作用；②通过负反馈抑制黄体生成素（LH）

的分泌，降低催乳素水平，引起肿瘤退化。不良反应为水肿、男性化及高钙血症。

雌激素类

雌激素（estrogens）中的己烯雌酚（diethylstilbestrol）常用于恶性肿瘤治疗，主要用于前列腺癌，也适用于晚期乳腺癌有内脏或软组织转移及绝经 7 年以上的妇女。其抗癌机制为：①抑制下丘脑及脑垂体，减少脑垂体促间质细胞激素的分泌，从而减少睾丸间质细胞和肾上腺皮质分泌雄激素；②直接对抗雄激素促进前列腺癌组织生长发育的作用。禁用于绝经期前的乳腺癌，不良反应为恶心、呕吐、水肿和高钙血症。

孕激素类

甲羟孕酮酯（medroxyprogesterone acetate，MPA，甲孕酮）是黄体酮衍生物，其作用与天然黄体酮相似。大剂量应用具有抗肿瘤作用，用于对雌激素敏感的肿瘤，如子宫内膜癌、乳腺癌、前列腺癌和肾癌，也可用于缓解晚期肿瘤患者的食欲不振和恶病质。其作用机制是：①促进子宫内膜分化成熟，使癌组织变性、坏死，抑制癌细胞内核酸合成；②抑制垂体催乳素，或促进卵泡素分泌。不良反应有骨髓抑制，与化疗药物联合应用可减轻。不良反应还包括乳房痛、溢乳、阴道流血、闭经、子宫颈糜烂或宫颈分泌物改变。

（三）抗雌激素药

他莫昔芬

他莫昔芬（tamoxifen，TAM）是合成的抗雌激素药物，其结构与雌激素类似，可与雌二醇竞争结合雌激素受体，形成稳定复合物并转运入核，阻止染色体基因转录，从而抑制癌细胞的生长。主要用于治疗乳腺癌，如晚期播散性乳腺癌、乳腺癌复发或不能手术治疗者，对有皮肤、淋巴结及软组织转移者疗效较好，是停经后晚期乳腺癌的首选药物。与雄激素疗效相似但没有其男性化不良反应。不良反应主要是胃肠道反应、继发性抗雌激素作用及神经、精神症状，大剂量长期应用可致视力障碍。少数患者可有一过性白细胞和血小板减少，偶有皮疹、脱发和肝功能异常。

六、铂类配合物

顺　铂

【药理作用】顺铂（cisplatin，DDP）为二价铂同一个氯原子和二个氨基结合而成的金属配合物，为广谱抗肿瘤药，细胞毒作用较强而持久。在体内氯首先被水解下来，形成活泼的带正电的水化分子，如同双功能烷化剂，与引起 DNA 上的碱基形成交叉联结，抑制 DNA 复制和转录；或形成 DNA 与蛋白质的交联，抑制细胞的有丝分裂。属细胞周期非特异性药物，其中 G_1 期细胞最敏感，可延缓 G_1 期进入 S 期及 G_2 期进入 M 期。并具有短暂的免疫抑制作用。

【临床应用】主要用于治疗转移性睾丸癌和卵巢癌，是治疗睾丸肿瘤最有效的药物之一。对恶性淋巴瘤、头颈部肿瘤、膀胱癌及肺癌有较好疗效，对食管癌及乳腺癌有一定疗效。见效较快，但缓解期短。与其他常用抗肿瘤药无交叉耐药性，是联合化疗中的常用药物之一。

【不良反应】胃肠道反应常见且明显，一般止吐药难以奏效。骨髓抑制主要表现为白细胞和血小板减少，停药一段时间后可恢复，也可出现贫血。连续及大剂量用药可产生严重而持久的肾毒性，甚至肾功能衰竭。可致听力异常，甚至不可逆。其他如神经毒性、过敏反应、心力衰竭及低镁血症等。

七、其他抗肿瘤药

（一）影响氨基酸供应的药物

L- 门冬酰胺酶

门冬酰胺是细胞合成蛋白质及增殖生长所必需的氨基酸，正常细胞能合成门冬酰胺，但某些肿瘤细胞如淋巴性白血病细胞缺乏门冬酰胺合成酶，因此不能自身合成生长必需的门冬酰胺，需从细胞外摄取。L- 门冬酰胺酶（asparaginase）能催化门冬酰胺分解，使肿瘤细胞缺乏门冬酰胺供应，从而导致蛋白质合成障碍，增殖受到抑制。主要用于治疗急性淋巴细胞性白血病，常作为联合治疗或序贯治疗药物。不良反应包括恶心、食欲减退、发热、肝毒性、胰腺炎及精神抑郁等，偶见变态反应。无骨髓抑制作用。

（二）酪氨酸激酶抑制剂

蛋白酪氨酸激酶在细胞内的信号转导中占据重要地位，超过 50% 的原癌基因和癌基因产物具有蛋白酪氨酸激酶活性，其异常表达可导致细胞增殖调节紊乱，进而导致肿瘤发生。酪氨酸激酶的异常表达还与肿瘤的侵袭、转移、肿瘤血管新生和肿瘤化疗耐药密切相关。酪氨酸激酶抑制剂可抑制肿瘤细胞的损伤修复，使细胞分裂阻滞在 G_1 期，诱导和维持细胞凋亡，抗新生血管形成，从而发挥抗肿瘤作用。

伊马替尼

【药理作用】伊马替尼（imatinib）是一种特异性的酪氨酸激酶抑制剂，作为三磷酸腺苷的竞争性抑制剂，阻滞酪氨酸激酶的磷酸化，抑制 Bcr-Abl 酪氨酸激酶（在慢性粒细胞性白血病患者中由于染色体异常所产生的一种异常酪氨酸激酶），从而阻止细胞的增殖和肿瘤的形成。但由于 Bcr-Abl 产物具有多重作用，单一途径的抑制并不能完全消除肿瘤细胞的恶性增殖，故该药仅为高效而非特效的抗癌药。

【临床应用】主要用于费城染色体呈阳性的慢性粒细胞性白血病加速期、急变期和慢性期干扰素耐药者。对不能手术的胃肠道基质瘤、小细胞肺癌和胶质母细胞瘤有效。

【不良反应】大多数患者仅见轻、中度不良反应。主要是胃肠道反应、头痛、疲劳、水肿、皮疹、发热、肌痛以及肌痉挛等。剂量过大可发生血小板减少和中性粒细胞减少。

同类药物还有吉非替尼（gifitinib）。

（三）单克隆抗体

曲妥珠单抗

HER-2/neu 是一种原癌基因，在正常情况下处于非激活状态，当受到体内外某些因素作用后激活，发挥肿瘤转化活性。曲妥珠单抗（trastuzumab）可与 HER-2/neu 受体结合，通过抗体依赖性细胞毒性作用增强免疫细胞攻击和杀伤肿瘤细胞的能力，并通过下调血管生长因子的活性而遏制肿瘤转移。该药适用于 HER-2 过度表达的转移性乳腺癌，可作为单药用于接受过化疗的转移性乳腺癌，也可与紫杉类药物合用治疗未接受化疗的转移性乳腺癌。不良反应主要有胸痛、腹痛、肌痛、呼吸困难及心肌收缩力减弱，骨髓抑制和肝损害较少发生。

此外还有利妥昔单抗（rituximab），主要用于复发或化疗耐药的 B 淋巴细胞型非霍奇金淋巴瘤。

（四）血管内皮生长因子抑制剂

肿瘤的生长和转移依赖于新生血管的形成，血管内皮生长因子（vascular endothelial growth factor，VEGF）在肿瘤新生血管形成中起关键作用。血管内皮生长因子抑制剂以 VEGF 及其受体为靶点，通过抑制肿瘤血管生长而遏制肿瘤生长和转移。

贝伐单抗

贝伐单抗（bevacizumab）是世界上首个被批准上市的 VEGF 抑制剂，可结合 VEGF 并防止其与内皮细胞表面的受体结合，抑制 VEGF 的生物学活性，减少肿瘤新生血管生成，达到抗肿瘤的目的。适用于以 5-FU 为基础化疗方案的转移性结肠癌。常见不良反应有高血压、出血、血栓、蛋白尿、心脏毒性等，严重罕见的不良反应有胃肠穿孔。

第三节 抗肿瘤药的应用原则

充分利用抗肿瘤药物的作用机制和肿瘤细胞的增殖动力学，合理设计联合用药方案是抗癌治疗关键，它可使肿瘤治疗中抗瘤作用增强、不良反应减少、临床症状改善、生存期延长、治愈率提高。常用的抗癌联合化疗方案有许多，其设计的基本原则如下。

（一）从细胞增殖动力学出发进行设计

1. 同步化作用　先用细胞周期特异性药物将肿瘤细胞阻滞于某时相（如 G_1 期），待药物作用消失后，肿瘤细胞同步进入下一时相，再使用作用于后一时相的药物。

2. 招募作用　即细胞周期非特异性药物和细胞周期特异性药物的序贯使用方法，招募更多的 G_0 期细胞进入增殖周期，以增加杀灭肿瘤细胞的数量。

（1）对于增长缓慢的实体瘤，可先用细胞周期非特异性药物，杀灭增殖期及部分 G_0 期细胞，一方面使瘤体缩小，另一方面驱动 G_0 期细胞进入增殖周期，继而用细胞周期特异性药物进行杀灭。

（2）对于增长快的肿瘤，如急性白血病，应先用周期特异性药物（如作用于 S 期或 M 期药物）杀灭处于增殖周期的恶性肿瘤细胞，然后再用周期非特异性药物杀灭其他各期细胞。待 G_0 期细胞进入细胞周期时，再重复上述疗法。

（二）从抗肿瘤药物的抗瘤机制出发进行设计

1. 序贯阻断　阻断同一代谢物合成的不同阶段，如甲氨蝶呤与巯嘌呤分别作用于 S 期和 S 晚期、G_2 期，二者合用可增强疗效，且对巯嘌呤有抗药性的白血病细胞对甲氨蝶呤更敏感。

2. 同时阻断　阻断产生同一代谢物的几条不同途径，如阿糖胞苷与巯嘌呤合用，前者阻断 DNA 多聚酶，后者可阻断嘌呤核苷酸互变，并掺入到 DNA 分子中，此二药合用治疗急性粒细胞性白血病具有较好疗效。

3. 互补阻断　直接损伤生物大分子的药物与抑制核苷酸生物合成的药物合用，如阿糖胞苷与烷化剂合用，可产生明显的增效作用。

（三）从减低药物的不良反应出发进行设计

应尽量选择不良反应类型不同的抗肿瘤药联合应用，一方面可增强疗效，另一方面可减轻不良反应。如大多数抗肿瘤药物有骨髓抑制作用，应联合应用一些骨髓抑制作用小的抗肿瘤药物，如泼尼松、长春新碱、博来霉素等。

（四）从抗瘤谱出发进行设计

肿瘤和抗肿瘤药物均种类繁多，不同的药物具有不同的抗瘤谱，因此抗肿瘤应根据肿瘤的种类选择最适药物，可根据动物实验研究和临床实践所证明的药物抑瘤效果而选用。如胃肠道肿瘤宜选用氟尿嘧啶、环磷酰胺、丝裂霉素、羟基脲等。鳞癌宜用博来霉素、甲氨蝶呤等。肉瘤适合选用环磷酰胺、顺铂、多柔比星等。骨肉瘤以多柔比星及大剂量甲氨蝶呤等治疗为佳。脑肿瘤首选亚硝脲类，亦可用羟基脲等。

（五）从给药方法出发进行设计

由于大剂量一次用药所杀灭的肿瘤细胞数量远远超过同一剂量小量多次用药所杀灭的肿瘤细胞数量之和，而且大剂量一次用药比小剂量多次用药更有利于正常组织的修复（因为处于 G_0 期的造血干细胞比肿瘤细胞多，正常组织修复比实体瘤快，因此在间歇期可较快补充），所以无论是联合用药还是单药治疗，一般应使用机体所能耐受的最大剂量，尤其对于体质较好的早期肿瘤患者更应如此。事实证明，环磷酰胺、阿霉素、甲氨蝶呤等多数药物采用大剂量间歇用药的效果优于小剂量连续用药。

第四节 用药护理

1. 环磷酰胺 ①本药配成溶液后不稳定，应于配药后 2~3 小时内输入体内。②用药时鼓励患者多饮水，必要时进行输液，以保证足够的水摄入量和尿量，避免出血性膀胱炎的发生。大剂量使用时可同时给予能与环磷酰胺结合成无毒物质的美司钠，以预防和减少泌尿系统并发症。③骨髓抑制是其常见不良反应，用药期间应定期监测血、尿常规及肝肾功能。白细胞水平轻微下降可减小剂量，若明显降低则需停药，防止骨髓抑制；肝肾功能不良者慎用；并应定期检测心电图以观察心脏毒性。④孕妇慎用。

2. 甲氨蝶呤 ①骨髓抑制是其最突出不良反应，且易损伤肝肾，故用药期间需定期检测血象和肝肾功能；慎与放疗或其他骨髓抑制药联合应用；避免与乙醇或其他有肝脏损害作用的药物同用，以避免增加肝脏毒性。②因骨髓抑制严重者可引起全血抑制，有增加抗凝血作用的危险，故与其他抗凝药同用需谨慎。③联合使用叶酸，既能减少甲氨蝶呤竞争二氢叶酸还原酶引起的不良反应，又能保持甲氨蝶呤的疗效。④不可长时间大剂量用药，防止产生坏死性脱髓鞘性白质炎、间质性肺炎等。⑤妊娠前 3 个月，男女双方均需停用，妊娠期和哺乳期禁用。

3. 顺铂 ①在生理盐水中溶解较慢，可加温至 30℃振荡助溶，或选用溶液制剂。②肾损害是其最常见和最严重毒性反应，不宜连续及大剂量用药，防止发生严重而持久的肾毒性，甚至肾衰竭；较大剂量应用时，需进行水化和利尿，并告知患者多饮水；用药过程中应监测肾功能，有肾病史者慎用。③可致听力异常、神经毒性，用药期间注意检查神经系统功能，尤其是听神经功能；听神经功能障碍的患者慎用此药。④有骨髓抑制作用，造血系统功能不全者慎用。用药过程中应定期检查血常规。⑤化疗期间，男女患者均需严格避孕。肝功不全患者慎用。

小 结

抗恶性肿瘤药物种类多，根据作用机制可分为干扰核酸生物合成的药物，如甲氨蝶呤等；直接影响 DNA 结构与功能的药物，如环磷酰胺等；干扰转录过程和阻止 RNA 合成的药物，如多柔比星等；干扰蛋白质合成与影响蛋白质功能的药物，如长春碱类等；影响激素平衡的药物，如糖皮质激素等。根据化学结构和来源抗恶性肿瘤药分为烷化剂类、抗代谢药、抗生素类、植物药类、激素类、铂类配合物及其他作用于 DNA 的药物、生物反应调节剂等。根据对肿瘤细胞增殖的影响分为细胞周期特异性药物和细胞周期非特异性药物，前者选择性作用于某一时期，如 S 期、M 期等，起效快，作用较强；后者对增殖期和静止期的肿瘤细胞均有杀伤作用，起效缓慢，作用较弱。

抗恶性肿瘤药物应用最常见的问题是毒性反应和耐药性。选择抗恶性肿瘤药物应考虑以下几个方面：细胞增殖动力学、药物的抗瘤谱、药物的抗肿瘤作用机制、药物的毒性。大部分抗肿瘤药选择性低，一般根据肿瘤的情况和患者身体状态制定合理化疗方案，以提高疗效，减轻不良反应，并延缓耐药性的产生。

第四十四章　影响免疫功能药

第一节　概　述

机体的免疫系统能够识别并清除来自外环境的病原体及其产生的毒素，以及机体自身所产生的有害的突变细胞，并实施免疫防御功能以维持机体内环境的稳定。

免疫系统的功能是通过免疫应答完成的。免疫应答是免疫活性细胞识别抗原后产生应答（活化、增殖、分化等反应），并将抗原破坏和（或）清除的过程。在体内有两种免疫应答类型，一种是固有性免疫应答，是指机体遇到病原体后，经皮肤、黏膜的阻挡，以及自然杀伤细胞（natural killer cell，NK 细胞）、粒细胞、单核 – 巨噬细胞和补体的参与等作用而迅速产生的防卫作用。另一种是获得性免疫应答，是指病原体经过抗原递呈细胞的递呈后，与 T 细胞及 B 淋巴细胞发生作用，导致淋巴细胞的活化，经过一段时间后产生相应的效应细胞，对已被识别的病原体施以杀伤清除作用。获得性免疫应答是在固有性免疫应答之后发挥效应的，在机体预防再感染中起到重要作用。

获得性免疫应答可分为三个阶段。①识别阶段：巨噬细胞和免疫活性细胞识别和吞噬处理抗原的阶段；②增殖分化阶段：淋巴细胞经抗原刺激后，在淋巴细胞生长因子的作用下，迅速增殖并产生免疫活性物质，即克隆扩增阶段。如 B 细胞分化为浆细胞，分泌特异性抗体，而 T 淋巴细胞则转变成致敏淋巴细胞；③效应阶段：致敏淋巴细胞与相应的靶细胞结合发挥细胞免疫的作用，抗体与相应的抗原结合发生体液免疫。

知识链接

免疫病理反应

免疫反应是机体"识别自身、排除异己"的重要生理功能，但在免疫应答中也难免存在对机体的病理性免疫损伤，主要有以下几种表现：①变态反应。又称过敏反应、超敏反应，是指机体受到抗原刺激后产生过强的免疫应答，并对机体造成免疫损伤。其中 I 型变态反应又称速发型变态反应；Ⅱ型变态反应又称细胞毒型变态反应，如血型不合的输血反应；Ⅲ型变态反应又称免疫复合物性变态反应，如免疫复合物型肾小球肾炎；Ⅳ型变态反应又称迟发型变态反应，如接触性皮炎、移植排异反应等。②自身免疫性疾病。指机体自身产生的抗体或致敏淋巴细胞破坏、损伤自身组织和细胞，导致组织损害和器官功能障碍。通常机体对自身抗原处于耐受状态，但某些情况下可导致失耐受而发生如系统性红斑狼疮等疾病。③免疫缺陷病。是由于免疫系统发育不全或遭受损害导致免疫功能缺陷而引起的疾病，包括原发性和继发性，前者又分为体液免疫缺陷为主、细胞免疫缺陷为主和联合性三种类型。④免疫增殖病。是指免疫器官、免疫组织或免疫细胞异常增生（包括良性或恶性）所致疾病。可表现为免疫功能异常及免疫球蛋白质和量的变化。⑤移植物排异反应。包括两种：宿主抗移植物反应和移植物抗宿主反应，前者常发生于非免疫器官移植；后者易发生于富含免疫细胞的器官移植（如骨髓移植）。

第二节　免疫抑制剂

一、应用与分类

免疫抑制剂（immunosuppressive agents）是一类可抑制免疫应答反应，降低免疫病理反应的药物。

（一）免疫抑制剂的临床应用

免疫抑制剂主要用于抑制器官移植的排异反应、超敏反应所引起的疾病和自身免疫系统疾病。如环孢素已成为防治器官移植排异反应的一线药物，广泛用于肾、心脏、肝、胰、皮肤、骨髓、角膜移植等。其他免疫抑制剂，如他克莫司可用于狼疮型肾炎、接触性过敏反应、自身免疫性甲状腺炎、支气管哮喘以及自身免疫性疾病等，可以缓解症状和抑制病情的发展。而糖皮质激素类对系统性红斑狼疮、特发性血小板减少性紫癜、类风湿性关节炎等有较好疗效。

（二）免疫抑制剂的不良反应

免疫抑制剂的靶向性较差，对免疫应答各阶段的抑制程度不同，对体液免疫和细胞免疫具有双重抑制作用，因此，容易诱发感染，导致肿瘤的发生率增加。

（三）免疫抑制剂的分类

1.糖皮质激素类　主要包括地塞米松（dexamethasone）、泼尼松（prednisone）、泼尼松龙（prednisolone）等。

2.神经钙调蛋白抑制剂　以环孢素和他克莫司为代表。

3. 抗增殖和抗代谢药 以硫唑嘌呤、甲氨蝶呤（methotrexate）、霉酚酸酯、烷化剂等为代表。

4. 抗体类 以达克力莫和巴斯力莫基因工程抗体为代表。

5. 抗生素类 以雷帕霉素为代表。

二、常用免疫抑制剂

（一）糖皮质激素类

糖皮质激素是应用最广的免疫抑制剂，对多个免疫环节有抑制作用。首先，在固有性免疫应答中，抑制巨噬细胞对抗原的吞噬和处理；其次，干扰淋巴细胞的分裂与增殖，甚至抑制免疫活性因子的合成，诱导淋巴细胞凋亡。小剂量使用主要抑制细胞免疫，大剂量应用可抑制 B 细胞转化为浆细胞，使抗体生成量减少。

目前，糖皮质激素类广泛应用于：①肾移植术后，一般采用环孢素、硫唑嘌呤和糖皮质激素三联免疫抑制疗法；②变态反应性疾病，如过敏性鼻炎、过敏性支气管哮喘、荨麻疹、过敏性血小板减少性紫癜等；③防治自身免疫系统疾病，如系统性红斑狼疮、类风湿性关节炎、溃疡性结肠炎、皮肌炎、自身免疫性溶血性贫血等；④中、长程疗法可用于变态反应性疾病及与自身免疫有关的血液、肾脏、皮肤、眼等疾病或器官移植的排异反应。

（二）神经钙调蛋白抑制剂

环孢素

环孢素（cyclosporine，CsA）是一种真菌生成的脂溶性环状十一肽化合物。其抗菌作用弱，但免疫抑制作用强，广泛用于多种自身免疫性疾病，也用于防治器官移植的排异反应。

【药理作用】环孢素主要作用于 T 细胞活化过程中的细胞信号传导通路，可选择地作用于 T 淋巴细胞活化初期。抑制 T 细胞的生长与分化，可抑制辅助性 T 细胞生成白细胞介素 2（interleukin 2，IL-2），抑制淋巴细胞生成干扰素，而对网状内皮吞噬细胞无影响。因而，环孢素仅抑制 T 淋巴细胞介导的细胞免疫，对机体的一般防御能力没有明显影响。

【临床应用】

1. 器官移植 免疫抑制作用强，是防治器官移植排异反应的首选药，是目前器官移植的支柱性药物之一，可使急性排异反应的发生率和感染率大大降低，从而极大提高器官移植的成活率。

2. 自身免疫系统疾病 用于治疗骨髓增生异常综合征、肾病综合征、慢性肾小球肾炎、狼疮性肾炎等，与泼尼松合用可治疗系统性红斑狼疮。胰岛素依赖性糖尿病早期采用环孢素治疗，可在一定程度上保护残存的胰岛细胞免于破坏，促进细胞再生。

【不良反应】肾毒性是最常见的不良反应，用药早期也常见肝损害。由于抑制自身免疫系统，可引起继发的病毒或真菌感染，且肿瘤发生率远高于一般人群。也可见水、电解质紊乱、精神失常及胃肠反应。

同类药物有他克莫司（tacrolimus，FK506），疗效强于环孢素。

（三）抗增殖和抗代谢药

硫唑嘌呤

硫唑嘌呤（azathioprine，AZA）口服吸收良好，服药后 1 小时血药浓度达峰值。代谢物随尿排出体外，24 小时尿中排泄量为 50%～60%。该药是嘌呤类抗代谢药，在体内转变为 6- 巯基嘌呤后，通过干扰嘌呤代谢而抑制细胞中 DNA、RNA 及蛋白质的合成，发挥抑制 T 淋巴细胞、B 淋巴细胞及自然杀伤细胞的作用，从而抑制细胞免疫和体液免疫反应。对 T 淋巴细胞的抑制作用较强，对 B 淋巴细胞的抑制作用相对较弱，对巨噬细胞的吞噬功能无抑制作用。临床上多与糖皮质激素合用，主要用于器官移植的排异反应和慢性类风湿性关节炎、慢性非特异性溃疡性结肠炎、节段性肠炎、多发性神经根炎、狼疮性肾炎等。不良反应可见骨髓抑制、肝功能损害、皮疹，偶见肌萎缩、畸胎。

此外还有霉酚酸酯（mycophenolate mofetil，MMF），主要用于器官移植后的排异反应。

烷化剂

包括环磷酰胺（cyclophosphamide，CTX）、白消胺（busulfan）、噻替派（thiotepa，TSPA）。其中 CTX 的免疫抑制作用最强，也最为常用。

（四）抗体类

抗淋巴细胞球蛋白

抗淋巴细胞球蛋白（antilymphocyte globulin，ALG）是将人源性的胸腺细胞、胸导管淋巴细胞、周围血淋巴细胞以及体外培养的原淋巴细胞作为免疫原，免疫牛、羊、马等动物后，获得抗人淋巴细胞血清，进一步提纯制备而成的 IgG 抗体制剂。该制剂需冻干保存。本品对 T 淋巴细胞和 B 淋巴细胞均有破坏作用，其中对 T 淋巴细胞的作用较强，可选择性与 T 淋巴细胞结合，在血清补体的参与下，使外周血淋巴细胞裂解，从而发挥免疫抑制作用。可用于器官移植的排异反应及自身免疫性疾病。因易发生过敏反应，所以多在其他免疫抑制剂无效时应用。

达克力莫和巴斯力莫

达克力莫（daclizumb）和巴斯力莫（basilimab）是以基因工程重组技术制备的人源性抗体。这两种抗体的半衰期较长，过敏反应和首剂现象极少发生。其中达克力莫

90% 为人源性，10% 为鼠源性；巴斯力莫则是 75% 人源、25% 鼠源的嵌合蛋白。二者均可特异性结合激活态 T 淋巴细胞白介素 2 受体上的 Tac/CD25 亚单位，从而竞争性阻断 T 淋巴细胞的增殖。与传统的单克隆抗体相比，疗效好，且不良反应较少。目前已成功地用于预防肾移植后的急性排异反应。

（五）抗生素类

雷帕霉素

雷帕霉素（rapamycin）为大环内酯类免疫抑制剂，可阻断 T 淋巴细胞及其他细胞由 G_1 期至 S 期的进程，有很好的抗排斥作用，是一种疗效好，低毒，无肾毒性的新型免疫抑制剂。

第三节　免疫增强剂

免疫增强剂（immunopotentiating agents）是可激活免疫活性细胞，提高机体免疫功能，使低下的免疫功能恢复正常，加速诱导免疫应答反应，或替代体内缺乏的免疫活性成分的一类药物。

免疫增强药临床主要用于：①免疫缺陷性疾病，如艾滋病、先天性无胸腺症、重症联合免疫缺陷病、湿疹、血小板减少、多次感染综合征、毛细血管扩张性运动失调症。②肿瘤的辅助治疗，可提高患者的免疫功能，防止化疗和放疗对免疫系统的损伤，增强化疗、放疗和手术疗法的疗效。③慢性感染性疾病，有些药物对自身免疫性疾病如类风湿性关节炎、红斑狼疮，及局限性回肠炎等也有一定疗效。

常见的免疫增强药按照其来源可分为四类：①微生物制剂，代表药物为卡介苗、短小棒状杆菌。②细胞因子，代表药物为胸腺素（thymosin）、白细胞介素 –2、干扰素、转移因子（transfer factor，TF）等。③化学制剂，代表药物为左旋咪唑。④中药及其有效成分，如黄芪、人参、枸杞子、刺五加等中药有效成分。

知识链接

一种不为人知的肿瘤治疗方法

19 世纪，骨科医生 William B. Coley 发现，一位恶性肉瘤患者的肿瘤经数次切除后均复发，因而被迫停止治疗，但 4 个月后，患者却痊愈出院了。病历记载：该患者最后一次手术时感染了化脓性链球菌，因而术后经历了数次高热过程，而每次高热后肿瘤都会减小一些。因此 Coley 推测，伤口感染引起的高热激活了患者的免疫系统，从而消除了肿瘤细胞。此后，Coley 开始尝试向肿瘤内部注射链球菌来治疗恶性肉瘤。一例腹壁、膀胱和骨盆均长有恶性肉瘤的患者被治愈，这位患者于 26 年后死于心脏病。Coley 的疗法被称作"癌症免疫疗法"，由于细菌感染的程度难以控制，该治疗方法还尚未得到广泛推广，却已为肿瘤的免疫治疗开创了先河。

卡介苗

【药理作用与应用】卡介苗（bacillus calmette-guerin vaccine，BCG）是牛结核菌的减毒活疫苗，有效成分是细胞壁成分——胞壁酰二肽，除可预防结核病外，还具有非特异免疫刺激作用，能活化 T 淋巴细胞和 B 淋巴细胞，提高细胞免疫和体液免疫功能；可活化巨噬细胞；促进白介素 1（nterleukin-1，IL-1）、白介素 2（IL-2）、白介素 4（IL-4）、肿瘤坏死因子（tumor necrosis factor，TNF）等多种细胞因子的产生；可增强 NK 细胞和杀伤细胞（killer cell，K 细胞）的活性。

卡介苗目前已用于多种肿瘤的免疫治疗，如膀胱癌术后，用卡介苗灌注防止肿瘤复发具有确定疗效。此外，卡介苗在黑色素瘤、白血病的治疗方面也取得了一定的效果。

【不良反应】可有寒战、高热、全身不适等，一般在注射后 2~8 小时开始，并持续 2~3 日，可对症处理。另外，注射局部有红斑、硬结或溃疡；某些免疫功能严重低下的患者，可致播散性卡介苗感染，需用异烟肼治疗。反复瘤内注射，偶见肉芽肿性肝炎及过敏性休克样反应。用量过大可诱发抑制性 T 细胞（suppressor T cell，Ts），降低各种免疫反应，甚至可促肿瘤生长。

白细胞介素 -2

【药理作用】白细胞介素 -2（interleukin-2，IL-2）是最早发现的具有广泛生物活性的细胞因子，是抑制性 T 细胞和细胞毒性 T（cytotoxic T cells，Tc）细胞分化、增殖所必需的调控因子。不同于其他化学佐剂，IL-2 与 IL-2 受体特异性结合后，可调控 Ts 细胞和 Tc 细胞分化、增殖，激活 B 细胞产生抗体，也促进 NK 细胞、淋巴因子激活的杀伤（lymphokine-activated killer cell，LAK）细胞分化增生，对免疫缺陷病和恶性肿瘤的诊断和治疗有重要意义。作为细胞因子类免疫增强剂，IL-2 可调节机体对疫苗的反应，包括免疫细胞向接种部位移动、抗原提呈、促进辅助性 T 细胞（helper T cell，Th）产生及 B 细胞成熟和分化、激活 NK 细胞、嗜酸性粒细胞和肥大细胞等非特异性杀伤细胞。

【临床应用】临床上主要用于治疗或辅助治疗各种恶性肿瘤和感染性疾病，IL-2 和 LAK 细胞与化疗联合可用于多种肿瘤的治疗，其中对肾细胞癌、黑色素瘤、非霍奇金淋巴瘤、结肠癌及直肠癌疗效明显；对肝癌、卵巢癌、头颈部鳞癌、膀胱癌、肺癌等有不同程度的疗效。应用 IL-2 或其受体的单克隆抗体还可治疗移植排异和自身免疫性疾病。

【不良反应】最常见的不良反应包括畏寒、发热、乏力、厌食、恶心、呕吐、腹泻、皮疹等。

干扰素

干扰素（interferon，IFN）是宿主细胞因病毒感染或其他刺激而产生的一类糖蛋白，是重要的免疫调节分子，在非特异性免疫和特异性免疫中均具有重要作用。根据细胞来源和抗原特异性的不同，将干扰素分为三种类型：IFN-α、IFN-β 和 IFN-γ。

【药理作用与应用】干扰素可引起特异性的刺激基因表达，产生的蛋白可抑制细胞增生、诱导分化、促进细胞凋亡，并可抑制肿瘤血管生成、调节免疫。在肿瘤局部表达可引发强有力的免疫介导的肿瘤破坏。其中 IFN-γ 是最重要的 Th1 型细胞因子，在细胞免疫中处于核心地位，通过调节数百种基因的表达而发挥作用。

IFN 常用于病毒性疾病、肿瘤和自身免疫性疾病的治疗，是唯一被美国食品和药物管理局（FDA）批准用于治疗慢性丙型肝炎的药品。IFN 制剂已在 40 多个国家得到广泛应用，用于多种肿瘤的治疗，包括血源性恶性肿瘤（如毛细胞白血病、慢性骨髓白血病）、B 细胞和 T 细胞淋巴瘤及某些实性肿瘤（如黑色素瘤、肾癌）等。治疗细胞性白血病有效率可达 80%。

【不良反应】有一过性发热、倦怠、胃肠反应等，偶有骨髓抑制、肝肾功能障碍。同类药物还有驱线虫药物左旋咪唑（levamisole，LMS）。

第四节　用药护理

1. 环孢素　①因具有较大的肾脏毒性，因此用药前需检测血肌酐，以明确患者的肾功能状况。用药后还需要定期监测肾功能，若血肌酐较基础水平增高 30% 则需减量，减量应用 1 个月后血肌酐不降者则需停药。②定期检查肝功能、血压、血象及血电解质。③治疗自身免疫性疾病时，若以 5mg/kg 体重剂量使用 3 个月而未见明显疗效者，应停止使用，防止应用过久因抑制自身免疫系统而引起继发性病毒或真菌感染。④恶性肿瘤、未控制的高血压、肾功能不全、病毒感染、免疫缺陷、近 3 个月内接受过环磷酰胺治疗的患者及孕妇、哺乳期妇女禁用。

2. 硫唑嘌呤　①用药期间应每周检查血象，监测药物的毒性反应，防止骨髓抑制反应的出现。②用于脏器移植的患者要注意观察，避免发生继发性感染。③因有致肌萎缩的可能，应避免与泮库溴铵及筒箭毒碱等肌松药合用。④因用药抑制免疫功能，用药期间不宜进行活疫苗的免疫接种。⑤肾功能减退者应减量慎用；白细胞减少、肝功能损害者以及孕期、哺乳期妇女禁用。

3. 白细胞介素-2　①注射需使用专用注射器，注射后禁止日光曝晒。②皮内注射时需注意不可注射到皮下，否则可引起深部脓肿并长期不愈。③肿瘤内注射、胸腔内注射及皮肤划痕均可引起发热等全身性反应，应注意观察。④严重心脏病、严重的感染、主要器官功能障碍、自体免疫性疾病患者以及同种器官移植者、孕期、哺乳妇女禁用。

4. 干扰素　①不宜口服，静脉给药须缓慢点滴，以维护血中有效浓度。②该药溶解后需冷藏，24 小时内使用。冻干制剂如果萎缩、变色或液体制剂混浊、有异物等均不宜使用。③治疗期间应严格监视血象和肝功能。④白细胞或血小板减少、肝功能不全、肾功能不全过敏体质者及孕期、哺乳妇女、18 岁以下患者慎用。

小　结

影响免疫功能的药物主要通过影响机体的免疫水平而治疗疾病，其主要包括免疫抑制剂和免疫增强剂。

免疫抑制剂可抑制免疫应答反应，降低免疫病理反应，多用于自身免疫性疾病、器官移植的排异反应和超敏反应所引起的疾病。常用药物包括糖皮质激素类、神经钙调蛋白抑制剂、抗增殖和抗代谢药、抗体类和抗生素类等，其中环孢素是目前应用最为广泛的免疫抑制剂。

免疫增强剂可提高机体免疫功能，使低下的免疫功能恢复正常，用于治疗免疫缺陷病、恶性肿瘤的辅助治疗以及慢性感染性疾病，常用药物有卡介苗、白细胞介素 -2、干扰素和左旋咪唑等。

第四十五章 药物应用护理实验

第一节 处方的基本知识

一、药品管理基本知识

（一）药品管理法规

1.《中华人民共和国药品管理法》 简称《药品管理法》，2001 年 12 月 1 日开始施行，将管理药品的各项活动用法律形式固定下来，加强对药品的管理，如《药品管理法》规定国家实行处方药与非处方药分类管理，实施 GMP、GSP、GLP、GCP 认证管理，对药品生产、经营、使用单位要求配备依法经过资格认证的人员等。宗旨是加强药品监督管理，保证药品质量，保障人体用药安全，维护人民身体健康和用药的合法权利。国家食品药品监督管理总局是主管全国药品监督管理的机构。

2.《中华人民共和国药典》 简称《中国药典》，根据《中华人民共和国药品管理法》编纂而成，规定了较为常用且有一定防治效果的药品和制剂的规格标准和检验方法，是管理药品生产、供应、使用与检验的依据，是我国保证药品质量的法典。《中国药典》由政府颁布施行。2015 年版《中国药典》是最新版本，由一部、二部、三部和通则组成，共收载药品 4567 种。其中一部收载药材和饮片、植物油脂和提取物、成方制剂和单味制剂等；二部收载化学药品、抗生素、生化药品、放射性药品等；三部收载生物制品，四部收载通则。《中国药典》着力解决制约药品质量与安全的突出问题，着力提高药品标准质量控制水平。

（二）国家基本药物

国家基本药物是指能满足人们卫生保健需要优先选择的药物，是国家食品药品监督管理总局依据"临床必需、安全有效、价格合理、使用方便、中西药并重、基本保障、临床首选和基层能够配备"原则，经科学评价，认真筛选后确定和公布的具有代表性的药物。《国家基本药物目录》中的药品包括化学药品、生物制品和中成药。选定国家基本药物的主要目的是保障人们用药安全有效，保证药品可公平获得和减轻人们的经济负担能力，促进合理用药，促进国家药物政策的完善。

（三）处方药和非处方药

为保证人们用药的安全性与有效性，国家药品监督管理部门颁布了《处方药与非处方药分类管理办法》，于 2000 年 1 月 1 日起执行，推行药品分类管理制度。根据药物的药理作用、临床应用和安全性等特点，将药品分成处方药（prescription only medicine，POM）和非处方药（over the counter drugs，OTC）。处方药是指必须凭执业医师或执业助理医师处方才可调配、购买和使用的药品。规定进入流通领域的处方药，其包装或说明书上必须有"凭医师处方销售、购买和使用！"的警示语；非处方药是指由国家食品药品监督管理局公布的，不需要凭执业医师或执业助理医师处方即可自行判断、购买和使用的药品。根据药品的安全性，非处方药又分为甲、乙两类。非处方药专用标识图案为椭圆形背景下的"OTC"三个英文字母，甲类非处方药为红底白字图案，乙类非处方药为绿底白字图案。非处方药的包装、标签或说明书上必须印制"请仔细阅读药品说明书并按说明使用或在药师指导下购买和使用！"的忠告语。国家非处方药目录的遴选是一个动态过程，国家食品药品监督管理总局负责非处方药目录的遴选、审批、发布和调整工作，非处方药的选择遵循"应用安全、疗效确切、质量稳定、使用方便"原则。任何药物均有毒副作用，只是程度的不同，非处方药的安全性好也是相对而言的。

二、特殊药品的管理

从管理学角度讲，特殊药品指由国家药品行政管理部门指定单位生产、管理和经营的药物。《中华人民共和国药品管理法》将麻醉药品、精神药品、医用毒性药品（以下简称毒性药品）、放射性药品确定为特殊药品，按照国家指定的《特殊药品管理办法》进行管理。这些药物的特殊性主要体现在管理方面，管理及使用得当，可起到防病或治病作用；若管理或使用不当，会危害人们的身心健康，甚至产生严重的社会危害及公共卫生问题。

1. 麻醉药品　是指连续使用后能产生躯体依赖性、精神依赖性的药物。如吗啡等镇痛药。

2. 精神药品　是指直接作用于中枢神经系统，产生兴奋或抑制作用，连续使用可产生精神依赖性的药物。精神药品有一类和二类之分，一类精神药品如镇痛药布桂嗪、苯二氮䓬类的三唑仑等，二类精神药品如多数苯二氮䓬类药物、咖啡因等。一类药较二类药更易产生依赖性，对人体的危害程度更大。

麻醉药品和精神药品主要用于镇痛、镇静和催眠，临床治疗中具有不可替代的作用，但必须合理使用。

3. 毒性药品　是指毒性剧烈、治疗剂量与中毒剂量相近、使用不当会导致中毒或死亡的药品，如洋地黄毒苷、阿托品、士的宁等。这类药物使用环节的管理更重要。

4. 放射性药品　指用于临床诊断或治疗的放射性核素制剂或其标记药物，如 ^{131}I。放射性药品可放射出射线，具有较强的穿透力，通过人体时可对人体产生电离作用，对人体产生放射性损害。

四类特殊药品均需要专人管理，其中使用麻醉药品和放射性药品需要在公安局备案。麻醉药品、精神药品和毒性药品均须凭执业医师处方限量使用。执业医师必须经培训且考核合格后，才能取得麻醉药品和第一类药品的处方权资格，但是不可为自己开具处方。每次处方的注射剂仅为 1 次用量，其他剂型不得超过 3 日用量，癌痛等特殊情况可适当延长。处方的保存时间也有特殊要求：普通处方为 1 年，精神药品为 2 年，麻醉药品处方保存 3 年后才可销毁。放射性药品需在指定有防护设备的地点由专人使用。

三、药品的批号、有效期和失效期

1. 批号 依据药厂各批药品生产的年、月、日进行编排。国内多采用六位数字的形式表示批号，前两位数代表年份，中间两位数代表月份，最后两位数代表日期。如 100823 表示该药是 2010 年 8 月 23 日生产的。

2. 有效期 指在一定的贮存条件下能保证药品安全使用的期限。药品有效期的表示方法一般可按年、月、日的顺序标注，年份用四位数字表示，月、日分别用两位数表示，如："有效期至 2012 年 12 月 30 日"或"有效期至 2012 年 12 月"。也可以用数字表示，如："有效期至 2012.12"、"有效期至 2012/12"或"有效期至 2012–12"等形式。

治疗用生物制品有效期的标注自分装日期计算，其他药品有效期自生产日期计算。

3. 失效期 指药品在一定的贮存条件下，能够保证质量的期限，到达标注期限即失效，可以使用到所标注月份的前 1 个月的最后 1 日，国外多应用此方法标注药物的安全使用期。如 EXP Date：October 2010，表示该药从 2010 年 10 月 1 日起失效。

四、处方的基本知识

（一）处方含义

处方是执业医师或执业助理医师为患者诊断、预防或治疗疾病而开具的，由取得药学专业技术职务任职资格的药学专业技术人员审核、调配、核对，并作为患者用药凭证的医疗文书，包括医疗机构病区用药医嘱单。处方具有法律、技术、经济责任。

（二）常用的处方缩写词

处方用语	缩写词	中文	缩写词	中文
剂型	Tab.	片剂	Cap.	胶囊
	Inj.	注射剂	Sol.	溶液
	Ung.	软膏	Syr.	糖浆
给药间隔	q.d.	每天 1 次	b.i.d.	每日 2 次
	t.i.d.	每天 3 次	q.2h	每两小时 1 次
	q.w.	每周 1 次	st. 或 stat	立即使用

续表

处方用语	缩写词	中文	缩写词	中文
	H.	皮下注射	i.v	静脉注射
给药途径	i.m	肌内注射	p.o	口服
	i.v.gtt	静脉滴注	sl	舌下

第二节 药物应用护理实验基本知识

一、药物应用护理实验的目的和意义

实验课教学是课堂教学与生产实践相联系的纽带，它有利于培养学生的技术应用能力。药理应用护理是一门与实验密不可分的学科，其实验课教学的目的是使学生掌握药物应用护理实验的基本实验方法和基本操作技能、掌握常用器械和实验仪器的操作技能、掌握药理生理和生化指标的观察及记录方法、了解获得药物应用护理知识的科学途径。

药理应用护理实验课教学内容主要是通过动物的反应研究药物的作用，其实验经历利于培养学生科学的思维方法，利于学生克服怕脏、怕累等不良习惯。药理应用护理实验课课时比较长，需要专心、细心和耐心地观察动物的反应，这些经历有利于培养学生客观地观察事物的能力；有利于培养学生科学的学习态度和严谨求实的工作作风。药物应用护理实验课一般需要分小组进行实验，实验过程中需要各组员分工或合作操作，这些经历有利于培养学生的团队意识。此外，药理应用护理实验课教学还有利于培养学生的动手能力，是培养学生技术应用能力的有效途径之一，利于学生综合素质的提高；并通过实验教学验证所学药物应用护理的某些重要基本理论，巩固和加强对理论知识的理解。

二、常用实验动物的基本操作技术

（一）实验动物的捉拿和固定

实验过程中既要防止被动物咬伤，又要保证动物不受伤害，掌握合理抓取、固定实验动物的方法便于实验操作和准确记录动物的反应。不同动物的抓取方法不同，具体方法应根据动物种类和实验内容而定，因此，在抓取、固定动物前，必须对动物的一般习性有所了解。

1. 小白鼠 小鼠比较温顺，一般不主动咬人，抓取动作要轻缓。一般是用右手抓住小鼠尾部，将其提起放于鼠笼盖上或其他粗糙平面上，捏住鼠尾轻轻向后拉，当小鼠用力向前爬行或前肢抓住粗糙面不动时，迅速用左手拇指和食指捏住其双耳及颈后部皮肤，再用其余三指和掌心夹住小鼠背部皮肤及尾部，这样就将小鼠完全固定于左手中了，见图 45-1。右手可进行腹腔注射、灌胃、采取腹腔液、测肛温、取阴道分泌物制作阴道涂片等操作。如果进行解剖、手术、采血或尾静脉注射等实验操作时，可将小鼠固定于固定板上或特殊的固定装置中，如尾静脉注射架或粗试管。

2. 大白鼠 捉拿固定大鼠方法与抓取小鼠基本相同，只因大鼠性猛牙尖，一旦惊恐或激怒则容易主动咬操作者，故在抓取时需要戴上帆布手套或胶皮手套。当左手固定好大鼠后，最好用左手小指将鼠尾根部压于掌中或将鼠尾根部夹于无名指和小指之间，否则会因为鼠用力摇尾而难于固定，见图 45-2。右手进行腹腔注射及灌胃等实验操作。如要进行尾静脉注射或取血等操作，可将鼠扣于玻璃钟罩下或置于大鼠固定盒内，也可装入小黑布袋内，露出尾部进行操作。其他更精细的操作宜在麻醉状态下进行。

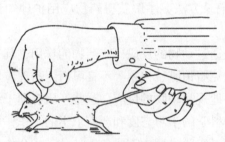

图 45-1　小鼠的抓取法

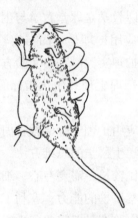

图 45-2　大鼠的抓取法

3. 豚鼠 豚鼠性情温和、胆小易惊，不咬人，抓取时必须稳、准、快，先用手掌迅速扣住其背部，抓住其两侧肩胛上方，以拇指和食指环握颈部，其余手指及手掌握持躯干，然后轻轻提起、固定。抓取体型大或怀孕的豚鼠时，需要用另一只手托住其臀部，见图 45-3。抓取幼小豚鼠时，只需双手捧起即可。

4. 蛙和蟾蜍 左手抓起蛙或蟾蜍，将其后背对着掌心固定好，拉直其双后肢，用左手无名指和小指将其固定，用左手拇指压住动物的右前肢，用食指和中指夹住其左前肢，右手进行实验操作。如果需要长时间固定，可破坏其脑脊髓或将动物麻醉，然后用大头针将四足钉于木制蛙板上进行固定，见图 45-4。注意抓取蟾蜍时不要挤压其两侧耳后突起的腺体，以防蟾蜍将毒液喷射到眼睛里。

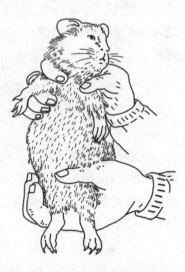

图 45-3　豚鼠的捉拿法

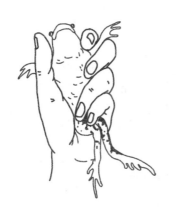
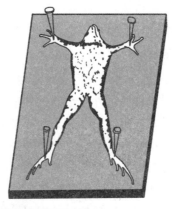

图 45-4　蟾蜍的捉拿及固定法

5. 家兔　家兔比较驯服，但前爪锋利，抓取时用力挣扎容易抓伤操作者。抓取时一般用右手抓住兔的颈部皮毛，将兔提起，用左手托住其臀部，使家兔的体重主要集中在左手上，见图 45-5。不能单手抓住家兔双耳、腰部或四肢将其提起，这些做法容易造成双耳、颈椎或双肾的损伤。根据实验需要将兔固定成各种姿势，耳静脉注射、取血或观察兔耳血管变化，可采用盒式固定方法，见图 45-6；测量呼吸、血压或进行手术时，可采用仰卧位将兔固定于手术台上，用兔头固定夹固定兔头，用绳将四肢固定于手术台上，见图 45-7，或用一根粗棉绳拉住家兔的两颗门齿，将绳子系在手术固定台的铁柱上而将家兔头部固定，这样更简便；应用头颅部进行实验时，采用俯卧位固定法，用马蹄形固定器将兔头部固定，固定前先剪去两侧眼眶下部的被毛，暴露颧骨突，调节固定器两端的尖头金属棒，使其恰好嵌在颧骨突下方的凹陷处，然后再调节固定器中间的金属棒高度，使其尖端嵌在两门齿的齿缝间，见图 45-8。

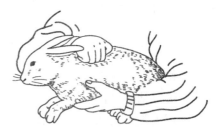

图 45-5　家兔的抓取法

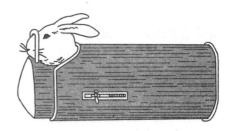

图 45-6　兔的盒式固定法

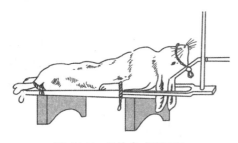

图 45-7　兔的台式固定法

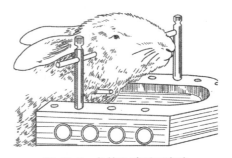

图 45-8　兔的马蹄形固定法

（二）实验动物的性别

1. 小白鼠和大白鼠　性别区别要点有三：①动物生殖器与肛门之间的距离，距离较远的为雄性（♂），两者之间有毛；距离较近的为雌性（♀），两者之间无毛相连，且界限不清。②生殖器，雄性鼠外生殖器的外形较雌鼠的大，且可见阴囊，站立时阴囊内睾丸下垂，天气热时尤为明显。③乳头，成熟雌鼠的腹部约有 6 对明显的乳头，雄鼠无乳头。此外，从外形观看也可区别，通常同龄鼠雄性较雌性体型大，躯干的前部较雌鼠壮实；雌鼠虽然体型偏小，但身体后部宽大，腹部明显比雄性大。

豚鼠的性别辨认方法与大鼠和小鼠相似。

2. 家兔　以拇指和食指稍稍扒开生殖器周围的皮肤，按压生殖器根部，雄兔可露出圆锥形稍向下弯曲的阴茎，如果是未成年雄兔则看不到明显的阴茎，阴茎为一突起物；雌兔生殖器部位为一条朝向尾巴的椭圆形间隙，越向下越窄，此为阴道开口处。另外，雌兔腹部可见 5 对乳头。

（三）实验动物的标记编号

动物实验过程中，经常要对每个个体进行跟踪观察，为了保证实验数据的准确性，必须对每只动物进行编号加以区别。动物编号的标记方法很多，良好的标记方法应同时满足标记清晰、持久、简便和实用等要求。标记编号方法的选择应考虑到动物的种类、数量和观察时间长短等多种影响因素。

1. 兔　可应用号牌法对动物进行标记，即用金属制的牌号固定于实验动物的耳上，也可系于颈上。一般兔实验用量少，只根据它们的外表特征即可区分开。或每笼只装一只兔，在兔笼上贴标签即可。

2. 大鼠和小鼠　这些动物实验过程中用量较大，因个体小，通常将多个动物放同一个笼里共养，它们外表缺少显著的特征，难以区别，故需采用特殊的标记方法对它们进行编号区别。染色标记法是大、小鼠常用的编号方法，用棉签或毛笔蘸取有色化学试剂将动物不同部位皮毛染上颜色代表不同数字（动物号）的方法。

（1）常用化学染色剂　① 3% ~ 5% 的苦味酸溶液，呈黄色；② 0.5% 的中性品红溶液，呈红色；③ 2% ~ 5% 的硝酸银溶液，呈咖啡色。也可用其他液体有色染剂。品红日久易褪色；硝酸银的涂抹处需要在阳光下暴露 10 分钟左右，才可见到清晰的图案，操作不十分方便。应用苦味酸做标记操作简便、着色持久，更适合于科研实验。如果用记号笔代替棉签、毛笔和化学染色剂则更方便。

（2）编号方法　①沿着鼠身体纵轴分三条线，即脊柱（中线）、身体左侧（左线）和身体右侧（右线），1 ~ 9 号在中线上涂画不同符号；100 以内 10 的整数倍数字（10 ~ 90）涂画在左线上，100 ~ 1000（不含 1000）之间 100 的整数倍数字（100 ~ 900）涂画在右线上。②将三条纵线分为前（靠近头）、中、后（靠近尾）三部分，在三条线的前端位置涂上圆斑点分别代表 1 号（脊柱前端靠近头的位置）、10 号（左前肢外上部）、100 号（右前肢外上部）；中间位置涂上圆斑点分别代表 2 号（脊柱中间）、20 号

（左腹中间）、200 号（右腹中间）；后端位置涂上圆斑点分别代表 3 号（脊柱上靠近尾的位置）、30 号（左后肢外上部）、300 号（右后肢外上部），见图 45-9。③将 1 和 3 的位置同时涂上圆斑点代表 4 号（1+3=4），2 和 3 的位置各涂一圆斑点代表 5 号，1、2、3 号的位置同时涂上圆斑点代表 6 号（1+2+3=6）；画一线段将 1 和 2 的位置连接起来代表 7 号，在 2 和 3 之间画一线段代表 8 号，如果线段从 1 的位置一直画到 3 的位置则代表 9 号。40、50、60、70、80、90 号的标记方法相同，只是分别画在身体左侧；400、500、600、700、800、900 画在身体右侧。

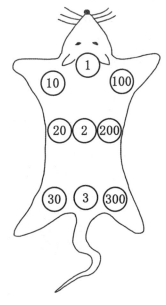

图 45-9 编号标记

10 ~ 999 之间的非 10 的整数倍的数字的涂画就是上面这些位置相结合，甚至是圆点与线段同时出现在一个鼠的身体上。如 19 号，将 10 的位置涂上圆点，同时将 1、2、3 的位置也都涂上圆点；又如 735 号，则是将 700 涂好，再涂 30 和 5。

此方法可对 999 个实验动物进行编号，能同时区分识别 1000 只大鼠或小鼠，第 1000 只动物一般不做任何标记。

3. 蛙和蟾蜍 这两种动物身体无毛，不易着色，通常选用在其腿上缠胶布的方法进行标记编号。如果仅 4 只动物，可将胶布缠在不同的腿上代表不同号；当动物数量过多时，可直接在胶布上写数字代表不同的号，胶布可贴在任何部位。也可在动物腿上系绳进行标记，用将绳系在不同的腿上或应用不同颜色细绳的方法加以区分。

（四）实验动物的给药方法

1. 皮内注射法 先将动物注射部位的毛剪去，暴露皮肤以便视野清晰，消毒后，将针头紧贴皮肤表层刺入皮内，然后将针头向上挑起并再稍向针尖前方刺入，如在皮内，肉眼可见到针头的方向，此时可将药液缓慢注入。若皮肤表面鼓起一白色小皮丘则表明注射成功。一般皮内注射药量 ≤ 0.2mL/ 次。

2. 皮下注射法 左手拇指和食指轻轻捏起动物皮肤，右手持注射器将针头向皮下刺入，刺穿皮肤后，将针头稍向上挑起，沿着与皮肤平行的方向将针头三分之二推入皮下。若针头能摆动则表明针头已在皮下，即可推注药液。拔针时捏住针刺部位，防止药液外漏。皮下注射部位的选择，一般小鼠在腹部两侧，大鼠为下腹部两侧，豚鼠选择后大腿内侧或下腹部，家兔在背部或耳根部。一般给药量小鼠 ≤ 0.5mL/ 次、大鼠 ≤ 1mL/ 次、豚鼠 ≤ 1mL/ 次、家兔 ≤ 2mL/ 次。

3. 肌肉注射法 肌肉注射一般选择肌肉发达、无大血管经过的部位，一般家兔等大动物多选择臀部肌肉注射，针头垂直快速刺入肌肉，每只注射量 ≤ 2mL/ 次；大鼠和小鼠选择后腿上部外侧肌肉注射，因其体型小，肌肉层比较薄，注射时针头宜稍倾斜，多选用针头与肌肉层呈 60°角快速刺入肌肉，每只注射量 ≤ 0.4mL/ 次；豚鼠 ≤ 0.5mL/ 次。注入药液前需要回抽，回抽无血才可将药液注于肌肉内。

4.腹腔注射法　大鼠和小鼠等较小的动物腹腔注射给药时，左手将动物抓起，腹部向上，右手持注射器，针与动物腹平面呈45°角，在其下腹部左侧或右侧进针，向头方向推进，穿过腹肌进入腹腔，如果有落空感则表明刺入成功，回抽若无血液、尿液或肠液，即可缓缓推入药液，见图 45-10。一般小鼠注射量 ≤ 0.5mL/ 次，大鼠 ≤ 2mL/ 次。家兔等大动物需要固定后再注射，注射部位选择下腹部两侧。家兔注射量 ≤ 5mL/ 次。

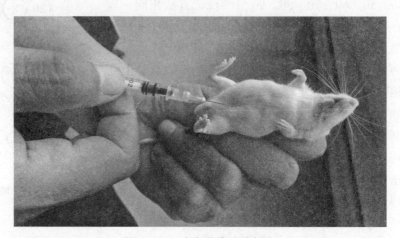

图 45-10　小白鼠腹腔注射法

5.静脉注射法　注射部位一般大鼠和小鼠选择尾静脉注射；豚鼠选择前肢皮下头静脉；家兔选择耳缘静脉；狗多应用前肢内侧头静脉或后肢外侧小隐静脉，某些时候也选择舌下小静脉注射。进针前可用手指轻弹或搓揉注射部位，或用 75% 酒精棉球反复涂擦，使血管充分扩张，也可用 45 ~ 50℃温水浸泡鼠尾 1 ~ 2 分钟。注射时针头尽量与静脉平行进针，待针进入血管后回抽针头有血液或先缓缓推进少许药液无阻力，且静脉呈一条白线，则表明针头在静脉里，可将药液全部注入；如果阻力较大，并在进针局部出现白色皮丘，则表示针头未刺入血管，应调整针头方向或更换部位。注射结束先压住针孔，然后拔去针头，再继续压迫针孔数分钟以止血。静脉注射时鼠和兔均需要固定后再进行扩血管操作，大鼠和小鼠可装入鼠固定器内或扣于烧杯内，露出尾巴。固定家兔使用兔固定器。为防止不能一次成功注射或需反复注射，应尽量从鼠尾

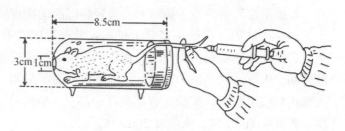

图 45-11　小白鼠尾静脉注射法

的末端开始进针，见图 45-11。给药量一般小鼠 ≤ 0.8mL/ 次、大鼠 ≤ 4mL/ 次、豚鼠 ≤ 5mL/ 次、家兔 ≤ 10mL/ 次。

6. 灌胃法　是用灌胃器将药物直接灌入动物胃内的给药方法。

（1）鼠类灌胃法　左手抓起动物，使其腹部朝向灌胃者，将头部皮肤捏紧，使头稍向背部倾斜，嘴朝上，使口腔与食管成一直线，右手持灌胃器，将灌胃针头从口角插入口腔，紧贴着上腭壁轻轻推入食管，当灌胃针头全部进入鼠的口腔时即可推注药液，见图 45-12。注意抓取时不要捏得太紧，防止颈部皮肤向后拉得太紧，勒住食管和气管，致使灌胃针难以进入食管，过度用力而损伤食管，或小鼠窒息死亡。常用灌胃量小鼠为 0.5 ~ 1mL/ 次，大鼠为 1 ~ 4mL/ 次，豚鼠 1 ~ 5mL/ 次。大鼠和小鼠灌胃器由注射器和灌胃针头构成，灌胃针头比较特殊，为防止针头刺伤消化道或气管，其尖端焊有一中空圆形小金属球，且针管的金属球端呈 20°左右弯曲以适应鼠口腔和食管的生理弯曲。小鼠的灌胃针头长约 4 ~ 5cm，直径约 1mm；大鼠灌胃针头长约 6 ~ 8cm，直径约 1.2mm。

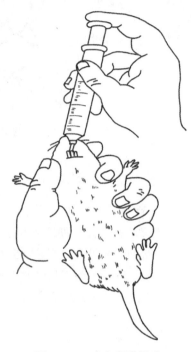

图 45-12　大白鼠灌胃法

（2）家兔灌胃法　灌胃液体药物时需两人协作完成。一人坐好，将兔抓起，然后将兔背向自己，用两腿夹住兔的躯体，左手紧握兔双耳，将其头部固定，右手抓住兔的前肢。另一人将兔用开口器横于家兔口中，将舌头压在开口器下面，固定好开口器。选择合适的胃管或应用 10 号导尿管经开口器中央小孔沿上腭壁缓慢插向食管约 8 ~ 10cm。为防止药液进入气管，当插管结束后将胃管的外口端放入一盛有清水的烧杯内，如果有气泡从水中逸出，则表明胃管插进了气管，应拔出重新插入；若无气泡逸出，则可用注射器将药液经胃管注入胃内，然后再注入少量清水，将胃管内药液冲入胃内，见图 45-13。家兔每次灌胃量 ≤ 20mL/kg。

7. 淋巴囊内给药　是蛙及蟾蜍常用的给药方法，其中咽淋巴囊注射常用，具体操作是左手抓起动物，固定四肢。右手持注射器，使针头尽量以平行于动物身体纵轴的角度进针，经腹淋巴囊上端刺入皮下，经胸骨前肌层，再入咽皮下刺入咽淋巴囊后注入药液。这种给药方法的优点有二：①蛙及蟾蜍皮下有数个淋巴囊，药物注于此处易吸收。②因为针头刺入时经过了肌层，有利于拔针时穿刺口的闭合，可防止药液漏出，见图 45-14。药量为 0.25 ~ 1.0 mL。

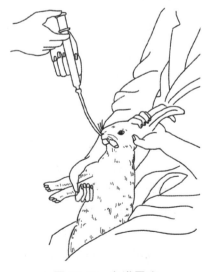

图 45-13　兔灌胃法

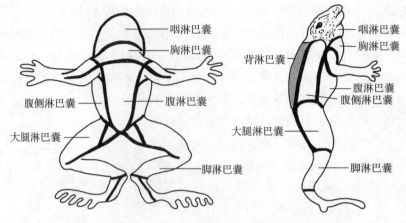

图 45-14 蛙及蟾蜍的皮下淋巴囊

（五）实验动物的处死方法

1. 颈椎脱臼法 用左手拇指和食指或用镊子压住动物的后头部，右手抓住尾巴用力向后牵拉动物身体，使之颈椎脱臼而死亡。大鼠和小鼠身体小、尾巴细长，容易抓住，适合用这种方法处死，见图 45-15。

2. 断头法 用剪刀将动物头剪掉，因剪断了脑脊髓，同时大量失血，动物很快死亡。大鼠和小鼠身体小，均适合应用这种方法处死，见图 45-16。蛙和蟾蜍也可用此法。

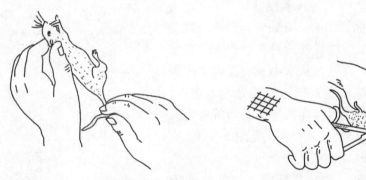

图 45-15 小白鼠颈椎脱臼法　　　　　图 45-16 小白鼠断头取血法

3. 心脏抽血法 用粗针头从动物心尖搏动处穿刺，当针头刺入心脏时，动物血会因为心搏力自然进入注射器，可一次抽取心脏大量血液，动物迅速死亡。各种动物均适合这种方法处死，如果是大动物则需要麻醉后才能进行心脏抽血。

4. 吸入麻醉法 将动物置于封闭玻璃容器内，将蘸有乙醚的棉球或纱布投入容器内，动物吸入挥发的乙醚气体而麻醉、死亡。适合于大鼠、小鼠、豚鼠、蟾蜍或青蛙。

5. 注射麻醉法 注射戊巴比妥钠使动物麻醉死亡的方法。豚鼠腹腔内注射其麻醉剂量 3 倍以上的剂量才能死亡；家兔急速耳缘静脉注射 75 ~ 100mg/kg 可致死亡。

6. 空气栓塞法 用注射器将空气急速注入静脉，致使动物因空气栓塞而死亡。大鼠、小鼠、家兔均可应用这种方法处死。兔需注入空气 10 ~ 20mL，狗需注入空气 70 ~ 150mL。小鼠仅需 1mL 空气即可栓塞死亡，但是大鼠和小鼠静脉较细，不易进针。

7. 破坏脊髓法　适用于处死蛙和蟾蜍，用探针经枕骨大孔向上破坏脑和向下破坏脊髓而将其处死。

8. 破坏延脑法　手持木棒用力锤击动物的脑后，可损坏延脑而致其死亡，是处死家兔的常用方法。

第三节　实验项目

实验一　药物剂型对药物作用的影响

【实验目的】　观察士的宁不同剂型对蟾蜍惊厥潜伏期的影响；掌握蟾蜍抓取、称重、淋巴囊给药等实验操作基本技能。

【实验原理】药物的不同剂型有不同的药动学特征，剂型通过影响药物的生物利用度而影响药物的作用。

【实验动物】蟾蜍（50 ~ 70g）6 只，雌雄兼用。

【实验药品】0.2%硝酸士的宁水溶液、0.2%硝酸士的宁胶浆溶液（含 2%羧甲基纤维素）。

【实验器材】鼠笼 2 个、天平 1 台、1mL 注射器 2 支、镊子 1 把、胶布 1 卷、塑料袋 1 个。

【实验方法】取蟾蜍 6 只，分别放入塑料袋内称重，用胶布缠足标记编号，随机分为两组。一组蟾蜍咽淋巴囊内注射 0.2%硝酸士的宁水溶液 0.4mL/100g，另一组蟾蜍咽淋巴囊内注射 0.2%硝酸士的宁胶浆溶液 0.4mL/100g。记录每只蟾蜍的给药时间，给药后将蟾蜍放入动物笼内，不时用镊子加以触动，直至蟾蜍出现惊厥方可停止计时。从给药至蟾蜍出现惊厥（以双后肢强直性伸直为观察指标）的这段时间为硝酸士的宁作用潜伏期，比较两种剂型药物作用潜伏期差异。

【实验结果】

组别	动物编号	体重（g）	给药量（mL）	惊厥潜伏期（min）
水溶液组				
胶浆液组				

【注意事项】

1. 抓取蟾蜍时不要刺激其耳后腺体，防止喷射蟾酥。

2. 蟾蜍蹦跳，不易称重，宜放在塑料袋内扎口后称重。

3. 在胶布上书写数字缠在蟾蜍的腿上做标记。

4. 胶浆液比较黏稠，抽药时宜缓慢，否则难以抽取药液；推药时也应该缓慢，用力过大易导致针头脱落。

5. 咽淋巴囊注射时进针宜缓慢，以防针头穿透皮肤，针尖到达咽淋巴囊部位再给药。

【讨论】同一药物的不同剂型为什么影响药物作用的潜伏期？

实验二 药物理化性质对药物作用的影响

【实验目的】观察药物理化性质对药物作用的影响，掌握临床常用药物的配伍禁忌。

【实验原理】某些药物配伍注射时，由于受到药物 pH、浓度、温度及辅料等理化性质的影响，药物混合后出现外观改变、理化性质改变，甚至药理作用改变、毒性或毒性增加，严重影响用药安全。

【实验药品】1mg/mL 重酒石酸去甲肾上腺素溶液，0.5mg/mL 硫酸阿托品溶液，2% 盐酸普鲁卡因溶液，5% 硫喷妥钠溶液，5% 硫酸镁溶液，2.5% 氯丙嗪溶液，30mg/mL 磷酸可待因溶液，5% 碳酸氢钠溶液，2.5% 氨茶碱，25% 葡萄糖溶液，10% 氯化钾溶液，3% 氯化钙溶液，0.5% 地塞米松溶液，75% 乙醇溶液，10 万 u/mL 青霉素钠（钾）盐溶液，2 万 u/mL 硫酸庆大霉素溶液，20% 磺胺嘧啶钠溶液，10% 对氨基水杨酸钠溶液。

【实验器材】10mL 试管 20 个，1mL 注射器 20 支，pH 试纸，药物理化性质配伍禁忌表 1 个。

【实验方法】参照《药物理化性质配伍禁忌表》，按实验设计，有顺序地取任意两种药物 0.2mL，分别将两种药物各滴一滴于 pH 试纸上，测试药物的 pH，并观察两种药液外观，如液体澄明度、颜色、有无沉淀、颗粒物或絮状物等理化性质，做好记录。然后用注射器取两种药物各 1mL 混合于同一个试管内，混合后记录时间，30 分钟后观察药液澄明度、颜色等理化性质是否改变，以及有无沉淀、颗粒物或絮状物产生，再测定混合液 pH，记录结果。

【实验结果】

药　物	混　合　前		混　合　后	
	pH	外观	pH	外观

【注意事项】

配伍易发生理化性质改变的药物有：

阿托品——去甲肾上腺素	阿托品——氨茶碱	硫酸镁——对氨基水杨酸钠
可待因——去甲肾上腺素	可待因——碳酸氢钠	葡萄糖——硫喷妥钠
葡萄糖——氯丙嗪	葡萄糖——氨茶碱	氯化钙——去甲肾上腺素
氯化钙——碳酸氢钠	氯化钾——地塞米松	氯化钾——乙醇

【讨论】影响药物作用的理化性质有哪些？药物配伍应用为什么有禁忌？

实验三　给药途径对药物作用潜伏期的影响

【实验目的】观察同浓度同剂量尼可刹米经不同途径给药对药物作用的影响；掌握小鼠灌胃、皮下注射、腹腔注射三种给药方法的操作技能。

【实验原理】给药途径影响药物吸收速度，进而影响药物作用潜伏期。

【实验动物】小鼠（18～22g）9 只，雌雄兼用。

【实验药品】2% 尼可刹米溶液，饱和苦味酸溶液（或记号笔）。

【实验器材】鼠笼 1 个、天平 1 台、1mL 注射器 3 支、小鼠灌胃针头 1 个、注射针头 2 个。

【实验方法】取小鼠 9 只，分别称重，用饱和苦味酸溶液（或记号笔）标记编号，随机分为 A、B、C 三组，各组小鼠选择不同途径给予尼可刹米溶液 0.2mL/10g 体重，A 组灌胃法给药，B 组皮下注射给药，C 组腹腔注射给药。

记录每只小鼠给药时间，然后密切观察小鼠反应，记录小鼠首次出现惊厥反应的时间。从给药开始至首次出现惊厥反应的这段时间为该药物的作用潜伏期，比较三种给药途径尼可刹米作用潜伏期的差异。

【实验结果】

组别	动物编号	体重（g）	给药途径	给药量（mL）	惊厥潜伏期（min）
A 组					
B 组					
C 组					

【注意事项】尼可刹米为中枢兴奋药，小鼠给药后放入笼里盖好，防止兴奋咬人。

【讨论】等浓度、等剂量的同一药物以不同途径给药，药物作用的潜伏期相同吗？为什么？

实验四　肝药酶抑制剂对戊巴比妥钠催眠作用的影响

【实验目的】通过观察氯霉素对注射戊巴比妥钠小鼠睡眠时间的影响，分析氯霉素对肝药酶的抑制作用；进一步练习小鼠实验操作基本技能。

【实验原理】氯霉素是肝药酶抑制剂，可抑制肝药酶活性，使戊巴比妥钠在肝微粒体内的代谢速度减慢，致使血浆浓度药物升高，催眠作用增强，小鼠睡眠时间延长。

【实验动物】小鼠（18～22g）6 只，雌雄兼用。

【实验药品】0.25% 氯霉素溶液，0.9% 氯化钠溶液，0.2% 戊巴比妥钠溶液，饱和苦味酸溶液（或记号笔）。

【实验器材】鼠笼 2 个，天平 1 台，1mL 注射器 3 支。

【实验方法】取小鼠 6 只，称重，分别用饱和苦味酸溶液（或记号笔）标记编号，随机分为两组。实验组小鼠腹腔注射氯霉素溶液（0.2mL/10g），对照组小鼠腹腔注射

0.9% 氯化钠溶液（0.2mL/10g），记录各小鼠给药时间。给药后 30 分钟各小鼠腹腔注射戊巴比妥钠溶液（0.2mL/10g），然后观察小鼠反应，记录小鼠翻正反射消失和恢复的时间。翻正反射消失至恢复之间的时间是小鼠睡眠时间。计算小鼠睡眠时间，比较两组小鼠睡眠时间的差异。

【实验结果】

组别	动物编号	体重（g）	0.9% 氯化钠溶液（mL）	氯霉素（mL）	戊巴比妥钠（mL）	翻正反射		睡眠时间（min）
						消失时间	恢复时间	
对照组								
实验组								

【注意事项】腹腔注射的位置应在下腹部，针与小鼠腹平面呈 45°角刺入腹腔。

【讨论】何谓肝药酶抑制剂？肝药酶抑制剂有何意义？

实验五　药物的配伍禁忌

【实验目的】观察不同溶剂对药物性状的影响，充分认识选择药物溶剂的重要性；了解药物配伍禁忌的临床意义，为临床安全用药打下良好基础。

【实验原理】两种或两种以上的药物在配合使用时，可能出现理化性质或药理性质改变，使药效减弱或丧失，或产生毒性。

【实验药品】0.3g/瓶的乳糖酸红霉素粉针剂，0.9% 氯化钠溶液，5% 葡萄糖溶液，注射用水。

【实验器材】医用砂轮 1 片，10mL 注射器 3 支。

【实验方法】取乳糖酸红霉素粉针剂 3 瓶编号为 A、B、C，然后分别向 3 个瓶内加入 6mL 不同溶液：A 瓶加入 0.9% 氯化钠溶液，B 瓶加入 5% 葡萄糖溶液，C 瓶加入注射用水。加药后振摇 3 ~ 5 分钟，观察红霉素是否溶解。

【实验结果】

红霉素粉针剂瓶号	加入溶剂（6mL）	是否溶解
A 瓶	0.9% 氯化钠溶液	
B 瓶	5% 葡萄糖溶液	
C 瓶	注射用水	

【讨论】什么是配伍禁忌？以本实验为例说明加强理解药物配伍禁忌的临床意义。

实验六　有机磷酸酯类化合物中毒及其解救

【实验目的】观察有机磷酸酯类化合物中毒症状；掌握有机磷酸酯类化合物中毒的

解救方法；比较阿托品和解磷定的解救作用；掌握家兔抓取、称重、耳缘静脉注射等实验操作基本技能。

【实验原理】有机磷酸酯类化合物抑制胆碱酯酶活性，导致乙酰胆碱不能被水解，在体内大量堆积，产生一系列中毒症状。阿托品阻断M受体，可解除有机磷酸酯类化合物中毒的M样症状；解磷定复活胆碱酯酶，恢复其水解乙酰胆碱的能力，对M样和N样症状均有效，两药合用可提高解毒效果。

【实验动物】家兔（2.5～3.5kg）1只，雌雄兼用。

【实验药品】5%敌百虫溶液，0.5%硫酸阿托品注射液，2.5%氯解磷定注射液。

【实验器材】婴儿秤1台，兔固定器1个，1mL、2mL及5mL注射器各1支，医用砂轮1片，测瞳尺1把，棉球数个。

【实验方法】取家兔1只，称重，针对表中内容观察及测量家兔，将观察到的现象和测量的数据记录于表格内。然后将家兔放于兔固定器内进行固定，耳缘静脉注射敌百虫溶液（1.5～2.0mL/kg）。注射后从兔固定器内取出家兔，针对表中内容观察给药后的中毒表现，记录于表内。待中毒症状明显后，将家兔固定于兔固定器内，耳缘静脉注射阿托品（2mL/kg），注射后取出家兔，观察有哪些中毒症状缓解或消失，做好记录。待家兔瞳孔明显扩大后，将家兔放入兔固定器内固定，耳缘静脉注射2.5%氯解磷定注射液（0.4mL/kg），给药后取出家兔，观察中毒症状进一步缓解情况，记录于表格内。

【实验结果】

处理顺序	活动情况	呼吸频率（次/分）	瞳孔直径（mm）	唾液分泌	二便	肌震颤
给药前						
敌百虫						
阿托品						
氯解磷定						

【注意事项】

1. 兔耳缘静脉注射宜从血管远心端开始，防止从近心端进针一旦刺穿血管，再从远心端进针药液自刺穿处流出，见图45-17和45-18。

2. 敌百虫溶液静脉注射对血管刺激性大，给药时要固定好家兔，缓慢推药，以防家兔过度挣扎刺穿血管。每次注射后需要用棉球按压进针处，防止出血过多。

3. 一般敌百虫静脉注射10～15分钟后中毒症状即出现，如中毒症状没有出现，可补加原药量的三分之一，继续观察中毒症状。

【讨论】

1. 有机磷酸酯类化合物中毒症状有哪些？其中毒解救药有哪些？

2. 各解救药分别解救哪些症状？解救机制是什么？

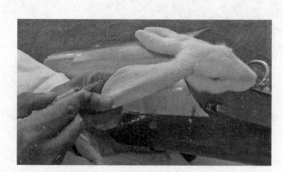

图 45-17　家兔耳缘静脉注射法

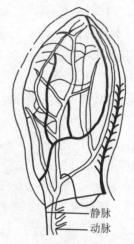

静脉
动脉

图 45-18　家兔耳部血管分布

实验七　普鲁卡因与丁卡因表面麻醉作用的比较

【实验目的】观察普鲁卡因与丁卡因表面麻醉作用的差异；熟悉表面麻醉的方法。

【实验原理】局麻药以适当的浓度用于神经末梢或神经干周围，能暂时、完全和可逆地阻断神经冲动的产生和传导，在意识清醒的条件下可使痛觉暂时消失。将穿透力强的局麻药涂于眼部黏膜表面，可麻醉眼部神经末梢。

【实验动物】家兔（1.75～2.25kg）1 只，雌雄兼用。

【实验药品】1% 盐酸普鲁卡因溶液，1 盐酸丁卡因溶液。

【实验器材】兔固定笼 1 个，婴儿秤 1 台，滴管 4 支，手速剪 4 把。

【实验方法】取无眼疾家兔 1 只放于兔固定器内，分别剪去其双眼睫毛，同时剪掉一个胡须，用此胡须轻触兔双眼角膜的上、中、下、左、右 5 个位点，观察兔眨眼反射情况，将结果记录于表格内。然后用拇指和食指将兔左眼下眼睑拉成杯状，同时用中指压住鼻泪管，用滴管向眼内滴入 1% 盐酸普鲁卡因溶液 2 滴，使药液在眼内保留 1 分钟，轻揉下眼睑，使药液与角膜充分接触，然后松开手任药液自溢。用同样方法向兔右眼内滴入 1 滴盐酸丁卡因溶液。每眼给药后记录时间，每隔 5 分钟用给药前应用的兔须测定一次眨眼反射，直至 30 分钟为止。比较两种麻醉药的作用有何差异。

【实验结果】

兔眼	药物	用药前眨眼反射	用药后眨眼反射（min）					
			5	10	15	20	25	30
左								
右								

【注意事项】

1. 给药前后用于刺激角膜的兔须要用同一根，每次刺激用兔须的同一端，刺激强度尽量一致，故应保存所用兔须。刺激角膜时不要触及眼睑，以免影响实验效果。

2. 滴药时须压住鼻泪管，防止药液流入鼻腔导致吸收中毒。

3. 实验记录方法可以测试次数为分母，眨眼次数为分子，比较眨眼阳性百分率。

【讨论】丁卡因和普鲁卡因对兔眼的表面麻醉作用有何不同？为什么？

实验八　苯巴比妥钠的抗惊厥作用

【实验目的】观察苯巴比妥钠的抗电和药物致惊厥作用；熟悉实验性癫痫大发作动物模型的制备方法，初步掌握筛选抗惊厥药物的实验方法。练习小鼠实验操作基本技能。

【实验原理】电惊厥造模法是应用一定量的电流刺激动物诱发其惊厥。药物惊厥模型制备方法是应用士的宁诱发小鼠惊厥。士的宁是中枢神经系统兴奋药，作用于脊髓，大剂量可使动物出现惊厥反应。苯巴比妥具有抗惊厥作用。

【实验动物】小鼠（18～22g）6只，雌雄兼用。

【实验药品】0.5%苯巴比妥钠，0.006%盐酸士的宁，0.9%氯化钠溶液，饱和苦味酸溶液（或记号笔）。

【实验器材】鼠笼2个，天平1台，YSD-5型药理生理多用仪1套，吸管1个，1mL注射器3支。

【实验方法】

1. 电惊厥法

（1）调节仪器　将仪器前部面板上"刺激方式"置于"单次"，"A间隔"置于500毫秒；后部面板上的开关拨向"电惊厥"一边。

（2）测定阈电压　取小鼠6只，依次测定阈电压。将YSD-5型药理生理多用仪输出线上的两个鳄鱼夹分别夹住小鼠两耳，用吸管在鳄鱼夹和鼠耳的接触处滴少量0.9%氯化钠溶液，然后接通电源，按下"启动"按钮，即由后面板两芯插座输出单次持续500毫秒、50Hz的交流电压，可使小鼠发生惊厥反应。测量时逐渐调节电压旋钮由低向高，直至小鼠出现惊厥，小鼠惊厥时的电压值为阈电压。如惊厥反应未出现，最短间隔10分钟后提高电压值再次测定；如果仍不出现惊厥反应，弃之不用，换取其他小鼠重新测定。取6只能测出阈电压的小鼠用饱和苦味酸溶液（或记号笔）染色标记、编号，并记录各小鼠阈电压（即通电参数）值，备实验用。

（3）实验　将有惊厥反应的小鼠分别称重，随机分为两组。实验组小鼠腹腔注射0.5%苯巴比妥钠（0.2mL/10g），对照组小鼠腹腔注射0.9%氯化钠溶液（0.2mL/10g）。记录给药时间，30分钟后用小鼠给药前阈电压再次对其进行电刺激，观察小鼠是否发生惊厥反应，比较两组小鼠给药前后的差异。

2. 药物惊厥法

取小鼠6只，分别称重，饱和苦味酸溶液（或记号笔）染色标记、编号，随机分为两组。实验组腹腔注射0.5%苯巴比妥钠（0.5mL/20g），对照组腹腔注射0.9%氯化钠溶液（0.5mL/20g），记录给药时间。各小鼠分别于给药后30分钟皮下注射0.006%盐酸士的宁（0.5mL/20g）。记录给药时间，并开始严密观察小鼠反应 30 分钟，记录各小鼠给药后 30 分钟内的反应及惊厥潜伏期，比较两组小鼠惊厥反应表现、程度及潜伏期的差异。

【实验结果】

1. 电惊厥法

组别	动物编号	体重（g）	给药量（mL）	阈电压值（V）	是否发生惊厥反应	
					给药前	给药后
实验组						
对照组						

2. 药物惊厥法

组别	动物编号	体重（g）	苯巴比妥钠（g）	0.9% 氯化钠溶液（mL）	盐酸士的宁（mL）	惊厥反应		
						表现	程度	潜伏期（min）
实验组								
对照组								

【注意事项】

1. 小鼠惊厥反应表现为双后肢强直性伸直。

2. 测定阈电压时，不宜开始即应用过大电压，应逐渐调节电压旋钮由低至高，否则可导致小鼠死亡。

3. 不要将后面板上的开关拨向"恒温"一侧，否则可造成仪器短路而损坏。通电时两个鳄鱼夹不要接触，防止短路。

4. 通电时不要接触动物，防止电击。刺激后的动物情绪激动、易怒，注意防止咬伤。

【讨论】苯巴比妥钠和盐酸士宁的药理作用分别是什么？

实验九　氯丙嗪的安定作用

【实验目的】观察氯丙嗪对小鼠激怒反应的影响；熟悉小鼠激怒模型的制备方法。

【实验原理】小鼠足部受到弱电流或低电压刺激后，可出现前肢离地、尖叫、竖立、对峙、格斗和相互撕咬等激怒反应，抗精神病药可抑制小鼠的激怒反应。

【实验动物】异笼喂养小鼠（18～22g）8 只，雄性。

【实验药品】0.05% 氯丙嗪溶液，0.9% 氯化钠溶液，饱和苦味酸溶液（或记号笔）。

【实验器材】鼠笼 1 个，天平 1 台，药理生理多用仪及其附件激怒刺激盒 1 套，1mL 注射器 2 支。

【实验方法】

1. 仪器调节　取药理生理多用仪，连接电压输出线与附件激怒刺激盒。前面板"刺激方式"置于"连续 B"，"波宽开关"置于 300 毫秒，用波宽细调旋钮调至每次输出持续时间为 250 毫秒，"B 时间"置于 1 秒处；后面板开关拨向"激怒"模式，电压旋钮可调节输出交流电压 0～125V 的不同幅度。将交流电压输出线插到后面板的"交流电压输出"插座中，另一端夹在附件激怒刺激盒上的红、黑接线柱上。

2. 分组　取异笼喂养的雄性小鼠 8 只，称重，用饱和苦味酸溶液（或记号笔）标记编号，根据体重分为两组，将体重相近的 4 只鼠分为一组，然后再将同组内的 4 只小鼠分为两对，要求每对小鼠体重差尽可能小。

3. 测量给药前阈电压　分别测量每对小鼠激怒反应阈电压，将一对小鼠放入附件盒中，盖好盒盖，接通电源，由小到大调节交流电压输出强度，直至小鼠出现激怒反应停止，此时的电压值为给药前阈电压，记录于表格中。如小鼠不出现上述反应，则弃之不用，另选一对再测。取合格小鼠给实验用。

4. 测量给药前阈电压　实验组小鼠腹腔注射氯丙嗪（0.2mL/10g），对照组小鼠腹腔注射 0.9% 氯化钠溶液（0.2mL/10g），记录给药时间，测量每对小鼠给药 30 分钟后激怒反应电压，此时的电压为给药后阈电压，记录于表格内。观察每对小鼠给药前、后激怒反应阈电压的变化，比较两组小鼠给药前后阈电压差异。

【实验结果】

组别	动物对	动物编号	体重（g）	给药量（mL）	激怒反应阈电压值（V）		
					给药前	给药后	差值
实验组							
对照组							

【注意事项】

1. 实验要求应用雄性动物，雄性小鼠好斗，易激怒；而且要求每对小鼠体重相近，差距过大影响实验效果。

2. 出现激怒反应后及时停止刺激，关闭仪器电源后再取出动物，防止触电。

【讨论】氯丙嗪引在实验过程中发挥什么作用？作用机制是什么？

实验十　药物的镇痛作用

【实验目的】观察度冷丁（或吗啡）的镇痛作用；熟悉小鼠疼痛模型的制备方法。

（一）热板法

【实验原理】将小鼠置于一定温度的热板上，热刺激小鼠足部产生疼痛反应，如躁动、跳跃、舔后足等动作。设定小鼠舔后足为疼痛指标，以小鼠从放置热板上至出现舔后足的时间为痛阈值，比较实验组和对照组痛阈值的差异，判定度冷丁（或吗啡）有无镇痛作用。

【实验动物】小鼠（18～22g）6 只，雌性。

【实验药品】0.5% 杜冷丁溶液（或 0.05% 吗啡溶液），0.9% 氯化钠溶液，饱和苦味酸溶液（或记号笔）。

【实验器材】鼠笼 2 个，天平 1 台，智能热板仪 1 个，1mL 注射器 2 支。

【实验方法】

1. 测定给药前痛阈值　打开智能热板仪开关，待热板仪实际温度达到 55±1℃，取 6 只小鼠，用饱和苦味酸溶液（或记号笔）标记编号，然后依次测定各鼠痛阈值。具体方法：将小鼠放入 55±1℃的热板上后立刻开始计时，认真观察小鼠反应，小鼠舔后足即停止计时。从放入热板至首次舔后足的这段时间为小鼠的痛阈值。痛阈值小于 10 秒或大于 40 秒的小鼠淘汰不用，再补充新小鼠测量其痛阈值，取痛阈值在 10～40 秒之间的 6 只小鼠备实验用，将其痛阈值记录于表格内。

2. 分组、给药　将痛阈值在 10～40 秒之间的 6 只小鼠分别称重，随机分为两组。实验组小鼠腹腔注射杜冷丁溶液或吗啡溶液（0.5mL/20g），对照组小鼠腹腔注射 0.9% 氯化钠溶液（0.5mL/20g），记录各小鼠给药时间。

3. 测定给药后痛阈值　分别测定每只小鼠给药后 15 分钟、30 分钟、45 分钟痛阈值，将痛阈值记录于表格内，测定方法同给药前痛阈值测定方法。比较两组小鼠给药后 15 分钟、30 分钟、45 分钟痛阈值差异。

【实验结果】

组别	动物编号	体重（g）	给药量（mL）	给药前痛值（s）	给药后痛阈值（s）		
					15min	30min	45min
实验组							
对照组							

【注意事项】

1. 本实验须选择雌性小鼠，雄性小鼠的睾丸在温度较高的热板仪内容易下坠而被热板烫伤，影响实验结果。

2. 给药后小鼠放入热板 60 秒仍不舔后足者，停止观察，痛阈值记作 60 秒。

（二）扭体法

【实验原理】将某些化学物质如醋酸、酒石酸锑钾等化学物质注入小鼠腹腔可刺激腹腔引起持久的腹痛，致使小鼠频繁扭动身体。镇痛药可减轻疼痛，使动物扭体反应明显减少或消失。

【实验动物】小鼠（18～22g）6 只，雌雄兼用。

【实验药品】0.2% 杜冷丁，0.9% 氯化钠溶液，0.6% 醋酸溶液，饱和苦味酸溶液（或记号笔）。

【实验器材】鼠笼 1 个，天平 1 台，1mL 注射器 3 支。

【实验方法】取小鼠 6 只，分别称重，用饱和苦味酸溶液（或记号笔）标记编号，随机分为两组。观察每只小鼠活动情况，然后分别给药：实验组小鼠皮下注射杜冷丁

（0.1mL/10g），对照组小鼠皮下注射 0.9% 氯化钠溶液（0.1mL/10g），记录给药时间，各小鼠分别于给药 20 分钟后腹腔注射醋酸溶液（0.1mL/10g），再次记录时间，观察注射醋酸后 30 分钟内小鼠"扭体"次数，记录于表格内，比较两组小鼠扭体次数差异。

【实验结果】

组别	动物编号	体重（g）	给药量（mL）	扭体反应次数（次）
实验组				
对照组				

【注意事项】小鼠"扭体"反应表现为腹部内凹，躯体扭动与后腿伸张等动作。

【讨论】与解热镇痛药相比，杜冷丁（或吗啡）镇痛作用有何特点？镇痛机制是什么？

实验十一　普萘洛尔对小鼠耐缺氧能力的影响

【实验目的】观察普萘洛尔对小鼠缺氧耐受力的影响；熟悉缺氧环境的制备方法。

【实验原理】普萘洛尔可阻断 β_1 受体，抑制心脏，使心率减慢、心肌收缩力下降，进而降低心肌耗氧量，可以提高耐受缺氧的能力，延长小鼠在缺氧条件下的存活时间。

【实验动物】小鼠（18～22g）4 只，雌雄各半。

【实验药品】0.1% 盐酸普萘洛尔溶液，0.9% 氯化钠溶液，钠石灰，凡士林油，饱和苦味酸溶液（或记号笔）。

【实验器材】鼠笼 2 个，天平 1 台，250mL 磨口广口瓶 4 个，1mL 注射器 2 支。

【实验方法】取小鼠 4 只，雌雄各半，分别称重，用饱和苦味酸溶液（或记号笔）标记编号，随机分为两组，每组小鼠雌雄各 1 只。实验组小鼠腹腔注射普萘洛尔溶液（0.2mL/10g），对照组小鼠腹腔注射 0.9% 氯化钠溶液（0.2mL/10g），记录各小鼠给药时间。15 分钟后将小鼠置于磨口广口瓶内（瓶内盛有钠石灰 30g，瓶口内侧涂有凡士林油），盖紧瓶盖，造成瓶内缺氧环境，并用力将瓶盖拧一圈，使凡士林油均匀覆盖在瓶口内侧，以便密闭瓶口，防止漏气。然后重新开始计时，观察小鼠反应，直至小鼠死亡停止计时，计算小鼠存活时间（自小鼠放入瓶内盖紧瓶盖开始至小鼠死亡的时间）。比较两组小鼠存活时间有何差别。

【实验结果】

组别	动物编号	体重（g）	给药量（mL）	存活时间（min）
实验组				
对照组				

【注意事项】

1. 性别是实验影响因素之一，不同性别的小鼠对缺氧的耐受力有差异，所以要求每组小鼠雌雄各半。

2. 4个广口瓶大小一致，每个广口瓶仅放1只鼠，等容量的密闭空间是实验的必备条件。

3. 瓶内钠石灰可以吸收小鼠呼出的二氧化碳，防止小鼠死于二氧化碳窒息。称取钠石灰要确保其质量，吸水变色者不用。

【讨论】普萘洛尔提高耐受缺氧能力的机制?

实验十二　硝酸甘油的扩血管作用

【实验目的】通过观察药物扩张家兔耳缘静脉作用的表现，加深对硝酸甘油治疗心绞痛作用机制的理解。

【实验原理】硝酸甘油通过扩张全身小动脉和小静脉而减轻心脏前后负荷，进而降低心肌耗氧量。

【实验动物】白色家兔（2.5~3.5kg）1只，雌雄兼用。

【实验药品】1%硝酸甘油。

【实验器材】滴管1个，测微尺1个，家兔固定器1个，记号笔1支。

【实验方法】取白色家兔1只，观察其耳朵颜色、耳朵血管密度和粗细程度，并用测微尺测量3~4条血管的直径，将数值记录于表格内。用记号笔在测量部位做好标记，备给药后再次测量。用固定器将家兔固定，然后用滴管取硝酸甘油滴4~5滴于家兔舌下，给药后立刻记录时间，2分钟后观察家兔耳朵颜色及血管的变化，并再次测量做标记部位的血管直径，记录于表格内。比较给药前后家兔耳朵颜色及血管变化。

【实验结果】

观察家兔耳朵内容	用药前	用药后
颜色		
血管密度		
血管直径		

【注意事项】

1. 家兔要求选白色的，利于观察血管变化。

2. 抓取时不能单手抓住双耳、腰部或四肢而提起家兔，这些提起方法容易造成双耳、颈椎或双肾的损伤。正确方法应该是一只手抓住兔的颈部皮毛，将兔提起，用另一只手托住其臀部。

【讨论】通过给药前后家兔耳朵颜色及血管的变化阐述硝酸甘油治疗心绞痛的作用机制。

实验十三　药物对离体蛙心的影响

【实验目的】利用离体蛙心观察多种药物对离体心脏的作用以及各药物之间的相互

关系。了解巴穆氏或斯氏离体蛙心制备方法。

【实验原理】两栖类动物的组织器官在离体情况下能存活较长时间，利用青蛙或蟾蜍的心脏进行离体实验。利用低钙条件损伤离体心脏的功能，依次观察异丙肾上腺素、普萘洛尔和强心苷对心脏的作用。

【实验动物】青蛙或蟾蜍（70g 以上），雌雄兼用。

【实验药品】0.01% 异丙肾上腺素溶液，0.01% 普萘洛尔溶液，20% 洋地黄溶液，任氏液，低钙任氏液（含钙量为正常任氏液的 10%）。

【实验器材】天平 1 台，探针 1 根，万能支台 1 台，蛙类手术器械 1 套，蛙板 1 块，斯氏蛙心插管，蛙心夹，生物信息采集仪 1 套，张力换能器，双凹夹，25mL 烧杯 1 个，50mL 烧杯 1 个，1mL 注射器 3 支，吸管 5 个，7 号注射针头 5 个，大头针数个。

【实验方法】

1. 仪器准备 打开生物信息采集仪电源，启动计算机，双击系统软件图标进入系统环境，在窗口右侧参数设置区将"通道模式"设置为心肌收缩、"时间常数"设置为直流、"采集频率"设置为 400Hz，"灵敏度"设置为 5mV、"滤波频率"设置为 10Hz。常数的选择可根据实验时离体心脏搏动的频率和强度而定。

2. 离体心脏标本的制备

（1）取青蛙或蟾蜍 1 只，用探针自枕骨大孔进入，向上毁坏大脑，向下毁坏脊髓，仰卧位用大头针固定四足于蛙板上。

（2）剪开青蛙或蟾蜍胸腹部皮肤，再剪去胸部肌肉及胸骨，打开胸腔，剪破心包膜，暴露心脏，于主动脉分支以下引手术线打一松结，备结扎用。

（3）于主动脉左侧分支向心脏方向剪一"V"形切口，取盛有任氏液的蛙心插管从该剪口处向心脏方向插入，在心脏收缩时通过主动脉球转向左下后方向心室插入，同时用镊子向插管移动的反方向轻提主动脉球，以便蛙心插管尖能顺利进入左心室。

（4）见到蛙心插管内任氏液随着心脏搏动而上下移动时，停止继续向心脏插管，将手术线松结系紧，保证蛙心插管与主动脉固定在一起，然后剪断两根动脉。

（5）持插管提起蛙或蟾蜍心脏，自静脉窦以下将其余血管一起结扎，在结扎处以下剪断血管，使心脏离体。手持蛙心插管，用吸管吸去插管内血液，并用任氏液反复换洗，至无血色为止，最终使插管内保留 1mL 左右任氏液。

（6）将蛙或蟾蜍心脏固定于万能支架上，用蛙心夹夹住心尖，将张力换能器与蛙心夹相连，换能器与蛙心的连线要垂直于实验台桌面，调节直线使其松紧适宜。将张力换能器输入插头与信息采集仪连接，见图 45-19。点击微机显示器窗口菜单中的"示波"，描记一段曲线，待曲线稳定后开始记录。

3. 实验观察 描记一段心脏正常搏动曲线，然后用吸管将吸出蛙心插管内正常任氏液，用低钙任氏液反复换洗，观察心跳变化。待心脏搏动减弱并趋于恒定时描记一段心脏搏动曲线，然后按以下顺序给药：① 0.01% 异丙肾上腺素；② 0.01% 普萘洛尔。

每种药物均加入 3~4 滴，药量均以 7 号针头垂直滴下者为准。每加入一种药物，都需要描记一段心脏搏动曲线。每次加药前均不需要换液，待前一种药物引起的反应稳定后即可滴加新的药物。

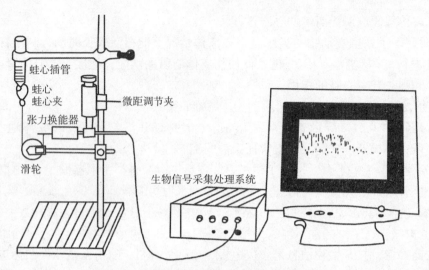

图 45-19 离体蛙心灌流装置示意图（斯氏法）

观察完上述药物作用后：①用吸管吸出插管内的药液，以任氏液反复换洗 6 ~ 7 次，待心脏跳动恢复正常后描记一段心脏搏动曲线；②用低钙任氏液换出正常任氏液，待心脏搏动减弱稳定后，再描记一段心搏曲线；③向管内滴入 20% 洋地黄溶液 2 ~ 3 滴，观察被抑制心脏的变化，描记一段心搏曲线。④待洋地黄强心作用明显后，继续逐渐滴加洋地黄溶液，观察药物过量时对心脏的毒性作用，并描记心脏中毒后的搏动曲线。

【实验结果】将每段心脏搏动曲线图按给药顺序粘贴到实验报告上，结合所给药物分析各曲线图。

【注意事项】

1. 实验动物最好选择青蛙，因蟾蜍皮下腺含有强心苷样物质，对强心苷较不敏感。

2. 记录纸上要准确记录所给药物的名称、浓度、剂量及观察时间等。

3. 注意勿将灌流液滴到换能器上，否则影响心搏曲线。

4. 要求整个实验过程中保持蛙心插管液面高度不变。

【讨论】实验所用药物哪些有强心作用？哪些对心脏有抑制作用？作用机制分别是什么？

实验十四　给药途径对药物作用的影响

【实验目的】观察口服给药和注射给药对硫酸镁药理作用的影响；掌握小鼠灌胃给药和皮下注射的操作技能。

【实验原理】硫酸镁口服给药和注射给药产生不同的作用。口服给药后，Mg^{2+} 和 SO_4^{2-} 不被肠道吸收，能增加肠道渗透压而阻止肠内水分吸收，使肠内容积扩大，反射性地引起肠蠕动加强，产生导泻作用；注射给药后，血中 Mg^{2+} 浓度升高，可抑制中枢神经系统和竞争性拮抗 Ca^{2+} 的作用，引起骨骼肌松弛。

【实验动物】小鼠（18 ~ 22g）6 只，雌雄兼用。

【实验药品】15% 硫酸镁溶液，饱和苦味酸溶液（或记号笔）。

【实验器材】鼠笼2个，天平1台，1mL注射器2支，小鼠灌胃针头与注射针头各1个。

【实验方法】取小鼠6只，分别称重，饱和苦味酸溶液（或记号笔）标记编号，随机分为两组。第一组小鼠灌胃15%硫酸镁溶液（0.2mL/10g），第二组小鼠皮下注射硫酸镁溶液（0.2mL/10g）。然后将小鼠分别放在两个鼠笼中，观察两组小鼠表现。观察内容包括动物活动情况、呼吸频率、颈部及四肢肌肉张力、有无二便等，将结果记录于表格内，比较两组差异。

【实验结果】

组别	动物编号	体重（g）	给药量（mL）	小鼠表现	
				给药前	给药后
灌胃组					
皮下注射组					

【注意事项】灌胃时动作要轻柔，避免损伤食管或胃壁，切勿将药液灌入气管。

【讨论】硫酸镁口服和注射给药是否产生相同作用？这些作用在临床分别用于治疗哪些疾病？

实验十五　氢氯噻嗪对小鼠的利尿作用

【实验目的】观察氢氯噻嗪的利尿作用；学习小鼠尿液收集方法。

【实验原理】氢氯噻嗪作用于肾小管髓袢升支粗段和远曲小管近端，抑制 Na^+-Cl^- 共同转运载体，进而抑制 Na^+ 和水的重吸收，产生中等强度的利尿作用。

【实验动物】小鼠（18～22g）6只，雌雄兼用。

【实验药品】0.04%氢氯噻嗪溶液，0.9%氯化钠溶液，饱和苦味酸溶液（或记号笔）。

【实验器材】鼠笼2个，天平1台，小鼠灌胃针头2个，2.5mL注射器2支，玻璃或塑料漏斗6个，250mL烧杯6个，镊子2把。

【实验方法】取小鼠6只，分别称重，用饱和苦味酸溶液（或记号笔）编号标记，随机分为两组。轻压各小鼠下腹部排净余尿，然后实验组小鼠分别灌胃氢氯噻嗪溶液（0.5mL/10g），对照组小鼠分别灌胃0.9%氯化钠溶液（0.5mL/10g），记录给药时间。给药后分别将两组小鼠罩在不同玻璃漏斗内，将漏斗下放一烧杯接尿液，烧杯事先称好重量。3小时后称量烧杯及尿液总重量，减去烧杯自重即为组小鼠3小时内尿液的重量，比较两组小鼠尿量的差异。

【实验结果】

组别	动物数（只）	平均体重（g）	平均给药量（mL）	3h内平均尿量（g）
实验组				
对照组				

【注意事项】

1. 称量尿液时，用镊子将小鼠粪便及其他杂物取出，以免影响尿液重量。

2. 实验不宜在高温干燥情况下进行，防止尿液挥发过多，影响实验数据准确性。

3. 小鼠放入漏斗内后需要用手扶住漏斗，以免漏斗立不稳而影响实验。

【讨论】氢氯噻嗪的利尿机制是什么？与呋塞米有何差异？

实验十六 氢化可的松的抗炎作用

【实验目的】通过氢化可的松对小鼠耳郭毛细血管通透性的影响，观察糖皮质激素的抗炎作用。

【实验原理】将二甲苯涂于小鼠一侧耳部，可致局部细胞损伤，毛细血管通透性增强，出现炎症反应，耳部急性水肿。剪掉小鼠两侧耳朵，分别测重，计算出肿胀度，根据肿胀度评价药物的抗炎作用。

【实验动物】小鼠（25~30g）6 只，雌雄兼用。

【实验药品】2.5% 氢化可的松，0.9% 氯化钠溶液，二甲苯，饱和苦味酸溶液（或记号笔）。

【实验器材】鼠笼 2 个，天平 1 台，直径 8mm 打孔器 1 个，镊子 1 把，1mL 注射器 2 支，木板 1 块，棉签数支。

【实验方法】取小鼠 6 只，分别称重，用饱和苦味酸溶液（或记号笔）标记编号，随机分为两组。实验组小鼠腹腔注射氢化可的松（0.2mL/10g，即 1.0mg/20g），对照组小鼠腹腔注射 0.9% 氯化钠溶液（0.2mL/10g），记录给药时间。30 分钟用棉签分别在各小鼠左耳两面均匀涂抹二甲苯 0.06mL 以致炎，右耳做对照，不涂抹二甲苯，记录涂药时间，30 分钟后将小鼠颈椎脱臼处死，沿耳郭基线剪下左右两耳，用打孔器于两耳同一部位分别打一直径为 8mm 的圆耳片，并称量两个耳片重量，计算各小鼠致炎耳朵肿胀度，比较两组小鼠致炎耳朵肿胀度差异。

$$肿胀度＝\frac{致炎耳片重量－对照耳片重量}{对照耳片重量}$$

【实验结果】

组别	动物编号	体重（g）	给药量（mL）	左耳片重（mg）	右耳片重（mg）	肿胀度
实验组						
对照组						

【注意事项】

1. 所取耳片的部位及致炎后至处死小鼠打耳片称重的时间，各鼠尽量保持一致，避免误差过大影响实验结果。

2. 二甲基亚砜或巴豆油与乙醇制成的合剂也可用作致炎剂。

【讨论】依据实验结果分析氢化可的松的抗炎作用。